温病条辨

白话中医四部经典

双色版

主编◎李浩 韦云

人人都能读懂的中医四部经典

北京科学技术出版社

图书在版编目（CIP）数据

白话中医四部经典：温病条辨 / 李浩，韦云主编. —北京：北京科学技术出版社，2014.1

ISBN 978-7-5304-6865-4

Ⅰ. ①白… Ⅱ. ①李…②韦… Ⅲ. ①《温病条辨》/R·1679

中国版本图书馆CIP数据核字（2013）第247463号

白话中医四部经典：温病条辨

主　　编：李　浩　韦　云
策划编辑：杨佳佳
责任编辑：赵颖畅
责任校对：黄立辉
责任印制：张　良
出 版 人：曾庆宇
出版发行：北京科学技术出版社
社　　址：北京西直门南大街16号
邮政编码：100035
电话传真：0086-10-66161951（总编室）
0086-10-66113227（发行部）　0086-10-66161952（发行部传真）
电子信箱：bjkjpress@163.com
网　　址：www.bkydw.cn
经　　销：新华书店
印　　刷：保定市中画美凯印刷有限公司
开　　本：787mm × 1092mm　1/16
字　　数：400千
印　　张：23.5
版　　次：2014年1月第1版
印　　次：2014年1月第1次印刷
ISBN 978-7-5304-6865-4/R · 1679

定　　价：58.00元

《温病条辨》编委会

主　　编　李　浩　韦　云

编　　委　王金秀　王晓媛　韦　云　刘龙涛　刘美霞
（以姓氏笔画为序）　李　晓　李　浩　张　蕊　赵文明　高　洁
梁　琳　韩淑花

序

中医学是中国古人智慧的结晶，中医学术的传承与发扬，除师徒间的耳提面命、口传心授之外，中医经典著作的研读也是重要途径。通过读书理解、学习、记忆，有助于掌握中医学术深奥的理论。历代中医学文献汗牛充栋，记载着前人与疾病斗争的丰富经验与智慧，是否善于从中获取间接经验，对于中医药学习者能否成长为中医药人才具有重要的意义。

中医四部经典是中医学发展史上具有里程碑意义的四部经典巨著，每一部经典均代表了该学术领域最高的理论和实践水平。《黄帝内经》作为现存最早的中医典籍，从整体观念出发，总结了前人与疾病斗争的丰富经验，奠定了中医学的理论基础。东汉张仲景所著《伤寒杂病论》，是中国第一部理法方药皆备、理论联系实际的中医临床著作，此书被认为是汉医学之内科学经典。由于历史原因，本书原貌不复可见，后世分成《伤寒论》与《金匮要略》两书，分别流通。《伤寒论》系统地阐述了多种外感疾病及杂病的辨证论治，在中医发展史上具有划时代的意义。《金匮要略》是我国现存最早的一部诊治杂病的专著，全书共25篇，方剂262首，被古今医家赞誉为“方书之祖”“医方之经”，乃治疗杂病的典范。《温病条辨》以三焦辨证为经，卫气营血辨证为纬，详释了温病辨证论治的纲领，为温病学理论及实践的升华之作。

重视中医经典著作的学习是中医名家成才的共性规律之一，

也是完整把握中医学理论体系的需要。笔者在国家中医药管理局优秀中医临床人才学习期间，先后随朱良春教授、周仲瑛教授等国医大师侍诊，聆听国家级名老中医翁维良教授、周文泉教授、李淑良教授等名家之教诲，受益匪浅。在与这些老一辈中医大家的学习过程中，他们无不强调中医经典著作的学习及背诵在中医成才过程中的重要性。其间，笔者重温四部经典，并应用于临床实践，每多获效，深刻地体会到孙思邈在《大医精诚》中指出的学医者当“博极医源，精勤不倦”的重要意义。

为弘扬中医文化，改善当前对中医经典著作重视程度日趋弱化之势，使广大读者能够深刻领会到中医四部经典的精髓，笔者在广泛收集查阅资料、反复推敲语言的基础上，结合自己多年的临证应用心得，对医理深奥的四部经典进行了白话翻译和阐释，编撰了《黄帝内经·素问》《黄帝内经·灵枢》《伤寒杂病论》《温病条辨》白话解系列丛书，力图忠于原文原意，使丛书以全新的形式呈献在读者面前。

本书可作为中医临床、教学工作者，中医药院校学生，以及中医爱好者的学习和参考用书。

由于时间仓促，学识有限，书中遗漏、错误之处在所难免，恳请读者和专家批评指正。

李　浩

癸巳年夏于西苑

前言

吴瑭，字鞠通，江苏淮阴人。出生于清朝乾隆、嘉庆年间（公元1758～1836年）。十九岁时因丧父而发奋学医。1793年京师温疫流行，很多患者因为误治而丧命。鉴于此，吴瑭潜心钻研温热病：上自《内经》《伤寒论》及晋唐诸贤和金元四大家；下至吴又可的《温疫论》、叶天士的《温热论》和《临证指南医案》，尤其推崇叶天士的温病观点。但觉其内容不够集中和系统，不利于后学者理解和掌握，于是对《临证指南医案》中有关温热、湿温的医案加以掇要整理，采集《内经》以及历代名贤关于温病的著述，结合自己的研究与实践经验，效仿《伤寒论》的体例，历时十余载，于公元1798年著成《温病条辨》。

《温病条辨》共六卷，卷首引证《内经》经文，冠以“原病篇”。前三卷系统地把温病分成上焦、中焦、下焦三篇，详细地论述了温病的病因、病机、治法、方药及注解说明，为本书的主要内容。卷四为杂论，讨论有关病因病机。卷五、卷六是结合温病的理论来论述产后以及儿科疾病的论治。

吴瑭首先以叶天士的“河间温热须究三焦”的论点为基础并予以阐发升华，提出了温病的三焦辨证论治理论。即温病起于上焦手太阴肺经，如果上焦失治则会传至中焦脾胃，中焦病失治即传于下焦肝肾。同时还提出了三焦病证治疗的原则：治上焦如羽，治中焦如衡，治下焦如权。根据温病的治疗原则，吴瑭在书中不仅载录了不少前贤效方，如桂枝汤、白虎汤等，同时还创制了许多传世、济世名方。其中银翘散、桑菊饮、三仁汤、加减复脉汤、五个加减承气汤等，至今仍在临床上广泛应用。

《温病条辨》是研究中医热病学的一部重要著作，一直为近代医家所推崇。自嘉庆十七年汪廷珍本第一次刊行至今，已有50多种版本，对温病学的传播起到了重大作用。人们评价该书“大江南北，三时感冒，取则有凭焉”。

总之，《温病条辨》是对温病学说全面总结的一部专著，它的成书标志着温病学说在理、法、方、药上的完善。同时使温病学成为一门独立于伤寒之外的学科，丰富了中医治疗学的内容。

本书在出版过程中得到北京科学技术出版社的大力支持，在此表示衷心的感谢！由于我们水平所限，不足或者错漏之处在所难免，恳切希望广大读者和专家指正。

编　者

2013年7月20日

目录

卷一　上焦篇

卷二　中焦篇

卷三　下焦篇

卷四　杂说

卷五　解产难

卷六　解儿难

《温病条辨》序

宇宙自然因为五运六气的正常运行而化生出自然界的万物，因为五运六气在正常的运行过程中必定会存在着太过或者不及的差别，风、寒、暑、湿、燥、火六淫邪气便应运而生，进而导致疾病的产生。不要认为（外感疾病）只有伤于寒邪的伤寒，而没有伤于温热邪气的温病，或者只有温病而没有伤寒。

东汉张仲景的著作《伤寒论》，发挥阐明了《黄帝内经》中轩辕黄帝和岐伯等人话语的深奥含义和宏旨，就好像天地之间的日月星辰、河流山川一样壮丽，任凭几百年来后世许多医家的仰佩和钻研，而其深刻的内涵仍然未能被探究穷尽。然而这本书是专门为治疗伤寒而写的，六淫邪气论述得并不很全面。后世的医家，用治疗伤寒的方法来应付变化多端的疾病，如同方枘和圆凿之间不能相互契合一样，疗效值得担忧。到了明代陶节庵著有《伤寒六书》，将仲景书中的治则和治法做了大幅度的改动。后学者都苦于仲景著作的艰涩深奥，而喜欢陶节庵著作的浅显易懂，于是所有人都尊奉陶氏的著作为预断疾病吉凶顺逆并进行治疗的权威之论。因而对六淫邪气的致病，他们竟混而为一。因此真正死于疾病的患者不过占死亡人数的十分之一二，而死于误诊误治的患者却要占死亡人数的十分之八九。而仲景的学术观点，却被视作土渣一样，不予重视。

我来到京都以后，有机会结交了吴鞠通先生。我看到他诊治疾病时，都是以

原文

天以五运六气化生万物，不能无过不及之差，于是有六淫之邪，非谓病寒不病温，病温不病寒也。后汉张仲景著《伤寒论》，发明轩岐之奥旨，如日星河岳之丽天地，任百世之钻仰，而义蕴仍未尽也。然其书专为伤寒而设，未尝遍及于六淫也。奈后之医者，以治伤寒之法，应无穷之变，势必至如凿枘之不相入。至明陶节庵《六书》，大改仲景之法，后之学者，苦张之艰深，乐陶之简易，莫不奉为蓍蔡，而于六淫之邪，混而为一，其死于病者十二三，死于医者十八九，而仲景之说，视如土苴矣。余来京师，获交

张仲景的学术思想为主要指导思想，而根据自己的经验体会加以灵活的变通化裁，并不拘泥于通常的模式而固定不变，往往治疗思路不拘于仲景的方法，而治疗的本质终究并不离开仲景的学术思想。如果他对张仲景的学术思想没有深刻地研究，是不可能取得如此高深造诣的。认识很长一段时间以后，吴鞠通先生取出他所著的《温病条辨》，一共七卷。书中从温病到热病、暑病、湿病、燥病等，都逐一地做到条分缕析，所有疾病都探究其致病原因、发病机制，一直推究到其预后转归。书中制订的方药简明而精妙，阐发的含义宏大而广博，如同拨开两千年来眼前的迷雾，释清了六淫致病的问题。前人称仲景为轩岐学术的功臣，而鞠通先生也是仲景学术的功臣。

我年轻的时候，很想研究医学，四十岁以后，才知道了学医的艰难，于是只好放弃学医。现在读鞠通的《温病条辨》一书，眼睛看着书中的文字，心中就能够做到融会贯通。就好像通过窗户所透过的光线，得以看清宝库中的奥秘一样。这不正是学医者的一件快事吗？所以我不加推辞，高兴地为此书写下了这篇序言。

嘉庆辛未年四月十六日宝应朱彬序

吴子鞠通，见其治疾，一以仲景为依归，而变化因心，不拘常格，往往神明于法之外，而究不离乎法之中，非有得于仲景之深者不能。久之，乃出所著《温病条辨》七卷，自温而热而暑而湿而燥，一一条分缕析，莫不究其病之所从生，推而至于所终极；其为方也约而精，其为论也闳以肆，俾二千余年之尘雾，豁然一开。昔人谓仲景为轩岐之功臣，鞠通亦仲景之功臣也。余少时颇有志于医，年逾四十，始知其难，乃废然而返。今读鞠通之书，目识心融，若有牖其明而启其秘者，不诚学医者一大快事哉！爰不辞而为之序。

嘉庆辛未四月既望，
宝应朱彬序

《温病条辨》叙

西汉时期的著名医家淳于意曾经说过，人们所最感到担忧的，是害怕疾病种类太多；而医家所最感到担忧的，是害怕治疗疾病的方法太少。疾病的种类多而治疗方法少的情况，没有比温病更为严重的了。这是什么道理呢？六气之中，君火、相火这两种火热为患就不谈了，而风、湿与燥这三气，致病无不兼挟温热之邪。只有寒水之气与温热相反，而导致伤寒病，然而伤于寒邪者必定要化热。因此，天下的疾病，还有比温病病种更多的吗？记载具体方剂的书始于东汉张仲景的《伤寒论》，此书是专论寒邪为患的，但是寒邪只是六淫中的一种邪气而已。书中虽然有兼论及风邪致病的，也有兼论及温邪致病的，然而它所论述的风属于风寒，温邪属于寒邪化温性质的温，因为该书本来就是论述伤寒的。六气中其他五气致病的情况，都没有具体地谈论到，因此也就没有流传于后世。虽然是这样的情况，奠定一门学术思想基础的始作者仍可谓之圣贤，那么能够阐述圣贤学术思想的后人可谓之贤明，所以说如果后世学习《伤寒论》的医者确实能够深入地研究其文字，通达其深刻的含义，灵活地变化取裁，推广应用其诊断治疗方法，那么，用来治疗六淫邪气和内伤所导致的所有疾病也是可行的。奈何世上很少有闻一知十、触类旁通的有才之士，以不会为羞愧。后世的学医者不能举一反三，只能按图索骥，拘泥于定法而不知道灵活变通。

原文

昔淳于公有言：人之所病，病病多；医之所病，病方少。夫病多而方少，未有甚于温病者矣！何也？六气之中，君相二火无论已，风湿与燥，无不兼温，惟寒水与温相反，然伤寒者必病热，天下之病，孰有多于温病者乎？方书始于仲景，仲景之书专论伤寒，此六气中之一气耳。其中有兼言风者，亦有兼言温者，然所谓风者，寒中之风，所谓温者，寒中之温，以其书本论伤寒也。其余五气，概未之及，是以后世无传焉。虽然，作者谓圣，述者谓明，学者诚能究其文，通其义，化而裁之，推而行之，以治六气可也，以治内伤可也。亡如，世鲜知十之才士，以阙如为耻，不能举一

自晋代王叔和以后的医家，大多数人都以治疗伤寒的方法来治疗六气所致的疾病，这就像是用细葛布来抵御大风的吹袭，或是指鹿为马，混淆是非，徒劳无益，在临床上试尽了治疗伤寒的方法却得不到治疗效果，由此也就看到了他们医术的浅薄。于是有许多医家沿袭前代的方剂，仅略微改变其中的一些药味，如冲和汤、解肌汤之类，就纷纷地著述出版了。到了明代陶节庵著的《伤寒六书》，竟然以杜撰臆造的伤寒方剂来治疗天下所有的由六气所导致的疾病。该书不仅没有阐明《伤寒论》中没有涉及的内容，而且还篡改了张仲景在书中已经确定的内容。但世俗之医却因为此书内容的浅显而倍加推崇，这样一来老百姓所遭受的祸害可就更加严重了！再有明代的吴又可，著有《温疫论》。他所创制的达原饮一方，本来是用以治疗某一个时节的时疫疾病的，而世俗之医却混淆了时疫和温病的差异，误将此方用于平常时候的温热病。再到后来，还有方中行、喻嘉言等人，虽然其著作中将温病独立于伤寒疾病之外，而其治疗方法则始终没有能够脱离《伤寒论》中的方法。只有金元时期的刘河间，能够认识到温热病的特性，他的见解超过了其他医家，在所著的《河间六书》提出分上、中、下三焦论治温热病，没有墨守《伤寒论》中六经辨证论治的成规，他的学术观点像幽室中的明灯、急流中的砥柱一样。可惜刘河间为人朴实而缺少文采，他的论述虽简明却不流畅，其制方用药也有时杂乱而不够精纯恰当。师承于他的后学又不能够阐明发挥其精奥的学术思想，补益其疏漏之处。而无知浅俗如张景岳这一类的人，更是对河间的学术思想加以责怪和诋毁。于是刘河间的学术思想不能得到阐明并

反三，惟务按图索骥。盖自叔和而下，大约皆以伤寒之法，疗六气之疴，御风以絺，指鹿为马，殆试而辄困，亦知其术之疏也。因而沿习故方，略变药味，冲和、解肌诸汤，纷然著录，至陶氏之书出，遂居然以杜撰之伤寒，治天下之六气，不独仲景之书所未言者，不能发明，并仲景已定之书，尽遭窜易，世俗乐其浅近，相与宗之，而生民之祸亟矣！又有吴又可者，著《温疫论》，其方本治一时之时疫，而世误以治常候之温热。最后若方中行、喻嘉言诸子，虽列温病于伤寒之外，而治法则终未离乎伤寒之中。惟金源刘河间守真氏者，独知热病，超出诸家，所著《六书》，分三焦论治，而不墨守六经，庶几幽室一灯，中流一柱。惜其人朴而少文，其论简而未畅，其方时杂亦而不精，承其后者，又不能阐明其意，裨补其疏，而下士

发扬。而如今的庸医，遇到温热之病，没有不首先用辛温发表药挟杂消积导滞之品的，接着就峻投攻下之药，或者有的乱用温补之药，结果使病情轻的加重，病情重的致死。如果患者幸免于死，庸医就自以为是自己的功劳；如果患者不幸致死，则不认为是自己的过错。即使患者也只以为自己是病入膏肓，难以挽救，而意识不到是医生误诊误用药物致死。于是这种使用伤寒方剂来治疗温病的方法，就由父亲传授给子女，师父传授给徒弟，代代相传，整个社会已经形成了普遍的风气而牢不可破。冤死者的脏腑器官虽然不能言语，但是他们的鬼魂却在夜间痛哭呻吟，两千余年，这样的情况如出一辙，基本没有什么改变，多么令人感慨啊！

当今天下政通人和，学术昌明，医学界名贤辈出。他们都认识到学习医学必须要追溯到《灵枢》《素问》，尤其对于《伤寒杂病论》中的医理要深入学习。自从苏州叶天士所著的《温病论》《温病续论》刊行于世后，大家才知道按照温病这个名称来研究这一类疾病。那些勤于广泛学习的医家都知道向着叶氏温病的学术思想方向研究和发展；而那些贪恋、习惯于现状、故步自封的人，仍然是各自以自己的师承为准，不愿意去听取那些对温病深切中肯的论述；有些医学基础知识比较薄弱的医生，只是粗略地知道温病学的一些疏浅的内容，并没有真正地通达其中的精义奥旨，就施用于临床治疗，也很难收到良好的治疗效果。

我的朋友吴鞠通先生，胸怀济世救人之心，禀赋聪颖，超过常人，酷爱学

闻道，若张景岳之徒，方且怪而訾之，于是其学不明，其说不行。而世之俗医，遇温热之病，无不首先发表，杂以消导，继则峻投攻下，或妄用温补，轻者以重，重者以死，幸免则自谓己功，致死则不言己过，即病者亦但知膏肓难挽，而不悟药石杀人，父以授子，师以传弟，举世同风，牢不可破，肺腑无语，冤鬼夜嗥，二千余年略同一辙，可胜慨哉！我朝治洽学明，名贤辈出，咸知溯原《灵》《素》，问道长沙。自吴人叶天士氏《温病论》《温病续论》出，然后当名辨物，好学之士，咸知向方，而贪常习故之流，犹且各是师说，恶闻至论，其粗工则又略知疏节，未达精旨，施之于用，罕得十全。吾友鞠通吴子，怀救世之心，秉超悟之哲，嗜

习，不知疲倦。研究理论务求精深透彻，志向远大，仰慕前人杰出的医学成就，虚心吸取许多医家的学术经验。他由于担忧当今社会许多医家对医学中的真正道理蒙昧不明，而归纳总结前贤医家对医道的精辟见解，以及自己生平对医道的心得与体会，穷究温病学的源头和发展脉络，写成了这部《温病条辨》。但是他仍然不敢过于自信，而且担心世俗之人不能相信他的学术思想，于是将书稿藏在书箧中已经有好长一段时间了。我认为作为一个真正做学问的人来说，永远没有自信满足的时候，然而以当今温病患者多而良方少的现实情况来看，现在幸而写成了此书，理应及早出版而公之于众。这就好像救人于水火一样，还能等整理好帽子、束好头发才去做吗？何况真正的医道和心得体会都不会是孤立的。这部书一旦刊行，早晚会被子云那样的人看到，而且终会有人来阐发明析本书的精微奥义，补益其疏漏不足之处，使那些本会夭折早死的患者，都能得到幸福和长寿。这不仅是天下以及后世人民之幸，也是吴先生之幸啊！折杨皇荂之类的通俗乐曲，一般人听到后都很高兴，而阳春白雪之类的高雅音乐，唱和者却很少，自古以来就是如此。了解我也罢，责怪我也罢，都任众人评说，这样难道不好吗？吴先生认为我说的有道理，于是我们共同评定过他的书稿后，就出版刊行了。

嘉庆十七年八月十六日同乡愚弟汪廷珍谨序

学不厌，研理务精，抗志以希古人，虚心而师百氏，病斯世之贸贸也，述先贤之格言，摅生平之心得，穷源竟委，作为是书，然犹未敢自信，且惧世之未信之也，藏诸笥者久之。予谓学者之心，固无自信时也，然以天下至多之病，而竟无应病之方，幸而得之，亟宜出而公之，譬如拯溺救焚，岂待整冠束发。况乎心理无异，大道不孤。是书一出，子云其人必当旦暮遇之，且将有阐明其意，裨补其疏，使夭札之民，咸登仁寿者，此天下后世之幸，亦吴子之幸也。若夫折杨皇荂，听然而笑；阳春白雪，和仅数人，自古如斯，知我罪我，一任当世，岂不善乎！吴子以为然，遂相与评骘而授之梓。

嘉庆十有七年壮月既望
同里愚弟汪廷珍谨序

《温病条辨》序

天地万物都是由两种元素组成的；天是由阴阳组成，地是刚柔组成，人是由仁义组成。医学是一门济世救人的科学，因而作为医生，首先必须要有较高的智慧，其次要有非凡的勇气，并且还要具备仁慈的胸怀才能成为一名真正的医家。只有智慧达到了一定的程度，那么汤药或针灸的治疗方法才可以随意应用，不会出现不恰当的地方；否则的话，如果鲁莽诊治，或者漫不经心，那则是草菅人命，将患者的生命当做儿戏。然而那些自以为是、炫耀自夸者，或者那些一知半解、穿凿附会者的“智慧”，都不是真正的有智慧。真正的智者必须要博览群书，通达古今，观察事物的目光明彻如闪电，考虑问题的心思细致如毛发，其才智足以洞悉万事万物，这样才可以发挥自己的才学来从事济世救人的工作。上古时候的黄帝有熊氏生下来就聪颖异常，仍然以僦贷季、岐伯为师，虚心学习，而写成了《内经》。从周朝、秦朝以来，每一个时代都有才智出众的人。但是除了东汉张仲景以外，能够通达、悟出黄帝与岐伯等人在《内经》中阐明的医道奥秘的人，实在是屈指可数。虽然有许多人执一家之言，争相著作，然而都还无法和仲景的学术水平相提并论。所以说到医方之祖，大家都一致推举张仲景，而仲景的方剂，主要是偏重于伤寒疾病的治疗。后世之人也都效仿、遵循其法。自从晋代王叔和重新编次了《伤寒论》以后，就出现了割裂原文、断章取义和牵强附会的

原文

立天之道，曰阴与阳，立地之道，曰柔与刚，立人之道，曰仁与义。医，仁道也，而必智以先之，勇以副之，仁以成之。智之所到，汤液针灸任施，无处不当；否则卤莽不经，草菅民命矣。独是聪明者予智自雄，涉猎者穿凿为智，皆非也。必也博览载籍，上下古今，目如电，心如发，智足以周乎万物，而后可以道济天下也。在昔有熊御极，生而神灵，犹师资于僦贷季、岐伯，而《内经》作。周秦而降，代有智人。东汉长沙而外，能径窥轩岐之壶奥者，指不多屈。外是缅一家言，争著为书，曾未见长沙之项背者比比。所以医方之祖，必推仲景，而仲景之方，首重伤寒，人皆宗之。自晋王叔和编次《伤寒论》，则割裂附会矣。王好古辈著《伤寒续编》、

情况。王好古等人著有《伤寒续编》《伤寒类证》等书，对于学识浅薄的人来说，容易理解，于是人们感到方便浅显，都去学习这些书。这样一来，金元以后，张仲景的学术思想日渐扭曲。唉！近来一些素质平庸的医生连张仲景的学术理论都不了解，又怎么能认识伤寒疾病的证治！不知道伤寒疾病的证治，又怎么能认识温病的证治！于是就套用伤寒的方法去治疗温病。从唐宋时期一直到现在，千百年来都是一个样子，怎能不令人深深地叹息！

至于说到温病的治疗方法是什么，回答是：天地、阴阳、日月、水火等，无一不反映了对立统一的道理，只是一般人已经习惯了而没有细致地观察到；《内经》中列出了风、寒、暑、湿、燥、火这六气，人们却不能理解其中的含义。伤寒的治疗大法在于救阳，温热病的治疗大法在于救阴。非常清晰的两大原则，怎么可以混淆呢？假使让张仲景复生，他也决不会用治疗伤寒的方法来治疗温病的。

我的天资并不聪敏，年少时刻苦读书，在广泛阅读各种经、史著作之余，偶尔也涉猎一些医学著作，在内心中感触很深，自认为做子女的应该通晓一些医学知识，以尽孝道，然而有这个志向却一直未能实现。乾隆丁未年的春天，我的父亲遭受不幸，因为患时行温病而去世。在极度的悲伤和痛苦之中，我感到没有别的方法可以赎自己的过错，于是发誓一定要精通于医学。在我服丧时所居住的庐墓之中，到处都放满了近代的各种医学书籍，整日学习却感到茫然而无收获。到处求师访友，广泛地阅读名家的著作，希望能有所启发，然而所学到的都是没有用处的东西。于是我追溯到汉唐时期的医学著作，以其为学习的源头，反复地攻

《伤寒类证》等书，俗眼易明，人多便之。金元以后，所谓仲景之道，日晦一日。嗟夫！晚近庸质，不知仲景，宁识伤寒，不知伤寒，宁识温病，遂至以治寒者治温。自唐宋迄今，千古一辙，何胜浩叹！然则其法当何如？曰：天地阴阳，日月水火，罔非对待之理，人自习焉不察；《内经》平列六气，人自不解耳。伤寒为法，法在救阳；温热为法，法在救阴。明明两大法门，岂可张冠李戴耶！假令长沙复起，必不以伤寒法治温也。仆不敏，年少力学，搜求经史之余，偶及方书，心窃为之怦怦，自谓为人子者当知之，然有志焉而未逮也。乾隆丁未春，萱堂弗豫，即以时温见背，悲愤余生，无以自赎，誓必欲精于此道。庐墓之中，环列近代医书，朝研而夕究，茫茫无所发明。求诸师友，流览名家，冀有以启迪之，则所知惟糟粕。

读《灵枢》《素问》等经典著作，学习过程中，往往被其中的精言妙论感动得声泪俱出。学习的时间长了以后，渐渐地有了一些心得体会。十年之后，觉得豁然开朗，知识得以融会贯通。这才意识到并非是古人在愚弄我，而是由于我自己愚痴，不能领会古人的学术精髓。读书做学问，不论是标新立异，还是保守继承都是不利的。读书最重要的在于能从其中悟出自己的心得体会和独到的见解。

我的朋友吴鞠通先生，通晓儒学，具有聪颖超群的才智，并且勤于学习古人的学术思想。他立志学医的过程与我大致相同。从近世而言，他师承叶天士，以远而言则追溯至张仲景的学术思想。他在临证治病时，不避讳危重患者，也从不怕会因此给自己招致嫌怨和责任；他开出的每张处方都以《内经》为指导思想，效仿张仲景的学术思想；他遣方用药，都随着病情的轻重而灵活地加减变化，所以治疗的效果都非常显著。他真可以说是集智、勇、仁心于一身的医学家！嘉庆甲子年，他取出自己关于温病的著作给我看。我过去的许多疑惑都在这部书中得到了解答，纠正了过去的一些错误的见解，就好像拨云见日一般，怎么能不感到痛快高兴呢？这部书历时十年而成，书名为《温病条辨》，书后附有三卷，其中一卷是条辨的补充，其余二卷是儿科和产后病的大概纲要。书中的内容都针对前人不明六气致病的机理而导致错治的情况所写，无不是自己独到的见解和心得体会，阐明发挥了前人所没有讲过的道理。

呜呼！韩愈曾经说过：没有人在前面进行引导、推荐，虽然是美好的事物也不能被广泛了解；没有人在后面进行总结、宣扬，虽然是重要的事物也不能长久流传下去。这部书刊出后，将像吕不韦编纂《吕氏春秋》后将书稿悬于城门之上

上溯而及于汉唐，洊至《灵枢》、《素问》诸经，捧读之余，往往声与泪俱。久之别有会心，十年而后，汩汩焉若心花之漫开，觉古之人原非愚我，我自愚耳，离经泥古，厥罪惟均，读书所贵，得间后可。友人吴子鞠通，通儒也，以颖悟之才，而好古敏求，其学医之志，略同于仆，近师承于叶氏，而远追踪乎仲景。其临证也，虽遇危疾，不避嫌怨。其处方也，一遵《内经》，效法仲祖。其用药也，随其证而轻重之，而功若桴鼓。其殆智而勇，勇而仁者哉！嘉庆甲子，出所著治温法示余，余向之急欲订正者，今乃发复析疑，力矫前非，如拨云见日，宁不快哉！阅十稔而后告成，名曰《温病条辨》，末附三卷，其一为条辨之翼，余二卷约幼科、产后之大纲，皆前人之不明六气而致误者，莫不独出心裁，发前人所未发。呜呼！昌黎有云：“莫为之前，虽美弗彰；莫为之后，虽圣弗传”。此编既出，将欲悬诸

一样，听取世人的评说。长期以来造成的积习总是难以一下子革除的。虽然不能尽除积习，但只要纠正了一些弊端，也就是为苍生百姓造福了。几百年之后，一定会有人能深刻地领会到吴鞠通先生的良苦用心的！后世的人就能真正认识到这部书确实是张仲景《伤寒论》的有利补充，而吴鞠通先生也可以说是发扬仲景学术思想的功臣，实际上也是继承发扬黄帝《内经》学术的功臣。以上这些作为本书的序言。

嘉庆癸酉年八月某日晨
苏完愚弟征保拜书

国门，以博弹射。积习之难革者，虽未必一时尽革；但能拾其绪余，即可为苍生之福。数百年后，当必有深识其用心者夫！然后知此编之羽翼长沙，而为长沙之功臣，实亦有熊氏之功臣也。是为序。

嘉庆癸酉仲秋谷旦
苏完愚弟征保拜书

《温病条辨》自序

施行德政、建立功勋、著书立说，这些都是圣贤之人做的事情。我吴瑭是个什么样的人，怎么敢担当如此重任呢？这是由于在我十九岁的时候，父亲长年患病，最终去世了。我内心深处愧恨交加，难以诉说，悲哀和痛苦使我也快活不下去了。感到父亲患病而自己却不懂得医药为父亲治病，还有什么颜面存活于世间呢？于是购买了医学书籍，在守孝期间专心地阅读。当我读到张仲景在《伤寒杂病论·序》中“外逐荣势，内忘身命”的论述之后，十分感慨，认为他说得很有道理，于是放弃了仕举做官的道路，专心致志地研究起医学来。

过了四年，我的侄儿巧官患了温病，开始时咽喉肿痛，外科医生用冰硼散吹喉来治疗，用后咽喉反而痹阻不通了，以后又请许多医生治疗，所用的方剂大概不外乎是双解散、人参败毒散之类。他们根本不知道如何治疗温病，最后巧官全身发黄而死。我因为初学医，不敢妄加评论，且对于这种病证，也没有掌握诊治的要领。张仲景因为悲痛族人病死的太多而著了《玉函经》，成为后世医学之祖。怎奈《玉函经》中的《卒病论》部分亡失于战火之中，致使后世学医者无从效仿他的方法去治病，于是产生了各种不同的学术观点，却收效甚微。又过了三年，我有机会来到京都，阅读了《四库全书》，看到明末吴又可的《温疫论》。看他的论述广博，确实其中有许多观点，是前人所没有阐述过的，于是我就专心地学习

原文

夫立德立功立言，圣贤事也，瑭何人斯，敢以自任？缘瑭十九岁时，父病年余，至于不起，瑭愧恨难名，哀痛欲绝，以为父病不知医，尚复何颜立天地间，遂购方书，伏读于苫块之余。至张长沙“外逐荣势，内忘身命”之论，因慨然弃举子业，专事方术。越四载，犹子巧官病温，初起喉痹，外科吹以冰硼散，喉遂闭，又遍延诸时医治之，大抵不越双解散、人参败毒散之外，其于温病治法，茫乎未之闻也，后至发黄而死。瑭以初学，未敢妄赞一词，然于是证，亦未得其要领。盖张长沙悲宗族之死，作《玉函经》，为后世医学之祖，奈《玉函》中之《卒病论》，亡于兵火，后世学者，无从仿效，遂至各起异说，得不偿失。又越三载，来游京师，检校《四库全书》，得明季吴又可《温疫论》，

起来。然而仔细地钻研他的诊治方法，发现有些杂乱不精练，大致上有所长，亦有所短，所以说他写作此书是用心良苦，只是在学术上还没有达到精深的地步。于是又遍阅晋唐以来诸多医家的著作，这些著作无一不有自己的独到见解，然而要寻求一个完善的，却很难得。这些著作又怎么能传授、信服于后来的学者！

我一方面诊治疾病，另一方面潜心研究，十年终于有了一些收获，但是还不敢轻易地为人治病。癸丑年，京都温疫病大流行，诸位亲友都坚持请我为患者治病。所治的大多是危重患者，幸而经我治疗存活了不少人。像这样的患者，被世俗庸医误治致死的不可胜数。

唉！黎民百姓有什么过错，竟然不是死于病而是死于医，如此要医生还有何用。学医不精通，还不如不学医啊！因此，我立志采集历代名医的著作，去伪存真，再附上我自己的心得和临床实践经验，合起来写成一部书，命名为《温病条辨》。虽然这样打算，但仍然没敢轻易着手动笔。又过了六年，到了戊午年，我的同乡朋友汪瑟庵先生催促我说：明年己未年是湿土正化之年，湿与温合将有温疫病大流行，你应赶紧写成这部书，可能会造福于百姓。

我惭愧自己才智愚钝，不敢自信，唯恐以救人之心，而获害人之罪，书中如果有错误，而又辗转相传，互相效仿，以致流患无穷，那罪过就无法补偿了。然

观其议论宏阔，实有发前人所未发，遂专心学步焉。细察其法，亦不免支离驳杂，大抵功过两不相掩，盖用心良苦，而学术未精也。又遍考晋唐以来诸贤议论，非不珠璧琳琅，求一美备者，盖不可得，其何以传信于来兹！瑭进与病谋，退与心谋，十阅春秋，然后有得，然未敢轻治一人。癸丑岁，都下温疫大行，诸友强起瑭治之，大抵已成坏病，幸存活数十人，其死于世俗之手者，不可胜数。呜呼！生民何辜，不死于病而死于医，是有医不若无医也，学医不精，不若不学医也。因有志采辑历代名贤著述，去其驳杂，取其精微，间附己意，以及考验，合成一书，名曰《温病条辨》，然未敢轻易落笔。又历六年，至于戊午，吾乡汪瑟庵先生促瑭曰：来岁己未湿土正化，二气中温厉大行，子盍速成是书，或者有益于民生乎！瑭愧不敏，未敢自信，恐以救人之心，

而这本书如果不刊行问世，则其功过得失根本无法见到，于是我还是不顾自己才疏学浅，勉为其难地写成了这部书，来请求海内名贤的指正。如果大家能够指出书中的纰漏和错误，批驳指正本书的观点，使这部书的内容完整起来，将对后世起到无穷无尽的作用。

淮阴吴瑭鞠通自序

获欺人之罪，转相仿效，至于无穷，罪何自赎哉！然是书不出，其得失终未可见，因不揣固陋，黾勉成章，就正海内名贤，指其疵谬，历为驳正，将万世赖之无穷期也。

淮阴吴瑭自序

凡例

本书仿效张仲景《伤寒论》中条文式的写法，言词追求简约，便于诵记。但又担心过于简单不能明确表达意思，于是在所有条目的下面都做了分条注释，这样就能条理清晰，一目了然了。并且免得后人各据己意，妄加注解，以致失去了本文的原意。

本书虽然是针对温热病而写，但实际上可以作为伤寒病治则的补充。如果真的能够识别伤寒，就绝不会怀疑麻黄桂枝之法不可使用；如果真的能够识别温病，也绝不会以麻桂辛温之法治疗温病。伤寒病的治疗自然以张仲景的《伤寒论》为标准，再参考各家的注述就可以了；温病的治疗则应当于本书中潜心研究了。

晋唐以来的各名家，其学术见解和医学成就，我还没有能全面了解，怎么敢轻率地妄加评论呢？然而对于温热类疾病，各医家都没有能够研究透彻，多是在个别地方进行一些阐释、发挥，却都没有认识到温病的本质。有的医家对于用治伤寒的方法来治疗温病，心里虽然有疑惑，却不敢明确地提出来。原因都在于不能摆脱《伤寒论》的影响。他们心里以为这样做是在推崇、拥戴张仲景，却不知实际上是埋没了张仲景真正的学术思想。到了明代王安道开始能够脱离伤寒，辨别出温病，可惜其论述不够详尽，立法不够完备。吴又可努力摆脱《伤寒论》的

原文

是书仿仲景《伤寒论》作法，文尚简要，便于记诵。又恐简则不明，一切议论，悉于分注注明，俾纲举目张，一见了然，并免后人妄注，致失本文奥义。

是书虽为温病而设，实可羽翼伤寒。若真能识得伤寒，断不致疑麻桂之法不可用；若真能识得温病，断不致以辛温治伤寒之法治温病。伤寒自以仲景为祖，参考诸家注述可也；温病当于是书中之辨似处究心焉。

晋唐以来诸名家，其识见学问工夫，未易窥测，瑭岂敢轻率毁谤乎！奈温病一证，诸贤悉未能透过此关，多所弥缝补救，皆未得其本真，心虽疑虑，未敢直断明确，其故皆由不能脱却《伤寒论》蓝本，其心以为推戴仲景，不知反晦仲景之法。至王安道

条框，专门论述温病。可惜其论述不够精当，立法不够纯粹，也不可完全遵从。只有叶天士所持的观点平允，立法精妙细致，然而叶天士为苏州地区人，所治疗的多为南方常见的病证，而且论述的内容很简单，加上部分温热病治疗的相关医案，散在于杂证之中，人们大多忽略了它而没有深入研究。我于是收集历代诸名家的精辟论述，再考证《内经》之旨，结合自己的临证心得，编写出了这本书。这就好像木匠在木板上钻眼，诸名家已经钻到了九分深的程度，我加上一分的努力，就可使其钻透，得到一个圆满的结果，而并不敢说我的医术高于历代前辈。至于前人的论述中那些值得商榷的地方，我却不得不加以辨正，直言不讳地指出其错误，免得贻误后学。《礼记》上说过，尊师就要做到不要隐瞒他的过失。我是谨遵此言而这样做的。

本书分为五卷：首卷以引用《内经》原文为纲，分列注释为目，主要是追溯《内经》中对温病最早的论述；第二卷为上焦篇，凡是属上焦心肺病证的一切温病内容都在此篇论述；第三卷为中焦篇，凡是属于中焦脾胃的病证都在此篇论述；第四卷为下焦篇，凡温病中属下焦肝肾的病证都在此篇论述；第五卷中包括了杂说、逆证的救治，以及病后调理等。这样就使阅读者一目了然，胸有成竹，不致临证混淆，导致治上焦误犯中焦，治中焦误犯下焦等弊端。最末附有一卷，专门论述产后调治与产后惊风，小儿急慢性惊风、小儿痘证等。这是因为世俗庸医对于这些病证缺乏认识，迷惑鬼邪之说，无凭无据伤人性命，所以设此卷论述之。

《内经》中说：“先夏至为病温，后夏至为病暑”。可见暑与温同类型，暑邪

始能脱却伤寒，辨证温病，惜其论之未详，立法未备。吴又可力为卸却伤寒，单论温病，惜其立论不精，立法不纯，又不可从。惟叶天士持论平和，立法精细，然叶氏吴人，所治多南方证，又立论甚简，但有医案散见于杂证之中，人多忽之而不深究。瑭故历取诸贤精妙，考之《内经》，参以心得，为是编之作。诸贤如木工钻眼，已至九分，瑭特透此一分，作圆满会耳，非敢谓高过前贤也。至于驳证处，不得不下直言，恐误来学。《礼》云：“事师无犯无隐”，瑭谨遵之。

是书分为五卷：首卷历引经文为纲，分注为目，原温病之始；二卷为上焦篇，凡一切温病之属上焦者系之；三卷为中焦篇，凡温病之属中焦者系之；四卷为下焦篇，凡温病之属下焦者系之；五卷杂说、救逆，病后调治。俾阅者心目了然，胸有成局，不致临证混淆，有治上犯中，治中犯下弊。末附一卷，专论产后调治与产后惊风，小儿急慢惊风、痘证，缘世医每于此证，惑于邪说，随手杀人，毫无依据故也。

《经》谓先夏至为病温，后夏至为病暑，可见暑亦温之类，暑自温而来，

自温热邪而来，所以将暑温、湿温均收入在温病的论述中。然而对暑温、湿温的治疗方法不可能与温病完全相同。所以在上焦篇的第四条之下注明“温毒、暑温、湿温，不在此例”。

本书的编著，确实是出于不得已。因为世俗医生治疗温病没有标准的治则方药，因治疗不当而死于温病的人，不可胜数。无论是先达之士，还是后学者，如果能够发现书中的弊端，补充其中的不足之处，使它完备起来，我将像感谢老师一样感激他的恩德。

本书原本就是为了减少患者的痛苦，纠正时医不善治温病的现状而编著的。并非为了牟取私利。允许翻版印刷传播，但希望务必能够校对准确。

《伤寒论》六经辨证是由表入里，由浅及深，可以从横向来看。本书论述三焦辨证是由上及下，也由浅入深，可以从纵向去看。所以本书与《伤寒论》的论述可互为补充，有一纵一横之妙。学者务必结合两书细心揣摩，自然没有难以辨别的病证。虽然这两部书在内容上不是专论内伤病，但所有疾病的诊法，实际上不会超出这一纵一横之外。

本书方剂中所设定的药物剂量可多可少，只不过是大约所定而已，尚须临证者自行斟酌。药物的用量总是以切中病情为准，病情重，用药轻，病不见减轻，反而会怀疑用药的准确性；病情轻，用药重，又会因诛伐太过而伤及无辜，这又是医家之大戒。古代医家治病，心中有较成熟的想法，如同高明的杀牛人在杀牛时看到的不是整头牛，而是牛的皮骨间隙，所以在用攻伐之剂时，常采用多备少

故将暑温、湿温，并收入温病论内。然治法不能尽与温病相同，故上焦篇内第四条，谓温毒、暑温、湿温不在此例。

是书之出，实出于不得已。因世之医温病者，毫无尺度，人之死于温病者，不可胜记。无论先达后学，有能择其弊窦，补其未备，瑭将感之如师资之恩。

是书原为济病者之苦，医医士之病，非为获利而然，有能翻版传播者听之，务望校对真确。

《伤寒论》六经由表入里，由浅及深，须横看；本论论三焦由上及下，亦由浅入深，须竖看，与《伤寒论》为对待文字，有一纵一横之妙。学者诚能合二书而细心体察，自无难识之证，虽不及内伤，而万病诊法，实不出此一纵一横之外。

方中所定分量，宜多宜少，不过大概而已，尚须临证者自行斟酌。盖药必中病而后可，病重药轻，见病不愈，反生疑惑；若病轻药重，伤及无辜，又系医者之大戒。夫古人治病，胸有定见，目无全牛，故于攻伐之剂，每用多备少服法；于调补之剂，病轻

服的方法；在用调补之剂时，病情轻者令一日两服，重者令一日三服，甚至可日间三服，夜间一服。后世医生治病，大多都是关注疾病的某一症状或某些症状，往往病东药西，药证不符，造成误治的很多。这都是因为受约定成方的限制，拘泥于量多者二三钱、少则三五分的标准用量，因此造成了痼疾难愈。我见到长江流域地区的医生用甘草多为三五分的量。甘草药性最为平和，有“国老”之称，有较强的补益镇守的功效，但祛邪的效果差一些。如果不用大一些的剂量，又怎么能发挥其功效，仅此一例，就已经很可笑了。一个连甘草都不能正确使用的医生，还谈得上用其他药吗？不能正确使用甘草的医生，怎么有资格谈论医学？又见北方儿科医生对于小儿痘证，从第一二天起就用大黄，每日加一二钱，甚至三五钱，加到第十三四天时，大黄的一次用量已经达到数两之多，由于大黄的作用，其结果势必出现咬牙寒战、痘疹呈灰白色而塌陷等情况，医生却还说这是由于毒邪未净，仍须攻下。有这样的道理吗？《内经》中说：用药性峻烈的药物治病，十成病势退去六成即止；用稍峻的药物，十成退去七成即止；用药性平和的药物，十成退去八成即止；用没有毒性的药物，十成退去九成即可，然后用饮食调养，不要使药量太过。作为医生，应该善于预测病情的变化，掌握药量的大小变化，然后再依照经典的用药标准有所约束，那应该就可以不出差错了。

本书阅读时需要前后参照，书中往往在前面详细说过的有关内容，在后面就简略地提一下；在后面详述的内容，前面就会简单提一笔。再者，治疗的原则方法总是一定的，而病情的变化则是不定的。例如温病中不兼挟湿邪者，忌用刚烈

者日再服，重者日三服，甚则日三夜一服。后人治病，多系捉风捕影，往往病东药西，败事甚多；因拘于约方之说，每用药多者二、三钱，少则三、五分为率，遂成痼疾。吾见大江南北，用甘草必三、五分。夫甘草之性最为和平，有国老之称，坐镇有余，施为不足，设不假之以重权，乌能为功，即此一端，殊属可笑！医并甘草而不能用，尚望其他药哉！不能用甘草之医，尚足以言医哉！又见北方儿科于小儿痘证，自一二朝用大黄，日加一二钱，甚至三五钱，加至十三四朝，成数两之多，其势必咬牙寒战，灰白塌陷，犹曰此毒未净也，仍须下之，有是理乎？《经》曰：“大毒治病，十衰其六；中毒治病，十衰其七；小毒治病，十衰其八；无毒治病，十衰其九，食养尽之，勿使过剂”。医者全在善测病情，宜多宜少，胸有确见，然后依经训约之，庶无过差也。

此书须前后互参，往往义详于前，而略于后，详于后，而略于前。再，法有定而病无定。如温病之不兼湿者，

温燥的方药，而当用寒凉柔润者，但是疾病愈后胃阳没有恢复或者医生过用苦寒之品耗伤胃阳者，也间或应当用一些刚燥之剂；温病中兼挟湿邪者，用药就应忌寒凉柔润而应用适当的刚燥方药，但在湿退热存之际，又怎么不可以用些柔润之品呢？这些全依据临证者善于体察病情变化而灵活使用，才不会发生差错。

本书原是专为论述温病而写的，但疟疾、痢疾、黄疸、痹证等，大多数是因为暑温、湿温等原因造成的，因此在书中也粗略地附了几条治疗大法。因为前人在这方面有具体的方法可以依据，所以不再加以详细论述。本书所详细论述的内容，仅是前人所没有谈到的问题。

本书最重要的着眼点在于辨证准确无误，用药的先后缓急是否适宜。不从辨证的准确性来探求，而妄议药材是否使用得当，这样的人不可和他谈论医道。

古人立方之中就包含着法，有方即有法，所以取用自如，无不见效。后世之人的不足，一方面是辨证不准确，另一方面是立方而无法度。所以本书在各方之下，必注明系用《内经》中的某种方法，使学习者知道必须先辨证，而后才有治法，有了立法，而后才能选择使用何种方剂。有的法同而方异，有的方子类似或相同而法并不相同，对这些掌握得稍有一些不真切，就不能收到效果。学习者不可不详细辨察。

高明的大师教诲别人，必示人以规矩法则，学习者也必须遵循一定的规矩法则。鉴于唐宋以来，人们自立法规，却不能广泛适用，以致后世学者无所适从，有的推崇张子和而非议刘河间，有的推崇朱丹溪而非议李东垣，这都是没有全面地认识医学之道，所以本书远溯《玉函经》，补充前人没有谈到的问题，尤其是

忌刚喜柔；愈后胃阳不复，或因前医过用苦寒，致伤胃阳，亦间有少用刚者；温病之兼湿者，忌柔喜刚；湿退热存之际，乌得不用柔哉！全在临证者善察病情，毫无差忒也。

是书原为温病而设，如疟、痢、疸、痹，多因暑温、湿温而成，不得不附见数条，以粗立规模，其详不及备载，以有前人之法可据，故不详论，是书所详论者，论前人之未备者也。

是书着眼处全在认证无差（四字为通部提纲。一朱评），用药先后缓急得宜，不求识证之真，而妄议药之可否，不可与言医也。

古人有方即有法，故取携自如，无投不利。后世之失，一失于测证无方，识证不真，再失于有方无法。本论于各方条下，必注明系用《内经》何法，俾学者知先识证，而后有治病之法，先知有治病之法，而后择用何方，有法同而方异者，有方似而法异者，稍有不真，即不见效，不可不详察也。

大匠诲人，必以规矩，学者亦必以规矩。是书有鉴于唐宋以来，人自为规，而不合乎大中至正之规，以至后学宗张者非刘，宗朱者非李，未识

详细地制定了规矩、法度，使学习者有规矩可以遵循。当达到运用自如的程度时，看起来出乎规矩之外，却又在规矩之中，这就是所谓的随心所欲而不逾越规矩。所以我希望后世之贤达人士，补充这部书的不足之处，而不敢说本书已经达到了尽善又尽美的地步。

医道之全体，故远追《玉函经》，补前人之未备，尤必详立规矩，使学者有阶可升，至神明变化出乎规矩之外，而仍不离乎规矩之中，所谓从心所欲不逾矩。是所望于后之达士贤人，补其不逮，诚不敢自谓尽善又尽美也。

问心堂《温病条辨》原病篇

汪瑟庵先生参订　　受业侄嘉会校字
吴　瑭鞠通氏著　　朱武曹先生点评
证以园先生同参　　男　廷莲同校

一、《六元正纪大论》说：辰戌之年，按运气学说的推算，气候必异常温暖，人们往往容易发生疫病和温病。卯酉之年，按运气学说的推算，从春分到立夏阶段阳热更盛，各种危急病证大流行，人们往往暴病而死，而该年从小雪到小寒时期，虽在冬令，气候反而温暖，人们易患温病。寅申之年，从大寒到惊蛰阶段气候也会反常地温暖，容易引起温病的流行。丑未之年，从春分到立夏阶段，因为火热之气极盛，气候较热，容易导致温疠的大流行，不分地区都可以发生。子午之年，从秋分到立冬阶段，易发生温病。巳亥之年，从小雪到小寒阶段，容易导致温病、疫病的发生。

以上是论述运气的内容，溯源温病发生的原因。每年温热之气的产生有迟早、盛衰等不同。这是由于司天、在泉、主气、客气相互配合变化而造成的。只要仔细

原文

一、《六元正纪大论》曰：辰戌之岁，初之气，民厉温病；卯酉之岁，二之气，厉大至，民善暴死；终之气，其病温。寅申之岁，初之气，温病乃起；丑未之岁，二之气，温厉大行，远近咸若。子午之岁，五之气，其病温。巳亥之岁，终之气，其病温厉。

叙气运，原温病之始也。每岁之温，有早暮微盛不等，司天在泉，主气客气，相加临而然也。细考《素问》

认真地参考《素问》以及各种注本就可以明白这些道理，这里就不多作叙述了。

按：吴又可认为温病不同于伤寒，前者多于后者，很有道理。但他关于“把温病的发生归结于某个季节出现了不属于该季节的气候”的论述，却未免给人有顾此失彼的感觉。在气候正常，风调雨顺，人民安居乐业的年代，虽然遇到温热之气应当较盛的时令，其发病也是轻微的。在饥荒、战乱的时期之后，虽然在运气上温热之气应当轻微的时令，其发病也很猖獗，这是合乎温病发生和流行规律的，没有什么可奇怪的。

二、《阴阳应象大论》上说：情绪大喜大怒，或者不注意气候的变化，过冷或过热，都会产生疾病，甚至危及生命。所以阴盛极必化阳，阳盛极必化阴。所以说：冬季感受了寒邪，春天必然会发生温病。

以上几节都是论述气运所引起的疾病，从这一节以下则专门讲人体发生温病的原因。

详细地考证宋元以来诸名家的著作，都没有提及温病与伤寒的区别。如庞安常的《伤寒卒病论》、朱肱的《伤寒活人书》、韩祇和的《伤寒微旨论》、王实的《证治》、刘守真的《伤寒医鉴》和《伤寒直格》、张子和的《伤寒心镜》等书，不是用治疗伤寒的方法来治疗温病，就是将温、暑病误认为是伤寒。但又怀疑不能使用麻黄汤、桂枝汤等辛温解表的方药，于是就另外设制了防风通圣散、双解通圣散、九味羌活汤等方剂，甚至有的在辛温药中加上苦寒药来治疗。这些在王安道的《医经溯洄集》中都有着最详尽的论述，就不再多说了。前人论述温病最详尽的，莫过于张景岳、吴又可、喻嘉言三人。现在医生所遵循的，以这三个人

注自知，兹不多赘。

按吴又可谓温病非伤寒，温病多而伤寒少，甚通。谓非其时而有其气，未免有顾此失彼之诮。盖时和岁稔，天气以宁，民气以和，虽当盛之岁亦微；至于凶荒兵火之后，虽应微之岁亦盛，理数自然之道，无足怪者。

二、《阴阳应象大论》曰：喜怒不节，寒暑过度，生乃不固。故重阴必阳，重阳必阴，故曰：冬伤于寒，春必病温。

上节统言司天之病，此下专言人受病之故。

细考宋元以来诸名家，皆不知温病伤寒之辨。如庞安常之《卒病论》，朱肱之《活人书》，韩祇和之《微旨》，王实之《证治》，刘守真之《伤寒医鉴》、《伤寒直格》，张子和之《伤寒心镜》等书，非以治伤寒之法治温病，即将温暑认作伤寒。而疑麻桂之法不可用，遂别立防风通圣、双解通圣、九味羌活等汤，甚至于辛温药中加苦寒，王安道《溯洄集》中辨之最详，兹不再辨。论温病之最详者，莫过张景岳、吴又可、喻嘉言三家。时医所宗者，三家为多，请略陈之：按张景

的学术观点为主。在这里可以稍微分析一下：张、喻二人都着眼于本文中“冬伤于寒”的“寒”字，而对原文前面的“故曰”和“重阴必阳，重阳必阴”一句并没有真正地领悟。张氏对温病治疗的论述和处方都与伤寒混淆在了一起，认为温病即伤寒，沿袭了前人的言论，并没有自己的实际心得，所以不值得一谈。喻氏的论述，虽然对温病的内容有一定的分析，但在中篇还是掺杂了伤寒少阴证和厥阴证的相关内容，设立的治疗温病的方剂也不外乎辛温发表、辛热温里等，实际上危害更严重。像张景岳、喻嘉言这样潜心钻研、造诣很深的名家尚且不免有失误的时候，又怎么能怪后人无从选择，因误治而伤人啊！做学问是多么难啊！吴又可能够认识到伤寒与温病不同，他对所见到的病证不采用辛温、辛热、甘温等方法，然而他却并不明白病邪伏内、伏气致病的道理，认为那种感受风邪立即发病为伤寒、伏藏等到春天才发为温病的说法是错误的，于是武断地认为温病的病因并非感受风寒邪气。他不知道自己的这种误解是没有弄清楚伏气致病的机理，反而指责《内经》中的言论是错误的。我推想以上三位医家的偏颇之处，各有自己的原因：张景岳因为《内经》中将外感寒邪化热的情况也称为热病，自己又不能正确辨别伤寒与温病的差异，所以混淆引用《内经》中的经文，将谈论伤寒的文句，用来论证温热疾病，这就把温病也当做伤寒了；喻嘉言对春温的论述较多，他在初春之际所见到的病证多属感受寒邪，因此他误认为温病的本质就是伤寒；吴又可生活于明末崇祯年间灾荒战乱的岁月，温疫常见，所以不同意《内经》中有关“冬伤于寒，春必病温”的论述。他们都是各执己见，却不能融会贯通。我认为温病中的伏气致病，如春温、冬咳、温疟之类，在《内经》中已经有

岳、喻嘉言皆著讲寒字，并未理会本文上有“故曰”二字，上文有“重阴必阳，重阳必阴”二句，张氏立论出方，悉与伤寒混，谓温病即伤寒，袭前人之旧，全无实得，固无足论。喻氏立论，虽有分析，中篇亦混入伤寒少阴、厥阴证，出方亦不能外辛温发表、辛热温里，为害实甚。以苦心力学之士，尚不免智者千虑之失，尚何怪后人之无从取法，随手杀人哉！甚矣学问之难也！吴又可实能识得寒温二字，所见之证，实无取乎辛温辛热甘温，又不明伏气为病之理，以为何者为即病之伤寒，何者为不即病待春而发之温病，遂直断温热之原非风寒所中，不责己之不明，反责经言之谬。瑭推原三子之偏，各自有说：张氏混引经文，将论伤寒之文，引证温热，以伤寒化热之后，经亦称热病故也。张氏不能分析，遂将温病认作伤寒。喻氏立论，开口言春温，当初春之际，所见之病，多有寒证，遂将伤寒认作温病。吴氏当崇祯凶荒兵火之际，满眼温疫，遂直辟经文“冬伤于寒、春必病温”之文。盖皆各执己见，不能融会贯通也。瑭按伏气为病，如

明确论述了。当然伏气致病不是唯一的原因，如同前面《六元正纪大论》中论述的每年的气运情况也会诱发。这两种原因是最常见的，还有非其时而有其气的原因，或者如吴又可所说的戾气等原因，这些情况偶尔也存在，但仅是变证。这就只有靠医生善于明察其致病的常和变而采取正确的救治方法了。

三、《金匮真言论》说：精气充足是身体保持健康的根本，所以善于保持精气充足的人，到春天就不会发生温病。

《易经》中说：当道路上出现了霜时，河水结为坚冰的严冬也就即将来临了。圣人总是告诫人们要对各种事情及早地做好准备，对微小的事情也必须要谨慎对待。《礼记》中说：做事情要想成功，一定要预先做好准备工作。《内经》中说：高明的医生不仅可以治疗已经发生的病，更需要消灭疾病的诱发因素，这就好像圣人不是治理已经发生的动乱，而是治理可能引发动乱的原因一样。对这一节的内容，可以参看《礼记·月令篇》，还可以与上一条“冬伤于寒”的文句互相参照。冬季感受寒邪，春季会发生温病，但是如果善于保养精气完全可以避免疾病的发生。所以《素问》首篇《上古天真论》就说明了男女精气生成、亢盛、衰竭的过程规律；次篇紧接《四气调神大论》，告诉人们春天养“生”为夏季的“长”创造条件；夏天养“长”为秋季的“收”创造条件；秋天养“收”为冬季的“藏”创造条件；冬天养“藏”为春季的“生”创造条件。精气充足的人任何疾病都可抵御，又岂是只有温病不容易罹患！《金匮要略》中认为五脏功能正常，人体就安和健康。奈何喻嘉言不明白这个道理，在论述温病的发生时，把冬季伤于寒邪作了一大篇文章，把不能保藏精气又作了一大篇文章，把冬季伤于寒邪而

春温、冬咳、温疟，《内经》已明言之矣。亦有不因伏气，乃司天时令现行之气，如前列《六元正纪》所云是也。此二者，皆理数之常者也。更有非其时而有其气，如又可所云戾气，间亦有之，乃其变也。惟在司命者善察其常变而补救之。

三、《金匮真言论》曰：夫精者身之本也，故藏于精者，春不病温。

《易》曰：履霜坚冰至，圣人恒示戒于早，必谨于微。《记》曰：凡事豫则立。《经》曰：上工不治已病治未病，圣人不治已乱治未乱。此一节当与《月令》参看，与上条冬伤于寒互看，盖谓冬伤寒则春病温，惟藏精者足以避之。故《素问》首章《上古天真论》，即言男女阴精之所以生，所以长，所以枯之理；次章紧接《四气调神大论》，示人春养生以为夏奉长之地，夏养长以为秋奉收之地，秋养收以为冬奉藏之地，冬养藏以为春奉生之地。盖能藏精者一切病患皆可却，岂独温病为然哉！《金匮》谓五脏元真通畅，人即安和是也。何喻氏不明此理，将冬伤于寒作一大扇文字，将不藏精又作一大扇文字，将不

又不能保藏精气再作了一大篇文章。将这三个方面割裂开来，勉强地用《伤寒论》的原文来验证自己的观点，未免有考虑过多反而刻板的弊端。“不藏精”三字须灵活看待，不是专指房事过度而言，而是一切可以耗伤人体精气的行为。例如冬季的天气应该寒冷，但是由于阳气不能潜藏，像春天一样发泄出来，使气候反而变暖，甚至桃、李提前开花也可以算作是“不藏精”。

四、《热论篇》说：凡是感受寒邪而造成的温病，在夏至以前的春季发生的称为温病，在夏至以后的夏季发生的称为暑病。暑病因里热蒸迫而应当有汗出，不要使用止汗法。

温病，是暑病的先兆。夏至之前是春季的季候，气候温和，阳气发越，阴精不足以与阳气抗衡，所以造成温病。夏至之后是夏季的季候，气候由温和逐渐变得炎热，热气盛就会使湿气上升，热与湿相互结合形成暑气，此时所患的就是暑病。文中的“勿”字是禁止的意思。禁止对暑病使用止汗之法，即是治暑病的一个法则。

五、《刺志论》说：机体强壮而身体恶寒，是伤于寒邪；机体虚弱而身体发热，是伤于暑邪。

这是寒邪与暑邪致病的辨证要点。《内经》中已经分析辨别得明明白白，怎奈何世人都以治疗寒邪的方法来治疗温病和暑病呢?

六、《生气通天论》说：夏令暑邪致病，多见汗出，病在阳分则烦躁气喘，喝喝有声，病在阴分往往静卧，谵语多言。

因其火性迅急易造成人体毛孔疏松，所以病后使人自汗。火性与五脏中的心脏属性相同，暑邪兼有火邪的特性，所以火热邪气容易侵犯心，表现为心中烦乱

藏精而伤于寒，又总作一大扇文字，勉强割裂《伤寒论》原文以实之，未免有过虑则凿之弊。不藏精三字须活看，不专主房劳说，一切人事之能摇动其精者皆是，即冬日天气应寒而阳不潜藏，如春日之发泄，甚至桃李反花之类亦是。

四、《热论篇》曰：凡病伤寒而成温者，先夏至日者为病温；后夏至日者为病暑，暑当与汗出，勿止。

温者，暑之渐也。先夏至，春候也。春气温，阳气发越，阴精不足以承之，故为病温。后夏至，温盛为热，热盛则湿动，热与湿搏而为暑也。勿者，禁止之词。勿止暑之汗，即治暑之法也。

五、《刺志论》曰：气盛身寒，得之伤寒；气虚身热，得之伤暑。

此伤寒暑之辨也。经语分明如此，奈何世人悉以治寒法治温暑哉！

六、《生气通天论》曰：因于暑，汗，烦则喘喝，静则多言。

暑中有火，性急则疏泄，故令人自汗。火与心同气相求，故善烦（烦

（烦字是由火和页组成的，就是指心气不能安宁，面部像被火烧一样）。烦躁气喘，喝喝有声的意思是，火热之气克制肺金，肺气受抑则喘，同时由于郁遏胸中的清阳之气，所以喉中喝喝有声。有的病邪不能外达而藏于心，则表现为静默状态，但心主言语功能，暑邪在心中，虽然神态安静，却往往谵语多言。

七、《论疾诊尺篇》说：前臂内侧自肘至腕部的皮肤部分发热较甚，脉象又洪大而数疾者，是温病的表现。脉象盛大而滑者，为邪盛正不虚之象，可以驱邪外出。

本节以下，是论述温病的诊察方法。

《内经》之中对温病的辨察如此分明，为什么世人却都把温病认为是伤寒，而且用治疗伤寒的足三阴经温法来治疗温病！张景岳编著的《类经》一书，把《内经》的原文割裂开来，再打乱拼凑而成。并没有能够深入地阐述这个道理。前臂内侧自肘至腕部的皮肤发热较甚，是火气灼烁阴精的缘故；脉象洪大而数疾，是阴精被火气煎灼至要沸腾了一样的表现；脉象洪大而滑，是邪气有向外透达的趋势。

八、《热病篇》说：热病到了第三天，而寸口脉象平静，人迎脉象数疾而躁，可以在治疗热病的阳经五十九个穴位中选择适当的穴位进行针刺，以泻阳分热邪，使邪随汗出，同时还要配合充实阴分的穴位，以补充阴液的不足。如果身体热甚，而阴阳各部的脉象都比较平静，不能使用针刺法。如果属于可用针刺治疗的，应抓紧针刺，刺后没有汗出的则可以采取其他泄热治法。所谓不能针刺的，是因此时邪盛正虚，往往是死亡的危险征象。热病到了第七八天，如果动则气喘而有弦脉之象的，要迅速浅刺手大指少商穴以泄热治疗，使汗自出而病邪得解。

从火从页，谓心气不宁，而面若火烁也）。烦则喘喝者，火克金故喘，郁遏胸中清廓之气，故欲喝而呻之。其或邪不外张而内藏于心，则静；心主言，暑邪在心，虽静亦欲自言不休也。

七、《论疾诊尺篇》曰：尺肤热甚，脉盛躁者，病温也；其脉盛而滑者，病且出也。

此节以下，诊温病之法。

经之辨温病分明如是，何世人悉谓伤寒，而悉以伤寒足三阴经温法治之哉！张景岳作《类经》，割裂经文，蒙混成章，由未细心䌷绎也。尺肤热甚，火烁精也；脉盛躁，精被火煎沸也；脉盛而滑，邪机向外也。

八、《热病篇》曰：热病三日，而气口静人迎躁者，取之诸阳五十九刺，以泻其热而出其汗，实其阴以补其不足者。身热甚，阴阳皆静者，勿刺也；其可刺者，急取之，不汗出则泄。所谓勿刺者，有死征也。热病七日八日动喘而弦者，急刺之，汗且自

热病到了第七八天，如果脉象微弱，患者小便有血，口中干燥，病情极为危重，一天半就会死去，如果脉为代脉，一天就可能死亡。患热病如果已经出汗，但脉象仍然数疾，伴有气喘，且再度发热者，不可再刺肌肤，如果呼吸喘促得非常厉害的，可以导致死亡。热病到了第七八天，如果脉象不数疾而躁，或者虽有躁象但不散大、数疾，在随后的三天中应该有汗出，如果没有汗出，则病情危重，第四天可能死亡。如果一直未曾出汗，不能用针刺强行发汗。如果热病患者痛觉消失，耳聋，四肢乏力活动不便，口中干燥，阳热亢盛，阴液大虚，这是邪热已经深入骨髓，多难以治愈甚至死亡。如果热病患者已经有汗出而脉象仍然躁疾洪大，这是阴液极虚的脉象表现，为死亡的征象；如果有汗出而脉象转为平静的，预后较好，可以存活。如果热病患者脉象躁疾盛大而没有汗出者，是阳热盛极的表现，预后极差（阳热盛极的情况，虽说预后也极差，但和前述阴阳脉俱静而身热的情况还有差别，此证还可以用大剂养阴药来迅速地补救阴液，还有存活的可能。因为已经有汗出而阳脉仍然躁疾盛大，这是邪盛正衰，但正气尚能和邪气抗争，如果能使体内留存有一分正气，就有一分生存的可能，关键在于掌握正确的方法。而如果发展到阴阳脉俱静，提示邪气已经深入到下焦阴分的地步，则正气已经极度衰竭，无力与病邪抗争，只能听凭病邪的发展，患者怎能不死呢）。如果热病患者的脉象盛大而躁疾，汗出以后脉象转为平静，预后较好。热病而不能用针刺治疗的有下列九种情况：一是汗不出，颧面红赤而干呕者，预后极差；二是泄泻而腹部严重胀满者，预后极差；三是视物不清，久热不退者，预后极差；

出，浅刺手大指间。热病七日八日脉微小，病者溲血，口中干，一日半而死，脉代者一日死。热病已得汗出脉尚躁，喘，且复热，勿刺肤，喘甚者死。热病七日八日脉不躁，躁不散数，后三日中有汗，三日不汗，四日死；未曾汗者，勿腠刺之。热病不知所痛，耳聋不能自收，口干，阳热甚，阴颇有寒者，热在骨髓，死不可治。热病已得汗而脉尚躁盛，此阴脉之极也，死；其得汗而脉静者生。热病者，脉尚躁盛而不得汗者，此阳脉之极也，死（阳脉之极，虽云死征，较前阴阳俱静有差，此证犹可大剂急急救阴，亦有活者。盖已得汗而阳脉躁甚，邪强正弱，正尚能与邪争，若留得一分正气，便有一分生理，只有留之得法耳。至阴阳俱静，邪气深入下焦阴分，正无捍邪之意，直听邪之所为，不死何待）。脉盛躁，得汗静者生。热病不可刺者有九：一曰汗不出，大颧发赤，哕者死。二曰泄而腹满甚者死。三曰

四是老人或婴儿，身热而腹部胀满者，预后极差；五是大汗出，伴有呕吐，便血者，预后极差；六是舌根部糜烂，身热不退者，预后极差；七是咳嗽，衄血，没有汗出，或者虽然有汗但足部无汗者，预后极差；八是热从髓出者，预后极差；九是发热而出现痉厥，角弓反张、手足抽搐、牙关紧闭、咬牙啮齿者，预后极差。凡是出现上述九种情况的，都不能用针刺疗法。足太阳膀胱经循行于颧部，如果颧部发红，这是热病的表现，如果又见有厥阴的脉证出现，往往会在三天内死亡。足少阳胆经循行于颊前，如果颊部发红，这是热病的表现，如果又见有少阴的脉证，往往在三天内死亡。

此节列举了热病致死的各种征候，并认为这些病症禁忌针刺，因为针刺治疗必然会加速患者的死亡。这类病症虽然不能使用针刺疗法，但有些还是可以通过药物治疗而愈的。这是因为刺法可以开泄和宣通，对于开通邪热痹阻最为迅速；至于补益人体阴精以顾护阳气是针刺疗法的短处，却是汤药的长处。

热病到了第三天，而寸口脉平静，人迎脉躁急者，说明病邪部位尚浅，在上焦。所以取诸阳经的穴位用针刺法来泄其阳热之邪，阳气通则汗也随之而出；文中所说的充实其阴分以补足阴液的损耗，是因为阳热亢盛会造成阴液的衰竭，阳热之邪外泄则可以补足阴液的损耗，所以说是实其阴。泻阳之有余即补阴之不足，所以说补其不足。

身热甚而阴阳各部的脉象都平静，这是脉证不符，在阳证中出现了阴脉，预后不良，所以说不可用针刺疗法。

目不明，热不已者死。四曰老人婴儿，热而腹满者死。五曰汗大出，呕，下血者死。六曰舌本烂，热不已者死。七曰咳而衄，汗不出，出不至足者死。八曰髓热者死。九曰热而痉者死，腰折、瘛疭、齿噤齘也。凡此九者不可刺也。太阳之脉色荣颧骨，热病也，与厥阴脉争见者，死期不过三日。少阳之脉色荣颊前，热病也，与少阴脉争见者，死期不过三日。

此节历叙热病之死征，以禁人之刺，盖刺则必死也，然刺固不可，亦间有可药而愈者。盖刺法能泄能通，开热邪之闭结最速；至于益阴以留阳，实刺法之所短，而汤药之所长也。

热病三日而气口静人迎躁者，邪机尚浅，在上焦，故取之诸阳以泄其阳邪，阳气通则汗随之；实其阴以补其不足者，阳盛则阴衰，泻阳则阴得安其位，故曰实其阴，泻阳之有余，即所以补阴之不足，故曰补其不足也。

身热甚而脉之阴阳皆静，脉证不应，阳证阴脉，故曰勿刺。

热病到第七八天时，出现稍活动就气喘以及弦脉之象，气喘是由于肺气为实热郁闭，脉弦是由于肝经风火亢盛，所以浅刺手大指间少商穴，以泄肺气，宣开肺之实热郁闭，汗也就可以出来了。

热病到了第七八天时，出现脉象微小者，说明邪气深入到下焦血分，逼迫血从小便而出，所以尿血；肾精枯竭，不能上输阴液，所以口中干；脉象微小，阴损至阳，阳气也随之衰竭了，死亡的征兆自然就明显了。如果此时脉象尚实则还可以治疗，其方法将在后面详述。

热病患者如果已有汗出，而脉象仍然躁疾盛大，呼吸喘促，必定会再次发热的。发热的程度没有因为汗出而减轻，火热克肺金，所以气喘；肺金受到火热的克制，肺的生化之源的功能要衰竭，所以可能导致死亡。当然有的还可以治疗，具体方法将在后面详述。

患热病而痛觉消退，是正气衰弱不能与邪气抗争的表现；耳聋，则是由于阴液大伤，精气欲脱的缘故；四肢弛软无力，说明人体正气已经极度衰惫。口干而身热严重，是阳热之邪独盛的缘故；"阴颇有寒"的"寒"字在此作"虚"字讲，是指下焦阴分颇有虚寒之证。因为阴精亏虚的人，真气已经出现了衰败溃散的现象，而邪热还没有完全消退，必然会乘着人体正气的空虚而进一步发展，所以说热在骨髓，是不治之症。有些是阴液耗伤，阳气亢盛，而真气还没有完全溃散的，还有治疗的机会，具体治法将在后面详述。

热病患者已经有汗出但脉象仍然躁疾盛大者，这是阴液虚损到了极度的表现，所以说预后极差。然而这种情况虽然不能用针刺疗法，却还是有用汤药治愈

热病七、八日动喘而弦，喘为肺气实，弦为风火鼓荡，故浅刺手大指间，以泄肺气，肺之热痹开则汗出。大指间，肺之少商穴也。

热证七、八日脉微小者，邪气深入下焦血分，逼血从小便出，故溲血；肾精告竭，阴液不得上潮，故口中干；脉至微小，不惟阴精竭，阳气亦从而竭矣，死象自明。倘脉实者可治，法详于后。

热病已得汗，脉尚躁而喘，故知其复热也；热不为汗衰，火热克金故喘，金受火克，肺之化源欲绝，故死。间有可治，法详于后。

热病不知所痛，正衰不与邪争也；耳聋，阴伤精欲脱也；不能自收，真气惫也；口干热甚，阳邪独盛也；阴颇有寒，此寒字，作虚字讲，谓下焦阴分颇有虚寒之证，以阴精亏损之人，真气败散之象已见，而邪热不退，未有不乘其空虚而入者，故曰热在骨髓，死不治也。其有阴衰阳盛而真气未至溃败者，犹有治法，详见于后。

热病已得汗而脉尚躁盛，此阴虚之极，故曰死。然虽不可刺，犹可以

的可能，具体方法将在后面详述。

如果热病脉象躁疾盛大却无汗出，这是阳热之邪亢盛到极度的表现。如果阳热之邪极度亢盛，那么阴液就必然会耗损殆尽，所以说预后极差。然而如果使用药物开通得法，还有存活的可能性，具体方法详述于后。

热病患者如果出现颧部红赤而无汗，这说明邪热亢盛而不能向外透解；呕逆，说明病在脾阴。阴阳俱病，如果用苦寒退热药治阳，必然对阴分不利；如果用凉润养阴药治阴，必然又对阳分不利，所以说预后极差。如果泄泻而腹胀满很严重，这说明脾阴耗伤得更严重了。实际上也是阴阳都有损伤。如果视物不清，这是阴精耗散而正气外脱造成的。《内经》中说：精气耗散则视物会发生差别，又说正气外脱者视物不明。此时热邪还没有消退，仍然在灼烁阴精，耗伤真气，不死亡怎么可能呢？老人和婴儿，一者阳气已经衰落，一者阳气初成尚未充盛，既有温热亢盛的阳病，又有腹部胀满的阴病，不必等到腹部胀满得很严重，就已经导致死亡了。热病患者不出汗，是阳热之邪亢盛的表现；出现呕吐则是人体阳气衰弱的表现；大便下血，是由于热邪深入不能向外透泄，必然逼迫阴络之血下注造成的，也属于阴阳两伤；舌根糜烂，是因为肾、胆、心等经脉都循喉上系舌根，所以阳热之邪一旦深入，必然造成少阴心肾与少阳胆的火邪结于血分而引起舌根糜烂，肾水不能上济，如果热势消退还可能存活，如果发热仍然不退，则会导致死亡。如果热病患者咳嗽而衄血，这是由于邪热郁闭肺络，向上行于清道而出血，如果汗出使邪热外泄，则还可能存活；否则化源已绝，则会导致死亡。热病见骨髓有热，是邪热深入到肾的表现；热病发热伴有痉厥，是邪热深入到肝的

药沃之得法，亦有生者，法详于后。

脉躁盛不得汗，此阳盛之极也。阳盛而至于极，阴无容留之地，故亦曰死。然用药开之得法，犹可生，法详于后。

汗不出而颧赤，邪盛不得解也；哕，脾阴病也。阴阳齐病，治阳碍阴，治阴碍阳，故曰死也。泄而腹满甚，脾阴病重也，亦系阴阳皆病。目不明，精散而气脱也。《经》曰：精散视歧，又曰：气脱者目不明。热犹未已，仍铄其精而伤其气，不死得乎！老人婴儿，一则孤阳已衰，一则稚阳未足，既得温热之阳病，又加腹满之阴病，不必至于满甚，而已有死道焉，汗不出为邪阳盛，呕为正阳衰；下血者，热邪深入不得外出，必逼迫阴络之血下注，亦为阴阳两伤也。舌本烂，肾脉胆脉心脉皆循喉咙系舌本，阳邪深入，则一阴一阳之火结于血分，肾水不得上济，热退犹可生，热仍不止，故曰死也。咳而衄，邪闭肺络，上行清道，汗出邪泄可生，不然则化源绝矣。髓热者，邪入至深至于肾部也。

表现。以上九种病证，虽然都禁止用针刺疗法，后文中有的病证也立有治法，也有治愈的可能性。手太阳经由目内眦斜络于颧，并在此与足太阳经交会，所以颧部是手足太阳经交会处，太阳属水，水受火热阳邪的灼沸，所以造成热病患者的颧部出现红赤色。如果又出现厥阴脉证，厥阴属木，水受火之反克，肺金不能生水，水少则火更旺，反过来又进一步灼伤水，使水无立足之地，阴液亏竭，很快就会导致死亡。手少阳之脉出耳前，过客主人前（足少阳经穴位），交于颊部，至目锐眦，交会足少阳经，所以颊前是手足少阳经脉交会处，少阳属相火，如火的赤红色出现在两经交会的颊前，所以颊前红赤是热病患者的典型表现。如果又出现少阴脉证，因为少阴属火，二火相互炽盛，更加耗灼阴液，所以《内经》中说“不出三日而死”。

九、《评热病论》说：黄帝问：有人患温病后，热势在汗出后稍有减退，不久又再度发热，而且脉象躁疾的情况不因出汗而缓解，语言狂乱而不能进食，这是什么病？岐伯回答说：这种病证名叫阴阳交，阴阳错乱，正邪交争会导致死亡。人之所以出汗，在于水谷精微之气的化生，水谷之气借助人体的精气化生。正邪之气交争于骨肉之间，如果有汗出，是人体精气战胜病邪的表现，此时应当能够进食而且不再发热。再度发热，是邪气存在的表现；而汗出则是精气的耗损。现在汗出后不久又再度发热，说明邪气取得了胜利；不能进食，精气得不到补充，这样邪气羁留不去，将威胁患者的生命安全。而且《热论》中说：有汗出

热而痉，邪入至深至于肝部也。以上九条，虽皆不可刺，后文亦间立治法，亦有可生者。太阳之脉色荣颧骨为热病者，按手太阳之脉，由目内眦斜络于颧，而与足太阳交，是颧者两太阳交处也，太阳属水，水受火沸，故色荣赤为热病也；与厥阴脉争见，厥阴，木也，水受火之反克，金不来生木反生火，水无容足之地，故死速也。少阳之脉色荣颊前为热病者，按手少阳之脉，出耳前，过客主人前（足少阳穴），交颊至目锐眦而交足少阳，是颊前两少阳交处也，少阳属相火，火色现于二经交会之处，故为热病也；与少阴脉争见，少阴属君火，二火相炽，水难为受，故亦不出三日而死也。

九、《评热病论》：帝曰：有病温者，汗出辄复热，而脉躁疾，不为汗衰，狂言不能食，病名为何？岐伯曰：病名阴阳交，交者死也。人所以汗出者，皆生于谷，谷生于精。今邪气交争于骨肉而得汗者，是邪却而精胜也。精胜则当能食而不复热。复热者，邪气也，汗者，精气也。今汗出而辄复热者，邪气胜也；不能食者，精无俾也；病而留者，其寿可立而倾

但脉象仍然躁疾盛大者预后极差。现在脉象与出汗的情况不相应，这是人体正气不能战胜邪气，很危险。语言狂乱是神志失常的表现，也是一种危象。现在出现了上述三种危象而不见一线生机，虽能暂时好转，但终难痊愈必定死亡。

此节意思很明白，《内经》中说是必死的证候，谁又敢说可以治愈呢？但如果用药得法，还是可以治愈的，原因在于前文所提到的针刺和汤剂作用不同，具体方法详见于后。

十、《刺热篇》说：肝热病的临床表现：起初小便黄，腹部疼痛，身倦喜卧，发热。如果正邪交争还可出现语言狂乱、惊慌不安、胁部胀满疼痛，手脚活动不止，睡眠不好。每逢庚辛日病情加重，逢甲乙日可出大汗，如果邪正逆转，病势加重，则多死于庚辛日，可针刺足厥阴和足少阳经脉的穴位。病势逆转的表现主要是头痛目眩，这是由于病邪循肝经上冲于头的缘故。

肝热病小便先黄，是由于肝经络阴器，又因为肝主疏泄，肝有病则疏泄失司，所以小便先黄。腹痛而多蜷卧是因为肝木有病而克脾土的缘故。所谓热争，即是邪热炽盛而与正气相争的表现。语言狂乱以及惊慌不安是手厥阴心包经疾病的表现，足厥阴肝经与手厥阴心包经同为厥阴经，互相联系，肝热病出现热争，必导致手厥阴心也受到邪热侵犯，因而出现神志方面的异常表现。两胁胀满疼痛，是因为肝经循行于身体两侧，而胁部乃是肝经循行的要路，因此肝经有病会导致两胁胀满疼痛。手足躁动而不能安卧，这是因为肝主风，风邪过度则可影响四肢，另一方面肝木有病，克制脾土，脾主四肢，热邪煎灼肝木，必然会耗伤少阴肾中的真阴，导致肝风内动，扰动四肢躁动而不能安卧。庚辛日属金，金克

也。且夫《热论》曰：汗出而脉尚躁盛者死。今脉不与汗相应，此不胜其病也，其死明矣。狂言者，是失志，失志者死。今见三死，不见一生，虽愈必死也。

此节语意自明，《经》谓必死之证，谁敢谓生？然药之得法，有可生之理，前所谓针药各异用也，详见后。

十、《刺热篇》曰：肝热病者，小便先黄，腹痛多卧，身热。热争则狂言及惊，胁满痛，手足躁，不得安卧，庚辛甚，甲乙大汗，气逆则庚辛日死。刺足厥阴、少阳，其逆则头痛员员，脉引冲头也。

肝病小便先黄者，肝脉络阴器；又肝主疏泄，肝病则失其疏泄之职，故小便先黄也。腹痛多卧，木病克脾土也。热争，邪热甚而与正气相争也。狂言及惊，手厥阴心包病也，两厥阴同气，热争，则手厥阴亦病也。胁满痛，肝脉行身之两旁，胁其要路也。手足躁不得安卧，肝主风，风淫四末，又木病克土，脾主四肢，木病热，必吸少阴肾中真阴，阴伤，故骚扰不得

木，所以庚辛日真阴耗损会加重。甲乙日为肝木之气旺盛的时候，所以此时易汗出而使病情好转。气逆是指病情较重而没有采取正确治疗方法，所以正气不能抗邪，往往在肝木遭受克制的庚辛金日会导致死亡。针刺足厥阴、少阳经穴的治疗方法，是因为足厥阴经系肝病的本脏，而少阳胆是与肝相表里的腑，因此肝脏有邪热，可以通过泻胆腑来治疗。如果发生逆证，则头痛昏眩，这是因为肝主升，肝热病极重的时候热邪循经上升，冲于头部的缘故。

对于庚辛日病势会加重的原因适用于其余各脏的病变，都要仿此理解。

十一、心脏受热邪所致的病症（简称心热病）的临床表现：初起闷闷不乐，情绪不佳，几天后开始发热。热邪与体内正气交争，会突然心脏疼痛，心中烦闷，经常呕吐，头痛，面色红赤，无汗。壬癸日病势加重，丙丁日可出大汗，正不敌邪则多死于壬癸日。可针刺手少阴心经与手太阳小肠经的穴位来治疗。

心热病首先表现在情绪不佳，这是因为心包又名膻中，位置在心下，职责是代替心行使君主之官的功能。《内经》中说：膻中就像君主臣使那样代君行令，掌管人的喜乐情绪。所以心有病，首先就表现为情绪上的不愉快。突然心痛是由于凡是实证疼痛，都是邪正相争的表现，因为邪热与体内正气抗争，因此表现为突然心痛。烦闷的原因是：心主火，邪热扰心必然会引起心中烦乱；邪正之气交争于膻中，气机郁滞不舒，所以心中烦闷。呕吐是肝病的征象，由于手厥阴心包与足厥阴肝有联系，膻中代心受病，所以如果邪热炽盛，正邪交争之后，肝的病变也可以表现出来，而且邪热主要位于膈上，更易引起呕吐。头痛是由于火热之

安卧也。庚辛金日克木，故甚。甲乙肝木旺时，故汗出而愈。气逆谓病重而不顺其可愈之理，故逢其不胜之日而死也。刺足厥阴、少阳，厥阴系本脏，少阳，厥阴之腑也，并刺之者，病在脏，泻其腑也。逆则头痛以下，肝主升，病极而上升之故。

自庚辛日甚以下之理，余脏仿此。

十一、心热病者，先不乐，数日乃热。热争则卒心痛，烦闷善呕，头痛面赤无汗；壬癸甚，丙丁大汗，气逆则壬癸死。刺手少阴、太阳。

心病先不乐者，心包名膻中，居心下代君用事，《经》谓膻中为臣使之官，喜乐出焉，心病故不乐也。卒心痛，凡实痛，皆邪正相争，热争，故卒然心痛也。烦闷，心主火，故烦，膻中气不舒，故闷。呕，肝病也，两厥阴同气，膻中代心受病，故热甚而争之后，肝病亦见也，且邪居

气上冲头部而造成的。面色红赤，也是火热之气的一个反映。无汗的原因是：汗是心之液，心有病则心气受损不能主汗的排泄，所以无汗。

十二、脾热病的临床表现是初起头部沉重，脸颊疼痛，心烦，额部发青，恶心想吐，身体发热。邪热与正气交争则表现为腰痛，不能前俯后仰，腹胀满，大便泄泻，两颊疼痛等。在甲乙日病势加重，戊己日可出大汗而病情减轻。邪盛正虚，不能抗争则往往在甲乙日导致死亡。针刺足太阴脾经和足阳明胃经的穴位来治疗。

脾热病先表现为头部沉重是因为脾属湿土，性重。《内经》中说：湿邪侵犯人体，头部就像有物包裹一样沉重。颊为少阳经循行之外，脾土与胆木，相互乘侮二者，一方负则另一方就胜，所以脾的病变也会出现胆的病变，表现为颊部疼痛。心烦是由于足太阴脾经的支脉注于心中，所以心烦也会在脾病中表现出来。额部发青，恶心欲呕也是肝木克脾土的表现。腰痛不能前俯后仰是因为腰为肾之府，脾主制水，而肾为司水液代谢的脏器两者共同调节水液的代谢。脾病不能制水，所以肾脏也发生病变而引起腰痛。另外脾胃互为表里，脾病也会影响到胃，而足阳明胃经有主约束骨骼，通利关节的作用，所以腰痛弯腰不能也能见于胃脘疾患。腹胀满而泄泻，是脾经本身的病变表现。颌痛，也是肝木克脾土的表现。

十三、肺热病的临床表现：初起先是淅淅然怕冷手足发凉，皮肤毫毛竖起，恶风寒，舌苔黄，身体发热。邪热与正气交争则咳喘，疼痛走窜胸背，不能深呼吸，头痛剧烈不能忍受，虽有汗出而仍然恶寒。丙丁日病势加重，庚辛日可出大汗，正不抵邪则多死于丙丁日。针刺手太阴肺经与手阳明大肠经的穴位，如果能

膈上，多善呕也。头痛，火升也。面赤，火色也。无汗，汗为心液，心病故汗不得通也。

十二、脾热病者，先头重，颊痛，烦心，颜青，欲呕，身热；热争则腰痛，不可用俯仰，腹满泄，两颌痛；甲乙甚，戊己大汗，气逆则甲乙死。刺足太阴，阳明。

脾病头先重者，脾属湿土，性重，《经》谓湿之中人也，首如裹，故脾病头先重也。颊，少阳部也，土之与木，此负则彼胜，土病而木病亦见也。烦心，脾脉注心也。颜青欲呕，亦木病也。腰痛不可用俯仰，腰为肾之府，脾主制水，肾为司水之神，脾病不能制水，故腰痛；再脾病胃不能独治，阳明主约束而利机关，故痛而至于不可用俯仰也。腹满泄，脾经本病也。颌痛，亦木病也。

十三、肺热病者，先淅然厥，起毫毛，恶风寒，舌上黄，身热；热争则喘咳，痛走胸膺背，不得太息，头痛不堪，汗出而寒；丙丁甚，庚辛大汗，气逆则丙丁死。刺手太阴、阳明，

够刺出豆粒大的血滴，病很快可痊愈。

肺热病首先表现在恶风寒，是因为肺主气，又主皮毛，肺病则气机郁闭，不得外达，卫阳也不能顾护体表，因此会出现恶风寒的症状。舌苔黄的原因是肺气失于布化，湿热必然聚而郁蒸，呈黄苔。（按：苔字在医书中都写作胎。胎字原为胎胞之胎，因为舌苔生于舌面之上，所以从肉旁的胎字。实际上古人借用的字很多，因为湿热蕴蒸而生苔，有黄、白、青、黑的不同，这都是因为病变的深浅有别，或者寒、热、燥、湿各异所造成的，就好像春夏间石头或土墙的阴面所生的青苔一样，所以本书中的苔字都从草字头而不从肉字旁）。呼吸喘促是气机郁滞到极度的表现。咳嗽是由于火热之邪克肺金的缘故。胸背都是呼吸自然界之清气的部位，而肺主呼吸自然界清气，所以肺气郁闭严重会出现疼痛游走于胸背。不能深呼吸也是肺气郁闭严重的结果。头痛剧烈，不能忍受，也是肺气郁闭，不能上承天之清气的结果。汗出而恶寒则是由于邪热蒸腾于肺，使毛孔开泄，所以有汗出。而汗出后卫气虚，不能固护肌表，造成恶寒。此外肺脏本来就怕冷，所以肺热病常见恶寒。

十四、肾热病的临床表现：起初先是腰痛，足胫部酸痛，口渴非常，常欲饮水，身体发热。邪热与正气交争则表现为颈项强痛，脚踝部酸凉不适，脚下发热，不想说话。病势转逆时颈项部有剧痛而不能转动。戊己日病势加重，壬癸日可有大汗，病势转逆的话往往死于戊己日。针刺治疗取足少阴肾经与足太阳膀胱经的穴位。

肾热病腰先痛，是因为腰为肾之府，此外肾经又从脊背贯穿而交会于督脉

出血如大豆，立已。

肺病先恶风寒者，肺主气，又主皮毛，肺病则气贲郁不得捍卫皮毛也。舌上黄者，肺气不化则湿热聚而为黄苔也（按苔字，方书悉作胎。胎乃胎胞之胎，特以苔生舌上，故从肉旁。不知古人借用之字甚多，盖湿热蒸而生苔，或黄、或白、或青、或黑、皆因病之深浅、或寒、或热、或燥、或湿而然，如春夏间石上土坂之阴面生苔者然。故本论苔字，悉从草不从肉）。喘，气郁极也。咳，火克金也。胸膺，背之府也，皆天气主之，肺主天气，肺气郁极，故痛走胸膺背也，走者，不定之词。不得太息，气郁之极也。头痛不堪，亦天气贲郁之极也。汗出而寒，毛窍开，故汗出，汗出卫虚，故恶寒，又肺本恶寒也。

十四、肾热病者，先腰痛，胻痠，苦渴数饮，身热。热争则项痛而强，胻寒且痠，足下热，不欲言，其逆则项痛，员员澹澹然；戊己甚，壬癸大汗，气逆则戊己死。刺足少阴、太阳。

肾病腰先痛者，腰为肾之府，又

的长强穴，所以肾有病先腰痛。肾经从足跟上行于小腿肚，膀胱经从上向下贯于小腿内，这个部位由于邪热伤阴而产生发酸的感觉。口渴欲饮，是因为肾主人体五液而恶燥，邪热灼伤五液而致燥，所以口极渴，要饮水以补充阴液。颈项是足太阳膀胱经循行的部位。肾的病变在邪热与体内正气交争的情况下也会影响膀胱，引起膀胱经循行部位的不适，所以会造成项部强痛。胻寒且酸，其中“胻”的字义见上面所述，寒是因为热到极点产生了寒热的转化，而感觉到足胫部的寒冷；酸是邪热灼伤阴液造成的。脚底发热是因为肾经从足小趾之下斜走于足心涌泉穴，所以肾病严重时脚下发热。不想言语是由于心主言语，肾病则水克心火，引起心的病变而不欲言语。文中称“项痛员员澹澹然”是形容疼痛难忍而又无可奈何的样子。

十五、肝热病患者，左颊先呈红赤色；心热病，颜面先呈红色；脾热病，鼻子先呈红赤色；肺热病，右颊先呈红赤色；肾热病，颐部先呈红赤色。疾病虽然还未发作，但已经在面部特定部位有了红赤色，可以对应地用针刺治疗，这就是“治未病”的方法。

此节说明了五脏将要发生热病之前，必然会在面部相应的部位出现一些征兆，提示医生及患者应尽早干预，以免发展到邪热炽盛，与正气交争的地步，那么病情就严重得多了。

十六、《热论篇》中说：黄帝问：热病已经治愈，有时还有余热残留，这是什么缘故呢？岐伯回答道：余热的残留是由于邪热炽盛时勉强进食造成的。像这样的情况，都是病已减轻但尚有余热藏于体内，由于水谷之气助长了邪热，所以

肾脉贯脊会于督之长强穴。胻，肾脉入跟中，以上腨内，太阳之脉亦下贯腨内，腨即胻也；痠，热烁液也。苦渴数饮，肾主五液而恶燥，病热则液伤而燥，故苦渴而饮水求救也。项，太阳之脉，从巅入络脑，还出别下项；肾病至于热争，脏病甚而移之腑，故项痛而强也。胻寒且痠，胻义见上，寒，热极为寒也；痠，热烁液也。足下热，肾脉从小指之下，邪趋足心涌泉穴，病甚而热也。不欲言，心主言，肾病则水克火也。员员澹澹，状其痛之甚而无奈也。

十五、肝热病者，左颊先赤；心热病者，颜先赤；脾热病者，鼻先赤；肺热病者，右颊先赤；肾热病者，颐先赤。病虽未发，见赤色者刺之，名曰治未病。

此节言五脏欲病之先，必各现端绪于其部分，示人早治，以免热争则病重也。

十六、《热论篇》：帝曰：热病已愈，时有所遗者，何也？岐伯曰：诸遗者，热甚而强食之，故有所遗也。若此者，皆病已衰而热有所藏，因其谷气相薄，两热相合，故有所遗也。

余热能稽留日久。黄帝问：对这种余热怎么治疗呢？岐伯回答说：要观察病情的虚实，调节阴阳的逆从，就一定可以治好。黄帝问：热病有何禁忌？岐伯回答说：热病刚有好转，如果马上吃肉类食物就会造成复发；如果食肉过多，就会导致余热残留。这就是热病的禁忌。

这一节说的是热病的禁忌，意思表达得很清楚明白。一般说来，病邪侵入人体，往往要借助有形的物质作为依附。热病盛时决不可进食，热退时只可少量进食，好像军事上坚壁清野的计策一样，必须等到邪热完全退尽，然后才可以恢复正常进食。

十七、《刺法论》说：黄帝问：我听说各种疫疾相互之间容易传染，不论年龄大小，症状都很相似。不谈救治，怎么样才可以防止相互传染呢？岐伯回答道：要想防止互相传染，只要正气存在于内，病邪就不会侵犯进来。

这一节说明了防止疫病传染的方法。

按：原文在此后，还有"避其毒气……"等若干句话，以及想青气、想白气等，近似于祝由家的言论，担心后人牵强附会，所以删去了。最重要的莫过于"正气存内，邪不可干"这两句话，意思已经十分清楚明白，就不必再引下文以增加后人学习时的疑惑了。

十八、《玉版论要》说：患温病，如果正气极虚，则会导致死亡。

患温病者，如果精血亏虚得很厉害，以致无阴可以制阳，温热之邪独亢，所以会导致死亡。

十九、《平人气象论》说：如果人的脉搏在一呼和一吸时各跳动三次，脉象

帝曰：治遗奈何？岐伯曰：视其虚实，调其逆从，可使必已也。帝曰：病热当何禁之？岐伯曰：病热少愈，食肉则复，多食则遗，此其禁也。

此节言热病之禁也，语意自明。大抵邪之着人也，每借有质以为依附，热时断不可食，热退必须少食，如兵家坚壁清野之计，必俟热邪尽退，而后可大食也。

十七、《刺法论》：帝曰：余闻五疫之至，皆相染易，无问大小，病状相似，不施救疗，如何可得不相移易者？岐伯曰：不相染者，正气存内，邪不可干。

此言避疫之道。

按此下尚有避其毒气若干言，以其想青气、想白气等，近于祝由家言，恐后人附会之词，故节之。要亦不能外"正气存内、邪不可干"二句之理，语意已尽，不必滋后学之惑也。

十八、《玉版论要》曰：病温虚甚死。

病温之人，精血虚甚，则无阴以胜温热，故死。

十九、《平人气象论》曰：人一呼脉三动，一吸脉三动而躁，尺热曰病

躁疾，尺脉部的皮肤灼热，这就是温热病。尺脉部的皮肤不热而脉滑者是风邪为患，脉象涩滞者为痹证。

呼吸一次脉搏跳动六七下，而寸口脉象又数疾躁动，如果前臂至肘部内侧皮肤发热，则为温病。因为温热之邪必然要伤及肺金与肾水两脏的津液。尺部的脉属肾，尺肤部的穴位属肺，此处肌肉发热为肾热盛造成，所以可以知道是患温病。尺肤不热而脉兼滑者，则是伤于风邪。因为风邪伤人，易袭阳位，尺肤为阴位，所以不发热。如果脉象躁动而兼涩象，是气有余而血不足的表现，所以属于痹证。

相关知识链接/

吴氏摘取既往经典条文，首先剖析了温病发生的原因，如伏气致病、每年的气运情况、偶发的疫气等，同时机体如若正气不足也是罹患温病的一个前提条件，提示温病是一个包含很广的疾病范畴，具有传染性、流行性、季节性等发病特点。其次又阐述了温病的症状和禁忌针刺治疗的几种情况，可以看出温病自始至终基本上都是以发热为主要症状，只是不同类型、不同阶段存在热象的性质、表现和阴伤的程度不同而已。

温，尺不热脉滑曰病风，脉涩曰痹。

呼吸俱三动，是六、七至脉矣，而气象又急躁，若尺部肌肉热，则为病温。盖温病必伤金水二脏之津液，尺之脉属肾，尺之穴属肺也，此处肌肉热，故知为病温。其不热而脉兼滑者，则为病风，风之伤人也，阳先受之，尺为阴，故不热也。如脉动躁而兼涩，是气有余而血不足，病则为痹矣。

卷一

上焦篇

风温 温热 温疫 温毒 冬温

一、所谓温病，包括风温、温热、温疫、温毒、暑温、湿温、秋燥、冬温、温疟等。

上述九种疾病在晋代王叔和所著的《伤寒例》一篇中大多已经提到。王叔和在论述时援引《难经》原文，以便使他的阐述显得更加圆满。根据时令季节发病特点来看，上述病证的存在是客观的；而王叔和在临床医疗实践中也确实遇到过这些病证。不过王叔和不能提出有别于伤寒的相应治法，却将上述病证统统列述于《伤寒例》中，实际上是把伤寒和温病相混淆。他认为《伤寒论》中的条文是治疗外感疾病的良好方法，于是便将所有外感疾病全部收录进《伤寒例》，并全部都以治疗狭义伤寒病的方法进行治疗。后来的医家也没有能够突破这一认识上的狭隘，仍然沿袭王叔和的学说，因循守旧。一千多年来，遗患无穷，都是由王叔和误导所致。难怪王氏学说被方有执、喻嘉言诸位医家所驳斥。然而，方、喻诸位医家虽然辩驳了王叔和之非，他们却没有制定新的治疗方法。喻嘉言虽然另外提出了治法，但仍然没有能够摆脱伤寒治疗方法的局限，与王叔和存在一样的弊端，其结果是后世医家没有可以遵循的方法。本书对这些问题加以详细考核，对古今学说加以适当取舍，确立完备的治法。除了伤寒一病仍尊崇张仲景《伤寒论》的方法以外，对其他四时外感疾病分别列述、脉络清晰。论述的体例都是先

原文

一、温病者：有风温、有温热、有温疫、有温毒、有暑温、有湿温、有秋燥、有冬温、有温疟。

此九条，见于王叔和《伤寒例》中居多，叔和又牵引《难经》之文以神其说。按时推病，实有是证，叔和治病时，亦实遇是证。但叔和不能别立治法，而叙于《伤寒例》中，实属蒙混，以《伤寒论》为治外感之妙法，遂将一切外感悉收入《伤寒例》中，而悉以治伤寒之法治之。后人亦不能打破此关，因仍苟简，千余年来，贻患无穷，皆叔和之作俑，无怪见驳于方有执、喻嘉言诸公也。然诸公虽驳叔和，亦未曾另立方法，喻氏虽立治法，仍不能脱却伤寒圈子，弊与叔和无二，以致后人无所遵依。本论详加考核，准古酌今，细立治法，除伤寒

引述王叔和的学说，然后选取李东垣、刘河间、王安道、吴又可、喻嘉言、叶天士诸家的论述加以充实并发挥，最后以鞠通本人的见解作为总结。

风温病是初春时节自然界阳气开始发泄、厥阴风气旺盛、风邪之中挟有温邪所致的疾病。温热病发生于春末夏初，是由于阳气旺盛、温盛极转为热所致的疾病。温疫病是由于一种特殊的疫气流行天下所致，往往兼挟有秽浊之邪。流行时家家户户皆受感染，好像劳役一样。温毒病泛指各种挟有毒气的温病，缘于秽浊之邪太甚。暑温病发生在正夏之时，即暑病而热邪偏重的病证。温湿病发生于夏末秋初时节，即暑病而湿邪偏重的病证，是由于湿邪之中产生了热邪。秋燥病是秋季金气旺盛，燥烈之气所致的疾病。冬温病是严冬时节天气应当寒冷反而温暖，自然界阳气不能潜藏、温邪伤人所导致的疾病。温疟病是阴液本已耗伤之人复感暑热之邪，阴气不能制约阳热，使得阳热亢盛所致的病证。

鞠通按：历代医家关于温病的论述，往往顾此失彼。所以本书一开始就提出各种温病治疗的总纲，并且书名也就叫做《温病条辨》。

二、大凡温病，邪多首先侵犯上焦，病位在手太阴肺经。

伤寒病寒邪是由毛孔进入人体、从身体下部至于上部，是通过太阳膀胱经发病的。太阳膀胱经从五行属性上属水，而寒邪也就是水寒之气，寒与水“同类相从”，所以伤寒病从太阳膀胱经开始发病。自古以来，医家只是说膀胱经主表，这是不全面的。肺脏外合于皮毛，难道肺就不主表？（鞠通按：人体肺与膀胱一脏一腑同时主表，这方面的道理人们大多学习过但视而不见。从天地人这“三

宗仲景法外，俾四时杂感，朗若列眉；未始非叔和有以肇其端，东垣、河间、安道、又可、嘉言、天士宏其议，而瑭得以善其后也。

风温者，初春阳气始开，厥阴行令，风夹温也。温热者，春末夏初，阳气弛张，温盛为热也。温疫者，厉气流行，多兼秽浊，家家如是，若役使然也。温毒者，诸温夹毒，秽浊太甚也。暑温者，正夏之时，暑病之偏于热者也。湿温者，长夏初秋，湿中生热，即暑病之偏于湿者也。秋燥者，秋金燥烈之气也。冬温者，冬应寒而反温，阳不潜藏，民病温也。温疟者，阴气先伤，又因于暑，阳气独发也。

按诸家论温，有顾此失彼之病，故是编首揭诸温之大纲，而名其书曰《温病条辨》。

二、凡病温者，始于上焦，在手太阴。

伤寒由毛窍而入，自下而上，始足太阳。足太阳膀胱属水，寒即水之气，同类相从，故病始于此。古来但言膀胱主表，殆未尽其义。肺者，皮毛之合也，独不主表乎（按人身一脏

才”的规律来讲，天是宇宙间万物的大表。天属金，人体肺脏也是属金。肺主皮毛，《内经》说皮毛与天相应。天能生水。十二地支从子开始，亥为万物之始而登明，为天门，是贞元之气会聚之处。人身的膀胱是寒水之腑，所以与天气相同，而与肺同时主表。）治法必须以张仲景《伤寒论》六经辨证原则为准。温病的邪气是从口鼻进入人体、从身体上部到达下部的。鼻通于肺，所以温病是从手太阴肺开始发病的。太阴从五性属性对应是金；而温邪为火热之气，风邪是火之母。火气旺盛必定克金，所以温病始发于手太阴。这种发病规律必须用刘河间关于三焦的理论来论述。

此外，寒邪属于阴邪。《伤寒论》虽然也说“中风”，但那也是指从西北方来的风，是寒冷的风，其性质特别善于收缩。阴盛必定损伤阳气，所以寒邪冷风从皮毛进入人体以后，头部便被太阳经中的阳气阻遏，导致头痛、发热等症状的出现。太阳膀胱是属于阳性的腑，风寒是阴邪，阴邪盛则损伤人体阳气，道理正是如此。温为阳邪，而本书也说“伤风”。不过这风是从东方来的，是消除寒冷、融化冰冻的温暖的风。其性质是特别善于发越宣泄。阳盛必定损伤阴气，所以风温侵犯人体以后，首先郁滞壅遏太阳经中的阴气。导致咳嗽、自汗、口渴、头痛、发热、尺脉部皮肤热等症状。太阴肺是属于阴的脏，温热是属于阳的邪气，阳盛则损伤人体阴液。读者可以从上文的论述掌握阴阳寒温两大类的区别，自然心中明了而不致混淆。

太阳从东方升起，月亮从西方出现。世间万物，皆由这少阳、少阴之气生成，所以“东西”可以代指世间万物。人是万物之中最高级的，所得到的东西方之气最充分和丰富，与天地东西方之气相通相应。人如果生病，其气也是与

一腑主表之理，人皆习焉不察。以三才大道言之：天为万物之大表，天属金，人之肺亦属金，肺主皮毛，《经》曰皮应天，天一生水；地支始于子，而亥为天门，乃贞元之会；人之膀胱为寒水之腑；故俱同天气，而俱主表也！）治法必以仲景六经次传为祖法。温病由口鼻而入，自上而下，鼻通于肺，始手太阴。太阴金也，温者火之气，风者火之母，火未有不克金者，故病始于此，必从河间三焦定论。再寒为阴邪，虽《伤寒论》中亦言中风，此风从西北方来，乃觱发之寒风也，最善收引，阴盛必伤阳，故首郁遏太阳经中之阳气，而为头痛身热等证。太阳阳腑也，伤寒阴邪也，阴盛伤人之阳也。温为阳邪，此论中亦言伤风，此风从东方来，乃解冻之温风也，最善发泄，阳盛必伤阴，故首郁遏太阴经中之阴气，而为咳嗽自汗口渴头痛身热尺热等证。太阴阴脏也，温热阳邪也，阳盛伤人之阴也。阴阳两大法门之辨，可了然于心目间矣。

夫大明生于东，月生于西，举凡万物，莫不由此少阳、少阴之气以为生成，故万物皆可名之曰东西。人乃万物

天地东西方之气相通相应的。东方和西方是阴阳之气交通的道路。从东向西，自然界的五运六气依次为木、风、湿、火、热。湿土居于中间，与火相交而成为暑气。火属于南方。从西向东，自然界的五运六气依次是金、燥、水、寒；水属于北方。水与火是阴阳二气的基本特征；南与北则是阴阳二气的两个极点。天地阴阳之气运行不休并化生世间万物，所以天地的恩惠，似乎不能明显地看出来，而实际上却是对世间万物和人类有着莫大的恩德。天地阴阳二气的运动如果和调，那么人体的阴阳二气也就和调，哪里还会生病呢？天地阴阳与人体阴阳一旦出现偏盛偏衰，就会生病。偏盛偏衰情况较轻则病情也较轻浅，偏盛偏衰情况较重则病情也较深重。偏于火则发生温热性质的疾病，偏于水者则发生阴寒性质的疾病。这是由水和火两类不同性质的病邪引起的两大类疾病的区别所在，医生必须认识清楚。辨明属于水病、寒病，则用温热药物治疗；辨明属于火病，则用寒凉药物治疗。总之是要治疗偏盛偏衰的病变，使阴阳恢复平和协调状态。如果不是像镜子的空明那样一尘不染，不是像秤杆的平衡那样不偏不倚，是不能够明白阴阳平和的奥妙的。作为医生怎么可以各立门户，只专于或寒凉或温热一家之论呢。鞠通在辨别伤寒起于水、温病起于火的同时，把天地人体的阴阳之理也一并论述了。

三、温病初起，邪在手太阴肺经时，脉象既不浮缓，也不浮紧，而是浮数流利，或者两手寸脉洪大，腕至肘部内侧的皮肤触之灼热，头痛，微恶风寒，发热，汗出，口渴或不渴而咳嗽，午后发热更甚。具有这些脉症的，就可诊断为温病。

之统领也，得东西之气最全，乃与天地东西之气相应。其病也，亦不能不与天地东西之气相应。东西者，阴阳之道路也。由东而往，为木、为风、为湿、为火、为热。湿土居中，与火交而成暑，火也者，南也。由西而往，为金、为燥、为水、为寒、水也者，北也。水火者，阴阳之征兆也；南北者，阴阳之极致也。天地运行此阴阳以化生万物，故曰天之无恩而大恩生。天地运行之阴阳和平，人生之阴阳亦和平，安有所谓病也哉！天地与人之阴阳，一有所偏，即为病也。偏之浅者病浅，偏之深者病深；偏于火者病温、病热，偏于水者病清、病寒，此水火两大法门之辨，医者不可不知。烛其为水之病也，而温之热之；烛其为火之病也，而凉之寒之，各救其偏，以抵于平和而已。非如鉴之空，一尘不染，如衡之平，毫无倚着，不能暗合道妙，岂可各立门户，专主于寒热温凉一家之论而已哉！瑭因辨寒病之原于水，温病之原于火也，而并及之。

三、太阴之为病，脉不缓不紧而动数，或两寸独大，尺肤热，头痛，微恶风寒，身热自汗，口渴，或不渴，

如果脉不缓，那就不是太阳中风病；脉不紧，那也不是太阳伤寒病。脉见动数，来去急促，这是风火搏击的现象。此种脉象《内经》称为“躁”。两手寸部脉大于关、尺两部脉，这是火邪克金的结果。尺肤热是指尺部肌肤温度很高。这是火盛反侮水的表现。头痛、恶风寒、发热、自汗，这几个症状与太阳中风的见症相同，很容易混淆。怎么鉴别呢？就从“脉见动数、不缓不紧”，症见“或渴、或咳、尺肤热、午后热甚”进行鉴别。太阳病头痛是由于风寒邪气循着太阳经脉上抵头部、项部，故头痛并伴有项强。太阴温病头痛是因为肺主司人体上部之气，上部之气受邪气郁阻，故头也痛。而且春季人体阳气上浮于头部，火热之邪性喜炎上，这都是太阴病温出现头痛症状的原因。因此吴又可说太阴温病头痛是由于邪气浮于外、影响到太阳经脉的结果，这是没有理论根据的猜测之说。伤寒之所以恶寒，是因为足太阳属寒水而主表，所以受了寒邪会出现恶寒；温病之所以恶寒，是因为肺外合皮毛，也有主表功能，故肺受温邪后也会出现恶寒症状。太阳病过程中，全身阳气皆被寒邪郁闭，故发热；肺主化气，肺受温邪侵袭则化气功能受损，肺气郁闭，也可导致发热。太阳病的自汗是由于风性疏泄、使卫气不能固密所致；太阴温病的自汗是因为肺主司卫气，温邪犯肺，皮毛开而不合。口渴是火克金的缘故。咳由肺气受郁所致。午后热势增高，其机制是午后浊邪归于人体下部；此外午后为火旺之时，人体阴气受火邪克伐，也是其中一个原因。

四、风温、温热、温疫、冬温，初起恶风寒明显的，用桂枝汤治疗；发热甚，不恶寒而口渴的，用辛凉平剂银翘散治疗。但是这里不包括温毒、暑温、湿

而咳，午后热甚者，名曰温病。

不缓，则非太阳中风矣：不紧，则非太阳伤寒矣；动数者，风火相煽之象，《经》谓之躁；两寸独大，火克金也。尺肤热，尺部肌肤热甚，火反克水也。头痛、恶风寒、身热自汗，与太阳中风无异，此处最足以相混，于何辨之？于脉动数，不缓不紧，证有或渴，或咳、尺热，午后热甚辨之。太阳头痛，风寒之邪，循太阳经上至头与项，而项强头痛也。太阴之头痛，肺主天气，天气郁，则头亦痛也，且春气在头，又火炎上也。吴又可谓浮泛太阳经者，臆说也。伤寒之恶寒，太阳属寒水而主表，故恶风寒、温病之恶寒；肺合皮毛而亦主表，故亦恶风寒也。太阳病则周身之阳气郁，故身热；肺主化气，肺病不能化气，气郁则身亦热也。太阳自汗，风疏卫也；太阴自汗，皮毛开也，肺亦主卫。渴，火克金也。咳，肺气郁也。午后热甚，浊邪归下，又火旺时也，又阴受火克之象也。

四、太阴风温、温热、温疫、冬温，初起恶风寒者，桂枝汤主之；但热不恶寒而渴者，辛凉平剂银翘散主

温、温疟。

按：张仲景《伤寒论》原文说，太阳病（是说类似于太阳证表现，即上文所说头痛、身热、恶风、自汗等症），只有发热、不恶寒而口渴者，名为“温病”，当用桂枝汤治疗。这是因为温病忌用发汗法治疗，而解肌方法最为适宜。桂枝汤是解肌的方剂，而且桂枝这味药物气味芳香，能化浊邪；芍药能收摄阴气，收敛阴液；甘草解毒、和中；生姜、大枣调和营卫。温病初起的时候，原本是可以使用的。本条改变前人方法，用桂枝汤治疗有恶风寒症状的病证，用辛凉药物治疗不恶风寒的病证，这并不是擅自违反古人的原则。仲景所说的不恶风寒，并不是贯穿疾病的全过程中。病证初起时也是有恶风寒现象的，到了发热症状出现以后，恶风寒就消失了。古人行文简朴；而且是相对太阳中风病在发热的同时也兼有恶风寒症状而言，故略而不言。寒水之病是冬日的冷气所致。此病如果不借助属于春夏温散性质的方药，是不能够解除的。这里虽然说是“温病”，但既然恶风寒，就表明温是从体内发出的，风寒从外来搏结于表，形成外寒内热病证。所以仍然用桂枝汤辛温解肌的方法治疗，使身体微有汗出，外寒内热之邪都可以解散。温热之邪属于春夏季节的气。温热伤人而不恶风寒，这表明并不兼有风邪。春夏季节的温热之气必须用辛凉属于秋季凉爽性质的方药来治疗，才能清退。桂枝汤是辛温之剂，用桂枝汤治疗温病，是用火救火，对病情无益。所以对于不兼恶寒的温病的治疗要像《内经》所说“风淫于内，治以辛凉，佐以苦甘”的方法治疗。

之。温毒、暑温、湿温、温疟，不在此例。

按仲景《伤寒论》原文，太阳病（谓如太阳证，即上文头痛身热恶风自汗也），但恶热不恶寒而渴者，名曰温病，桂枝汤主之。盖温病忌汗，最喜解肌，桂枝本为解肌，且桂枝芳香化浊，芍药收阴敛液，甘草败毒和中，姜、枣调和营卫，温病初起，原可用之。此处却变易前法，恶风寒者主以桂枝，不恶风寒主以辛凉者，非敢擅违古训也。仲景所云不恶风寒者，非全不恶风寒也，其先亦恶风寒，迨既热之后，乃不恶风寒耳，古文简、质，且对太阳中风热时亦恶风寒言之，故不暇详耳。盖寒水之病，冬气也，非辛温春夏之气，不足以解之，虽曰温病，既恶风寒，明是温自内发，风寒从外搏，成内热外寒之证，故仍旧用桂枝辛温解肌法，俾得微汗，而寒热之邪皆解矣。温热之邪，春夏气也，不恶风寒，则不兼寒风可知，此非辛凉秋金之气，不足以解之。桂枝辛温，以之治温，是以火济火也，故改从《内经》“风淫于内，治以辛凉，佐以苦甘”法。

桂枝汤方

桂枝六钱　芍药三钱（炒）　炙甘草二钱　生姜三片　大枣二枚（去核）

本方的煎服法，必须按照《伤寒论》记载的那样去做就可以取得疗效。否则，不仅会起不到桂枝汤的妙用，而且还可能引起其他病变，病邪必然留着不去。

辛凉平剂银翘散方

连翘一两　金银花一两　苦桔梗六钱　薄荷六钱　竹叶四钱　生甘草五钱　荆芥穗四钱　淡豆豉五钱　牛蒡子六钱

以上药物，用槌捣为粗末，每次取药末六钱，用鲜芦根汤煎煮，当闻到药物的香气浓郁时，即可取汁服用，不要过度煎煮。肺部疾患用药关键在于取药物的芳香轻清之气，如煎煮时间过长，则药的清香之气挥发，味道变得厚重，而直入中焦。病情重的，可以每四小时左右服药一次，即白天服三次，夜间服一次；如病情较轻的，可以每六小时左右服药一次，即在白天服两次，夜间服一次。服药后，如果病情还未得到缓解，可以照上述煎服法重复用药。

因为肺居上焦，邪犯肺卫为温病初起阶段，用药过重，则药过病所，难以取宣肺疏散透邪之效；用药量少，则病重药轻，也难奏效。所以仿照普济消毒饮的煎服方法，选轻清疏透之品，取清香轻清之气，并频频多次分服。现在的一些医生，虽然也有使用辛凉法的，但多数疗效不好，是因为病重药轻的缘故。医生一见疗效不佳，随即弃用辛凉，改用别的治疗方法，选用药物与病情越发不符合，即使疾病本身没有很快向深重发展，但用药不当，延误治疗时机，拖延几天后，

桂枝汤方

桂枝六钱　芍药（炒）三钱　炙甘草二钱　生姜三片　大枣（去核）二枚

煎法服法，必如伤寒论原文而后可，不然，不惟失桂枝汤之妙，反生他变，病必不除。

辛凉平剂银翘散方

连翘一两　银花一两　苦桔梗六钱　薄荷六钱　竹叶四钱　生甘草五钱　芥穗四钱　淡豆豉五钱　牛蒡子六钱

上杵为散，每服六钱，鲜苇根汤煎，香气大出，即取服，勿过煎。肺药取轻清，过煎则味厚而入中焦矣。病重者，约二时一服，日三服，夜一服；轻者三时一服，日二服，夜一服；病不解者，作再服。盖肺位最高，药过重，则过病所，少用又有病重药轻之患，故从普济消毒饮时时轻扬法。今人亦间有用辛凉法者，多不见效，盖病大药轻之故，一不见效，随改弦

病情也会传变为中焦或下焦证。银翘散临证加减法有：如兼湿浊之邪，胸膈满闷的，加藿香三钱、郁金三钱以芳香化浊，保护膻中；如津液耗伤伴有明显口渴的，加天花粉三钱；如兼温毒之邪，颈项肿、咽喉痛的，加马勃、玄参；如热伤血络，鼻衄的，去荆芥，淡豆豉，加白茅根三钱、侧柏炭三钱、栀子炭三钱；如肺气不利伴有咳嗽，加杏仁宣通肺气；如起病已两三天，病位仍在肺卫，但邪热逐渐深入，加生地黄、麦冬顾护津液；如热还不解，或者小便短赤的，加知母、黄芩、栀子等苦寒药，与麦冬、生地黄等甘寒药同用以化阴气，治疗热邪亢盛。

【方解】 按：温病是忌用发汗法治疗的。发汗不仅不能祛除邪气，反而会引起其他病症的出现。这是因为温病邪气在手太阴肺经，发汗只作用于足太阳经，对病情无益，温邪是从口鼻进入体内为患，只发散肌肤表邪也是起不到治疗作用的。而且汗是来源于心之阴液，发汗过多就会伤及心阳，损伤心阳必然会导致神明错乱、谵语、癫狂、邪闭于内而气脱于外的变化。再者错误地发汗虽然说是伤阳，但由于汗是人体五种液体之一，所以发汗也伤阴。《伤寒论》说："尺脉微者表明患者里虚，禁止发汗。"意思即是如此。之所以说"伤阳"，只是突出说明损伤较重的一方面。温病最容易损伤阴液，而用药又再度伤阴，这难道不是加重病情吗？这就是古人用治伤寒的方法来治疗温病的错误之所在。至于吴又可在其著作开篇设立达原饮一方，按他的意思是直接通透膜原，使病邪迅速溃散，这首方剂用于体质壮实的乡野体力劳动者或许能将病治好，因为其用药芳香辟秽；如果用于膏粱厚味的富贵人家或体质虚弱的人，必定失败。这是因为该方用槟榔、草

易辙，转去转远，即不更张，缓缓延至数日后，必成中下焦证矣。胸膈闷者，加藿香三钱、郁金三钱，护膻中；渴甚者，加花粉；项肿咽痛者，加马勃、元参；衄者，去芥穗、豆豉，加白茅根三钱、侧柏炭三钱、栀子炭三钱；咳者，加杏仁利肺气；二、三日病犹在肺，热渐入里，加细生地、麦冬保津液；再不解，或小便短者，加知母、黄芩、栀子之苦寒，与麦、地之甘寒，合化阴气，而治热淫所胜。

【方论】 按温病忌汗，汗之不惟不解，反生他患。盖病在手经，徒伤足太阳无益；病自口鼻吸受而生，徒发其表亦无益也。且汗为心液，心阳受伤，必有神明内乱、谵语癫狂、内闭外脱之变。再，误汗虽曰伤阳，汗乃五液之一，未始不伤阴也。《伤寒论》曰："尺脉微者为里虚，禁汗，"其义可见。其曰伤阳者，特举其伤之重者而言之耳。温病最善伤阴，用药又复伤阴，岂非为贼立帜乎？此古来用伤寒法治温病之大错也。至若吴又可开首立一达原饮，其意以为直透膜原，使邪速溃，其方施于藜藿壮实人之温疫病，容有愈者，芳香辟秽之功

果、厚朴为君药的缘故。槟榔是一种坚果，所有种子类药物都是沉降性质的；槟榔味苦辛气温，体重而质地坚硬，其药力由中焦及于下焦，直达肛门，是作用于中下焦的药物。草果也是果实，它的气味特别强烈，大热，味苦，是入足太阴脾经的攻逐邪气的药物。厚朴苦温，也是作用于中焦的药物。哪有上焦温病初起即用中下焦苦温猛烈的攻逐之品，先伤少阴津液的道理呢！知母、黄芩也都是作用于中焦之里的苦燥药物，怎么可以使用呢？何况吴又可又提出了温邪游溢于三阳经的说法，相应有太阳羌活、阳明葛根、少阳柴胡的三阳经加药法，这仍然是把治伤寒的方法杂糅在温病的治疗之中，他根本不明白温病的治法。后世医家仅仅指出吴又可治温病不分三焦，这还是较为肤浅的说法，并没有把其不足之处指出来。吴又可的“三消饮”加入了大黄、芒硝，只有邪入阳明、气实形壮者，用这个方剂能侥幸得以通下而病愈，或出现战汗反应而病解。不过往往因此损伤正气而导致虚弱病证，正虚严重者则死亡。何况邪气或在卫表，或在胸中，或在营分，或已入血分，没有依据而盲目使用攻下，害处是不可胜言的。怎么可以把人体看作铁铸石雕的、而不是气血生成的来任意攻伐呢！探究吴又可的原意是想矫正一般医生用伤寒治法治温病的弊端，也是为了纠正陶节庵的片面和过失。无奈他学识未到精深成熟的程度，因此他的立法用药不能为后学者所效法。至于喻嘉言、张石顽多以治三阴经伤寒病证的治法治温病，这也是错误的。用喻、张二人方法的医生很少，用吴又可方法的医生很多，于是对喻氏、张氏的错误不作深入的分析，不再详细辩驳了。银翘散遵循《内经》“风邪盛于体内，要用辛凉的药物治疗，同时应用苦味和甘味的药物辅助；热邪盛于体内，要用咸寒的药物治

也；若施于膏粱纨绔，及不甚壮实人，未有不败者。盖其方中首用槟榔、草果、厚朴为君：夫槟榔，子之坚者也，诸子皆降，槟榔苦辛而温，体重而坚，由中走下，直达肛门，中下焦药也；草果亦子也，其气臭烈大热，其味苦，太阴脾经之劫药也；厚朴苦温，亦中焦药也。岂有上焦温病，首用中下焦苦温雄烈劫夺之品，先劫少阴津液之理！知母、黄芩，亦皆中焦苦燥里药，岂可用乎？况又有温邪游溢三阳之说，而有三阳经之羌活、葛根、柴胡加法，是仍以伤寒之法杂之，全不知温病治法，后人止谓其不分三焦，犹浅说也。其三消饮加入大黄、芒硝，惟邪入阳明，气体稍壮者，幸得以下而解，或战汗而解，然往往成弱证，虚甚者则死矣。况邪有在卫者，在胸中者，在营者，入血者，妄用下法，其害可胜言耶？岂视人与铁石一般，并非气血生成者哉？究其始意，原以矫世医以伤寒法治病温之弊，颇能正陶氏之失，奈学未精纯，未足为法。至喻氏、张氏多以伤寒三阴经法治温病，其说亦非，以世医从之者少，而宗又可者多，故不深辩耳。本方谨遵《内经》“风淫

疗，同时应用甘味的苦味的药物辅助”的原则（王安道《医经溯洄集》，也有治温病暑病应当用辛凉药物而不应当用辛温药物的理论。他说张仲景的《伤寒论》是为感邪即发的伤寒病而写的，而没有为感邪以后不立即发病的温病、暑病设立治法。张凤逵收集治疗暑病的方剂入书，也有“治暑病初用辛凉药物，接着用甘寒药物，然后用酸泄、酸敛药物，不必使用攻下药物”的理论。这些医家都是在我之前即有了与我相同的认识）。本方尊崇喻嘉言“芳香逐秽”的说法，取用李东垣清心凉膈散“辛凉苦甘”的组方要义。病初起，暂且去掉治疗里热的黄芩，使其不干扰中焦的正常功能。加入辛凉的金银花、芳香的荆芥穗，二味合用能够发散风热解毒；牛蒡子味辛性平，能够润肺、解热、散结、除风、利咽，这些都是作用于手太阴肺经的药物。总体来说，《内经》中有“冬日不能保养收藏好阴精，到了春天必定要生温病”“如果冬季能保养收藏好阴精，春天是不可能发生温病的”“正气极虚的人得了温病就有可能病死”的理论。由此可见，人之所以发生温病，那是因为体内精气虚损的缘故。

这首方剂的优点是预防性地保护人体正气，它仅是祛除上焦风温邪气，不影响中下焦功能，没有开门揖盗的弊病。它具有以轻扬之性而祛除实邪的功用。如果使用得法，自然能取得效果。这是叶天士所创立的方法，所以远远优于其他医家。

五、手太阴温病，初起恶风寒明显，服用桂枝汤之后，恶风寒症状消除，但发热、口渴、咳嗽等症状仍在，当用银翘散治疗。如果发热口渴、咳嗽等，症状比较轻的，应减轻银翘散的剂量。

这一条所说的太阴温病是在上一条所述脉症的基础上讲的。恶寒的症状已经

于内，治以辛凉，佐以苦甘；热淫于内，治以咸寒，佐以甘苦”之训（王安道《溯洄集》，亦有温暑当用辛凉不当用辛温之论，谓仲景之书，为即病之伤寒而设，并未尝为不即病之温暑而设。张凤逵集治暑方，亦有暑病首用辛凉，继用甘寒，再用酸泄酸敛，不必用下之论。皆先得我心者）。又宗喻嘉言芳香逐秽之说，用东垣清心凉膈散，辛凉苦甘。病初起，且去入里之黄芩，勿犯中焦；加银花辛凉，芥穗芳香，散热解毒；牛蒡子辛平润肺，解热散结，除风利咽；皆手太阴药也。合而论之，《经》谓“冬不藏精，春必病温”，又谓“藏于精者，春不病温”，又谓“病温虚甚死”，可见病温者，精气先虚。此方之妙，预护其虚，纯然清肃上焦，不犯中下，无开门揖盗之弊，有轻以去实之能，用之得法，自然奏效，此叶氏立法，所以迥出诸家也。

五、太阴温病，恶风寒，服桂枝汤已，恶寒解，余病不解者，银翘散主之；余证悉减者，减其制。

太阴温病，总上条所举而言也。恶寒已解，是全无风寒，止余温病，

消除，也就表明风寒邪气已祛，只剩下温邪。所以禁止使用辛温治法，改用辛凉方法。“减其制”是说减小银翘散的用量。

六、风温邪犯手太阴肺卫，以咳嗽为主，发热较轻，口微渴的，用辛凉轻剂桑菊饮治疗。

咳嗽是热邪伤及肺络所致。体温不太高，提示病情不重。口微渴，这表明热邪不甚。唯恐病情较轻却使用较重的药物，所以另外设立一首轻型的方剂。

辛凉轻剂桑菊饮方

杏仁二钱　连翘一钱五分　薄荷八分　桑叶二钱五分　菊花一钱　苦桔梗二钱　生甘草八分　芦根二钱

以上药物用水两杯，煎煮成药汁一杯，每天服两次。如服药后二三日病情仍然不解除，呼吸粗大似喘的，提示燥热之邪已经深入气分，宜加石膏、知母；如果舌质深绛，傍晚身热较甚，烦躁明显的，为邪热初入营分，加玄参二钱、犀角一钱；如果邪已深入血分，并有出血见症的，原方减去薄荷、芦根，加麦冬、生地黄、玉竹、牡丹皮各二钱；如果肺热明显的，加黄芩；如果口渴明显的，加天花粉。

【方解】 这是一首以辛味和甘味祛除风邪、性辛凉而味辛微苦的方剂。因为肺是清气所聚、多空隙的脏器，用药微苦则肺气降、用药辛凉则邪气平，设立这首方剂是为了避免使用辛温之剂。现今世俗普遍使用杏苏散治疗四时咳嗽，却并不知道杏苏散是辛温之剂，只宜于风寒引起的咳嗽，不宜于风温引起的咳嗽。而且杏苏散还有不分病位深浅的弊端。本方之所以用桑叶、菊

即禁辛温法，改从辛凉。减其制者，减银翘散之制也。

六、太阴风温，但咳，身不甚热，微渴者，辛凉轻剂桑菊饮主之。

咳，热伤肺络也。身不甚热，病不重也。渴而微，热不甚也。恐病轻药重，故另立轻剂方。

辛凉轻剂桑菊饮方

杏仁二钱　连翘一钱五分　薄荷八分　桑叶二钱五分　菊花一钱　苦梗二钱　甘草八分　苇根二钱

水二杯，煮取一杯，日二服。二、三日不解，气粗似喘，燥在气分者，加石膏、知母；舌绛暮热，甚燥，邪初入营，加元参二钱、犀角一钱；在血分者，去薄荷、苇根，加麦冬、细生地、玉竹、丹皮各二钱；肺热甚加黄芩；渴者加花粉。

【方论】 此辛甘化风、辛凉微苦之方也。盖肺为清虚之脏，微苦则降，辛凉则平，立此方所以避辛温也。今世佥用杏苏散通治四时咳嗽，不知杏苏散辛温，只宜风寒，不宜风温，且有不分表里之弊。此方独取桑叶、菊花者：桑得

花，这是因为桑树获取了箕星的精气，而箕星喜爱风，风气又通于肝，故桑叶善于平肝熄风。春季是肝主令的时节，主风，是木旺盛而金衰减的节令，所以要抑制肝木的有余。桑叶芳香，有细毛，横纹很多，所以桑叶能入肺络、宣肺气。菊花迟至秋季才开放，气芳香、味甘甜，能够补养肺、肾二脏，所以用菊花补此二脏之虚。风温咳嗽虽然是一种小病，但是常常见到医生错误地使用辛温重剂销烁肺脏津液，以致咳嗽缠绵不愈而形成肺痨病等，这种情况很常见。圣人对于细微的环节也不忽略，而是相当谨慎。医生对于这样的一些问题，更应当注意。

七、手太阴肺经温病，脉象浮洪，舌苔黄，口大渴，大量出汗，面色红赤，感觉身发热而恶热的，用辛凉重剂白虎汤治疗。

脉浮洪表示邪气在于肺经气分。舌苔黄，说明热邪已深入于里。口渴甚反映津液已经损伤。大量出汗是热邪逼迫津液外出导致的。火性炎上导致颜面红赤。恶热说明热邪欲出而未能出。辛凉平剂银翘散是不能治疗这种病证的。只有使用白虎汤才能退热，才能保护津液而治疗此证。前人使用此方频率很高。

辛凉重剂白虎汤方

生石膏一两（研） 知母五钱 生甘草三钱 白粳米一合

以上药物用水八杯，煎煮取药汁三杯，分为三次趁热服下。如果服药后病情减轻，可以减少药量继续服用；如果病症仍未减轻，就照原量再服。

八、手太阴温病，脉象浮大而中空无力，汗出不止，气喘呼吸急促，甚至鼻翼翕动的，用白虎加人参汤治疗；如果脉象散大无力的，须立即服用，而且人参

箕星之精，箕好风，风气通于肝，故桑叶善平肝风；春乃肝令而主风，木旺金衰之候，故抑其有余，桑叶芳香有细毛，横纹最多，故亦走肺络而宣肺气。菊花晚成，芳香味甘，能补金水二脏，故用之以补其不足。风温咳嗽，虽系小病，常见误用辛温重剂销铄肺液致久嗽成劳者不一而足。圣人不忽于细，必谨于微，医者于此等处，尤当加意也。

七、太阴温病，脉浮洪，舌黄，渴甚，大汗，面赤，恶热者，辛凉重剂白虎汤主之。

脉浮洪，邪在肺经气分也。舌黄，热已深。渴甚，津已伤也。大汗，热逼津液也。面赤，火炎上也。恶热，邪欲出而未遂也。辛凉平剂焉能胜任，非虎啸风生，金飚退热，而又能保津液不可，前贤多用之。

辛凉重剂白虎汤方

生石膏（研）一两 知母五钱 生甘草三钱 白粳米一合

水八杯，煮取三杯，分温三服，病退，减后服，不知，再作服。

【方论】 义见法下，不再立论，下仿此。

八、太阴温病，脉浮大而芤，汗

用量应该加倍。

脉浮大而中空无力，几乎接近消散的状态，这说明阴虚而阳气不固。对此证补阴药恐怕鞭长莫及；只有使用白虎汤消退阳热之邪，人参固护阳气，使阳气能够化生阴液。这是在津液化源将要枯竭的情况下救治患者的极好方法。汗出如涌、鼻翼煽动、脉搏散大，这些都是化源将要枯竭的征兆。

白虎加人参汤方

即于前白虎汤内加人参三钱。

九、白虎汤为清泄气分，透邪外出的方剂，适用于气分肺胃热盛，正气不衰，脉浮洪、汗大出、口大渴、身大热等症如果脉象浮弦而细的，不能应用；脉沉的，不能应用；口不渴的，不能应用；汗不出的，不能应用，医生必须掌握这些适应证和禁忌范围，不可以滥用白虎汤。

这是白虎汤的禁忌。白虎汤药力彪悍猛烈，邪盛病重时如果没有它，病症是不能痊愈的。使用得法，当然有立竿见影的良好效果。使用不当，危害也是立刻出现。胆小的医生往往不敢使用，白白错失了治愈的时机；草率的医生又不问脉证怎样，一律使用，甚至将石膏用到一斤多。随手取效的固然较多，但是死亡的也不在少数。这都是因为没有真正掌握疾病的病机，所以临床上辨证用药也不准确。

十、手太阴温病，出现气分血分同病，形成气血两燔的，用玉女煎去牛膝加玄参汤治疗。

对于气血分同病的病症，医生不可以只治气或只治血，所以本书选用张景岳气血两治的玉女煎来治疗。之所以去牛膝，是因为牛膝的药力善下行，不适合太

大出，微喘，甚至鼻孔扇者，白虎加人参汤主之；脉若散大者，急用之，倍人参。

浮大而芤，几于散矣，阴虚而阳不固也。补阴药有鞭长莫及之虞，惟白虎退邪阳，人参固正阳，使阳能生阴，乃救化源欲绝之妙法也。汗涌，鼻扇，脉散，皆化源欲绝之征兆也。

白虎加人参汤方

即于前方内，加人参三钱。

九、白虎本为达热出表，若其人脉浮弦而细者，不可与也；脉沉者，不可与也；不渴者，不可与也；汗不出者，不可与也；常须识此，勿令误也。

此白虎之禁也。按白虎剽悍，邪重非其力不举，用之得当，原有立竿见影之妙，若用之不当，祸不旋踵。懦者多不敢用，未免坐误事机；孟浪者，不问其脉证之若何，一概用之，甚至石膏用至斤余之多，应手而效者固多，应手而毙者亦复不少。皆未真知确见其所以然之故，故手下无准的也。

十、太阴温病，气血两燔者，玉女煎去牛膝加元参主之。

气血两燔，不可专治一边，故选用张景岳气血两治之玉女煎。去牛膝

阴证的治疗。把熟地黄改为生地黄的理由是为了取地黄之清轻之力而不是厚重，药性须凉而避免用温。而且生地黄还能够发散进入血分的表邪。加一味玄参是因玄参能够滋阴壮水而制火，可预防咽痛失血等症。

玉女煎去牛膝熟地加细生地元参方（辛凉合甘寒法）

生石膏一两　知母四钱　玄参四钱　细生地黄六钱　麦冬六钱

以上药物用水八杯，煎煮取药汁三杯，分两次服用。药渣可以再煮一次服用。

十一、手太阴温病，热入血分，迫血上行见鼻、口出血的，用犀角地黄汤合银翘散治疗。如果出现中焦胃、脾、大肠热的，应当按病在中焦的治疗方法治之。如果口吐粉红色血水的，为预后不良，难以救治；如口、鼻出血，脉搏一呼一吸跳动七、八次以上，面色不红，反而呈现黑色的，预后不好，难以救治，但可试用清络育阴法救治。

血液从上部溢出是温邪逼迫血液冲上头部顺着口鼻等清窍出来。所以银翘散清温败毒，用犀角地黄汤清血分的伏热。通过清热就能达到保存阴液、救肺的目的。粉红色的血水不是单纯的水液或血液，其实是血与水液混合物，这说明火热之邪有燎原之势，化源将要枯竭。血液从上部溢出时，如果脉搏在一呼一吸之间达七、八次，面色反而呈现黑色，这是火热极盛时而出现水寒征象，兼见水化。这反映出火热燎原之势不能得到制约，下焦津液极度亏损，不能上潮以济心君之火，此时君火反与温热之邪相合，肺金怎么可以承受得了！所以这些现象都提示预后不良。其中化源枯竭是温病的最常见死亡原因。仲子问：能冒昧请教一下死

者，牛膝趋下，不合太阴证之用。改熟地为细生地者，亦取其轻而不重，凉而不温之义，且细生地能发血中之表也。加元参者，取其壮水制火，预防咽痛失血等证也。

玉女煎去牛膝熟地加细生地元参方（辛凉合甘寒法）

生石膏一两　知母四钱　元参四钱　细生地六钱　麦冬六钱

水八杯，煮取三杯，分二次服，渣再煮一钟服。

十一、太阴温病，血从上溢者，犀角地黄汤合银翘散主之。其中焦病者，以中焦法治之。若吐粉红血水者，死不治；血从上溢，脉七、八至以上，面反黑者，死不治；可用清络育阴法。

血从上溢，温邪逼迫血液上走清道，循清窍而出，故以银翘散败温毒，以犀角地黄清血分之伏热，而救水即所以救金也。至粉红水非血非液，实血与液交迫而出，有燎原之势，化源速绝。血从上溢，而脉至七、八至，面反黑，火极而似水，反兼胜己之化也，亦燎源之势莫制，下焦津液亏极，不能上济君火，君火反与温热之邪合德，肺金其何以堪，故皆主死。化源

的道理吗？孔子答：连生的道理也不了解，怎么能知道死的道理。我认为医生如果不知道死的道理，又怎么可能挽救人的生命！细推一下温病的死亡原因很多，归纳起来不外五种：在上焦有两种，其一是肺脏化源衰竭；其二是心神内闭，元气外脱。在中焦有两种：一种是阳明实邪太盛，土克水；二是脾湿内郁导致发黄，黄到极致则身体诸窍皆闭、秽浊阻塞清窍。在下焦无非是热邪深入，消烁津液，导致津液枯竭。

犀角地黄汤方（见下焦篇）

银翘散（方见前）

已用过表药的患者，应去淡豆豉、荆芥穗、薄荷。

十二、手太阴温病，口渴很厉害的，用雪梨浆来滋养津液。如口吐白沫，黏稠不爽利的，用五汁饮来滋养津液。

这些方都是用甘寒滋生津液的方法。

雪梨浆方（甘冷法）

用大的甜水梨一个，切成薄片，浸入新汲取的井水内，放置半天，然后频频饮用。

五汁饮方（甘寒法）

梨汁　荸荠汁　鲜芦根汁　麦冬汁　藕汁（或用甘蔗汁）

以上各汁合匀，根据病情轻重，适量凉服；如果患者不太喜欢凉服的，可将药汁放在热水中炖温后服用。

绝，乃温病第一死法也。仲子曰：敢问死？孔子曰：未知生，焉知死。瑭以为医者不知死，焉能救生。细按温病死状百端，大纲不越五条。在上焦有二：一曰肺之化源绝者死；二曰心神内闭，内闭外脱者死。在中焦亦有二：一曰阳明太实，土克水者死；二曰脾郁发黄，黄极则诸窍为闭，秽浊塞窍者死。在下焦则无非热邪深入，消铄津液，涸尽而死也。

犀角地黄汤方（见下焦篇）

银翘散（方见前）

已用过表药者，去豆豉、芥穗、薄荷。

十二、太阴温病，口渴甚者，雪梨浆沃之；吐白沫粘滞不快者，五汁饮沃之。

此皆甘寒救液法也。

雪梨浆方（甘冷法）

以甜水梨大者一枚薄切，新汲凉水内浸半日，时时频饮。

五汁饮方（甘寒法）

梨汁　荸荠汁　鲜苇根汁　麦冬汁　藕汁（或用蔗浆）

临时斟酌多少，和匀凉服，不甚喜凉者，重汤炖温服。

十三、手太阴温病，发病已经过两三天，舌苔微黄，两手寸部脉象盛大有力，心中烦闷难受，起床也不舒适，卧睡也不舒适，恶心却吐不出来。但是，没有中焦脾胃病的见症，这是邪热郁扰胸膈，宜用栀子豉汤治疗。

温病到了第二三日，或者已经出汗，或者还没有出汗，舌苔呈微黄色，这就表明病邪已经不是全在肺脏了。如果寸部脉较关、尺脉盛大，心胸中烦热难忍，起卧不安，欲呕吐而不能吐出，这说明病邪在于上焦胸膈之中。邪气在上焦，应当因势利导，用吐法使邪气越出。所以用栀子吐邪，用香豆豉宣散邪热。

栀子豉汤方（酸苦法）

栀子五枚（捣碎） 香豆豉六钱

以上两味药用水四杯，先煎煮栀子多次煮沸，再放入香豆豉煎煮，煮取药汁两杯，先趁热服一杯。如果服药后起效见呕吐，就可以停服剩余的药物。

十四、手太阴温病，已得病二三天时间，心中躁扰不宁，口中时时吐出痰涎，胸膈感觉痞满阻塞，恶心想吐，但没有中焦胃肠实热见症的，用瓜蒂散治疗。若患者体质虚弱的，加人参芦。

这一条所述病症与上条所述病症的病情有轻重之分，也存在着有痰与无痰的区别。药量大而药力猛的重剂是不可轻率使用的，反之，病重药轻也不能治愈疾病。所以上条仅仅使用栀子豉汤迅速涌吐胸膈中的热邪；而这一条病症痰涎壅盛，必须用瓜蒂散迅猛地吐出痰涎，以防邪气侵入心包，演变成痉厥病症。瓜蒂、栀子都是苦寒药物，配合甘酸的赤小豆，这就是《内经》所说的“酸味与苦

十三、太阴病得之二三日，舌微黄，寸脉盛，心烦懊憹，起卧不安，欲呕不得呕，无中焦证，栀子豉汤主之。

温病二三日，或已汗，或未汗，舌微黄，邪已不全在肺中矣。寸脉盛，心烦懊憹，起卧不安，欲呕不得，邪在上焦膈中也。在上者因而越之，故涌之以栀子，开之以香豉。

栀子豉汤方（酸苦法）

栀子（捣碎）五枚 香豆豉六钱

水四杯，先煮栀子数沸，后纳香豉，煮取二杯，先温服一杯，得吐止后服，

十四、太阴病得之二三日，心烦不安，痰涎壅盛，胸中痞塞欲呕者，无中焦证，瓜蒂散主之，虚者加参芦。

此与上条有轻重之分，有有痰无痰之别。重剂不可轻用，病重药轻，又不能了事，故上条止用栀子豉汤快涌膈中之热，此以痰涎壅盛，必用瓜蒂散急吐之，恐邪入包宫而成痉厥也，瓜蒂，栀子之苦寒，合赤小豆之甘酸，

味是阴性药相合而能涌吐泄邪”的理论，善于涌出热痰。瓜蒂散也是一首体现“邪气在上焦就使用吐法”治则的方剂。

瓜蒂散方（酸苦法）

甜瓜蒂一钱　赤小豆二钱（研）　山栀子二钱

以上药物用水两杯，煎煮成药汁一杯，先服半杯，如果药后呕吐，则停服。如不吐，继续服第二杯。体质虚弱的加人参芦一钱五分。

十五、手太阴温病，两手寸部脉象盛大，舌质绛而干燥，按理来说，患者本应口渴，但反而不觉口渴的，是热入营分见症，用清营汤去黄连治疗。

口渴是温病的常见症状，现在患者口反不渴，使人感到疑惑。而患者舌质绛红、干燥，两寸脉较两手关、尺脉大，这又肯定是温病。这是因为邪热深入营分以后，蒸腾营阴，营阴上升濡润口咽，所以就不渴。医生不可以因此就怀疑不是温病。热在营分，所以用清营汤清营分之热。去掉黄连的原因是黄连可入中焦而深入胃肠，防止病邪更深入。

清营汤（见暑温条）

十六、手太阴温病，不可以用辛温发汗的方法治疗。如果误用辛温发汗法而不出汗的，必然会导致皮肤发斑发疹；如果误用发汗法而汗出过多的，必然出现神昏谵语。发斑的，用化斑汤治疗；发疹的，用银翘散去淡豆豉加细生地黄、牡丹皮、大青叶、加倍玄参量治疗。禁止用升麻、柴胡、当归、防风、羌活、白芷、葛根、三春柳等辛温药物。神昏谵语的，可用清宫汤治疗，安宫牛黄丸、紫雪丹和局方至宝丹也可以酌情选用。

所谓酸苦涌泄为阴，善吐热痰，亦在上者因而越之方也。

瓜蒂散方（酸苦法）

甜瓜蒂一钱　赤小豆（研）二钱　山栀子二钱

水二杯，煮取一杯，先服半杯，得吐止后服，不吐再服。虚者加入参芦一钱五分。

十五、太阴温病，寸脉大，舌绛而干，法当渴，今反不渴者，热在营中也，清营汤去黄连主之。

渴乃温之本病，今反不渴，滋人疑惑；而舌绛且干，两寸脉大，的系温病。盖邪热入营，蒸腾营气上升，故不渴，不可疑不渴非温病也，故以清营汤清营分之热，去黄连者，不欲其深入也。

清营汤（见暑温门中）

十六、太阴温病，不可发汗，发汗而汗不出者，必发斑疹，汗出过多者，必神昏谵语。发斑者，化斑汤主之；发疹者，银翘散去豆豉，加细生地、丹皮、大青叶，倍元参主之。禁升麻、柴胡、当归、防风、羌活、白芷、葛根、三春柳。神昏谵语者，清宫汤主之，牛黄丸、紫雪丹、局方至宝丹亦主之。

汗法之所以禁用于温病，这是因为温邪是由口鼻进入身体，邪气不在足太阳经表部位，所以不可用发汗药损伤太阳经。一般的医生不懂这一道理，错误地使用汗法，如果患者热甚血燥，化生汗液的来源不足，不能蒸发成汗液，温邪就郁闭于肌表血分，这样就必然会出现斑疹。如果患者肌表疏松，一经发汗使汗出不止。汗是心液，错误地发汗就容易导致心液及阳气的损伤。心阳损伤则神明扰乱。神失所主，所以出现神昏。心液耗伤则心血亏虚。心以阴为物质基础。心阴虚则不能涵养制约阳气，于是心阳亢盛。由于心主言，所以心阳亢盛则患者言语不休，声音亢盛。而且手经之间“逆传”的传变形式，很少有人知晓。手太阴病不愈，就必然有传入手厥阴心包经的趋势。误汗伤损气血，这种传变就更容易出现了。

化斑汤方

石膏一两　知母四钱　生甘草三钱　玄参三钱　犀角二钱　白粳米一合

以上药用水八杯，煮取药汁三杯，白天分三次服用，药渣再煎煮后取药汁一盅，晚上一次顿服。

【方解】 本方体现了“热盛于体内，应当用咸寒药治疗，并用苦味和甘味的药物辅助治疗”的方法。前人都把白虎汤作为化斑汤使用是因为斑为阳明病证。阳明主肌肉。患者遍身出现赤色斑块，提示热邪自里而外地发出。所以要用石膏清泻肺胃热邪，用知母清金保肺并清阳明独盛之热，用甘草清热解毒和中。用粳米清胃热而保胃液，这是因为白粳米属于长在长夏而成熟于秋季的谷物。本书在白虎汤基础上创造性地加入玄参、犀角，是考虑到斑的颜色红赤，表示木火太

温病忌汗者，病由口鼻而入，邪不在足太阳之表，故不得伤太阳经也。时医不知而误发之，若其人热甚血燥，不能蒸汗，温邪郁于肌表血分，故必发斑疹也。若其表疏，一发而汗出不止，汗为心液，误汗亡阳，心阳伤而神明乱。中无所主，故神昏。心液伤而心血虚，心以阴为体，心阴不能济阳，则心阳独亢，心主言，故谵语不休也。且手经逆传，世罕知之，手太阴病不解，本有必传手厥阴心包之理，况又伤其气血乎！

化斑汤方

石膏一两　知母四钱　生甘草三钱　元参三钱　犀角二钱　白粳米一合

水八杯，煮取三杯，日三服，渣再煮一钟，夜一服。

【方论】 此热淫于内，治以咸寒，佐以苦甘法也。前人悉用白虎汤作化斑汤者，以其为阳明证也。阳明主肌肉。斑家遍体皆赤，自内而外，故以石膏清肺胃之热，知母清金保肺而治阳明独胜之热，甘草清热解毒和中，粳米清胃热而保胃液，白粳米阳

过，这种情况下传变是非常快的。如果仅用白虎汤清凉肃降之品，清肃上焦热邪，恐怕是不能胜任的，所以再加玄参升腾肾经阴气，上交于肺；这样天水一气，上下循环，不至于阴液源泉突然枯竭。犀角味咸寒，是得到水、木、火三者精气，具有灵性的奇异野兽的角，质地刚硬。犀角能够治疗各种中毒、蛊症、痘病，能驱除邪鬼及山峦瘴气。味咸性寒，能够滋肾水，制心火，进而托斑外出。同时，它还能够败毒，辟除瘟疫之气。另外要说明的是，疾病若出现发斑，表明邪热已深入至血分，不仅仅是气分的病变了。所以要在白虎汤中加入二味凉血药。

银翘散去豆豉加细生地丹皮大青叶倍元参方

即在前银翘散内去淡豆豉，加入细生地黄四钱，牡丹皮三钱，大青叶三钱，玄参加倍量至一两。

【方解】 银翘散的方解前文已述。又加细生地黄等四味药物，是为了清热凉血。减去淡豆豉，是考虑其药性温影响疗效。

按：吴又可有一首“托里举斑汤”。因将斑疹混为一谈，故没单提疹，作为同一种病症看待。我考察温病中发疹的病例占百分之七八十，发斑的病例仅占百分之二三十。因为斑的颜色为纯红色，有的斑范围较大，属于肌肉的病变，故用化斑汤作为首选，专治肌肉。疹是红色小点，高出皮肤，麻疹、风疹、痧病都属于这一类，这是血络病变，所以治疗上要芳香透络、辛凉解肌、甘寒凉血。吴又可托里举斑汤方中用当归、升麻、柴胡、白芷、川山甲，都是温燥药，难道不担

明燥金之岁谷也。本论独加元参、犀角者，以斑色正赤，木火太过，其变最速，但用白虎燥金之品，清肃上焦，恐不胜任，故加元参启肾经之气，上交于肺，庶水天一气，上下循环，不致泉源暴绝也，犀角咸寒，禀水木火相生之气，为灵异之兽，具阳刚之体，主治百毒蛊疰，邪鬼瘴气，取其咸寒，救肾水，以济心火，托斑外出，而又败毒辟瘟也，再病至发斑，不独在气分矣，故加二味凉血之品。

银翘散去豆豉加细生地丹皮大青叶倍元参方 即于前银翘散内去豆豉，加

细生地四钱　大青叶三钱　丹皮三钱　元参加至一两

【方论】 银翘散义见前。加四物，取其清血热；去豆豉，畏其温也。

按：吴又可有托里举斑汤，不言疹者，混斑疹为一气也。考温病中发疹者，十之七八，发斑者十之二三。盖斑乃纯赤，或大片，为肌肉之病，故主以化斑汤，专治肌肉；疹系红点高起，麻、瘖、沙皆一类，系血络中病，故主以芳香透络，辛凉解肌，甘寒清血也。其托里举斑汤方中用归、升、柴、芷、川山甲，皆温燥之品，

心这些药物灼伤津液吗？况且前人提出过“痘病宜用温药、疹病宜用清法”的原则，确实是很正确的见解。何况温病出疹较之小儿风热出疹的病情更重，岂可不用清而用温！吴又可用升麻、柴胡是为了升发，但他不知温病多发生在春夏正值自然界阳气升发的季节，天地之气有升无降，怎么可以再用升药升发呢！而且《内经》说“冬日阴精封藏的人，到了春天不会发生温病”，这说明温病患者下焦精气耗竭久已不能固守，虚弱不足。难道医生还能够再度升发这种人的少阳之气，使精气虚竭于下，而阳气厥脱于上？《内经》说“不要以补法治实证，亦不要以攻泻法治虚证。必须预先了解岁时主气，不要攻伐了人体自然的平和之气。”怎么可以不了解这条原则呢？后人都错误地使用吴又可的方法，这实在是没有用心学习《内经》造成的过失啊！

再按：现在一般的医生发散温热病的表邪时均用汗法，如果治疗两三天还不见汗出，就说是斑疹蔽伏在里，这时他们不仅使用升麻、柴胡、羌活、葛根，而且还使用山川柳散伏邪。他们不知道山川柳一年中三度开花，故被人们称为“三春”，民俗中称呼起来“三春”就变音成了“山川”。这种柳古时叫“柽木”，《诗经》里所说的“其柽其椐”就是指的这种柳。它的性质大辛大温，生发最快；它的横枝极细，所以通络能力极强。用它来发散虚寒白疹效果较好。如果用于温热病因邪热而沸腾所导致的红疹，难道不是如仇人相见？如果医生对温病的治疗是正确的，一般来说不大会发生斑疹。即使病邪伏郁两三日，或者三五日，因没有出汗，而出现了不得不发疹的趋势，他们也可以使重者化轻，轻者治愈。如果纯

岂不畏其灼津液乎？且前人有痘宜温、疹宜凉之论，实属确见，况温疹更甚于小儿之风热疹乎！其用升、柴，取其升发之义，不知温病多见于春夏发生之候，天地之气，有升无降，岂用再以升药升之乎？且《经》谓“冬藏精者，春不病温”，是温病之人，下焦精气久已不固，安庸再升其少阳之气，使下竭上厥乎！《经》谓“无实实，无虚虚，必先岁气无伐天和”，可不知耶？后人皆尤而效之，实不读经文之过也。

再按：时人发温热之表，二三日汗不出者，即云斑疹蔽伏，不惟用升、柴、羌、葛，且重以山川柳发之。不知山川柳一岁三花，故得三春之名，俗转音三春为山川，此柳古称柽木，《诗》所谓“其柽其椐”者是也。其性大辛大温，生发最速，横枝极细，善能入络，专发虚寒白疹，若温热气血沸腾之赤疹，岂非见之如雠仇乎？夫善治温病者，原可不必出疹，即有邪郁二三日，或三五日，既不得汗，有不得不疹之势，亦可重

用一派辛温刚燥之品，气分受损进而影响及血，这难道不是人为地制造斑疹吗？另外还有一点，现在的医生每每在疹出以后，便认为安全了。他们却不知道这时正是邪热炽甚的时候，更需要慎重。一旦出现疏忽，危害很大。最后，出疹性疾病不忌讳泻法，如果胃肠之里有实邪阻结，可以用轻微通下法，却不能使用峻下法。否则可能导致里虚、正气下陷。治法可参考《中焦篇》。

清宫汤方

玄参心三钱　莲子心五分　竹叶卷心二钱　连翘心二钱　犀角尖二钱（磨冲）　连心麦冬三钱

【加减法】 如热痰症状明显的，加竹沥、梨汁各五匙；如咳痰不爽的，加瓜蒌皮一钱五分；如热毒炽盛的，加金汁，人中黄；如神志渐渐昏迷的，加金银花三钱，荷叶二钱，石菖蒲一钱。

【方解】 这是咸寒甘苦的方法，是清泻膻中邪热的方剂。方名之所以叫“清宫”，是因为膻中为心脏的宫城。方中用药全部都用药物的心或连心使用，这是因为心具有生生不息的性能，药物的心能作用于心脏，一方面清除膻中秽浊之邪，另一方面又能补益心中生生不已的生气，挽救人命于垂危之际。火能使人昏愦；水能使人神清。神昏谵语是因为水不足而火有余，同时夹杂了秽浊之邪。而且离火以坎水为体；玄参味苦属水，能补心脏之水虚；犀角为灵异之物，味咸，能够辟秽解毒。古话说“灵犀一点通”，犀角善于通达心气，色黑可入肾补水之不足，也能补心脏之水虚。所以清宫汤用此二药为君药。莲子心

者化轻，轻者化无，若一派辛温刚燥，气受其灾而移于血，岂非自造斑疹乎？再时医每于疹已发出，便称放心，不知邪热炽甚之时，正当谨慎，一有疏忽，为害不浅。再疹不忌泻，若里结须微通之，不可令大泄，致内虚不陷，法在中焦篇。

清宫汤方

元参心三钱　莲子心五分　竹叶卷心二钱　连翘心二钱　犀角尖（磨冲）二钱　连心麦冬三钱

【加减法】 热痰盛加竹沥、梨汁各五匙；咯痰不清，加栝蒌皮一钱五分；热毒盛加金汁、人中黄；渐欲神昏，加银花三钱、荷叶二钱、石菖蒲一钱。

【方论】 此咸寒甘苦法，清膻中之方也。谓之清宫者，以膻中为心之宫城也。俱用心者，凡心有生生不已之意，心能入心，即以清秽浊之品，便补心中生生不已之生气，救性命于微芒也。火能令人昏，水能令人清，神昏谵语，水不足而火有余，又有秽浊也。且离以坎为体，元参味苦属水，补离中之虚；犀角灵异味咸，辟秽解毒，所谓灵犀一点通，善通心气，色黑补水，亦能补离中之虚，故以二物为君。莲子心甘苦咸，

味甘、苦、咸，它的根是倒着生长的，可以由心走向肾，故能使心火下通于肾；然后又环行返回心脏，能使肾水上潮于心。所以莲子心为使药。连翘外形像心脏，连翘心能够清心热。竹叶心外形尖锐而中空，能够通窍清心，所以二味为佐药。麦冬之所以不去心，是因为《神农本草经》说连心麦冬能够治疗心腹中的郁结之气，治疗中焦损伤、饱食引起的胃肠损伤以及胃之脉络不通，试问如果去了心，怎么能够疏散结气、补益中焦、通调胃肠、疏导胃之络脉？麦冬天然获得了少阴癸水之气，一条主干横着生长，联络着许多须根，有的生长有十二枚，有的生长有十四、五枚。麦冬的外形特征与人体经络有密切联系，手足三阳三阴经脉共有十二络，加上任脉的尾翳，督脉的长强，共有十四，又加上脾之大络共有十五。唯有圣人能够观察事物外在表现，研究事物本质，用麦冬来滋养通络。它之所以与天冬并称“门冬”，这是因为冬主闭藏，门可开转，这样命名是因为它有开合的功能。它的妙处全在于心。古来并没有麦冬使用时去心的明文，张隐庵谈到过不知从何人开始麦冬入药须去心，相沿已经很久而不可改变。作者遍考诸书，才知道是从陶弘景开始的。这是因为陶宏景被“各种动植物的心都能作用于心，能使服用者心烦”的说法所迷惑了。他不知道麦冬没有毒，在《神农本草经》中被划入“上品”，长期服用能使人身体轻快有力，怎么会令人心烦呢！人参、白术、黄芪、甘草，还有各种植物的种仁都有心，难道都担心使人心烦而应该全部去心？陶弘景说麦冬去心，这是智者千虑，必有一失。本方有别于他方，独用连心麦冬，以散心中秽浊之结气，所以将其作为臣药。

倒生根，由心走肾，能使心火下通于肾，又回环上升，能使肾水上潮于心，故以为使。连翘象心，心能退心热。竹叶心锐而中空，能通窍清心，故以为佐。麦冬之所以用心者，《本经》称其主心腹结气，伤中伤饱，胃脉络绝，试问去心，焉能散结气，补伤中，通伤饱，续胃脉络绝哉？盖麦冬禀少阴癸水之气，一本横生，根颗连络，有十二枚者，有十四、五枚者，所以然之故，手足三阳三阴之络，共有十二，加任之尾翳，督之长强，共十四，又加脾之大络，共十五，此物性合人身自然之妙也，惟圣人能体物象，察物情，用麦冬以通续络脉。命名与天冬并称门冬者，冬主闭藏，门主开转，谓其有开合之功能也。其妙处全在一心之用，从古并未有去心之明文，张隐庵谓不知始自何人，相沿已久而不可改，瑭遍考始知自陶弘景始也，盖陶氏惑于诸心入心，能令人烦之一语，不知麦冬无毒，载在上品，久服身轻，安能令人烦哉！如参、术、芪、草，以及诸仁诸子，莫不有心，亦皆能令人烦而悉去之哉？陶氏之去麦冬心，智者千虑之失也。此方独取其心，以散心中秽浊之结气，故以之为臣。

安宫牛黄丸方

牛黄一两　郁金一两　犀角一两　黄连一两　朱砂一两　山栀一两　雄黄一两　黄芩一两　梅片二钱五分　麝香二钱五分　珍珠五钱　金箔衣

以上诸药除金箔外，研成细末，炼老蜜制成丸，每丸重量一钱，用金箔作包裹，然后以蜡制成外壳封护。患者体弱脉虚的，用人参汤送服；脉实有力的，用金银花、薄荷煎汤送服。每次服一丸。可以兼治卒然昏厥，多种痫癫，中犯邪气而病，大人小儿痉厥等病属于热极入心闭窍。成人病重但体质壮实的，可每日服两次，甚至每日服三次；小儿先服半丸，如果服后无效，则再服半丸。

【方解】这是一首芳香化浊而通利诸窍、咸寒保肾水而安心脏之体、苦寒通泻大肠火腑而清心脏之用的方剂。牛黄在形成时得到了日月的精华，能清心开窍。犀角主治百毒及感受不正之气、瘴气所引发的疾病。珍珠得到了太阴月亮之精气，能通神明，与犀角配合能够补水救火。郁金是香草，梅片是香木（按：梅片即冰片，在海外是用老杉木浸泡提取而得。而近世的医生用樟脑打碎伪充梅片。樟脑能够发散水中之火，危害甚大，万万不可替用）。雄黄是香石，麝香是精与血所凝结成的香物。将四种香药合在一起使用，能够使郁结在厥阴心包中的邪热与温毒一齐从内透出，邪气秽浊自然随着消退，神明可以恢复正常。黄连泻心火，栀子泻心与三焦之火，黄芩泻胆肺之火，使邪火随诸香味一齐逸散出体外。朱砂能补心脏之体，清泻心脏之火。金箔坠痰而且能重镇固涩，与珍珠、犀角三药是起主要作用的君药，如同军队中督战的主帅一样。

安宫牛黄丸方

牛黄一两　郁金一两　犀角一两　黄连一两　朱砂一两　梅片二钱五分　麝香二钱五分　真珠五钱　山栀一两　雄黄一两　金箔衣　黄芩一两

上为极细末，炼老蜜为丸，每丸一钱，金箔为衣，蜡护。脉虚者人参汤下，脉实者银花、薄荷汤下，每服一丸。兼治飞尸卒厥，五痫中恶，大人小儿痉厥之因于热者。大人病重体实者，日再服，甚至日三服；小儿服半丸，不知再服半丸。

【方论】此芳香化秽浊而利诸窍，咸寒保肾水而安心体，苦寒通火腑而泻心用之方也。牛黄得日月之精，通心主之神。犀角主治百毒，邪鬼瘴气。真珠得太阴之精，而通神明，合犀角补水救火。郁金草之香，梅片木之香（按冰片，洋外老杉木浸成，近世以樟脑打成伪之，樟脑发水中之火，为害甚大，断不可用），雄黄石之香，麝香乃精血之香，合四香以为用，使闭锢之邪热温毒深在厥阴之分者，一齐从内透出，而邪秽自消，神明可复也。黄连泻心火，栀子泻心与三焦之火，黄芩泻胆、肺之火，使邪火与诸香一齐俱散也。朱砂补

紫雪丹（从《本事方》去黄金）

滑石一斤　石膏一斤　寒水石一斤　磁石（水煮）二斤上药捣碎，用水煎煮，去渣后，入下药

羚羊角五两　木香五两　犀角五两　沉香五两　丁香一两　升麻一斤　玄参一斤　炙甘草半斤

以上八味药，一起捣碎，锉细，加入于前面的药汁中煎煮，去渣后加入下列药物：

朴硝、硝石各二斤，两药提炼纯净，加入于前面的药汁中，用微火煎煮，并用柳木不停地搅动，等药汁快要凝敛时，再加入下列两味药：

辰砂三两（研细）　麝香一两二钱（研细）　此两味加入前面的煎药中拌匀，诸药合成后，放冷，退火气，每服一二钱，用冷开水调服。

【方解】 矿石类药都能够利水火、通下窍。磁石和玄参能够滋补肝肾之阴，上济心火。犀角和羚羊角能清泻心、胆之火。甘草调和诸药而能解诸药之毒性，也能够缓和肝气的急迫，方中诸药性均下降，唯独升麻一味是升散的，这是取“要取得降的效果，必须先要升提”的意思。方中各种香药能化秽浊，有的能开上窍，有的可开下窍，使神明不至于被浊邪困扰而失去明朗。丹砂颜色红赤，能够补心而通达心火，其中所含的汞能够补心体，起到坐镇安神的作用。方中各种药都是以气味发挥作用。然而朴硝、硝石则是用它们的药质，这是因为硝由水卤

相关知识链接

“温病三宝”，即安宫牛黄丸、紫雪丹和局方至宝丹，其中安宫牛黄丸清热作用最强。局方至宝丹开窍最佳，小儿多用；紫雪镇痉熄风最好，中风、脑出血患者常用。服“温病三宝”期间需要禁忌辛辣、刺激、油腻荤腥之物。

心体，泻心用，合金箔坠痰而镇固，再合真珠、犀角为督战之主帅也。

紫雪丹方（从《本事方》去黄金）

滑石一斤　石膏一斤　寒水石一斤　磁石（水煮）二斤捣煎去渣入后药

羚羊角五两　木香五两　犀角五两　沉香五两　丁香一两　升麻一斤　元参一斤　炙甘草半斤

以上八味，并捣锉，入前药汁中煎，去渣入后药。

朴硝、硝石各二斤，提净，入前药汁中，微火煎，不住手将柳木搅，候汁欲凝，再加入后二味。

辰砂（研细）三两　麝香（研细）一两二钱入煎药拌匀。合成退火气，冷水调服一二钱。

【方论】 诸石利水火而通下窍。磁石、元参补肝肾之阴，而上济君火。犀角、羚羊泻心、胆之火。甘草和诸药而败毒，且缓肝急。诸药皆降，独用一味升麻，盖欲降先升也。诸香化秽浊，或开上窍，或开下窍，使神明不致坐困于浊邪而终不克复其明也。丹砂色赤，补心而通心火，内含汞而补心体，为坐镇之用。诸药用气，硝独用质者，以其水卤结成，性峻而易

凝结而成，力量峻烈、易于溶解，能够泻火散结。

局方至宝丹方

犀角一两（镑） 朱砂一两（飞） 琥珀一两（研） 玳瑁一两（镑） 牛黄五钱 麝香五钱

用安息香浓汤炖化，和以上诸药制成丸，共制成一百丸，用蜡壳封护。

【方解】 这首方剂集各种灵异之物于一方，都能补心体、通心用，除邪秽、解热结，共同发挥拨乱反正作用。一般来讲，安宫牛黄丸最凉，紫雪丹的凉性次之，至宝丹的凉性最差。三药的主治大致相同，但是也各有所长。在使用时可以根据具体病情斟酌选择。

十七、温病邪热内陷心包，出现舌体转动不灵，说话含混不清，四肢厥冷的，用安宫牛黄丸治疗，紫雪丹也可以选用。

“厥”就是“尽”的意思。阴阳偏盛偏衰到严重时候都导致厥证。伤寒病中出现的厥是足厥阴肝经病变。温病的厥证是手厥阴经病变。舌卷曲不伸、阴囊收缩失纵，虽然都是厥阴病变，但扼要说来，舌属手厥阴、阴囊属足厥阴。这是因为舌为心脏的外窍，手厥阴心包代替心脏行使其功能。阴囊前后为足厥阴肝经所经过。医生万万不可以把手厥阴和足厥阴混为一谈，就像陶节庵所说那样，“如果上下肢冷超过肘、膝关节就是阴寒之证”，依据这一体征轻率地投大温大热之剂。此外，热厥证有三种类型：有的温邪大部分在心包络，较少一部分在于阳明胃肠，可使用芳香开窍治疗此类型温邪，本条所论述的就是这种类型。第二种类型是温热搏结在阳明，胃肠实邪壅盛，热邪上冲心包，以致神志昏迷、四肢厥

消，泻火而散结也。

局方至宝丹方

犀角（镑）一两 朱砂（飞）一两 琥珀（研）一两 玳瑁（镑）一两 牛黄五钱 麝香五钱

以安息重汤炖化，和诸药为丸一百丸，蜡护。

【方论】 此方会萃各种灵异，皆能补心体，通心用，除邪秽，解热结，共成拨乱反正之功。大抵安宫牛黄丸最凉，紫雪次之，至宝又次之，主治略同，而各有所长，临用对证斟酌可也。

十七、邪入心包，舌謇肢厥，牛黄丸主之，紫雪丹亦主之。

厥者，尽也。阴阳极造其偏，皆能致厥。伤寒之厥，足厥阴病也。温热之厥，手厥阴病也。舌卷囊缩，虽同系厥阴现证，要之舌属手，囊属足也。盖舌为心窍，包络代心用事，肾囊前后，皆肝经所过，断不可以阴阳二厥混而为一，若陶节庵所云：“冷过肘膝，便为阴寒”，恣用大热。再热厥之中亦有三等：有邪在络居多，而阳明证少者，则从芳香，本条所云是也；有邪搏阳明，阳明太实，上冲心包，神迷肢厥。甚至

冷，甚至可出现全身厥冷。可用攻下阳明法治疗此类型温病，具体在本书的中焦篇论述。第三种类型是病久温邪灼伤下焦肝肾之阴，以致厥逆，治疗要育阴潜阳，本书在下焦篇详述。

牛黄丸、紫雪丹方（并见前）

十八、温毒类温病，症见咽喉肿痛，耳前耳后高肿，面颊肿，面部红赤。或者咽喉不痛，仅见头面外部高肿，甚至伴有耳聋，民间称之为“大头温”，“虾蟆温”的，用普济消毒饮去柴胡、升麻治疗。如果初发病一二日，应于本方中减去黄芩、黄连为妥；如果发病已三四日，则仍将黄芩、黄连加入为佳。

温毒是秽浊之邪。地面或地下的秽浊之邪只有伴随少阳春升之气才能上升。春夏时节地气发泄，所以温毒病症较多发生。秋冬时节偶尔也出现地气不能收藏的情况，也可能有温毒发生，如果人体少阴肾阴素有亏损，则不能上济少阳，少阳之气便升腾不受控制，也会较多地罹患温毒。小儿为纯阳之体，热多火盛，阴气不充，故温毒也多发生于小儿。咽痛就是《内经》“少阴少阳被邪气搏结则导致喉痹病”所讲的那种情况。这是因为少阴与少阳的经脉都循经咽喉，而少阴属君火，少阳属相火，两火相助，故热灼咽喉而痛。因为少阳经脉循行经过耳周及面颊部，因而这些部位肿大；颊车虽然是阳明经的穴位，但与足少阳经脉也很靠近。颜面红赤是火的反映。病重则出现耳聋，这是因为手足少阳经脉都进入了耳中，火邪太盛，耳之听觉便因此丧失。温毒的治疗必须用李东垣的普济消毒饮。这首方剂妙就妙在它在凉膈散的基础上，加入了化清气的马勃、僵蚕、金银花，

通体皆厥，当从下法，本论载入中焦篇；有日久邪杀阴亏而厥者，则从育阴潜阳法，本论载入下焦篇。

牛黄丸、紫雪丹方（并见前）

十八、温毒咽痛喉肿，耳前耳后肿，颊肿，面正赤，或喉不痛，但外肿，甚则耳聋，俗名大头温、虾蟆温者，普济消毒饮去柴胡，升麻主之，初起一二日，再去芩，连，三四日加之佳。

温毒者，秽浊也。凡地气之秽，未有不因少阳之气而自能上升者，春夏地气发泄，故多有是证；秋冬地气，间有不苦藏之时，亦或有是证，人身之少阴素虚，不能上济少阳，少阳升腾莫制，亦多成是证；小儿纯阳火多，阴未充长，亦多有是证。咽痛者，《经》谓“一阴一阳结，谓之喉痹”。盖少阴少阳之脉，皆循喉咙，少阴主君火，少阳主相火，相济为灾也。耳前耳后颊前肿者，皆少阳经脉所过之地，颊车不独为阳明经穴也。面赤者，火色也。甚则耳聋者，两少阳之脉，皆入耳中，火有余则清窍闭也。治法总不能出李东垣普济消毒饮之外。其方之妙，妙在以凉膈散为主，而加化清气之马勃、僵蚕、银花，得轻可去实

其质地轻，故可以宣化实邪。再加玄参、牛蒡子、板蓝根，败毒的同时而且宣利肺气，补肾水而制约火邪。之所以去掉柴胡和升麻，这是因为温毒本为升发宣散太过的邪气，不应当再用升发药物。有的人说要加升麻柴胡以引经，这是十分愚蠢的。一般而言，只是药力不能直接到达病变所在的经脉才用引经药物引导药力至病所，这首方剂是轻清之剂，必然抵达上焦，能开上焦之气，肃降肺气。怎么还要升麻和柴胡做引经药呢？去掉黄芩，黄连是因为此二味为里药，但病初起还没有进入中焦，所以不可提前使用里药、影响中焦功能。

普济消毒饮去升麻柴胡黄芩黄连方

连翘一两　薄荷三钱　马勃四钱　牛蒡子六钱　荆芥穗三钱　僵蚕五钱　玄参一两　金银花一两　板蓝根五钱　苦桔梗一两　甘草五钱

以上诸药共研为细末，每次服六钱，病重的，每次服八钱，服用时用鲜芦根汤煎煮后，去渣饮服。一般约四小时服一次，病重的，约两小时服一次。

十九、温毒病，耳前、耳后或面颊等外部肿大的，可用水仙膏外敷治疗。此药也可用于治疗各种痈疮。

按：水仙花禀受了金水之精气，隆冬时节开花，味苦微辛，性寒质滑腻，无毒。味苦能够降火败毒，味辛能够发散邪热之结；寒能清热，滑能利痰。它的奇妙之用在于它的汁液是胶黏的，能够拔毒外出，使毒邪不至于深入脏腑而伤害人体。

水仙膏方

用水仙花根，多少不限，剥去根外层的老红皮和根须，放入石臼内捣成膏

之妙；再加元参、牛蒡、板蓝根，败毒而利肺气，补肾水以上济邪火；去柴胡、升麻者，以升腾飞越太过之病，不当再用升也。说者谓其引经，亦甚愚矣！凡药不能直至本经者，方用引经药作引，此方皆系轻药，总走上焦，开天气，肃肺气，岂须用升、柴直升经气耶？去黄芩、黄连者，芩连里药也，病初起未至中焦，不得先用里药，故犯中焦也。

普济消毒饮去升麻柴胡黄芩黄连方

连翘一两　薄荷三钱　马勃四钱　牛蒡子六钱　芥穗三钱　僵蚕五钱　元参一两　银花一两　板蓝根五钱　苦梗一两　甘草五钱

上共为粗末，每服六钱，重者八钱。鲜苇根汤煎，去渣服，约二时一服，重者一时许一服。

十九、温毒外肿，水仙膏主之，并主一切痈疮。

按水仙花得金水之精，隆冬开花，味苦微辛，寒滑无毒，苦能降火败毒，辛能散邪热之结，寒能胜热，滑能利痰，其妙用全在汁之胶粘，能拔毒外出，使毒邪不致深入脏腑伤人也。

水仙膏方

水仙花根，不拘多少，剥去老赤

状，敷于高肿的局部，药膏中间留一孔隙，以使热毒之气外出，药膏干后即更换，以皮肤敷药处出现小米粒大小的小黄疱疹为度。

二十、温毒病局部外敷水仙膏后，如敷药处皮肤出现小米粒大小的小黄疱疮时，就不能再用水仙膏，否则会使皮肤溃烂、疼痛，应改用三黄二香散。

黄连、黄柏、大黄能峻泻诸种火毒，而不会腐蚀皮肤；乳香、没药能透散络脉中残留的热邪并止疼痛。

相关知识链接/

吴氏首倡普济消毒饮中去黄芩、黄连及升麻、柴胡等升提、趋里药，对此观点很有争议。仔细分析此组方，虽升麻、柴胡升散，但是黄连、黄芩苦降之药正好相互折中，清上焦热毒却不致升散太过助邪为患，一降一升，开合得宜，相辅相成，在方中为“画龙点睛”之处。此方古人用于治疗大头瘟，现代药理学研究还发现该方具有抗菌和增强免疫作用，尤其对急性感染性疾病的治疗效果显著，不局限于上焦，中、下焦凡见有风热温毒壅滞症状的皆可以随症加减，灵活运用。

三黄二香散（苦辛芳香法）

黄连一两　黄柏一两　生大黄一两　乳香五钱　没药五钱

将以上药物研成极细末，开始时可用细茶叶汁调敷，干则换药，然后用香油调敷。

二十一、温毒病，出现神昏谵语的，先用安宫牛黄丸、紫雪丹之类清心开窍，然后用清宫汤调治。

安宫牛黄丸、紫雪丹、清宫汤（方剂和治法在前面已有记载）

皮与根须，入石臼捣如膏，敷肿处，中留一孔出热气，干则易之，以肌肤上生黍米大小黄疮为度。

二十、温毒敷水仙膏后，皮间有小黄疮如黍米者，不可再敷水仙膏，过敷则痛甚而烂，三黄二香散主之。

三黄取其峻泻诸火，而不烂皮肤，二香透络中余热而定痛。

三黄二香散方（苦辛芳香法）

黄连一两　黄柏一两　生大黄一两　乳香五钱　没药五钱

上为极细末，初用细茶汁调敷，干则易之，继则用香油调敷。

二一、温毒神昏谵语者，先与安宫牛黄丸、紫雪丹之属，继以清宫汤。

安宫牛黄丸、紫雪丹、清宫汤（方法并见前）

暑温

二十二、病初起类似伤寒太阳证，但右手脉洪大而数，左手脉反小于右手，口渴明显，面色红赤，汗大出的，是暑温。这是暑邪侵犯手太阴肺经之象，宜用白虎汤治疗，如脉象出现中空无力的，用白虎加人参汤治疗。

这一条提出了暑温病治疗的大纲。温是较轻的热，热是较重的温。温邪加重便成为热，这是木生火的结果。热邪极盛时可以产生湿邪，这是火生土的结果。天暑炎热、地湿上蒸、人居其中而受其害，则成暑温病。如果单纯为热邪伤人，不兼湿邪，仍然属于前面所说的温病，不可混作暑病。所谓形似伤寒，是指暑温也会出现头痛、身痛、发热恶寒的表现。水与火是性质完全不同的，然而各自一旦发展到极点，反而会出现相同相似的表现。所以《内经》说“水极而似火，火极而似水”。伤寒病是伤于水气之寒，所以先有恶寒而随后发热，其道理是寒邪郁闭了人身卫阳之气，郁而为热。所以张仲景《伤寒论》中有“或已发热，或未发热”两种条文。如果是伤于暑邪，其表现是先发热，在热邪达到极点时才会出现恶寒。其道理是火盛必然克金，金为肺，性本寒，所以出现恶寒。不过伤暑的发热恶寒虽然与伤寒的发热恶寒相似，但各自的病机是不相同的，学习医学的人如果能够理解这个问题，那么他就能更加透彻地辨识伤寒与暑病。脉洪大而数、病情重则现芤脉，这是相对于伤寒的浮紧脉而言的。这种脉象只出现在右手是相

原文

二二、形似伤寒，但右脉洪大而数，左脉反小于右，口渴甚，面赤，汗大出者，名曰暑温，在手太阴，白虎汤主之；脉芤甚者，白虎加人参汤主之。

此标暑温之大纲也。按温者热之渐，热者温之极也。温盛为热，木生火也。热极湿动，火生土也。上热下湿，人居其中而暑成矣。若纯热不兼湿者，仍归前条温热例，不得混入暑也。形似伤寒者，谓头痛、身痛，发热恶寒也。水火极不同性，各造其偏之极，反相同也。故《经》谓水极而似火也，火极而似水也。伤寒，伤于水气之寒，故先恶寒而后发热，寒郁人身卫阳之气而为热也，故仲景《伤寒论》中，有已发热或未发热之文。若伤暑则先发热，热极而后恶寒，盖火盛必克金，肺性本寒，而复恶寒也。然则伤暑之发热恶寒虽与伤寒相似，其所以然之故实不同也，学者诚能究心于此，思过半矣。脉洪大而数，甚

对伤寒左脉大而言的。因为右手脉候上焦气分病变，而且右脉洪大而数是火是克金的表现，暑邪伤人是从上而下，不同于伤寒是从下而上。左手脉候下焦血分病变，所以伤暑以后左脉反而小于右手脉。口渴严重、面色红赤，这是相对于伤寒太阳病证面不红赤、口不渴来讲的。火邪灼伤津液，所以口渴。火邪炽盛必兼有烦躁，颜面红赤，这是烦的外在表象。“烦”字是由“火”和“页”组成的，其意思是火气表现在头面。汗出甚多，是相对于伤寒病的无汗而言。之所以首选白虎汤来治疗，是因为白虎为秋金之气，能够清暑除烦。白虎汤为治疗暑温病的代表方。这种使用来源于《金匮要略》，遵守着张仲景的既定方法。

白虎汤、白虎加人参汤方（两方参前所述）

二十三、《金匮要略》所谓的太阳中暍，就是夏季的暑温病，症见发热恶寒，身重疼痛，脉象弦细或者芤迟，小便后，感觉微微怕冷，汗毛竖立，手足冰凉，如轻微劳累，即感到身体发热，张口喘气，门齿干燥。如果误用辛温发汗，则恶寒加重；误用温针治疗，则发热更甚，误用下法，则小便短涩疼痛。应当用东垣清暑益气汤治疗。

张石顽在注解《金匮要略》时说，太阳中暍病证见有发热恶寒、身体疼痛等症状，这是因为暑天感受风寒之邪所致，属于手太阳经表证。手太阳小肠经属火，上与手厥阴心包经相应，二经都能克制金气、灼烁肺脏。由于肺被火邪所伤，所以出现发热恶寒症状，与足太阳伤寒病症相似。脉象或见弦细、或见芤迟。解小便过后身体阵发恶寒、毫毛竖立，这是热邪损伤肺胃之气所引起的症状，属于阳明本证（鞠通按：解小便过后身体阵发恶寒、汗毛竖立，似乎不是阳

则芤，对伤寒之脉浮紧而言也。独见于右手者，对伤寒之左脉大而言也，右手主上焦气分，且火克金也，暑从上而下，不比伤寒从下而上，左手主下焦血分也，故伤暑之左脉反小于右。口渴甚面赤者，对伤寒太阳证面不赤，口不渴而言也；火烁津液，故口渴，火甚未有不烦者，面赤者，烦也，烦字从火后页，谓火现于面也。汗大出者，对伤寒汗不出而言也。首白虎例者，盖白虎乃秋金之气，所以退烦暑，白虎为暑温之正例也，其源出自《金匮》，守先圣之成法也。

白虎汤、白虎加人参汤方（并见前）

二三、《金匮》谓太阳中暍，发热恶寒，身重而疼痛，其脉弦细芤迟，小便已，洒然毛耸，手足逆冷，小有劳，身即热，口开前板齿燥，若发其汗，则恶寒甚，加温针，则发热甚，数下，则淋甚，可与东垣清暑益气汤。

张石顽注，谓太阳中暍，发热恶寒身重而疼痛，此因暑而伤风露之邪，手太阳标证也。手太阳小肠属火，上应心包，二经皆能制金烁肺，肺受火刑，所以发热恶寒似足太阳证。其脉或见弦细，或见芤迟，小便已，洒然

明病证，而是太阳膀胱经病证。因为膀胱主水，火邪太甚则制约肺金，寒水于是来为金母复仇。“五行中任何一行出现偏极，反过来就会克制自身所胜的这一行”，说的就是这种意思）。发汗以后恶寒加重，是因为发汗更加损伤了津液和阳气。如果施用温针疗法，发热就会加重，这是因为温针进一步损伤了经脉中的阴液；同时温针尚能助长火邪，故邪因此炽烈肆虐起来。反复使用攻下方法可加重小便淋沥涩痛，其道理是攻下耗伤了身体内部的阴液，热邪乘机内陷。《金匮要略》的这段原文没有出示治法和方药。李东垣特意创立了清暑益气汤，弥补了张仲景的不足之处。鞠通认为，此种说法言之太过。张仲景在著书之时，一定有他不出示治法和方药的原因；或者张仲景已经确定治法和方药，但后来可能脱简了。怎么可能是东垣能确立治法方药而张仲景反而不能呢？不过仔细分析清暑益气汤而又恰好适用于这种病证。之所以说“可用”，是说仅仅可以使用，而犹有未能尽善尽美的地方。还希望临床遇到这种病证的医生随具体病情斟酌使用。至于沈目南《金匮要略注》说应当使用辛凉甘寒法治疗，其实是与本证不吻合的。因为身体疼痛表明兼感寒湿，所以不能用辛凉甘寒法。沈目南自己也说发热恶寒、身重疼痛、脉见弦细芤迟是由内伤暑邪而兼有寒湿所致。阴湿哪有用甘寒之药、以阴柔药治阴柔病的道理？既然是阴湿，又怎么可使用辛凉药物治疗呢？这些是不辨自明的。

清暑益气汤方（辛甘化阳，酸甘化阴的复合治法）：

黄芪一钱　黄柏一钱　麦冬二钱　青皮一钱　白术一钱五分　升麻三分　当归七分　炙甘草一钱　神曲一钱　人参一钱　泽泻一钱　五味子八分　陈皮一钱　苍术一钱五分

毛耸，此热伤肺胃之气，阳明本证也（愚按：小便已，洒然毛耸，似乎非阳明证，乃足太阳膀胱证也。盖膀胱主水，火邪太甚而制金，则寒水来为金母复仇也。所谓五行之极，反兼胜己之化）。发汗则恶寒甚者，气虚重夺（当作伤）其津（当作阳）也。温针则发热甚者，重伤经中之液，转助时火，肆虐于外也。数下之则淋甚者，劫其在里之阴，热势乘机内陷也。此段经文，本无方治，东垣特立清暑益气汤，足补仲景之未逮。愚按：此言太过。仲景当日，必有不可立方之故，或曾立方而后世脱简，皆未可知，岂东垣能立而仲景反不能立乎？但细按此证，恰可与清暑益气汤，曰可者，仅可而有所未尽之词，尚望遇是证者，临时斟酌尽善。至沈目南《金匮要略注》，谓当用辛凉甘寒，实于此证不合。盖身重疼痛，证兼寒湿也。即目南自注，谓发热恶寒身重疼痛，其脉弦细芤迟，内暑而兼阴湿之变也。岂有阴湿而用甘寒柔以济柔之理？既曰阴湿，岂辛凉所能胜任！不待辩而自明。

清暑益气汤方（辛甘化阳酸甘化阴复法）

黄芪一钱　黄柏一钱　麦冬二

葛根三分　生姜二片　大枣二枚

以上药用水五杯，煎煮取药汁两杯，药渣再煮取一杯，分三次温服。较适宜于体质虚弱之人；体壮而邪气盛实的禁用，身无汗而发热的患者禁用。

二十四、手太阴暑温，脉症如前上条所述，但不出汗的，用新加香薷饮治疗。

证如上条，是指症状与伤寒相似，右脉洪大、左手脉不洪大而反小，面色红赤而口渴。但是本条无汗，是表有实邪，与上条不同。所以用香薷饮发汗，发散在表的暑邪。香薷辛温而气味芳香，能由肺经直接抵达其络脉。鲜扁豆花（凡是花都能发散）芳香而能发散，而且能够保护肺液。不用扁豆而用扁豆花，是避免扁豆的呆滞。夏季生长的植物多能解暑，其中扁豆花解暑作用最强。如果没有扁豆花，就用鲜扁豆皮；如果连鲜扁豆皮也没有，就用生扁豆皮。厚朴苦温，能开泄食滞所导致的脘腹痞满。厚朴皮虽然是入走中焦的药物，但是由于肺主皮毛，以皮从皮，所以厚朴皮治上焦而不会损伤中焦。至于黄连和甘草，它们纯是里药，暑病初起时暂且不能使用，以免引邪深入于里，所以用连翘、金银花二味辛凉药物替换以达肺经之表，二味纯是表药，不会影响中焦。

温病最忌使用辛温药物，而暑病不忌辛温药物。这是因为暑病必定兼有湿邪，而湿为阴邪，不用温药是不能祛除的。所以此方用香薷、厚朴辛温之药入大组寒凉药物中，作为佐药。以下关于湿温病的论述中，不仅不忌用辛温药，甚至

> **相关知识链接**
>
> 清暑益气汤是中医“因时制宜”的代表方，目前较有名的以此为名的处方分别见于李东垣《脾胃论》和王孟英《温热经纬》。若伤暑兼有湿者，王氏方则不适宜。

钱　青皮一钱　白术一钱五分　升麻三分　当归七分　炙草一钱　神曲一钱　人参一钱　泽泻一钱　五味子八分　陈皮一钱　苍术一钱五分　葛根三分　生姜二片　大枣二枚

水五杯，煮取二杯，渣再煎一杯，分温三服。虚者得宜，实者禁用；汗不出而但热者禁用。

二四、手太阴暑温，如上条证，但汗不出者，新加香薷饮主之。

证如上条，指形似伤寒，右脉洪大，左手反小，面赤口渴而言。但以汗不能自出，表实为异，故用香薷饮发暑邪之表也。按香薷辛温芳香，能由肺之经而达其络。鲜扁豆花，凡花皆散，取其芳香而散，且保肺液，以花易豆者，恶其呆滞也，夏日所生之物，多能解暑，惟扁豆花为最，如无花时，用鲜扁豆皮，若再无此，用生扁豆皮。厚朴苦温，能泄实满，厚朴皮也，虽走中焦，究竟肺主皮毛，以皮从皮，不为治上犯中。若黄连甘草，纯然里药，暑病初起，且不必用，恐引邪深入，故易以连翘、银花，取其辛凉达肺经之表，纯从外走，不必走中也。

温病最忌辛温，暑病不忌者，以暑必兼湿，湿为阴邪，非温不解，故

还要用到辛热药。

新加香薷饮方（辛温复辛凉法）

香薷二钱　金银花三钱　鲜扁豆花三钱　厚朴二钱　连翘二钱

以上药用水五杯，煮取药汁两杯，先服一杯，如服药后起效汗出，则汗止后服；如没有出汗，再服一杯。如果服完两杯还没出汗，就再煎一剂，如法连续服用。

二十五、手太阴暑温，服新加香薷饮后，如果身上微微汗出，就不可再服新加香薷饮，以防解表太过，损伤卫气。因为暑邪最易伤气，易致卫虚表不固。虽然微汗后还有些症状没有解除，也应当辨其邪在何脏腑经脉，据证立法治疗。

按：伤寒病发汗是唯一的治法，最宜发汗；伤风病也是不通过汗出便不能缓解，但最忌发汗，而只宜解肌。这导致麻黄汤和桂枝汤在主治病证上不相同、在治法上也就不同。温病也宜通过汗出而解，但最忌发汗，只宜于辛凉解肌，辛温药物是不可使用的。妙在引导温邪外出，使营卫气血调和，自然得以汗出，不必强行将汗发出来。至若暑温、湿温病与此又不相同。暑邪不通过汗出不能缓解，可以用香薷宣发。发汗之后，如果大汗不止，仍然属于白虎汤所适用的病证，这与伤寒、伤风漏汗不止必须用桂附固护表阳是不一样的。暑病虽然可以发汗，但也不能够屡屡发汗而使表气虚弱，以防出现厥脱之症。看一看古人在暑病的治疗方面设有生脉散益气生津法，就可以明白这一道理。

此方香薷、厚朴用辛温，而余则佐以辛凉云。下文湿温论中，不惟不忌辛温，且用辛热也。

新加香薷饮方（辛温复辛凉法）

香薷二钱　银花三钱　鲜扁豆花三钱　厚朴二钱　连翘二钱

水五杯，煮取二杯。先服一杯，得汗止后服；不汗再服，服尽不汗，再作服。

二五、手太阴暑温，服香薷饮，微得汗，不可再服香薷饮重伤其表，暑必伤气，最令表虚，虽有余证，知在何经，以法治之。

按伤寒非汗不解，最喜发汗；伤风亦非汗不解，最忌发汗，只宜解肌，此麻、桂之异其治，即异其法也。温病亦喜汗解，最忌发汗，只许辛凉解肌，辛温又不可用，妙在导邪外出，俾营卫气血调和，自然得汗，不必强责其汗也。若暑温、湿温则又不然，暑非汗不解，可用香薷发之，发汗之后，大汗不止，仍归白虎法，固不比伤寒伤风之漏汗不止，而必欲桂、附护阳实表，亦不可屡虚其表，致令厥脱也，观古人暑门有生脉散法，其义自见。

二十六、手太阴暑温，或已经用过发汗的方法，或未用过发汗的方法，而汗出不止，心烦口渴，呼吸急促似喘，脉洪大有力的，用白虎汤治疗；脉洪大而中空无力呈芤脉的，用白虎加人参汤治疗；身体困倦沉重的，为兼湿邪蕴脾，用白虎加苍术汤治疗；汗出不止，脉散大无力，呼吸急促喘喝，有津气外脱之象的，用生脉散治疗。

这一条与上条除了“已经发汗”一句不同以外，其余大致相同。

白虎加苍术汤方

即于白虎汤内加苍术三钱。

出汗多而脉散大，表示这是阳气发泄外越太甚，正气内虚而有虚脱之势。生脉散酸味与甘味药相合而能化生阴气，使阴气内守则阳气也能固留于体内，阳气固留于体内则汗自止。用人参为君药，以补肺中元气。

生脉散方（酸甘化阴法）

人参三钱　麦冬二钱（不去心）　五味子一钱

以上药用水三杯，煎煮取两杯药汁，分两次服。药渣可再煎煮取汁服一次，如服一剂后脉仍散大未敛的，可再取一剂煎服，服至散大之脉有收敛之象时为止。

二十七、手太阴暑温，经用新加香薷饮发汗后，暑热症状已经消退，但还感到头脑微胀，视物模糊，为暑湿余邪未尽解的，用清络饮治疗。如病初发汗后，暑湿之邪不外解而传入中焦或下焦的，应按中、下焦的治法辨证治疗。

既然说是余邪，就不可用重剂，这是很明显的。只需要用芳香轻药清肺络中的余邪就足够了。如果病邪深入了中下二焦，就不可用轻浅之药来治疗病势深重

二六、手太阴暑温，或已经发汗，或未发汗，而汗不止，烦渴而喘，脉洪大有力者，白虎汤主之；脉洪大而芤者，白虎加人参汤主之；身重者，湿也，白虎加苍术汤主之；汗多脉散大，喘喝欲脱者，生脉散主之。

此条与上文少异者，只已经发汗一句。

白虎加苍术汤方

即于白虎汤内加苍术三钱。

汗多而脉散大，其为阳气发泄太甚，内虚不司留恋可知。生脉散酸甘化阴，守阴所以留阳，阳留，汗自止也。以人参为君，所以补肺中元气也。

生脉散方（酸甘化阴法）

人参三钱　麦冬（不去心）二钱　五味子一钱

水三杯，煮取八分二杯，分二次服，渣再煎服，脉不敛，再作服，以脉敛为度。

二七、手太阴暑温，发汗后，暑证悉减，但头微胀，目不了了，余邪不解者，清络饮主之。邪不解而入中下焦者，以中下法治之。

既曰余邪，不可用重剂明矣，只以芳香轻药清肺络中余邪足矣。倘病深而

的病证了。

清络饮方（辛凉芳香法）

鲜荷叶边二钱　鲜金银花二钱　西瓜翠衣二钱　鲜扁豆花一枝　鲜竹叶心二钱　丝瓜皮二钱

上药用水两杯，煎煮取药汁一杯，一日分两次服。本方可适用于暑伤肺经气分的轻证。

二十八、手太阴暑温，干咳无痰，咳声清亮的，用清络饮加甘草、桔梗、甜杏仁、麦冬、知母治疗。

干咳而无痰，这是干咳而不属于嗽，咳声清亮而高亢，是因为肺金有热，提示病偏于火而不兼湿邪，治疗当用清络饮以清肺络中无形邪热。加入甘草和桔梗升发肺气；甜杏仁利肺气而不耗气，麦冬、知母保护肺阴而制约火邪。

清络饮加甘桔甜杏仁麦冬汤方：

即于清络饮内加甘草一钱、桔梗一钱、甜杏仁二钱、麦冬三钱。

二十九、手足两太阴暑温，既咳又嗽，咳声重浊，痰多，口不太渴，渴也饮水不多的，用小半夏加茯苓汤再加厚朴杏仁方治疗。

既咳又嗽，痰涎较多，咳声重浊。重浊是土音，提示病涉及太阴湿土，这是显而易知的。口渴不甚，渴不多饮，提示挟有水饮。这种病证属于暑温兼水饮。所以用小半夏加茯苓汤，化中焦痰饮水湿。再加厚朴、杏仁，利肺气而渗湿，预防出现喘满。用甘澜水煎药，是取甘澜水走动而不留滞、不助水饮的作用。

入中下焦，又不可以浅药治深病也。

清络饮方（辛凉芳香法）

鲜荷叶边二钱　鲜银花二钱　西瓜翠衣二钱　鲜扁豆花一枝　丝瓜皮二钱　鲜竹叶心二钱

水二杯，煮取一杯，日二服。凡暑伤肺经气分之轻证皆可用之。

二八、手太阴暑温，但咳无痰，咳声清高者，清络饮加甘草、桔梗、甜杏仁、麦冬、知母主之。

咳而无痰，不嗽可知，咳声清高，金音清亮，久咳则哑，偏于火而不兼湿也。即用清络饮，清肺络中无形之热，加甘、桔开提，甜杏仁利肺而不伤气，麦冬、知母保肺阴而制火也。

清络饮加甘桔杏仁麦冬汤方

即于清络饮内，加甘草一钱，桔梗二钱，甜杏仁二钱，麦冬三钱。

二九、两太阴暑温，咳而且嗽，咳声重浊，痰多不甚渴，渴不多饮者，小半夏加茯苓汤再加厚朴、杏仁主之。

既咳且嗽，痰涎复多，咳声重浊，重浊者土音也，其兼足太阴湿土可知。不甚渴，渴不多饮，则其中之有水可知，此暑温而兼水饮者也。故以小半夏加茯苓汤，蠲饮和中；再加厚朴、

这一条应该列入湿温病一节。之所以列在此处，是为了与上条比较、互相印证。

小半夏加茯苓汤再加厚朴杏仁方（辛温淡法）

半夏八钱　茯苓块六钱　厚朴三钱　生姜五钱　杏仁三钱

以上药用甘澜水八杯，煎煮取药汁三杯，一日分三次温服。

三十、脉象虚弱无力，夜间睡眠不踏实，心中烦扰，口渴，舌质深红而绛，时时谵语，两目常开不闭，或喜闭不欲睁开，这是暑热之邪深入手厥阴心包络的缘故。手厥阴暑温，宜用清营汤治疗。如果舌苔白腻而滑的，不可以用清营汤。

夜间睡眠不安稳，是因为心神虚弱卫阳不得入于阴分。烦渴引饮、舌质红赤，这是因为心火太盛而心阴不足。偶尔出现谵语，表示神明受扰。眼睛睁开而不闭，这是因为目为火的门户，火邪盛，所以眼睛睁开以泄火；此外，阳气不能下交于阴也是目开不闭的机理。有的患者喜欢闭上眼睛而不想睁开，这是因为人体阴液被亢盛的阳热所损伤，阴液损伤便不喜欢看见光亮。治疗用清营汤紧急清泻心包热邪，固护心阴不足。如果舌苔白滑，这提示热邪重而湿邪也重。湿重就忌用柔润之药，应当从湿温病的治疗中求取方法，而不可用清营汤。

清营汤方（咸寒苦甘法）

犀角三钱　麦冬三钱　金银花三钱　生地黄五钱　丹参二钱　连翘二钱（连心用）

杏仁，利肺泻湿，预夺其喘满之路；水用甘澜，取其走而不守也。

此条应入湿温，却列于此处者，以与上条为对待之文，可以互证也。

小半夏加茯苓汤再加厚朴杏仁方（辛温淡法）

半夏八钱　茯苓块六钱　厚朴三钱　生姜五钱　杏仁三钱

甘澜水八杯，煮取三杯，温服，日三。

三十、脉虚夜寐不安，烦渴舌赤，时有谵语，目常开不闭，或喜闭不开，暑入手厥阴也。手厥阴暑温，清营汤主之；舌白滑者，不可与也。

夜寐不安，心神虚而阳不得入于阴也。烦渴舌赤，心用恣而心体亏也。时有谵语，神明欲乱也。目常开不闭，目为火户，火性急，常欲开以泄其火，且阳不下交于阴也；或喜闭不喜开者，阴为亢阳所损，阴损则恶见阳光也。故以清营汤急清宫中之热，而保离中之虚也。若舌白滑，不惟热重，湿亦重矣，湿重忌柔润药，当于湿温例中求之，故曰不可与清营汤也。

清营汤方（咸寒苦甘法）

犀角三钱　生地五钱　元参三

玄参三钱　黄连一钱五分　竹叶心一钱

上药用水八杯，煮取药汁三杯，一日分三次服用。

三十一、手厥阴暑温，身热不恶寒，神志不太清楚，时时谵语的，用安宫牛黄丸治疗，也可应用紫雪丹。

身发热，不恶寒，说明已经没有了手太阴症候。神志有昏迷迹象，时时出现谵语，不同于上条偶尔出现谵语。医生应当谨慎防止邪气内闭。所以治疗要用芳香开窍、苦寒清热方法以急救。

安宫牛黄丸、紫雪丹（处方及方义见前面所述）

三十二、暑温病，恶寒发热，舌苔白腻，口不渴，吐血的，名为暑瘵，比较难治，可用清络饮加杏仁、薏苡仁、滑石汤治疗。

发热恶寒，提示热邪伤表。舌苔白而口不渴，提示湿邪伤里，这都是气分病变。如果同时出现吐血，提示表里气血俱病，难道还不是暑瘵重证？治疗时，如果单纯使用清热方法则有碍于补虚，如果单纯使用补虚方法又有碍于祛邪。所以用清络饮清血络之中的热邪，补虚祛邪兼顾了。加杏仁是为了利肺气，因为“气为血帅”；加薏苡仁、滑石是为了渗利在里的湿邪。如此治疗，希望邪气退、气分清宁出血停止。

清络饮加杏仁薏仁滑石汤方

即于清络饮内加杏仁二钱、滑石末三钱、薏苡仁三钱。

煎服方法同清络饮。

钱　竹叶心一钱　麦冬三钱　丹参二钱　黄连一钱五分　银花三钱　连翘（连心用）二钱

水八杯，煮取三杯，日三服。

三一、手厥阴暑温，身热不恶寒，清神不了了，时时谵语者，安宫牛黄丸主之，紫雪丹亦主之。

身热不恶寒，已无手太阴证，神气欲昏，而又时时谵语，不比上条时有谵语，谨防内闭，故以芳香开窍、苦寒清热为急。

安宫牛黄丸、紫雪丹（方义并见前）

三二、暑温寒热，舌白不渴，吐血者，名曰暑瘵，为难治，清络饮加杏仁、薏仁、滑石汤主之。

寒热，热伤于表也；舌白不渴，湿伤于里也；皆在气分，而又吐血，是表里气血俱病，岂非暑瘵重证乎？此证纯清则碍虚，纯补则碍邪，故以清络饮清血络中之热，而不犯手；加杏仁利气，气为血帅故也；薏仁、滑石，利在里之湿；冀邪退气宁而血可止也。

清络饮加杏仁薏仁滑石汤方

即于清络饮内加杏仁二钱，滑石末三钱，薏仁三钱，服法如前。

三十三、小儿患暑温，身发热，突然抽风，发痉发厥，名为暑痫，用清营汤治疗，也可少用些紫雪丹。

小儿体内的阴气本来就较大人虚弱。何况是在暑天呢？一旦感受了暑温邪气，很快就可能由卫气传入营分，这是因为小儿脏腑薄弱的缘故。血络被火邪逼迫，火邪极盛就导致内风煽动，俗称为“急惊风”。如果糊里糊涂地用发散消导方法治疗，患儿很快便可能导致死亡。只有用清营汤清泄营分的热邪，顾护津液，使阴液充足、阳气平和，自然能够通过汗出而使病邪得解，绝不可使用发汗方法。此证可以小量投予紫雪丹，以清心包络中的热邪、开通心窍。

三十四、成人暑温，发为暑痫，治法与小儿暑痫相同。如暑热初入营分，引起肝风内动，症见手足抽搐的，可于清营汤中加钩藤、牡丹皮、羚羊角治疗。

清营汤、紫雪丹（方剂和用法参见前述）

三三、小儿暑温，身热，卒然痉厥，名曰暑痫，清营汤主之，亦可少与紫雪丹。

小儿之阴，更虚于大人，况暑月乎！一得暑温，不移时有过卫入营者，盖小儿之脏腑薄也。血络受火邪逼迫，火极而内风生，俗名急惊，混与发散消导，死不旋踵，惟以清营汤清营分之热而保津液，使液充阳和，自然汗出而解，断断不可发汗也。可少与紫雪者，清包络之热而开内窍也。

三四、大人暑痫，亦同上法。热初入营，肝风内动，手足瘛疭，可于清营汤中，加钩藤、丹皮、羚羊角。

清营汤、紫雪丹（方法并见前）

伏暑

（按：暑温和伏暑，病名虽然相异而病因病机实质相同，两病治疗方法可以相互参照，因此，在中焦、下焦篇两种病将同列于一门）。

三十五、暑邪兼有热、湿二气，机体感受暑邪发病，如偏重于暑热之气的，就称为暑温，多表现为手太阴肺热证而宜用清暑泄热法治疗；如偏重于暑湿之气的，就称为湿温，多表现为足太阴脾湿证而宜用苦温燥湿法治疗；如暑热、暑湿二气俱盛的，治疗宜清暑泄热与苦温燥湿两法并举。这三种类型必须分辨清楚，临证不可以相互混淆。

这一条属于承上启下的条文。暑温和湿温病的辨治方法，自古以来已有很多精妙的治法。不像前面条文所论的温病那样杂乱无章、毫无标准。本书本来是可以不再论述的，但是由于《内经》有“在夏至日以前患的病为温病，在夏至日以后患的温病即是暑病”的说法，表明暑与温虽然分开而其实是同源的，故不可以分开讨论。此外还由于历代医家都是含混论述，未加分辨；因为夏季里温、暑、湿三气杂混，本来就难以条分缕析。只有叶天士心灵手巧，对病证的认识精辟超过常人；其医案中的治法丝丝入扣，真可以说是汇集了众人的好方法并且超过了众人。只可惜现在的医生不能学习并掌握一些叶氏的精华。当然也是因为叶氏的方法也是散见于他的医案之中，还没有总结成固定的治疗规范。初学的人不能掌

原文

（按暑温伏暑，名虽异而病实同，治法须前后互参，故中下焦篇不另立一门）

三五、暑兼湿热，偏于暑之热者为暑温，多手太阴证而宜清；偏于暑之湿者为湿温，多足太阴证而宜温；湿热平等者两解之。各宜分晓，不可混也。

此承上起下之文。按暑温、湿温，古来方法最多精妙，不比前条温病毫无尺度，本论原可不必再议，特以《内经》有先夏至为病温、后夏至为病暑之明文，是暑与温，流虽异而源则同，不得言温而遗暑，言暑而遗湿。又以历代名家，悉有蒙混之弊，盖夏日三气杂感，本难条分缕析。惟叶氏心灵手巧，精思过人，案中治法，丝丝入扣，可谓汇众善以为长者，惜时人不能知其一二；然其法散见于案中，章程未定，浅学者读之，有望洋之叹，

握其中的要领，只能望洋兴叹，也难怪后人没有可循的规范来提升自己的医术。所以本书将叶氏方法的要点提炼出来，初步制定一个规范，使读者有章可循。然而本书不能将叶氏医案中所有精妙之处备录出来，读者还必须参考其他名家的评注，仔细研读叶氏医案，这样才可以有深的造诣。此外，张洁古说："安静时感邪发病就称为中暑，劳作时感邪发病就称为中热。中暑属于阴证，中热属于阳证。"唉！张洁古的论述如此含混不清，后人却把它作为标准看待，这也反映出医学道理难以阐述的原因。试想一下，难道就没有在劳作时感邪发病的中暑病、没有在安静时感邪发病的中热病？暑与热两种邪气是难以动和静这两个字区分开来的。张洁古又说"中暑属于阴证"。"暑"字归从于"日"字旁，日难道是阴性之物？暑中有火，火难道是阴邪？只不过暑之中有阴邪相挟，也就是湿邪；不过湿邪也并非纯粹就是属阴性的邪气。"中热属于阳证"。这句话诚然是正确的。不过也应该知道热邪之中也会兼有阴性邪气，即秽浊之邪。所以中热病证并非完全没有阴邪相挟。张洁古所指的中暑也就是本书后面将要提到的湿温病。他所说的中热也就是本书前面已经提到过的温热病。张景岳将暑病又分为阴暑和阳暑两类。所谓"阴暑"就是指暑病偏于湿的病证，即足太阴脾经里证病变；所谓"阳暑"就是指暑病偏于热的病证，即手太阴肺经表证病变。如果学医的人不精通并透彻研究医理，是不能够把握这些问题的关键之处的。宋元以后的名医大多自恃清高，而不求理解自然规律，以至于医学道理常常晦而不明，造成现在的医生轻率投药而误人性命，这就不奇怪了。真是令人感慨啊！

三十六、长夏季节感受暑邪，当时没有立即发病，过了夏季而发病的，名叫

无怪乎后人之无阶而升也。故本论摭拾其大概，粗定规模，俾学者有路可寻，精妙甚多，不及备录，学者仍当参考名家，细绎叶案，而后可以深造。再按：张洁古云："静而得之为中暑，动而得之为中热；中暑者阴证，中热者阳证"。呜呼！洁古笔下如是不了了，后人奉以为规矩准绳，此医道之所以难言也。试思中暑，竟无动而得之者乎？中热，竟无静而得之者乎？似难以动静二字分暑热。又云"中暑者阴证"，暑字从日，日岂阴物乎？暑中有火，火岂阴邪乎？暑中有阴耳，湿是也，非纯阴邪也。"中热者阳证"，斯语诚然，要知热中亦兼秽浊，秽浊亦阴类也，是中热非纯无阴也。盖洁古所指之中暑，即本论后文之湿温也；其所指之中热，即本论前条之温热也。张景岳又细分阴暑，阳暑：所谓阴暑者，即暑之偏于湿，而成足太阴之里证也；阳暑者，即暑之偏于热，而成手太阴之表证也。学者非目无全牛，不能批隙中窾。宋元以来之名医，多自以为是，而不求之自然之法象，无怪乎道之常不明，而时人之随手杀人也，可胜慨哉！

伏暑。霜降之前发病的，病情较轻；霜降之后发病的，病情较重；冬季发病的，病情更重。在子、午、丑、未的年份里，伏暑病比较多见。

气实形壮的人是不会在长夏盛暑时节感受病邪的。形气稍有虚弱的人感受暑邪也只是出现短暂的头晕，或者半日时间以内便可安然无事。形气虚弱较明显的人感邪以后就立即发病，也有感邪以后不立即发病的情况。在这种情况下，邪气内藏于感邪者的骨髓里，或停留于体表分肉之间，这都是因为机体气虚造成的。气虚则不能将暑邪从体内逐出体外，一定要等到秋凉时节，邪气与金气相搏才能出来。金气本来是制约并抵消暑热的。现在金气有抵消暑热的功能，而暑邪无处可藏，所以伏藏于人体的暑邪就引起了疾病。有一些气虚程度较重的人在夏日感受暑邪以后，即使到了初秋金气也不能将邪气驱出体外，必须等到深秋天气大凉、初冬微寒的时候，寒凉才能将暑邪逼迫出来，在这种情况下病变就比较重了。伏暑病之所以在子年、午年、丑年、

相关知识链接/

伏暑中涉及三个银翘散的加减方，可以看出银翘散类方中金银花、连翘是银翘散中不可缺少的组成药物。伏暑发病多见表里同病，若是气分兼表，宜解表、清暑、化湿；若营分兼表，宜解表清营，应用银翘散加减治疗，临证时蒲辅周老先生喜用本方加僵蚕、射干治疗风热咽痛；加葱豉汤治疗时病初起。

三六、长夏受暑，过夏而发者，名曰伏暑。霜未降而发者少轻，霜既降而发者则重，冬日发者尤重，子、午、丑、未之年为多也。

长夏盛暑，气壮者不受也；稍弱者但头晕片刻，或半日而已；次则即病；其不即病而内舍于骨髓，外舍于分肉之间者，气虚者也。盖气虚不能传送暑邪外出，必待秋凉金气相搏而后出也，金气本所以退烦暑，金欲退之，而暑无所藏，故伏暑病发也。其有气虚甚者，虽金风亦不能击之使出，必待深秋大凉初冬微寒相逼而出，故尤为重也。子、午、丑、未之年为独

未年发病率较高，这是因为子、午年为君火司天，而暑是以火为本的；丑、未年为湿土司天，而暑气得湿则留而不去。

三十七、患者出现头痛，轻度怕冷，面色红赤，心烦口渴，舌苔白，脉濡而数的，虽然发病在冬季，却非伤寒，而是太阴伏暑病。

患者头痛、轻度怕冷与伤寒病的症状没有不同，而颜面红赤、烦渴引饮，表明并不是伤寒病。不过这样的表现与伤寒阳明病的症状还有相同之处，如果再见脉濡而数，那就肯定不是伤寒病了。因为伤寒见脉紧，中风见缓脉，暑病见弱脉；而濡脉脉搏弱而无力，弱脉脉搏濡软而细，两者有相似之处。脉濡表示心阴不足，是卦爻离中虚的表现，是火的表现；脉紧表示肾中寒盛，是卦爻中坎中满的表现，是水的表现。火性热而水性寒，表现是各不相同的，性质也是迥然有别的。为什么一般医生总是把伏暑病作为伤寒病来治疗，采用如羌活、葛根、柴胡、黄芩等足经药物，以致每每误人性命呢？表现各不相同、性质迥然有别，所以即使在冬季也能肯定不是伤寒病而是伏暑病。冬季尚且有伏暑病发生，秋季发生伏暑病就更显而易见了。伏暑与伤寒，就好像男女一样有别，一为外表邪实而内无邪气，一为外表无邪而内有邪气，这怎么可以混淆呢！

三十八、太阴伏暑，舌苔白，口渴，无汗出的，用银翘散去牛蒡子、玄参加杏仁、滑石治疗。

多者，子、午君火司天，暑本于火也；丑、未湿土司天，暑得湿则留也。

三七、头痛微恶寒，面赤烦渴，舌白，脉濡而数者，虽在冬月，犹为太阴伏暑也。

头痛恶寒，与伤寒无异；面赤烦渴，而非伤寒矣，然犹似伤寒阳明证；若脉濡而数，则断断非伤寒矣。盖寒脉紧，风脉缓，暑脉弱，濡则弱之象，弱即濡之体也。濡即离中虚，火之象也；紧即坎中满，水之象也。火之性热，水之性寒，象各不同，性则迥异，何世人悉以伏暑作伤寒治，而用足六经羌、葛、柴、芩每每杀人哉！象各不同，性则迥异，故曰虽在冬月，定其非伤寒而为伏暑也。冬月犹为伏暑，秋日可知。伏暑之与伤寒，犹男女之别，一则外实中虚，一则外虚中实，岂可混哉！

三八、太阴伏暑，舌白口渴，无汗者，银翘散去牛蒡、元参加杏仁、

这一条所论述的是伏暑暑邪在气分的表实证。

三十九、太阴伏暑，舌质红赤，口渴，无汗出的，用银翘散加生地黄、牡丹皮、赤芍、麦冬治疗。

这一条所论述的是暑邪在血分的表实证。

四十、太阴伏暑，舌苔白，口渴，有汗，或大汗不止的，用银翘散去牛蒡子、玄参、荆芥穗，加杏仁、石膏、黄芩治疗；脉洪大有力，口大渴，汗大出的，仍用白虎汤治疗；如脉象虚大呈芤脉的，仍用白虎加人参汤治疗。

这一条所论述的是伏暑暑邪在气分的表虚证。

四十一、太阴伏暑，舌质红赤，口渴，汗出不止的，用加减生脉散治疗。

这一条所论述的是伏暑暑邪在血分的表虚证。

银翘散去牛蒡子玄参加杏仁滑石方

即于银翘散内去牛蒡子、玄参，加杏仁六钱，飞滑石一两，煎服法如同银翘散。如胸闷不舒，加郁金四钱、香豉四钱；呕吐而多痰，加半夏六钱，茯苓六钱；小便短少，加薏苡仁八钱，白通草四钱。

银翘散加生地黄牡丹皮赤芍麦冬方

即于银翘散内，加生地黄六钱、牡丹皮四钱、赤芍四钱、麦冬六钱，服药方法与前银翘散相同。

滑石主之。

此邪在气分而表实之证也。

三九、太阴伏暑，舌赤口渴，无汗者，银翘散加生地、丹皮、赤芍、麦冬主之。

此邪在血分而表实之证也。

四十、太阴伏暑，舌白口渴，有汗，或大汗不止者，银翘散去牛蒡子、元参、芥穗，加杏仁、石膏、黄芩主之。脉洪大，渴甚汗多者，仍用白虎法；脉虚大而芤者，仍用人参白虎法。

此邪在气分而表虚之证也。

四一、太阴伏暑，舌赤，口渴，汗多，加减生脉散主之。

此邪在血分而表虚之证也。

银翘散去牛蒡子元参加杏仁滑石方

即于银翘散内，去牛蒡子、元参，加杏仁六钱，飞滑石一两。服如银翘散法。胸闷加郁金四钱，香豉四钱；呕而痰多，加半夏六钱，茯苓六钱；小便短，加薏仁八钱，白通草四钱。

银翘散去牛蒡子玄参荆芥穗加杏仁石膏黄芩方

即于银翘散内去牛蒡子、玄参、荆芥穗，加杏仁六钱，生石膏一两，黄芩五钱。服法与前银翘散相同。

白虎法、白虎加人参法（俱见前）

加减生脉散方（酸甘化阴法）

沙参三钱　麦冬三钱　五味子一钱　牡丹皮二钱　细生地黄三钱

上药用水五杯，煎煮取药汁两杯，分两次温服。

四十二、伏暑、暑温、湿温三种病的病因病机有相同之处，因此，可以互相参看三者的辨治方法，不要机械地割裂看待。

相关知识链接／

吴瑭认为"伏暑、暑温、湿温，证本一源"，但是三者在兼夹湿邪的同时，同中有异，在临证时还需要辨识清楚。"伏暑"属于"伏邪"为病，其病因是暑湿或暑热夹伏于内，外受凉、寒之气所诱发，多以湿热交夹和郁热痰浊阻滞气机为多见，初期则必见表里同病之证，现代流行性感冒、流行性出血热、病毒性脑炎等疾病的治疗均可以此参考；暑温包括"正证"与"兼证"，正证偏暑少湿，兼证暑兼湿邪(亦常有兼夹寒遏者)，这与天时和患者生活将养失宜以及医护之得失有关，大部分都表现为气分里热证，流行性乙型脑炎属于暑温的范畴；"湿温"是湿重热轻，温而兼湿，自无异议，现代医学的伤寒、副伤寒、支气管肺炎等均可以参考本病进行治疗。

银翘散加生地丹皮赤芍麦冬方

即于银翘散内，加生地六钱，丹皮四钱，赤芍四钱，麦冬六钱。服法如前。

银翘散去牛蒡子元参芥穗加杏仁石膏黄芩方

即于银翘散内，去牛蒡子、元参、芥穗，加杏仁六钱，生石膏一两，黄芩五钱。服法如前。

白虎法、白虎加人参法（俱见前）

加减生脉散方（酸甘化阴法）

沙参三钱　麦冬三钱　五味子一钱　丹皮二钱　细生地三钱

水五杯，煮二杯，分温再服。

四二、伏暑、暑温、湿温，证本一源，前后互参，不可偏执。

湿温　寒湿

四十三、患者头痛恶寒，身体困重疼痛，舌苔白腻，口渴不明显，脉象弦细而濡，面色淡黄，胸闷不舒，没有食欲，午后发热，犹如阴虚潮热，病势缠绵，短期内难以速愈，这就叫湿温病。此病如误用辛温发汗剂，则可致神志昏蒙，听觉不灵，甚至两目闭而不开，不愿意讲话；如误用苦寒攻下法，则可致大便泻下不止；如误用甘寒养阴滋润药，则可使邪气深入，更不易外解。不论病发于长夏、深秋，或者冬季，都采用同种治法，均宜用三仁汤治疗。

症见头痛、恶寒、身体因重而疼痛，与伤寒病有相似之处。而脉见弦濡，则不是伤寒的脉象。舌苔白、口不渴，面色淡黄，这就提示并不是伤暑兼火邪偏重的病证。胸闷而不知饥饿为湿邪闭阻胸脘清阳所致。午后身体发热，似乎是阴虚之象。实际上是因为湿属阴邪，阴邪自然在属阴的时辰里较旺盛，所以也就像阴虚一样在午后时分发热。湿属于阴邪，多生于长夏时节，是慢慢地逐渐形成的，湿的性质是氤氲黏腻，不像寒邪那样一经发汗便能消散，也不像温热之邪那样一用寒凉便可消退。所以是难以迅速祛除的。一般医生不认识湿温病，一见头痛、恶寒、身重且痛，便以为是伤寒，误用辛温发汗方法治疗。发汗则损伤心阳，湿邪随着辛温发汗药的药性蒸腾上逆，蒙蔽心窍，导致神志昏迷，上蒙清窍则耳聋、目瞑、不欲说话。一见患者胃脘胀满、不知饥饿，便以为是宿食停滞，因而

原文

四三、头痛恶寒，身重疼痛，舌白不渴，脉弦细而濡，面色淡黄，胸闷不饥，午后身热，状若阴虚，病难速已，名曰湿温。汗之则神昏耳聋，甚则目瞑不欲言，下之则洞泄，润之则病深不解，长夏深秋冬日同法，三仁汤主之。

头痛恶寒，身重疼痛，有似伤寒，脉弦濡，则非伤寒矣。舌白不渴，面色淡黄，则非伤暑之偏于火者矣。胸闷不饥湿闭清阳道路也。午后身热，状若阴虚者，湿为阴邪，阴邪自旺于阴分，故与阴虚同一午后身热也。湿为阴邪，自长夏而来，其来有渐，且其性氤氲粘腻，非若寒邪之一汗而解，温热之一凉则退，故难速已。世医不知其为湿温，见其头痛恶寒身重疼痛也，以为伤寒而汗之，汗伤心阳，湿随辛温发表之药蒸腾上逆，内蒙心窍则神昏，上蒙清窍则耳聋目瞑不言。

投以攻下，不仅损伤阴液，而且使脾阳抑阻不升，脾气下陷，湿邪乘机在内更盛，以致洞泄不止。一见午后发热，便以为是阴虚而用阴柔的药物滋养润燥。湿本来就是胶滞黏腻的邪气，再加上柔润滋腻的阴性药物，这两方面的阴性之物相合，同气相求，遂形成痼结不可解的局势。对这种病证只有用三仁汤轻灵地开宣上焦肺气。肺主一身之气，肺气开宣则湿邪随之化解。湿气弥漫于体内，本来是无形之邪，如果再用重浊滋腻的药物治疗，那就越治越严重。伏暑、湿温这类的病，在我们这个地区民间俗称为“秋呆子”，医生大多用陶节庵《伤寒六书》的方法治疗。不知是从哪里学来的。医生呆笨，反而把病称为“呆”，这难道不是很冤枉吗？此外，湿温与其他温病比较起来，病势虽然缓和一些，但病情却重得多。湿温病在上焦者较少，病势也不甚明显；病位在中焦较多。详细内容将在中焦篇论述。由于湿是阴邪，所以要从中焦病变去探索治法。

三仁汤方

杏仁五钱　飞滑石六钱　白通草二钱　白蔻仁二钱　竹叶二钱　厚朴二钱　生薏苡仁六钱　半夏五钱

以上药用甘澜水八碗，煎煮成药汁三碗，每次服一碗，一日分三次服用。

四十四、湿温病若邪入心包，神志昏迷，手足逆冷用清宫汤去莲子心、麦冬，加金银花、赤小豆皮，煎汤送服至宝丹或紫雪丹治疗。

湿温之邪停滞于经络往往会出现身痛、发热等症状。医生误以为是伤寒病而投以辛温发汗药，就出现本条所论述的证候。张仲景说治湿病时忌发

见其中满不饥，以为停滞而大下之，误下伤阴，而重抑脾阳之升，脾气转陷，湿邪乘势内溃，故洞泄。见其午后身热，以为阴虚而用柔药润之，湿为胶滞阴邪，再加柔润阴药，二阴相合，同气相求，遂有锢结而不可解之势。惟以三仁汤轻开上焦肺气，盖肺主一身之气，气化则湿亦化也。湿气弥漫，本无形质，以重浊滋味之药治之，愈治愈坏。伏暑湿温，吾乡俗名秋呆子，悉以陶氏《六书》法治之，不知从何处学来，医者呆，反名病呆，不亦诬乎！再按：湿温较诸温，病势虽缓而实重，上焦最少，病势不甚显张，中焦病最多，详见中焦篇，以湿为阴邪故也，当于中焦求之。

三仁汤方

杏仁五钱　飞滑石六钱　白通草二钱　白蔻仁二钱　竹叶二钱　厚朴二钱　生薏仁六钱　半夏五钱

甘澜水八碗，煮取三碗，每服一碗，日三服。

四四、湿温邪入心包神昏肢逆，清宫汤去莲心、麦冬，加银花、赤小豆皮，煎送至宝丹，或紫雪丹亦可。

湿温着于经络，多身痛身热之候，

汗，发汗则导致痉病。湿热相搏结，循着经脉进入心包络。所以要用清宫汤清包络之中的热邪，加入金银花和赤小豆以清除湿中的热邪。此二药又能够直接进入手厥阴心包经。至宝丹能祛秽浊而使神志清明。如果没有至宝丹，就用紫雪丹代替。

清宫汤去莲心麦冬加金银花赤小豆皮方

犀角一钱　连翘心三钱　玄参心二钱　竹叶心二钱　金银花二钱　赤小豆皮三钱

至宝丹、紫雪丹方（均参见前面所述）

四十五、湿温病，咽喉阻塞不畅，红肿疼痛，用银翘马勃散治疗。

肺主全身之气。湿温病过程中肺气不能宣化，郁结不伸。如果郁结至极则少阴少阳（心与胆）之火俱结。这是因为肺（金）有病则不能平木（胆），故木反挟心火来制约肺金。喉属于肺系，肺气闭结则喉中阻噎，肺之血络闭结则喉咙疼痛。对这种病要用轻药开宣肺气。

银翘马勃散方（辛凉微苦法）

连翘一两　牛蒡子六钱　金银花五钱　射干三钱　马勃二钱

以上药物捣成粗末，煎服方法同银翘散。如咽喉不痛，但是阻塞不利明显的，可加滑石六钱，桔梗五钱，芦根五钱。

四十六、太阴湿温，湿浊之邪痹阻气分，气机不通，喉间呃呃作声而哕（俗名“呃”）的，用宣痹汤治疗。

医者误以为伤寒而汗之，遂成是证。仲景谓湿家忌发汗，发汗则病痉。湿热相搏，循经入络，故以清宫汤清包中之热邪，加银花、赤豆以清湿中之热，而又能直入手厥阴也。至宝丹去秽浊复神明，若无至宝，即以紫雪代之。

清宫汤去莲心麦冬加银花赤小豆皮方

犀角一钱　连翘心三钱　元参心二钱　竹叶心二钱　银花二钱　赤小豆皮三钱

至宝丹、紫雪丹方（并见前）

四五、湿温喉阻咽痛，银翘马勃散主之。

肺主气，湿温者，肺气不化，郁极而一阴一阳（谓心与胆也）之火俱结也。盖金病不能平木，木反挟心火来刑肺金。喉即肺系，其闭在气分者即阻，闭在血分者即痛也，故以轻药开之。

银翘马勃散方（辛凉微苦法）

连翘一两　牛蒡子六钱　银花五钱　射干三钱　马勃二钱

上杵为散，服如银翘散法。不痛但阻甚者，加滑石六钱，桔梗五钱，苇根五钱。

四六、太阴湿温，气分痹郁而哕

上焦肺脏清阳之气闭郁，也可能导致呃逆，这属于肺痹。因此治疗要以轻宣肺气为主要原则。

宣痹汤方（苦辛通法）

枇杷叶二钱　郁金一钱五分　射干一钱　白通草一钱　香豆豉一钱五分

上药用水五杯，煎煮成药汁两杯，分两次服。

四十七、太阴湿温，呼吸急促而喘的，用千金苇茎汤加杏仁、滑石治疗。

《金匮要略》说喘证的病位在于上焦，其主要表现为呼吸短促。太阴脾湿郁蒸便成为痰，痰阻于肺而喘息不宁。治疗当用千金苇茎汤轻宣肺气，加杏仁、滑石利窍、驱逐热饮。如果是寒饮导致的喘咳，就应该按照寒饮治疗，治疗方法与此是不同的。

千金苇茎汤加滑石杏仁汤方（辛淡法）

苇茎五钱　薏苡仁五钱　桃仁二钱　冬瓜仁二钱　滑石三钱　杏仁三钱

上药用水八杯，煎煮取药汁三杯，分三次服。

四十八、《金匮要略》中说的太阳中暍，症见身体发热而浑身沉重疼痛，脉象微弱的，是由于夏季感受暑邪，并且频繁接触冷水，水湿之气停滞于皮肤肌肉之间所致，用一物瓜蒂汤治疗。

这一条所论述的是由热少湿多、阳气郁阻所致病证的治法。瓜蒂涌吐邪气，暑湿都能一齐解除。清阳之气就随之伸展了。

者（俗名为呃），宣痹汤主之。

上焦清阳膹郁，亦能致哕，治法故以轻宣肺痹为主。

宣痹汤（苦辛通法）

枇杷叶二钱　郁金一钱五分　射干一钱　白通草一钱　香豆豉一钱五分

水五杯，煮取二杯，分二次服。

四七、太阴湿温喘促者，千金苇茎汤加杏仁、滑石主之。

《金匮》谓喘在上焦，其息促。太阴湿蒸为痰，喘息不宁，故以苇茎汤轻宣肺气，加杏仁、滑石利窍而逐热饮。若寒饮喘咳者，治属饮家，不在此例。

千金苇茎汤加滑石杏仁汤（辛淡法）

苇茎五钱　薏苡仁五钱　桃仁二钱　冬瓜仁二钱　滑石三钱　杏仁三钱

水八杯，煮取三杯，分三次服。

四八、《金匮》谓太阳中暍，身热疼痛而脉微弱，此以夏月伤冷水，水行皮中所致也，一物瓜蒂汤主之。

此热少湿多，阳郁致病之方法也。瓜蒂涌吐其邪，暑湿俱解，而清阳复辟矣。

一物瓜蒂汤方

瓜蒂二十个。

上药捣碎，用逆流水八杯，煮取药汁三杯。先服一杯，如服药后没有呕吐，再服第二杯；如服药后见吐的，则停止服药。体质虚弱的，加人参芦三钱。

四十九、寒湿之邪，损伤阳气，症见形体恶寒怕冷，脉象迟缓，舌质淡，舌苔白滑，口不渴，周身经络拘急紧束的，用桂枝姜附汤治疗。

这一条之所以论述寒湿，其目的是为了与湿温病证互相比较参照。寒湿之邪损伤表阳、阻滞经络的病证在《金匮要略》里论述很详备，这里就不再重复论述。这里只选取叶天士医案中的一条论述，说明寒湿与湿温是不可混淆的。恶寒伴有手足不温、脉象见缓，舌苔色白而口不渴，经络收引以致全身拘急，这全都是寒症。所以用干姜、附子温中散寒，用白术燥湿，用桂枝通行表阳之气。

> **相关知识链接／**
>
> 吴氏提出湿温的三忌，忌汗、忌下、忌润。邪入气分，湿邪偏重，当以开泄为主，若因为出现头痛恶寒，身重疼痛而误以为伤寒治以辛温发汗，则湿随药上逆蒙蔽清窍；虽有热邪不能过用寒凉，以免壅遏气机，若以为胸闷脘痞误认为是积滞而以攻下之药行之，必损伤脾胃之阳使脾气下陷；若以出现热盛阴伤，湿邪未化的征象，治疗时要注意化湿而不伤阴，更不能以为阴虚而滋润，使湿邪黏滞不化，病情迁延难愈。

桂枝姜附汤（苦辛热法）

桂枝六钱　干姜三钱　白术（生）三钱　熟附子三钱

上药用水五杯，煮成药汁两杯，药渣再煮取一杯，温服。

一物瓜蒂汤方

瓜蒂二十个。

上捣碎，以逆流水八杯，煮取三杯，先服一杯，不吐再服，吐停后服。虚者加参芦三钱。

四九、寒湿伤阳，形寒脉缓，舌淡，或白滑不渴，经络拘束，桂枝姜附汤主之。

载寒湿，所以互证湿温也。按寒湿伤表阳、中经络之证，《金匮》论之甚详，兹不备录。独采叶案一条，以见湿寒、湿温不可混也。形寒脉缓，舌白不渴，而经络拘束，全系寒证，故以姜附温中，白术燥湿，桂枝通行表阳也。

桂枝姜附汤（苦辛热法）

桂枝六钱　干姜三钱　白术（生）三钱　熟附子三钱

水五杯，煮取二杯，渣再煮一杯服。

温疟

五十、骨节疼痛，烦躁不安，难以忍受，时有呕恶，脉象如一般疟疾一样，只发热不恶寒，这是温疟的表现，用白虎加桂枝汤治疗。

阴气受损，阳热之气独盛，所以只发热而不恶寒，常消烁人体肌肉，使人消瘦，这与伏暑相似，也属于温病的范畴，彼此容易混淆，所以附在这里讨论。而用白虎加桂枝汤治疗的原因是以白虎汤清肺热以存肺津，泻阳阴经独盛的邪热，使其不能消烁肌肉；单用桂枝一味药，引领邪气外出，作为向导，深得热因热用的奥妙，《内经》说："用单一的方法治疗若无效，就可采用复合的方法，如复合的方法仍不见效，就可选用与病证性质属性相同的药物以减退病邪之势"，即是这种方法，这又称为复方。

白虎加桂枝汤方（辛凉苦甘复辛温法）

知母六钱　生石膏一两六钱　粳米一合　桂枝三钱　炙甘草二钱

上药以水八碗，煮取三碗，先服下一碗，出汗即见效，不见效就再服，即使服药已经出汗的仍有必要再服一剂，中病即止。

五十一、如果只发热，不恶寒，或者发热重，恶寒轻，舌苔干燥而口渴，是阴气受伤，阳气发越的表现，称为瘅疟，用五汁饮治疗。

原文

五十、骨节疼烦，时呕，其脉如平，但热不寒，名曰温疟，白虎加桂枝汤主之。

阴气先伤，阳气独发，故但热不寒，令人消烁肌肉，与伏暑相似，亦温病之类也。彼此实足以相混，故附于此，可以参观而并见。治以白虎加桂枝汤者，以白虎保肺清金，峻泻阳明独胜之热，使不消烁肌肉；单以桂枝一味，领邪外出，作向导之官，得热因热用之妙。《经》云："奇治之不治，则偶治之，偶治之不治，则求其属以衰之"，是也，又谓之复方。

白虎加桂枝汤方（辛凉苦甘复辛温法）

知母六钱　生石膏一两六钱　粳米一合　桂枝木三钱　炙甘草二钱

水八碗，煮取三碗。先服一碗，得汗为度，不知再服，知后仍服一剂，中病即已。

五一、但热不寒，或微寒多热，舌干口渴，此乃阴气先伤，阳气独发，

张仲景在瘅疟的条文下，说以饮食调养，并未列出方剂。治疗如此重的病证，不用药物，只提出“饮食”二字，可知重在保胃气。阳明在藏象则属阳土，在气运则属于燥金，病属阴伤阳盛，以救阴为法治疗是正确的，重视胃气，以救胃阴为法治疗无疑。治疗阳土燥金的亢胜，平抑亢盛的阳气，非用甘寒柔润药物不可，这是喻嘉言治用甘寒的论点，称得上是高超过人，无与伦比。叶天士遵从了他的观点，后世学医的人也都应该遵循。

五汁饮（方见前）

【加减法】 这是甘寒救胃阴的方法。若想清除表热，则加竹叶、连翘；若要泻阳明胃热而保护肺的生化之源，加知母；如果要增加救护阴血的力度，则加生地黄、玄参；宣通肺气加杏仁；通行三焦，开辟邪气的出路，则加滑石。

五十二、舌苔白，渴欲饮水，频繁咳嗽，恶寒从后背开始，是伏暑所致，称为肺疟，用杏仁汤治疗。

肺疟是疟邪最轻浅的一种，虽说容易治疗，但治疗稍缓则病邪深入，最忌讳用小柴胡汤等习惯治法，因为肺离少阳经的半表半里还远，如误用小柴胡汤，就反引病邪深入，所以用杏仁汤轻宣肺气，不使邪气聚结则可痊愈。

相关知识链接/

肺疟病的文献记载不多见，此说法始见于《内经》，吴氏将其病因“伏暑所致”、症状及治疗方药完善。但是仔细分析起来，还是有其不足之处，首先就是病因，伏暑只是其中一种，因风、暑、燥等皆可致病，只要外邪客于肺即可；其次肺疟作为温病的一种，必有发热的征象，但是从症状可见并无明言。此点还需要斟酌。

名曰瘅疟，五汁饮主之。

仲景于瘅疟条下，谓以饮食消息之，并未出方，调如是重病而不用药，特出饮食二字，重胃气可知。阳明于脏象为阳土，于气运为燥金，病系阴伤阳独，法当救阴何疑。重胃气，法当救胃阴何疑。制阳土燥金之偏胜，配孤阳之独亢，非甘寒柔润而何！此喻氏甘寒之论，其超卓无比伦也。叶氏宗之，后世学者，咸当宗之矣。

五汁饮（方见前）

【加减法】 此甘寒救胃阴之方也。欲清表热，则加竹叶、连翘；欲泻阳明独胜之热，而保肺之化源，则加知母；欲救阴血，则加生地、元参；欲宣肺气，则加杏仁；欲行三焦开邪出路，则加滑石。

五二、舌白渴饮，咳嗽频仍，寒从背起，伏暑所致，名曰肺疟，杏仁汤主之。

肺疟，疟之至浅者。肺疟虽云易解，稍缓则深，最忌用治疟印板俗例之小柴胡汤，盖肺去少阳半表半里之界尚远，不得引邪深入也，故以杏仁汤轻宣肺气，无使邪聚则愈。

杏仁汤（苦辛寒法）

杏仁三钱　黄芩一钱五分　连翘一钱五分　滑石三钱　桑叶一钱五分　茯苓三钱　白蔻皮八分　梨皮二钱

上药以水三杯，煮取两杯，每日服两次。

五十三、发热重，神志狂乱，谵语，烦乱口渴，舌红，舌中心苔色黄，脉象弱而数，称为心疟，用加减银翘散治疗。兼有秽浊邪气，舌苔浊腻，口气重的，用安宫牛黄丸治疗。

虽称为心疟，但心不能受邪，心受邪则死。疟邪开始于肺，逆传则入于心包络，心包受邪病症轻浅的，用加减银翘散清肺与膈中的热邪，而引领邪气出于卫分；受邪较重的，则邪气闭阻心包，有内闭外脱的危险，所以用安宫牛黄丸清泄心包邪热，使心所主的神明安健。

加减银翘散方（辛凉兼芳香法）

连翘十分　金银花八分　玄参五分　犀角五分　麦冬五分（不去心）　竹叶三分

上药一起研成粗末，每次服五钱，煎好后去掉药渣，加入荷叶汁二三茶匙，每日服三次。

安宫牛黄丸方（见前）

杏仁汤方（苦辛寒法）

杏仁三钱　黄芩一钱五分　连翘一钱五分　滑石三钱　桑叶一钱五分　茯苓块三钱　白蔻皮八分　梨皮二钱

水三杯，煮取二杯，日再服。

五三、热多昏狂，谵语烦渴，舌赤中黄，脉弱而数，名曰心疟，加减银翘散主之；兼秽，舌浊口气重者，安宫牛黄丸主之。

心疟者，心不受邪，受邪则死，疟邪始受在肺，逆传主包络。其受之浅者，以加减银翘散清肺与膈中之热，领邪出卫；其受之重者，邪闭心包之窍，则有闭脱之危，故以牛黄丸，清宫城而安君主也。

加减银翘散方（辛凉兼芳香法）

连翘十分　银花八分　元参五分　麦冬五分（不去心）　犀角五分　竹叶三分

共为粗末，每服五钱，煎成去渣，点荷叶汁二三茶匙。日三服。

安宫牛黄丸方（见前）

秋燥

五十四、秋季感受燥热之气，右手脉象数而盛大，这是燥邪伤于手太阴肺经气分所致，用桑杏汤治疗。

前人有一种说法：自然界的六气之中，唯有燥气不致病，其实并不是这样。这是因为《内经》中缺少“秋伤于燥”这一条，所以后人就有了这种说法。实则，在阳明司天之年，怎会没有燥金的病变？大体上说，春、秋两季的气候，比起偏热的夏季、偏寒的冬季来说，是比较平和的，春秋两季发生的疾病，由于冬季感寒而发于春夏，或者夏季感受暑湿，秋季发病成为伏气温病的比较多见，而由于当令之气致病者比较少见；或者因伏气致病的病情重，而因当令之气致病的病情轻。这种由于当令之气致病的秋燥证，初起病邪必犯肺卫。因此，用桑杏汤以清气分的燥热。

桑杏汤方（辛凉法）

桑叶一钱　杏仁一钱五分　沙参二钱　象贝一钱　香豆豉一钱　栀皮一钱　梨皮一钱

以上药物用水两杯，煮取药汁一杯，一次服完。病情重的，可再取一剂煎服（轻清宣肺透邪的药物，用量不宜过重，过重则药味浓厚而过上焦病所、直入中焦。但是，如药量过重，每一次煮取药汁三杯，又要多煮几次，那么，第二三次所煮药汁的气味必然发生变化，也就是说，多煎会造成药的气味变淡而效力不足）。

原文

五四、秋感燥气，右脉数大，伤手太阴气分者，桑杏汤主之。

前人有云：六气之中，惟燥不为病，似不尽然。盖以《内经》少秋感于燥一条，故有此议耳。如阳明司天之年，岂无燥金之病乎？大抵春秋二令，气候较夏冬之偏寒偏热为平和，其由于冬夏之伏气为病者多，其由于本气自病者少，其由于伏气而病者重，本气自病者轻耳。其由于本气自病之燥证，初起必在肺卫，故以桑杏汤清气分之燥也。

桑杏汤方（辛凉法）

桑叶一钱　杏仁一钱五分　沙参二钱　象贝一钱　香豉一钱　栀皮一钱　梨皮一钱

水二杯，煮取一杯，顿服之，重者再作服（轻药不得重用，重用必过病所。再一次煮成三杯，其二三次之气味必变，药之气味俱轻故也）。

五十五、感受燥邪，症见咳嗽明显的，用桑菊饮治疗。

这种疾病也属于温燥之邪侵犯肺卫所致，感邪较轻，仅以肺失清降所致的咳嗽为临症表现，故用辛凉轻剂桑菊饮来治疗。

桑菊饮方（见前）

五十六、燥邪灼伤肺胃阴液，或身热，或咳嗽的，用沙参麦冬汤治疗。

本条较上两条的病情更深一层，所以用甘寒药物救其津液。

沙参麦冬汤方（甘寒法）

沙参三钱　玉竹二钱　生甘草一钱　冬桑叶一钱五分　麦冬三钱　生扁豆一钱五分　花粉一钱五分

以上药物用水五杯，煮成药汁两杯，一日分两次服用。如久热不退，久咳不止的，加地骨皮三钱。

五十七、燥邪化火，上犯头面清窍，致清窍不利，症见耳鸣、目赤、咽痛等，用翘荷汤治疗。

清窍不利的表现如耳中轰鸣，或发胀疼痛，或两目红赤，或牙龈肿痛，或咽喉红肿等，用翘荷汤以清上焦气分的燥热邪气。

翘荷汤方（辛凉法）

薄荷一钱五分　连翘一钱五分　生甘草一钱　黑栀皮一钱五分　桔梗二钱　绿豆皮二钱

以上药物用水两杯，煮成药汁一杯，一次服完。每日服两剂，病情重的，一日服三剂。

【加减法】 临床应用翘荷汤时，可根据具体情况进行加减。耳鸣的，加羚羊

五五、感燥而咳者，桑菊饮主之。

亦救肺卫之轻剂也。

桑菊饮方（见前）

五六、燥伤肺胃阴分，或热或咳者，沙参麦冬汤主之。

此条较上二条，则病深一层矣，故以甘寒救其津液。

沙参麦冬汤（甘寒法）

沙参三钱　玉竹二钱　生甘草一钱　冬桑叶一钱五分　麦冬三钱　生扁豆一钱五分　花粉一钱五分

水五杯，煮取二杯，日再服。久热久咳者，加地骨皮三钱。

五七、燥气化火，清窍不利者，翘荷汤主之。

清窍不利，如耳鸣目赤，龈胀咽痛之类。翘荷汤者，亦清上焦气分之燥热也。

翘荷汤（辛凉法）

薄荷一钱五分　连翘一钱五分　生甘草一钱　黑栀皮一钱五分　桔梗二钱　绿豆皮二钱

水二杯，煮取一杯，顿服之。日服二剂，甚者日三。

【加减法】 耳鸣者，加羚羊角、苦丁茶；目赤者，加鲜菊叶、苦丁茶、

角、苦丁茶；目红赤的，加鲜菊叶、苦丁茶、夏枯草；咽喉疼痛的，加牛蒡子、黄芩。

五十八、胸部痞塞，呼吸急促，两足痿软，气逆而喘，恶心呕吐等，由于燥热伤肺气所致的，用喻氏清燥救肺汤治疗。

喻嘉言说：《内经》中病机十九条所说的“诸气膹郁，皆属于肺”，属于肺的燥热之病。而古往今来治疗气郁的方剂，都是用辛香行气之品，根本没有一个专治肺经燥热的方子。还有《内经》中的“诸痿喘呕，皆属于上”，也是属于肺经燥热为病的。而古今医家将痿与呕归于阳明，将喘归于肺，于是呕与痿属于中、下焦病，只有喘属于上焦病。所以在治疗呕与痿的千百个方剂中，也没有一个方剂是从肺燥论治的。即便喘证归属于上焦肺，其治疗方法也不是解表就是攻下，不是行气就是泄气，偶尔有一两首方剂是用润肺方法治疗的，却又往往不得要领。总之，《内经》中有关六气为病的论述，错误理解秋伤于燥一气的说法，将长夏之湿误写成秋伤于湿，于是造成后人不敢更改这一说法，因而出现将秋燥一气置之不理的情况。即使有人明知其道理在于秋燥，但是用药却太杂乱，就好像用箭去射空中的飞禽一样，虽然偶有所得，却不能将原则明白地告诉别人。现在根据这个道理，拟订此方，命名为清燥救肺汤。主要的原则以扶助胃气为主，因为胃土为肺金之母，胃气旺盛，自可化生津液而润肺金。天冬虽然能润肺滋阴，然而性味偏苦，易使气机郁滞，恐其反而伤胃气，使气机壅滞而痰不能出，所以舍弃；知母能滋肾水，清肺金，也因其味苦而不用；至于苦寒降火类药物，更是禁用。因为肺经燥热，肺阴大伤，肺中所存留的阴液并不多，如果更用苦寒药物

夏枯草；咽痛者，加牛蒡子、黄芩。

五八、诸气膹郁，诸痿喘呕之因于燥者，喻氏清燥救肺汤主之。

喻氏云：诸气膹郁之属于肺者，属于肺之燥也，而古今治气郁之方，用辛香行气，绝无一方治肺之燥者。诸痿喘呕之属于上者，亦属于肺之燥也，而古今治法以痿呕属阳明，以喘属肺，是则呕与痿属之中下，而惟喘属之上矣，所以千百方中亦无一方及于肺之燥也。即喘之属于肺者，非表即下，非行气即泻气，间有一、二用润剂者，又不得其肯綮。总之，《内经》六气，脱误秋伤于燥一气，指长夏之湿为秋之燥。后人不敢更端其说，置此一气于不理，即或明知理燥，而用药夹杂，如弋获飞虫，茫无定法示人也。今拟此方，命名清燥救肺汤，大约以胃气为主，胃土为肺金之母也。其天门冬虽能保肺，然味苦而气滞，恐反伤胃阻痰，故不用也；其知母能滋肾水清肺金，亦以苦而不用；至如苦寒降火正治之药，尤在所忌，盖肺金自至于燥，所存阴气不过一线耳，

来泄下火热，苦寒不仅能败胃，而且还化燥伤阴，必然损伤胃气，患者哪里还能有生机呢？因此仿照上述保养胃气的方法，适时增减药物，以润肺燥并治疗其他的变证，就好像用水救火一样，不厌其烦，频频使用，这样才能对肺脏燥热伤阴取得较好的治疗效果。

清燥救肺汤方（辛凉甘润法）

石膏二钱五分　甘草一钱　霜桑叶三钱　人参七分　杏仁（泥）七分　胡麻仁一钱（炒研）　阿胶八分　麦冬二钱（不去心）　枇杷叶六分（去净毛、炙）

以上药用水一碗，煮成剩下六成的药汁，连续分二三次温服。咳痰多，加贝母、瓜蒌；阴亏血热，加生地黄；发热重，加犀角、羚羊角，或加牛黄。

相关知识链接／

清燥救肺汤集宣、清、润、养为一体，为治疗秋令燥热伤肺证的代表方剂。临床使用时不必拘于燥邪为患，应该针对疾病的病机和表现，不管何种病邪引起，发生在哪个季节，只要辨证属于燥邪伤肺、气阴两伤证，症见干咳无痰、少痰或者咳白沫不爽，口燥便干者，都可以辨证使用，且基本上不用煅石膏，而是用生石膏。期间还可以多吃些梨、西瓜等水分多的水果，辛辣刺激食物及烟酒等伤津之品都在禁忌范畴。该方与沙参麦冬汤的组成中均有桑叶、麦冬、甘草，均可用于治疗肺燥咳嗽，前者适用于燥热伤肺，气阴两伤证，润燥生津之力稍逊；后者适用于燥邪偏重，肺胃阴伤者。

倘更以苦寒下其气，伤其胃，其人尚有生理乎？诚仿此增损以救肺燥变生诸证，如沃焦救焚，不厌其频，庶克有济耳。

清燥救肺汤方（辛凉甘润法）

石膏二钱五分　甘草一钱　霜桑叶三钱　人参七分　杏仁（泥）七分　胡麻仁（炒研）一钱　阿胶八分　麦冬（不去心）二钱　枇杷叶（去净毛，炙）六分

水一碗，煮六分，频频二三次温服。痰多加贝母、瓜蒌；血枯加生地黄；热甚加犀角、羚羊角，或加牛黄。

补秋燥胜气论

按以上所述的秋燥方论，是指燥的“复气”“标气”。因为燥气在五行中属金，金能克木。木能生火，木为母，火为子，火指少阳相火。子火助母反克于金，故出现燥热、干燥的症状。另外，《灵枢》说：“丙丁为手之两阳合明”，“辰巳为足之两阳合明”。阳明本燥而标阳。前人说的“燥气化火”，《内经》所说的“燥金之下，火气承之”，都是指燥火而言。考查古代医书，没有秋燥病的记载，近代以来，唯有喻嘉言才补充了燥气为病的论述，制定了用甘润微寒之剂治疗燥气病的大法。叶天士也曾提出燥气化火的论述，用辛凉甘润的方剂来治疗。这一治法是承袭《素问》所说的“燥化于天，热反胜之，治以辛凉，佐以甘苦”的治疗大法。我承袭前人的观点，只叙述秋燥证复气引起的疾病，这在前面已经讲过了。书稿完成之后，发现与《素问》“燥淫所胜”的论述不甚相符，所以在杂说篇中，特别写了“燥气论”一篇，详细地说明了“正化”“对化”“胜气”“复气”等，予以补充。但对于燥病胜气现于三焦的情况，却始终没有立出具体的方剂和论治方法，书稿的内容不完全，心里始终感到不安。后来看到沈目南先生所著的《医征》，温热病论其中有一篇“秋燥”篇，议论博大透彻，现在特地附在后面，其中间或有偏颇而不够圆满的地方，我又做出了详细的辨析，并且特地补充燥病胜气的治疗方法于后。

原文

按前所序之秋燥方论，乃燥之复气也，标气也。盖燥属金而克木，木之子，少阳相火也，火气来复，故现燥热干燥之证。又《灵枢》谓：丙丁为手之两阳合明，辰巳为足之两阳合明，阳明本燥，标阳也。前人谓燥气化火，《经》谓燥金之下，火气承之，皆谓是也。案古方书，无秋燥之病。近代以来惟喻氏始补燥气论，其方用甘润微寒；叶氏亦有燥气化火之论，其方用辛凉甘润；乃《素问》所谓燥化于天，热反胜之，治以辛凉，佐以苦甘法也。瑭袭前人之旧，故但叙燥证复气如前。书已告成，窃思与《素问》燥淫所胜不合，故杂说篇中，特著燥论一条，详言正化、对化、胜气、复气以补之。其于燥病胜气之现于三焦者，究未出方论，乃不全之书，心终不安。嗣得沈目南先生《医征》温热病论，内有秋燥一篇，议论通达正大，兹采而录之于后，间有偏胜不圆之处，又详辨之，并特补燥证胜气治法如下。

再按：胜气、复气的理论，及“正化”“对化”“从本”“从标”的道理，近代的医家，多数不做深入研究，注释医典的人，也没有多下工夫考察。例如，张仲景《伤寒论》中使用的麻黄、桂枝、干姜、附子等，实质上是为治寒的“胜气”，治寒的“正化”，治寒的“本病”而设立的。白虎汤、承气汤，实质上为治寒的“复气”，治寒的“对化”，治寒的“标病”而设立的。其余的六淫之气致病，都可以以此类推。（太阳病证本寒标热，对化为火，因为水胜必克火，所以《内经》中有“太阳司天，心病为多”的记载，最后归纳总结为：病本于心，心火受病，必克肺金。白虎汤就是用来救治肺金之气的。肺金受病，则坚刚牢固，滞塞不通，复气为土，土性壅塞，反来克本身之真水。承气汤即是通过疏泄阳明燥金与土的壅塞而救肾之真水的。《内经》中又说：“寒淫所胜，以咸泻之”。历代医家的注释，都不过是根据文章作出呆板的解释，其所以用此方法的道理，始终没有明确地表达出来。本书不能把《伤寒论》的内容全部都注释一遍，偶尔举出一例，以便比照其他的内容。聪明的人得此门径，深入地研究《内经》，疑难自可迎刃而解；能够理解《伤寒论》的内容，对本篇也不会有难以理解的地方。由此类推，六气为病的情况都可以照此理解。）

沈目南《燥病论》中提到：《素问·天元纪大论》中有条文：“天以六为节，地以五为制。”这是因为六气以风、寒、暑、湿、燥、火来调节气候的变化，五运以木、火、土、金、水来生克制化。然而天之六气主于外，一气统管六十多天；地之五运主于内，而一运统管七十二天多，所以五运六气合行而完成一年的运行。这是自然界不会变更的规律。但在《内经》中没有“长夏伤于湿，秋伤于

再按胜复之理，与正化对化，从本从标之道，近代以来，多不深求，注释之家，亦不甚考。如仲景《伤寒论》中之麻桂、姜附，治寒之胜气也，治寒之正化也，治寒之本病也。白虎、承气，治寒之复气也，治寒之对化也，治寒之标病也。余气俱可从此类推。（太阳本寒标热，对化为火，盖水胜必克火。故《经》载太阳司天，心病为多。末总结之曰：病本于心，心火受病必克金。白虎，所以救金也。金受病，则坚刚牢固，滞塞不通，复气为土，土性壅塞，反来克本身之真水。承气，所以泄金与土而救水也。再《经》谓：寒淫所胜，以咸泻之。从来注释家，不过随文释义，其所以用方之故，究未达出。本论不能遍注伤寒，偶举一端，以例其余。明者得此门径，熟玩《内经》，自可迎刃而解，能解伤寒，其于本论，自无难解者矣。由是推之，六气皆然耳。）

沈目南《燥病论》曰：《天元纪大论》云，天以六为节，地以五为制。盖六乃风寒暑湿燥火为节，五即木火土金水为制。然天气主外，而一气司六十日有奇；地运主内，而一

燥”的记载，所以秋燥病一直没有被医家所重视，因此至今还没能很清楚燥邪致病的道理。前辈医家虽然也有谈到燥证的，但都是属于内伤津血干枯之证，与外感秋季清凉时之燥气不同。然而燥气起于秋分以后，小雪以前，这时正是阳明燥金，凉燥之气当令之时，燥病多发于此时。《内经》中说：阳明燥金之气胜，则清冷发于中焦，左胠及胁部疼痛，大便稀溏泄泻，在内表现为咽喉窒塞，在外则发为癫疝。深秋时节一派肃杀之象，使盛开的花草开始凋零，各种虫类也遭受其害。燥气侵袭于肺，可使胸中不舒，咽喉阻塞而咳。根据这段经文可知燥令之季必有凉气侵袭于人，肝木受邪而致燥病。只有近代的喻嘉言才非常明确地表达出这个论点，从而为后世苍生造福。奈何将各种气机膹郁、痿证、喘证、呕吐、咳嗽不止而咯白痰、出血致死的病证，都称为燥病。这些都是由于内伤津液阴血而造成的，实际上却和外感燥邪所致的燥证并不相关。喻氏自己创制的清燥救肺汤，组成的药物都是滋阴清凉之品，适用于火热刑金、肺气受热的情况。如果用来治疗燥邪所致的秋燥病，则是以寒凉药物治疗寒凉性质的疾病，反而加重病情。殊不知秋燥病属于寒凉性质，燥被称为“次寒”，其致病的性质和感受寒邪是同一性质的。《内经》中以为寒邪所胜引起的疾病，可用甘热之药来治疗。这里只是燥邪所胜引起的疾病，所以用苦温药来治疗。就是用苦温、辛温之品解表，这和冬月寒令而用麻黄、桂枝、干姜、附子等，治法不同，但是其和中攻里的机理却是一致的。所以就不再另立方剂了。因为《内经》中的六气致病，分为阴、阳两大类来治疗，以风、热、火三气属阳而同用寒凉之剂，但具体的用药又有辛

运主七十二日有奇。故五运六气合行而终一岁，乃天然不易之道也。《内经》失去长夏伤于湿、秋伤于燥，所以燥证湮没，至今不明。先哲虽有言之，皆是内伤津血干枯之证，非谓外感清凉时气之燥。然燥病起于秋分以后，小雪以前，阳明燥金凉气司令。《经》云：阳明之胜，清发于中，左胠胁痛，溏泄，内为嗌塞，外发颓疝。大凉肃杀，华英改容，毛虫乃殃。胸中不便，嗌塞而咳。据此经文，燥令必有凉气感人，肝木受邪而为燥也。惟近代喻嘉言昂然表出，可为后世苍生之幸；奈以诸气膹郁，诸痿喘呕，咳不止而出白血死，谓之燥病，此乃伤于内者而言，诚与外感燥证不相及也。更自制清燥救肺汤，皆以滋阴清凉之品，施于火热刑金，肺气受热者宜之。若治燥病，则以凉投凉，必反增病剧。殊不知燥病属凉，谓之次寒，病与感寒同类。《经》以寒淫所胜，治以甘热，此但燥淫所胜，平以苦温，乃外用苦温辛温解表，与冬月寒令而用麻桂姜附，其法不同，其和中攻里则一，故不立方。盖《内经》六气，但分阴阳主治，以风热火三气属阳同治，

凉、苦寒、咸寒的区别；以湿、燥、寒三气属阴而同用温热之剂，但具体用药又有苦热、苦温、甘热的差异。张仲景在《伤寒论》中之将伤寒、温病作为外感病的两大纲。《性理大全》认为燥属次寒，怎奈后世医家都认为燥邪属热，两者的说法完全不同。究竟哪一种观点正确呢？我举例说明，比如在盛夏，暑热熏蒸，人体汗出不断，肌肤潮润而不干燥，冬季天气寒冷，而人的肌肤却干槁燥裂。所以可以认为深秋季节燥令当时，与人体肺金之气相应，肌肤也就比较干燥，而盛夏火令之时却不会如此。由此可以证明燥气属凉，前人认为燥气属热的观点是不正确的。

按：沈目南先生的论断，可谓独具慧眼，不为流俗所淹没。他批评喻嘉言补燥用甘寒滋阴之品，违背了《内经》中"燥淫所胜，平以苦温"的观点，也很有道理。但是认为各种气机郁结、痿证、喘证、呕吐、咳不止而吐白血等都属于内伤病变，理论上很难解释得清。因为由于内伤而致此证的情况固然较多，而由于外感余邪在肺络，转化为燥热而致此证的情况也不在少数。我在本书前面"风温咳嗽"条文下，就驳斥了以杏苏散辛温之剂统治四时咳嗽的错误做法，补充用了桑菊饮的治法，并在方论中详细论述了久咳不愈，留邪在内导致虚损的原因，这和本证外感留邪、化为燥热的道理是相一致的。认为清燥救肺汤可以治疗秋燥中的"复气"为病，而不能治疗秋燥中的"胜气"为病，喻嘉言自然是没有什么可以辩驳的。如果认为喻氏清燥救肺汤竟然与外感燥病毫不相关，未免自执一词，有些片面了，因为喻氏清燥救肺汤，即从《伤寒论》中复脉汤化裁而来。伤寒在初起时必兼母气肺金之燥，所以在开始时须用辛温甘热之剂，接着宜用辛凉苦寒

但药有辛凉、苦寒、咸寒之异；湿燥寒三气属阴同治，但药有苦热、苦温、甘热之不同。仲景所以立伤寒温病二论为大纲也。盖《性理大全》谓燥属次寒，奈后贤悉谓属热，大相径庭。如盛夏暑热熏蒸，则人身汗出濈濈，肌肉潮润而不燥也；冬月寒凝肃杀，而人身干槁燥冽，故深秋燥令气行，人体肺金应之，肌肤亦燥，乃火令无权，故燥属凉，前人谓热，非矣。

按先生此论，可谓独具只眼，不为流俗所汩没者。其责喻氏补燥论用甘寒滋阴之品，殊失燥淫所胜，平以苦温之法，亦甚有理。但谓诸气膹郁，诸痿喘呕，咳不止出白血，尽属内伤，则于理欠圆。盖因内伤而致此证者固多，由外感余邪在络，转化转热而致此证者，亦复不少。瑭前于风温咳嗽条下，驳杏苏散，补桑菊饮，方论内极言咳久留邪致损之故，与此证同一理也。谓清燥救肺汤治燥之复气，断非治燥之胜气，喻氏自无从致辨；若谓竟与燥不相及，未免各就一边谈理。盖喻氏之清燥救肺汤，即《伤寒论》中后半截之复脉汤也。伤寒必兼母气之燥，故初用辛温甘热，继用辛

之剂，最后则要用甘润之品。这是根据气化的规律所制定的治则。所以从这个意义上来说，喻氏清燥救肺汤与燥邪致病是有关系的。至于说仲景将伤寒、温病立为外感病的两大纲，就是《素问》中所说的“寒暑六入，暑统风火，寒统燥湿”，因此将一切外感疾病，都包括在伤寒与温病之中，这种说法尤其不全面。这是因为太过尊崇仲景而造成的失误。如果真是那样，则仲景的著作应当命名为“六气论”或“外感论”了，为什么独名《伤寒论》呢？因为仲景当时著书，本来就是为伤寒而写的，并没有全面包含外感病的各个方面，其书中论温、论暑、论湿的内容，仅仅是偶尔涉及一些罢了。即使沈目南先生自己也是补充《伤寒论》内容而写了《医征》温热病论。如果《伤寒论》是全面论述所有外感病的书，先生又何须补充呢？我并非一味好辩，而是恐怕后世学医者对此眉目不清，过分地尊崇前辈们的论述，反而将一切外感病都混入《伤寒论》中。这正是近世以来的一个极大的弊端。遗留下来的危害尚未完全消灭，怎敢再如此立论呢？

一、秋天感受燥气致病，轻的为燥，重的为寒，从其母气而化为湿，从其复气而化为火。

本条揭示了燥气致病的大纲，并兼叙其子母之气、胜复之气的变化。这样就很容易明白燥邪致病的机制了。重则为寒是因为寒水属燥金之子。肾属水，金生水，肺为肾之母，母病及子，燥从寒水之气化而为寒，则病情较重，从其母气而化为湿是因为土生金，湿土是燥金的母气，如燥金从母气而化则为湿，所以湿邪致病的情况也会发生于秋令。《素问·至真要大论》中说：“阳明、厥阴，不从标本，从乎中也。”又说：“从本者，化生于本；从标本者，有标本之化；从中者，以中气为化

凉苦寒，终用甘润，因其气化之所至而然也。至谓仲景立伤寒温病二大纲，如《素问》所云，寒暑六入，暑统风火，寒统燥湿，一切外感，皆包于内，其说尤不尽然，盖尊信仲景太过而失之矣。若然，则仲景之书，当名六气论，或外感论矣，何以独名《伤寒论》哉！盖仲景当日著书，原为伤寒而设，并未遍著外感，其论温、论暑、论湿，偶一及之也。即先生亦补《医征》温热病论，若系全书，何容又补哉！瑭非好辨，恐后学眉目不清，尊信前辈太过，反将一切外感，总混入《伤寒论》中，此近代以来之大弊，祸未消灭，尚敢如此立论哉！

一、秋燥之气，轻则为燥，重则为寒，化气为湿，复气为火。

揭燥气之大纲，兼叙其子母之气、胜复之气，而燥气自明。重则为寒者，寒水为燥金之子也；化气为湿者，土生金，湿土其母气也。《至真要大论》曰：阳明厥阴，不从标本，从乎中也。又曰：从本者，化生于本；从标本者，有标本之化；从中者，以中气为化也。

也。”阳明之上，归燥气统治，而阳明的中见之气为太阴。所以本书起初没有提到燥金本气致病的治疗方法，而对于疟疾、疝气等变化为寒、湿病证，则附见于本书中“寒湿”条下。叶天士《临证指南医案》认为这类疾病多是由于伏暑邪气在内而发，再加上外界感受寒凉刺激所致。所以多见于伏暑病内；而在张仲景《金匮要略》中则多列于腹痛、疟、寒疝门类中。

二、凉燥之气，侵袭本脏肺胃，头微痛，恶寒，咳嗽，咳痰清稀，鼻塞不利，咽喉堵塞，脉弦，无汗的，用杏苏散治疗。

“本脏”指的是肺、胃二脏。《内经》曾有“咽喉窒塞而咳”的明文记载，所以燥气侵犯上焦的病变，都从肺经开始。肺合皮毛，燥气伤肺，所以头轻微疼痛并且恶寒。头稍微有些疼痛，但不像伤寒那样严重，而且阳明之经脉上行于头额，燥邪伤阳明本脏，也可以引起头痛。咳嗽吐稀白痰是由于肺恶寒，古人称燥为小寒，凉燥之气侵袭肺脏，影响肺通调水道的功能，所以寒饮停肺而咳吐稀白痰。鼻为肺窍因而鼻塞不通。咽喉窒塞是因为咽喉为肺所系。脉弦乃是寒饮之象。无汗是因为凉燥之气搏于皮毛。从杏苏散的作用来看，与小青龙汤相似，但力量比小青龙汤稍逊。本条应参看下焦篇补充的痰饮病的那几条条文，那么对痰饮证的证治，就更为全面。

再按：现今医家公认杏苏散为治疗四时伤风咳嗽的通用方，本书在前面关于风温证时已辩驳了；如证属伤于凉燥之气的咳嗽，治以苦温，并佐以甘辛之药，则最为恰当。如果感受重寒而且兼夹痰饮的咳嗽，则用小青龙汤以祛寒逐饮；若伤于春季之风温，以及感受燥邪已化火且无痰的症状，则仍然用桑菊饮、桑杏汤

按阳明之上，燥气治之，中见太阴。故本论初未著燥金本气方论，而于疟疝等证，附见于寒湿条下。叶氏医案谓伏暑内发，新凉外加，多见于伏暑类中；仲景《金匮》，多见于腹痛疟疝门中。

二、燥伤本脏，头微痛，恶寒，咳嗽稀痰，鼻塞，嗌塞，脉弦，无汗，杏苏散主之。

本脏者，肺胃也。《经》有嗌塞而咳之明文，故上焦之病自此始。燥伤皮毛故头微痛恶寒也，微痛者，不似伤寒之痛甚也。阳明之脉，上行头角，故头亦痛也。咳嗽稀痰者，肺恶寒，古人谓燥为小寒也；肺为燥气所搏，不能通调水道，故寒饮停而咳也。鼻塞者，鼻为肺窍。嗌塞者，嗌为肺系也。脉弦者，寒兼饮也。无汗者，凉搏皮毛也。按杏苏散，减小青龙一等。此条当与下焦篇所补之痰饮数条参看。再杏苏散乃时人统治四时伤风咳嗽通用之方，本论前于风温门中已驳之矣；若伤燥凉之咳，治以苦温，佐以甘辛，正为合拍。若受重寒夹饮之咳，则有青龙；若伤春风，与燥已化火无痰之证，则仍从桑菊饮、

之辛凉甘润法治疗。

杏苏散方

苏叶　半夏　前胡　苦桔梗　陈皮　大枣（去核）　茯苓　枳壳　杏仁　甘草　生姜

【加减法】 无汗，脉弦甚或紧的，加羌活，稍微发些汗；汗出以后，咳嗽不止的，去苏叶、羌活，加苏梗；兼泄泻、腹胀满的，加苍术、厚朴；头痛兼眉棱骨痛的，加白芷；热势较重的，加黄芩，但热虽甚而泄泻腹满的，则不可加黄芩。

【方论】 本方是以苦温甘辛法之原则组方的。因本证是为外感凉燥之气，所以用苏叶、前胡这种辛温气味轻清者外达于表；全身无汗，脉紧，乃燥偏于寒，寒气束表之象，所以加辛温之气较重的羌活，以微发其汗，使寒从汗解。甘草、桔梗能开上焦肺气，枳壳、杏仁、前胡、黄芩能肃降肺气，肺气宣降正常，那么鼻窍、咽喉就可以宣通，而且咳嗽也可以止住。陈皮、半夏、茯苓，一来可以化寒饮、逐痰涎，二来可以温补肺、胃之阳。用白芷替换原方中的白术，是因为白术可入中焦脾经，而白芷为入肺、胃二经之药，并且可温散肌腠之寒气外达于皮毛。

相关知识链接/

吴氏言“按杏苏散，减小青龙一等……若受重寒夹饮之咳，则有青龙。”杏苏散与小青龙汤一为时方，一为经方；一为辛温缓剂以治外感风寒轻证，一为辛温峻剂，以治外感风寒重证；杏苏散用陈皮、生姜等温药之缓以化痰，小青龙汤用干姜、细辛等温药之峻以化饮。可见，从风寒客表、水饮内停方面分析，杏苏散制方乃从小青龙汤演变而来，而外散风寒、内化痰饮之力较小青龙汤为次。

桑杏汤例。

杏苏散方

苏叶　半夏　茯苓　前胡　苦桔梗　枳壳　甘草　生姜　大枣（去核）　橘皮　杏仁

【加减法】 无汗，脉弦甚或紧者，加羌活，微透汗。汗后咳不止，去苏叶、羌活，加苏梗。兼泄泻腹满者，加苍术、厚朴。头痛兼眉棱骨痛者，加白芷。热甚加黄芩，泄泻腹满者不用。

【方论】 此苦温甘辛法也。外感燥凉，故以苏叶、前胡辛温之轻者达表；无汗脉紧，故加羌活辛温之重者，微发其汗。甘、桔从上开，枳、杏、前、芩从下降，则嗌塞鼻塞宣通而咳可止。橘、半、茯苓，逐饮而补肺胃之阳。以白芷易原方之白术者，白术中焦脾药也，白芷肺胃本经之药也，且能温肌肉而达皮毛。姜、枣为

生姜、大枣用来调和营卫气血。如果在表之燥凉之气已退，而在里之邪未被祛除，以致咳嗽不止的，则可以去掉外达肌表的苏叶，加入苏梗以宣降气机。若病初起有泄泻、脘腹胀满的，是由于肺气过实的里证所致，所以应去除气味苦寒的黄芩，加性味苦辛温的苍术、厚朴，以理气温中燥湿。

相关知识链接/

吴氏指出："秋燥之气，轻则为燥，重则为寒，化气为湿，复气为火。"提出燥气有"胜复"不同，化热伤津之证属燥的复气，此时仅肺脏受累，症状较轻；燥气寒化是燥的胜气，母病及子累及肾脏，症状较重。由此看出吴氏支持燥为阴邪论的观点。关于燥的阴阳属性，至今医学界仍有争议，从春秋的主气相对而言，燥应属阴；但是从燥与湿相对而言，燥应属阳。针对物不同，属性亦有变化。

三、感受凉燥，症如伤寒太阳表证，身有汗出，不咳嗽，不呕吐，不兼有肢体疼痛的，宜用桂枝汤稍稍调和营卫。

本证也可出现如伤寒太阳表证的头痛、身痛、恶风寒等。本证已有汗出，不得再发其汗，也像伤于寒邪一样。凉燥与风寒虽然均属于寒，但燥较寒为轻，所以少许使用辛温而甘的桂枝汤，以稍微调和营卫，却不致温燥伤津。

桂枝汤方（见前）

四、秋季燥金之气当令，头痛，恶寒发热，胸胁疼痛，严重的少腹如有肿块，聚散不定而痛，用桂枝柴胡各半汤加吴萸楝子茴香木香汤治疗。

这是金胜克木的病变，脾木病证与肺金病证同现，表里同病，所以用小柴胡汤疏达肝胆之气，使肝气条达，配合桂枝汤外解在表之邪，再用吴茱萸、川楝

调和营卫之用。若表凉退而里邪未除，咳不止者，则去走表之苏叶，加降里之苏梗。泄泻腹满，金气太实之里证也，故去黄芩之苦寒，加术、朴之苦辛温也。

三、伤燥，如伤寒太阳证，有汗不咳，不呕，不痛者，桂枝汤小和之。

如伤寒太阳证者，指头痛、身痛、恶风寒而言也。有汗不得再发其汗，亦如伤寒例，但燥较寒为轻，故少与桂枝小和之也。

桂枝汤方（见前）

四、燥金司令，头痛，身寒热，胸胁痛，甚则疝瘕痛者，桂枝柴胡各半汤加吴萸楝子茴香木香汤主之。

此金胜克木也。木病与金病并见，表里齐病，故以柴胡达少阳之气即所以达肝木之气，合桂枝而外出太阳，

子、茴香、木香等药，芳香止痛，苦温通降。湿、燥、寒都属阴邪，多伤足经，所以治疗方法也类似于伤寒，多从足经用药。

桂枝柴胡各半汤加吴茱萸川楝子茴香木香汤（治以苦温，佐以甘辛法）

桂枝　柴胡　吴茱萸　黄芩　人参　广木香　生姜　白芍　大枣（去核）　川楝子　小茴香　半夏　炙甘草

五、凉燥之气传入中焦，脉短而涩，无恶寒发热的表证，无阳明里实的下证，而是出现胸痛，腹及两胁胀痛，或呕吐，或泄泻，宜用苦温甘辛法调和治疗。

凉燥之气虽然传入中焦，表证已经不存在，但也没有里实的见症，就不能误用发汗、攻下的方法。只要以苦温甘辛的方法来调和气机就可以了。脉短而涩，长脉为肝木，短脉属肺金，滑脉为润象，涩脉为燥象，脉短涩为秋燥本脉。肝厥阴之脉循胸胁，肝气不舒故胸痛；之所以腹痛，是因为肺金克伐肝木，而肝木又克伐脾土的缘故；胁痛，是肝木本身病变的表现；之所以呕吐，也是因为肺金克伐肝木；之所以腹泻，是由于阳明之上燥气治之，而中见太阴湿土的缘故。以上症状可两者、或三者兼而有之，均为肝木受病而中焦脾土被克伐，病情稳定但病势变化，所以只出治法而不立方，医者可随证化裁。用性味苦温甘辛之药的原因，是根据《内经》所说的“燥淫所胜，治以苦温，佐以甘辛，以苦下之”

相关知识链接／

燥气为秋季的主气，燥气太过侵袭人体致病则称为“秋燥”，秋天是养肺的最佳时机，此时饮食应以“甘平为主”，多喝豆浆、稀粥（如百合粥、杏仁粥、贝母粥等）、牛奶等维持水液代谢，多吃些润肺生津、养阴清燥的水果、干果和蔬菜，如梨、柚子、荸荠、柠檬、山楂、杏仁、山药、萝卜等。

加芳香定痛，苦温通降也。湿燥寒同为阴邪，故仍从足经例。

桂枝柴胡各半汤加吴萸楝子茴香木香汤方（治以苦温，佐以甘辛法）

桂枝　吴茱萸　黄芩　柴胡　人参　广木香　生姜　白芍　大枣（去核）川楝子　小茴香　半夏　炙甘草

五、燥淫传入中焦，脉短而涩，无表证，无下证，胸痛，腹胁胀痛，或呕，或泄，苦温甘辛以和之。

燥虽传入中焦，既无表里证，不得误汗、误下，但以苦温甘辛和之足矣。脉短而涩者，长为木，短为金，滑为润，涩为燥也。胸痛者，肝脉络胸也。腹痛者，金气克木，木病克土也。胁痛者，肝木之本位也。呕者，亦金克木病也。泄者，阳明之上，燥气治之，中见太阴也。或者，不定之辞；有痛而兼呕与泄者，有不呕而但泄者，有不泄而但呕者，有不兼呕与泄而但痛者。病情有定，病势无定，故但出法而不立方，学者随证化裁可也。药用苦温甘辛者，《经》谓燥淫所胜，治以苦温，佐以甘辛，以苦下之。盖苦温从火化以克金，

而确定的。大抵上说，苦温从火化可以克伐燥金，甘辛从阳化可以胜阴寒之气。用苦味之药通下，是因为肺金性坚刚，可以形成结块，病位深而痼结，非用攻下不能祛除。下条就讨论燥病用攻下的证治。

六、燥邪传入阳明，大便闭结坚硬。如燥气未从热化的，治疗宜苦温攻下；如燥邪已从热化的，治疗宜苦寒攻下。

燥邪未从表解内传入阳明，形成里实证，症见大便秘结，脘腹胀满，此证《内经》只是笼统提出“以苦下之，以苦泄之”的原则。现在的医家多用苦寒之药泻下，却不知此证有已化热与未化热之别，当根据不同的证候表现，用寒下或温下的方法，随证施治，才是恰当的方法。未热化之脉象，必然短而涩，涩就兼紧，面色必定青黄。治疗应用苦温下法，比如《金匮要略》中的大黄附子细辛汤，后世的天台乌药散（见下焦篇寒湿门）加巴豆霜之类，就属于此类方剂。已从热化的脉象，必定数而坚实，面色赤红，必兼黄苔，再参看其他证候表现。用苦寒攻下之法，如三承气汤（大承气汤、小承气汤、调胃承气汤）之类，其中小承气汤中无芒硝，少用大黄或用酒炒大黄，重用枳实、厚朴，那么全方组成就是苦寒之中兼以微温了。

【附治验】 丙辰年，我曾治疗过一位姓车的山阴幕友，年龄虽然才五十五岁，须发却已经白了大半，他的脐部左侧有一盘子大小的硬结，腹部隐隐微痛，大便不通已有数十日。先请外科医生治疗，外科医生用大承气汤攻下，三、四次仍未能使大便通畅。请我去诊治时，按其腹部，包块坚硬如石，皮肤冰冷，面色青黄，脉象短涩而迟。先开始时患者尚能进食，屡次攻下之后，连稀粥都

甘辛从阳化以胜阴也。以苦下之者，金性坚刚，介然成块，病深坚结，非下不可。下文即言下之证。

六、阳明燥证，里实而坚，未从热化，下之以苦温；已从热化，下之以苦寒。

燥证阳明里实而坚满，《经》统言以苦下之，以苦泄之。今人用下法，多以苦寒。不知此证当别已化未化，用温下寒下两法，随证施治，方为的确。未从热化之脉，必仍短涩，涩即兼紧也；面必青黄。苦温下法，如《金匮》大黄附子细辛汤，新方天台乌药散（见下焦篇寒湿门）加巴豆霜之类。已从热化之脉，必数而坚，面必赤，舌必黄，再以他证参之。苦寒下法，如三承气之类，而小承气无芒硝，轻用大黄或酒炒，重用枳、朴，则微兼温矣。

【附治验】 丙辰年，瑭治一山阴幕友车姓，年五十五岁，鬓发已白大半。脐左坚大如盘，隐隐微痛，不大便数十日。先延外科治之，外科以大承气下之三、四次，终不通。延余诊视，按之坚冷如石，面色青黄，脉短

不能进食，大便秘结已经四十九日了。我对他们说：这是癥病，是燥金之气结聚的结果。因为肝气原本郁结，又感受了秋令凉燥之气，原本不严重的病邪入里后，久而结成包块，时间愈久，包块愈坚硬，非用下法治疗不可。但苦寒攻下却不是其正确的治疗方法。我以天台乌药散二钱，加巴豆霜一分，以姜汤调和服下。准备三次的药量，如果服下第一次药之后大便还不能通，就在第二次药中将巴豆霜加一分半，如果第二次服药后大便仍然未通，则在第三次服药时将巴豆霜加至二分。服完第三次药之后，患者开始泻下黑亮粪球四十九枚，坚硬而不易破碎。然后以苦温甘辛之法调理，渐渐地患者能进食了。此后大便又秘结十五日，我像前面的治疗一样用下法，到第二次大便通，泻下黑粪球十五枚，虽然也很坚硬结实，但破之能碎，只是干燥至极。我一方面外用香油熬川椒，布包熨其坚硬之处，另一方面内服苦温芳香之剂以通络，一个多月才使硬块全部化尽。从此病的治疗，才知道燥金之气伤人竟是如此厉害，而温下与寒下两种治疗方法是断然不能混淆的。

乙丑年，曾治疗过通廷尉的日久不愈的疝气。通廷尉时年六十八岁，先前在外地任官时，每次疝气发作时，医生必用人参等药治疗，造成余邪停留在络脉，一直不能痊愈。至乙丑年夏末之时，因受凉而复发疝气，大便坚结于肛门，以致坐卧不安，胀痛不能忍受，汗出较多，七日不大便。我说疝证本属寒邪内侵，凡是坚结牢固的病证，都属于金革之象，何况现在病势危急，非用温下法不可。也用天台乌药散一钱，巴豆霜一分左右，服

涩而迟。先尚能食，屡下之后，糜粥不进，不大便已四十九日。余曰：此癥也，金气之所结也。以肝本抑郁，又感秋金燥气，小邪中里，久而结成，愈久愈坚，非下不可，然寒下非其治也。以天台乌药散二钱，加巴豆霜一分，姜汤和服。设三伏以待之，如不通，第二次加巴豆霜分半；再不通，第三次加巴豆霜二分。服至三次后，始下黑亮球四十九枚，坚莫能破。继以苦温甘辛之法调理，渐次能食。又十五日不大便，余如前法下，至第二次而通，下黑亮球十五枚，虽亦坚结，然破之能碎，但燥极耳。外以香油熬川椒，熨其坚处；内服苦温芳香透络，月余化尽。于此证，方知燥金之气伤人如此，而温下寒下之法，断不容紊也。

乙丑年，治通廷尉，久疝不愈。时年六十八岁。先是通廷尉外任时，每发疝，医者必用人参，故留邪在络，久不得愈。至乙丑季夏，受凉复发，坚结肛门，坐卧不得，胀痛不可忍，汗如雨下，七日不大便。余曰：疝本寒邪，凡坚结牢固，皆属金象，况现在势甚危急，非温下不可。亦用天台乌药散一钱，巴豆霜分许，下至三次始通，通后痛渐定。

三次大便才通，随后疼痛逐渐消失。继以倭硫黄丸调理，兼用《金匮要略》的蜘蛛散，逐渐痊愈。以上两例病案，都应归于下焦病证，因为用了阳明病下坚结的方法，所以附于此处。

相关知识链接/

本条所讲方剂现在还可以用于肝硬化、肝脾肿大、肝癌等疾病，但是该方偏于温行消散，清热解毒力量还是稍嫌不足，在使用本方时合用些清热解毒、抗癌抑瘤的中药，效果会更佳。

七、燥邪侵入下焦，与血分相互搏结，而成为癥病，不论男女，都可以用化癥回生丹治疗。

燥邪侵犯肌表，症状即刻发作的，确实像沈目南先生所讲的，与伤寒治法相同，临证时衡量轻重就可以了。前面补充的几条，除比伤寒治法减轻一等的两条和胸胁腹痛的一条外，与伤寒治法稍有不同，其余都兼有疝瘕，因为《内经》有"燥淫所胜，男子㿗疝，女子少腹痛"的古文字记载。疝瘕多见于寒湿门中，疟疾、泄泻、呕吐多见于寒湿、湿温门中，此处特别补充邪气中里，深入下焦血分，而成坚结不散的痼疾。如果不明白络病治应缓通，而妄用急攻的治法，必然会触犯癥瘕扩散变为蛊胀的禁戒。此病属血蛊，在妇女中更多见，为极难治疗的重证，不可以不加以预防。化癥回生丹法，是"燥淫于内，治以苦温，佐以甘辛，以苦下之"的方法。是从《金匮要略》鳖甲煎丸与回生丹衍化而来的。此方以人参、肉桂、花椒、姜黄通补阳气，白

调以倭硫黄丸，兼用《金匮》蜘蛛散，渐次化净。以上治验二条，俱系下焦证，以出阳明坚结下法，连类而及。

七、燥气延入下焦，搏于血分，而成癥者，无论男妇，化癥回生丹主之。

大邪中表之燥证，感而即发者，诚如目南先生所云，与伤寒同法，学者衡其轻重可耳。前所补数条，除减伤寒法等差二条，胸胁腹痛一条，与伤寒微有不同，余俱兼疝瘕者，以《经》有燥淫所胜，男子㿗疝，女子少腹痛之明文。疝瘕已多见寒湿门中，疟证、泄泻、呕吐已多见于寒湿、湿温门中，此特补小邪中里，深入下焦血分，坚结不散之痼疾。若不知络病宜缓通治法，或妄用急攻，必犯瘕散为蛊之戒。此蛊乃血蛊也，在妇人更多，为极重难治之证，学者不可不豫防之也。化癥回生丹法，系燥淫于内，治以苦温，佐以甘辛，以苦下之也。方从《金匮》鳖甲煎丸与回生丹脱化而出。此方以参、桂、椒、姜通补阳气，白芍、熟地守补阴液，益母膏通补阴气，

芍、熟地黄守补阴液，益母膏通补阴气而利水，鳖甲胶通补肝气，而消癥瘕，其余药物芳香入络而化浊。而且方中应用一些入血分的虫类药物，善飞的行络中气分，善于走窜的走络中血分，这些药称得上是没有什么细微的血络进不去，没有什么坚硬的结块不能消破。又以醋熬大黄三次，可引导各药进入病变部位而不伤其他脏腑，凡久病而形成坚硬结块不能消散的，都必须用此方。有的人嫌药物太多，这是因为他们不知道用药的道理，如果药物少用、独用，则起效迅速，多用则功力分散则起效会缓慢，古人缓化的方剂都是如此，所以说有制节的军队不怕多，没有制节的军队虽然少也会乱。此方加醋、蜜共三十六味药，是四与九相乘得到的数字，而四与九都是金气生成之数，因此可以用于治疗燥金病变。

化癥回生丹方

人参六两　安南桂二两　两头尖二两　麝香二两　片子姜黄二两　公丁香三两　川椒炭二两　虻虫二两　京三棱二两　蒲黄炭一两　藏红花二两　苏木三两　桃仁三两　苏子霜二两　五灵脂二两　降真香二两　干漆二两　当归尾四两　没药二两　白芍四两　杏仁三两　香附米二两　吴茱萸二两　延胡索二两　水蛭二两　阿魏二两　小茴香炭三两　川芎二两　乳香二两　高良姜二两　艾炭二两　益母膏八两　熟地黄四两　鳖甲胶一斤　大黄八两（上药共为细末，以高米醋一斤半，浓煎，晒干为末，再加醋熬，如此三次，晒干为末）

而消水气，鳖甲胶通补肝气，而消癥瘕，余俱芳香入络而化浊。且以食血之虫，飞者走络中气分，走者走络中血分，可谓无微不入，无坚不破。又以醋熬大黄三次，约入病所，不伤他脏，久病坚结不散者，非此不可。或者病其药味太多，不知用药之道，少用独用，则力大而急；多用众用，则功分而缓。古人缓化之方皆然，所谓有制之师不畏多，无制之师少亦乱也。此方合醋与蜜共三十六味，得四九之数，金气生成之数也。

化癥回生丹方

人参六两　安南桂二两　两头尖二两　麝香二两　片子姜黄二两　公丁香三两　川椒炭二两　虻虫二两　京三棱二两　蒲黄炭一两　藏红花二两　苏木三两　桃仁三两　苏子霜二两　五灵脂二两　降真香二两　干漆二两　当归尾四两　没药二两　白芍四两　杏仁三两　香附米二两　吴茱萸二两　元胡索二两　水蛭二两　阿魏二两　小茴香炭三两　川芎二两　乳香二两　良姜二两　艾炭二两　益母膏八两　熟地黄四两　鳖甲胶一斤　大黄八两（共为细末，以高米醋一斤半，熬浓，晒干为末，再加醋熬，如是三次，晒干，末之）

上药共研为细末，以鳖甲胶、益母膏、大黄膏三胶和匀，再加炼蜜做成丸，重一钱五分，以蜡皮封护。以温开水调和，空腹时服下，瘀血较重的以黄酒送服。可治如下病证：

治癥块结聚不消散，但不觉疼痛。

治癥块发作而疼痛剧烈。

治血痹证。

治妇人属于实证的干血痨。

治疟母左胁疼痛兼有恶寒发热者。

治妇女经前作痛，即痛经。

治妇女经前发热。

治妇女经前误食生冷而腹痛的。

治妇女经闭。

治妇女经色紫黑，甚至有血块。

治因为跌打损伤而致瘀血所致的腰痛。

治产后因恶露不净，瘀血内结，引起少腹疼痛拒按相关病证。

治跌仆昏晕欲死的。

治刀伤、棒伤兼有瘀滞。

八、燥气久伏留于下焦，不与血分相搏，老年人八脉虚而形成结块者，不可

共为细末，以鳖甲、益母、大黄三胶和匀，再加炼蜜为丸，重一钱五分，蜡皮封护。用时温开水和，空心服；瘀甚之证，黄酒下。

治癥结不散不痛。

治癥发痛甚。

治血痹。

治妇女干血痨证之属实者。

治疟母左胁痛而寒热者。

治妇女经前作痛，古谓之痛经者。

治妇女将欲行经而寒热者。

治妇女将欲行经，误食生冷腹痛者。

治妇女经闭。

治妇女经来紫黑，甚至成块者。

治腰痛之因于跌扑死血者。

治产后瘀血，少腹痛，拒按者。

治跌扑昏晕欲死者。

治金疮棒疮之有瘀滞者。

八、燥气久伏下焦，不与血搏，老年八脉空虚，不可与化癥回生丹，

用化癥回生丹，可用复亨丹治疗。

燥金性质沉着，日久而难以消散，则非用温通脉络的方法不可，不同于血分相搏的硬块，发作时痛胀有形，痛止则无形，因此不能误伤营血，而用化癥之法，只能用复亨丹。复亨丹的含义是事物的此消彼长到极限时，就可转化为通达顺利。方剂以温养、温燥兼用。这是因为温燥的方剂可暂用不可久服，久病不但阳虚，阴气也损伤，老年人八脉空虚，更应当顾护其阴，故以石硫黄补下焦的真阳而不伤阴液，为君药；佐以鹿茸，枸杞子、人参、茯苓、肉苁蓉补助正气，以当归、小茴香、花椒、肉桂、丁香、萆薢，通冲任与祛除肝肾的邪气。在本书后面所附的“解产难”中已有通补奇经丸的方剂，但彼方专以通补八脉为主，此方则温养与温燥合法；而且与上条为相互对应的方剂，因此还是一起收录于本书中。《难经》讲：任脉为病，男子为七疝，女子为瘕聚，朱丹溪认为七疝是：寒疝、水疝、筋疝、血疝、气疝、狐疝、癫疝。《袖珍方》认为：一厥、二盘、三寒、四癥、五附、六脉、七气为七疝。瘕属血病，即妇人的疝病，后世称蛇瘕、脂瘕、青瘕、黄瘕、燥瘕、狐瘕、血瘕、鳖瘕，为八瘕。任脉主天癸生气，所以大多表现为有形可见的积块。前方适宜于有形的实证，此方适用于无形的虚证。

复亨丹主之。

金性沉著，久而不散，自非温通络脉不可。既不与血搏成坚硬之块，发时痛胀有形，痛止无形，自不得伤无过之营血，而用化癥矣。复亨大义，谓剥极而复，复则能亨也。其方以温养温燥兼用，盖温燥之方，可暂不可久，况久病虽曰阳虚，阴亦不能独足，至老年八脉空虚，更当豫护其阴。故以石硫黄补下焦真阳，而不伤阴之品为君，佐以鹿茸、枸杞、人参、茯苓、苁蓉补正，而但以归、茴、椒、桂、丁香、萆薢，通冲任与肝肾之邪也。按“解产难”中，已有通补奇经丸方；此方可以不录。但彼方专以通补八脉为主，此则温养温燥合法；且与上条为对待之方，故并载之。按《难经》：任之为病，男子为七疝，女子为瘕聚。七疝者，朱丹溪谓：寒疝、水疝、筋疝、血疝、气疝、狐疝、癫疝，为七疝。《袖珍》谓：一厥、二盘、三寒、四癥、五附、六脉、七气，为七疝。瘕者血病，即妇人之疝也。后世谓：蛇瘕、脂瘕、青瘕、黄瘕、燥瘕、狐瘕、血瘕、鳖瘕，为八瘕。盖任为天癸生气，故多有形之积。大抵有形之实证宜前方，无形之虚证宜此方也。

按：凉燥之邪所遗留的疾病，如疟疾、疝气之类，已经收录于下焦篇的寒湿湿温门中。再者说本书中治疗凉燥的方子，应收入燥门的还有很多，因篇幅所限，不能一一收录。上面所述，已经揭示了治燥的门径，后学者可举一反三。

复亨丹方（苦温辛甘法）

倭硫黄十分（即石硫黄，不可用水土硫黄） 鹿茸八分（酒炙） 枸杞子六分 人参四分 云茯苓八分 淡苁蓉八分 安南桂四分 全当归六分（酒浸） 小茴香六分（酒浸，与当归同炒黑） 川椒炭三分 萆薢六分 炙龟板四分

益母膏调和成丸，如梧桐子大。每次服二钱，每日服两次。冬天逐渐加到每次服三钱，开水送下。

按：前人有“燥邪不为病”的说法，不是将寒与燥混在一起，就是把燥病混入湿类疾病中。这是因为燥为寒气之始，与寒邪相似，所以将燥邪与寒邪相混。又因为阳明主燥，中见太阴湿土，所以又容易混入湿门中。学医的人，必须概念清楚，熟悉《内经》原文，才能做到胸中有定见，不会出现错误。

霹雳散方

主治燥邪所致的吐泻、腹痛，甚至四肢厥逆、抽筋、腿痛、肢体麻木，坐卧不安，烦躁不宁，甚则摸不到脉搏，阴毒发斑，疝瘕等症，和一切寒凝积聚。寒

按燥金遗病，如疟疝之类，多见下焦篇寒湿湿温门中。再载在方书，应收入燥门者尚多，以限于篇幅，不及备录，已示门径，学者隅反可也。

复亨丹方（苦温甘辛法）

倭硫黄十分（按倭硫黄者，石硫黄也，水土硫黄断不可用） 鹿茸（酒炙）八分 枸杞子六分 人参四分 云茯苓八分 淡苁蓉八分 安南桂四分 全当归（酒浸）六分 小茴香六分（酒浸，与当归同炒黑） 川椒炭三分 萆薢六分 炙龟板四分

益母膏和为丸，小梧桐子大。每服二钱，日再服；冬日渐加至三钱，开水下。

按前人燥不为病之说，非将寒燥混入一门，即混入湿门矣。盖以燥为寒之始，与寒相似，故混入寒门。又以阳明之上，燥气治之，中见太阴；而阳明从中，以中气为化，故又易混入湿门也。但学医之士，必须眉目清楚，复《内经》之旧，而后中有定见，方不越乎规矩也。

霹力散方

主治中燥吐泻腹痛，甚则四肢厥逆，转筋，腿痛，肢麻，起卧不安，

轻的不可多服，寒重的不能少服，以疾病痊愈为度。不是单纯感受湿、燥、寒这三种阴邪的，不可服。

桂枝六两　公丁香四两　草果二两　川椒五两（炒）　小茴香四两（炒）　薤白四两　高良姜三两　吴茱萸四两　五灵脂二两　降香五两　乌药三两　干姜三两　石菖蒲二两　防己三两　槟榔二两　荜澄茄五两　附子三两　细辛二两　青木香四两　薏苡仁五两　雄黄五钱

上药共研细末，以开水调和后服，成人每次服三钱，病情重的每次可服五钱，小儿减半。另外病重的，可以连服几次，以不疼痛、四肢不再厥冷，或腹泻止、小腿肚不再抽筋为度。

【方论】《内经》中有五疫的名称，任一五行偏盛到极点，都可以致疫。虽然瘟疫流行，以火证多见，但燥金、寒湿所致的温疫也经常出现。风、火、暑为阳邪，与秽浊的疫疠之气相合，则为温疫；湿、燥、寒为阴邪，与秽浊的疫疠之气相合，则为寒疫。现在多有肢麻、转筋、手足厥逆、吐泻腹痛、胁肋疼痛，甚至反恶热伴有口渴思冷饮的。《内经》讲："雾伤于上，湿伤于下"，此症为燥金

烦躁不宁，甚则六脉全无，阴毒发斑，疝瘕等证，并一切凝寒痼冷积聚。寒轻者，不可多服；寒重者，不可少服，以愈为度。非实在纯受湿燥寒三气阴邪者，不可服。

桂枝六两　公丁香四两　草果二两　川椒（炒）五两　小茴香（炒）四两　薤白四两　良姜三两　吴茱萸四两　五灵脂二两　降香五两　乌药三两　干姜三两　石菖蒲二两　防己三两　槟榔二两　荜澄茄五两　附子三两　细辛二两　青木香四两　薏仁五两　雄黄五钱

上药共为细末，开水和服。大人每服三钱，病重者五钱；小人减半。再病重者，连服数次，以痛止厥回，或泻止筋不转为度。

【方论】 按《内经》有五疫之称，五行偏胜之极，皆可致疫。虽疠气之至，多见火证；而燥金寒湿之疫，亦复时有。盖风火暑三者为阳邪，与秽浊异气相参，则为温疠；湿燥寒三者为阴邪，与秽浊异气相参，则为寒疠。现在见证，多有肢麻转筋，手足厥逆吐泻腹痛，胁肋疼痛，甚至反恶热而大渴思凉者。《经》谓雾伤于上，湿伤于

寒湿之气，(《内经》说阳明在上，太阴在中；又说阳明病的治疗要治中焦入手)，侵犯筋脉，由大络、别络而内伤三阴的脏腑之气，所以转筋到腹部的，可能死亡。又吐又泻，是阴阳逆乱的表现。各种疼痛，都是由于燥金湿土之气相搏结而引起的。《伤寒论·少阴病篇》讲："自利而渴者，属少阴，虚故饮水自救"，所以患者表现为口干渴喜凉饮。头面红赤，是由于阴邪上迫，阳气不能潜敛，即所谓戴阳记。其全身恶热喜凉的，是阴邪盘踞在体内，阳气无处依附而要外散。阴病反而出现阳证的表现，说明水极似火，感受阴邪很重。各种阳证都已呈现，但脐痛甚至拒按，却是纯阴证的表现，在阴阳的判断上不可失误。所以方中汇集了温散三阴经的刚燥苦热药物，以补脏腑阳气，又重用芳香药物，驱除秽浊邪气。一方面由脏腑而至别络、大络、外出经筋经络以达皮毛；一方面由脏络、腑络以通六腑而外达九窍，使秽浊之气、阴邪，一齐解除，即扶阳抑阴之法这就是所谓的"离照当空，群阴退避"。另外从唐、宋以后，医生都不知道此证是燥气所致，一见到此证候，就称为痧证，近来竟有人著写关于痧证的书，捕风捉影，杂乱无章而害人不浅。就是以痧证来论，没有感受天地间的疫气也不能成为痧证的。又不

下。此证乃燥金寒湿之气(《经》谓阳明之上，中见太阴；又谓阳明从中治也)，直犯筋经，由大络别络，内伤三阴脏真，所以转筋，入腹即死也。既吐且泻者，阴阳逆乱也。诸痛者，燥金湿土之气所搏也。其渴思凉饮者，少阴篇谓自利而渴者，属少阴虚，故饮水求救也。其头面赤者，阴邪上逼，阳不能降，所谓戴阳也。其周身恶热喜凉者，阴邪盘踞于内，阳气无附欲散也。阴病反见阳证，所谓水极似火，其受阴邪尤重也。诸阳证毕现，然必当脐痛甚拒按者，方为阳中见纯阴，乃为真阴之证，此处断不可误。故立方荟萃温三阴经刚燥苦热之品，急温脏真，保住阳气。又重用芳香，急驱秽浊。一面由脏真而别络大络，外出筋经经络以达皮毛；一面由脏络腑络以通六腑，外达九窍。俾秽浊阴邪，一齐立解。大抵皆扶阳抑阴，所谓离照当空，群阴退避也。再此证自唐宋以后，医者皆不识系燥气所干，凡见前证，俗名曰痧。近时竟有著痧证书者，捉风捕影，杂乱无章，害人不浅。即以痧论，未有不干天地之气，而漫然成痧者。究竟所感何气，不能确切指出，故立方毫无准的。其误皆在前人

能明确指出究竟感受的是哪一种邪气，故而组方毫无规矩。其错误全在于前人说燥邪不为病，又有燥气化火的说法。我也曾被此迷惑。因此最初刻书时，再三犹豫，而正文中只有化气的火证，而没有胜气的寒证，燥不为病的说法，源于《阴阳应象大论》中缺少“秋伤于燥”一条，本应为“长夏伤于湿”却又错写为“秋伤于湿，”以至后人认为没有燥证。不知《天元纪》《气交变》《五运行》《五常政》《大微旨》等文章中均列六气为病，与其他五气一样，也列了燥气为病，怎么能说燥邪不致病呢?《内经》说：“风为百病之长”，风属木，主仁。《周易》说：元者善之长也，得生生之机，是开生化的源头，尚且能导致多种疾病，何况金为杀厉之气呢? 欧阳氏说：商是伤的意思，金主收敛，主刑罚，主杀。燥邪伤人，迅速而强烈，有当天就死亡的。我曾亲眼见到这种病例，不禁十分伤感，所以反复强调这个问题。

谓燥不为病，又有燥气化火之说。瑭亦为其所误，故初刻书时，再三疑虑，辨难见于杂说篇中，而正文只有化气之火证，无胜气之寒证。其燥不为病之误，误在《阴阳应象大论》篇中，脱秋伤于燥一条；长夏伤于湿，又错秋伤于湿，以为竟无燥证矣。不知《天元纪》《气交变》《五运行》《五常政》《六微旨》诸篇，平列六气，燥气之为病，与诸气同，何尝燥不为病哉！《经》云：风为百病之长。按风属木，主仁。《大易》曰：元者善之长也，得生生之机，开生化之源，尚且为病多端，况金为杀厉之气。欧阳氏曰：商者伤也，主义主收，主刑主杀。其伤人也，最速而暴，竟有不终日而死者。瑭目击神伤，故再三致意云。

卷二

中焦篇

风温　温热　温疫　温毒　冬温

一、患者颜面和眼睛都发红，说话声音重浊，呼气和吸气均粗重，大便秘结，小便不畅，舌苔呈老黄色，严重的则出现舌苔色焦黑而粗糙起刺，只怕热而不怕冷，下午傍晚时热势更加严重，表明病邪已传入中焦，称为阳明温病。如果脉象浮洪躁急明显的，用白虎汤治疗。如果脉象沉数而有力，甚至反表现为小而实的，用大承气汤治疗。暑温、湿温、温疟不属于本条讨论的范围。

阳明经脉荣养面部，所以《伤寒论》讲阳明有病则满面红赤。火热旺盛一定会克伐肺金，所以眼睛的白睛部分也会发红。说话声音重浊，是因为肺金被火热熏灼，失其清肃功能。呼气和吸气都粗大，而且呼气与吸气的气息程度相等，这才是实证。如果呼气粗大，吸气正常，或吸气粗大，呼气正常，或者呼气吸气都不粗，都不是阳明实证，应当仔细辨别，气息粗大不同于气喘，喘是由气息粗大逐渐发展而成的。大便不通，是阳明经邪气燥实的表现。小便不畅，是由于热迫小肠，影响小肠分清泌浊的功能。口舌干燥而渴是由于火热耗灼津液而致。舌苔呈粗糙黄厚，是由于肺受到胃中的邪热浊气熏蒸，肺气不能正常地输布津液所形成的。（按《灵枢》论述各脏腑的温病，唯独肺脏温病有对舌苔的明文记载，其余则没有论述。可见舌苔是由于胃中的浊气向上熏蒸于肺，使肺气不能布化津液而形成的）。严重者可出现黑苔，黑色属水，火热亢盛而舌苔反见水色，称为火

原文

一、面目俱赤，语声重浊，呼吸俱粗，大便闭，小便涩，舌苔老黄，甚则黑有芒刺，但恶热，不恶寒，日晡益甚者，传至中焦，阳明温病也。脉浮洪躁甚者，白虎汤主之；脉沉数有力，甚则脉体反小而实者，大承气汤主之。暑温、湿温、温疟，不在此例。

阳明之脉荣于面，《伤寒论》谓阳明病面缘缘正赤，火盛必克金，故目白睛亦赤也。语声重浊，金受火刑而音不清也。呼吸俱粗，谓鼻息来去俱粗，其粗也平等，方是实证；若来粗去不粗，去粗来不粗，或竟不粗，则非阳明实证，当细辨之，粗则喘之渐也。大便闭，阳明实也。小便涩，火腑不通，而阴气不化也。口燥渴，火烁津也。舌苔老黄，肺受胃浊，气不化津也（按《灵枢》论诸脏温病，独肺温病有舌苔之明文，余则无有。可见舌苔乃胃中浊气，熏蒸肺脏，肺气不化而然），甚则黑者，黑，水色也，

极而似水。水能胜火，凡是五行中某一行如亢盛到极点，就可以出现能够克制该行的某些症状。芒刺是邪热极盛，舌苔久久不退而在舌面上形成的硬刺；倘若芒刺柔软，就不是实证。患者只恶热而不恶寒，是因为病邪传至中焦，已无肺卫表证。阳明经的手阳明大肠经和足阳明胃经均属阳，故有阳明是两阳合明之说。温病的病邪属热性，与阳明经之热相互搏结，所以只感到恶热，有的用白虎汤治疗，有的则用承气汤治疗，这是因为虽然症状相同而脉象有区别。如果脉象浮洪而躁急明显，说明病位接近于表，尤其是见到浮脉，更不可误用攻下法。凡是要祛邪外出，都应该根据病邪所在的部位因势利导，选择最近的途径而驱逐病邪。脉见浮象说明病位接近于表，所以从肌表祛除是最便捷的，因此用白虎汤来消退烦热。如果脉象沉小而有力，说明病邪已经完全进入肠胃，则一定要使用攻下法，所以用大承气汤治疗。吴又可在《温疫论》中说：舌苔周边色白而只见中央微黄色的，就可以加入大黄，不可以盲从这种说法。虽然说伤寒的治疗应该着重注意不要误用下法，温病的治疗应注重不要误用汗法，也就是温病误用下法，也不像伤寒误用下法那样后果严重，但是承气汤这类方剂毕竟不是可以轻易使用的。也就是说必须见到舌苔老黄，甚至色黑而有芒刺，脉象沉实，确实属于燥结痞满的，才能使用。

或许有人会问：你曾说温病的治疗应以手经为主，极力驳斥使用足经药的错误。现在为什么也谈足阳明证？难道足阳明胃经不是足经吗？我的回答是阳明胃属土，胃为全身十二经汇聚的地方，就像土是万物所归聚的地方，所有的疾病都能影响胃的功能。古人说，伤寒的传变只传足经而不传手经，这是错误的，因为人是一个整体，不能将手经和足经截然分为两部分。总之，伤寒是邪

火极而似水也。又水胜火，大凡五行之极盛，必兼胜己之形。芒刺，苔久不化，热极而起坚硬之刺也；倘刺软者，非实证也。不恶寒，但恶热者，传至中焦，已无肺证，阳明者，两阳合明也，温邪之热，与阳明之热相搏，故但恶热也。或用白虎，或用承气者，证同而脉异也。浮洪躁甚，邪气近表，脉浮者不可下。凡逐邪者，随其所在，就近而逐之，脉浮则出表为顺，故以白虎之金飙以退烦热。若沉小有力，病纯在里，则非下夺不可矣，故主以大承气。按吴又可《温疫论》中云：舌苔边白但见中微黄者，即加大黄，甚不可从。虽云伤寒重在误下，温病重在误汗，即误下不似伤寒之逆之甚，究竟承气非可轻尝之品，故云舌苔老黄，甚则黑有芒刺，脉体沉实，的系燥结痞满，方可用之。

或问：子言温病以手经主治，力辟用足经药之非，今亦云阳明证者何？阳明特非足经乎？曰：阳明如市，胃为十二经之海，土者万物之所归也，诸病未有不过此者。前人云伤寒传足不传手，误也，一人不能分为两截。总之伤寒由毛窍而溪，溪，肉

气从毛孔而入溪，溪是皮下腠理浅而细小之处；再从溪而进入谷，谷是皮下腠理较深而大之处。又从谷进入孙络，孙络是经络中最细的；又由孙络而进入较粗的大络，再从大络传入经中，这经就是太阳经。伤寒的传变从太阳经开始，终止于厥阴经，也就是说只是以足经为主，并不是说与手经没有关系。温病的病邪是由口鼻而入，鼻气与肺相通，口气与胃相通。在肺的病邪发生逆传，则会传至心包。上焦的病变没有及时控制就会传到中焦，出现脾与胃的病变。中焦的病变不能控制，就会传到下焦，出现肝与肾的病变。温病的传变从上焦开始，终止于下焦。虽然以手经为主，并不是与足经完全无关。但是温病初起之时，决不可以用辛温药物发散人体的阳气。因为伤寒损伤人体的阳气，所以适宜用辛温、甘温、苦热类的药物救护人体的阳气；温病损伤人体的阴津，所以适宜用辛凉、甘寒、甘咸类药物救护人体的阴液。这样把伤寒和温病的特点相互比较，自然就可明白了。

白虎汤方（方见上焦篇）

大承气汤方

大黄六钱　芒硝三钱　厚朴三钱　枳实三钱

用八杯水，先煎枳实、厚朴，后再加入大黄、芒硝，煮取三杯药液。先服一杯，大约四小时，如大便通畅，不必再服。如未解大便，就再服一杯，服后大便仍然不通，可再服。

【方论】 这属于苦辛通降、咸以入阴的治法。所谓承气就是顺承胃气的意

之分理之小者；由溪而谷，谷、肉之分理之大者；由谷而孙络，孙络、络之至细者；由孙络而大络，由大络而经，此经即太阳经也。始太阳，终厥阴，伤寒以足经为主，未始不关手经也。温病由口鼻而入，鼻气通于肺，口气通于胃。肺病逆传则为心包，上焦病不治，则传中焦，胃与脾也，中焦不治，即传下焦，肝与肾也。始上焦，终下焦，温病以手经为主，未始不关足经也。但初受之时，断不可以辛温发其阳耳，盖伤寒伤人身之阳，故喜辛温甘温苦热，以救其阳；温病伤人身之阴，故喜辛凉甘寒甘咸，以救其阴，彼此对勘，自可了然于心目中矣。

白虎汤（方见上焦篇）

大承气汤方

大黄六钱　芒硝三钱　厚朴三钱　枳实三钱

水八杯，先煮枳、朴，后纳大黄、芒硝，煮取三杯。先服一杯，约二时许，得利止后服，不知，再服一杯，再不知，再服。

【方论】 此苦辛通降咸以入阴法。承气者，承胃气也。盖胃之为腑，体阳

思。胃属腑，体阳而用阴。在没有病变时，胃气以下降为顺，当有病邪聚结其中，必然阻碍胃气的下降，这时胃气不能依靠自己的力量下降，而必须借助药物的帮助。所以用承气汤疏通胃中聚结的病邪，从而救护胃阴。由此可见此方宗旨是顺承胃腑下降之气，没有任何勉强，所以命名为承气汤。学习医学的人如果真能彻底搞清上述道理，在使用承气汤时，就不会发生错误。方中大黄攻逐胃肠热结，芒硝入阴分而软坚，枳实疏通幽门的气机，厚朴泻中焦的痞实胀满（厚朴的用量不像《伤寒论》中大剂量应用，是因为治疗温病和伤寒不同，恐怕厚朴的温燥不利于病情的恢复）。该方之所以称为大承气汤，是因为方中四味药配合使用，可以说是无坚不破，无微不入，所以称为“大”。如果不是真正的实热痼结，气血郁闭不通的病证，就不能使用。如果去掉入阴分的芒硝，就称为小承气汤；去掉疏通气机的枳实、厚朴，加入甘草以调和中气，就称为调胃承气汤。

二、阳明温病，如果见到脉浮而急促的情况，用减味竹叶石膏汤治疗。

脉促，就是指脉数而有间歇，如同走路很快的人，遇到紧急情况突然跌倒一样。其病势非常急迫，所以用辛凉透表的重剂，将病邪驱逐则疾病可以痊愈。

减味竹叶石膏汤方（辛凉合甘寒法）

竹叶五钱　石膏八钱　麦冬六钱　甘草三钱

上药用八杯水，煮取三杯药液，每两小时服一杯，约六小时服完。

而用阴，若在无病时，本系自然下降，今为邪气蟠踞于中，阻其下降之气，胃虽自欲下降而不能，非药力助之不可，故承气汤通胃结，救胃阴，仍系承胃腑本来下降之气，非有一毫私智穿凿于其间也，故汤名承气。学者若真能透彻此义，则施用承气，自无弊窦。大黄荡涤热结，芒硝入阴软坚，枳实开幽门之不通，厚朴泻中宫之实满（厚朴分量不似《伤寒论》中重用者，治温与治寒不同，畏其燥也）。曰大承气者，合四药而观之，可谓无坚不破，无微不入，故曰大也。非真正实热蔽痼，气血俱结者，不可用也。若去入阴之芒硝，则云小矣；云枳、朴之攻气结，加甘草以和中，则云调胃矣。

二、阳明温病，脉浮而促者，减味竹叶石膏汤主之。

脉促，谓数而时止，如趋者过急，忽一蹶然，其势甚急，故以辛凉透表重剂，逐邪外出则愈。

减味竹叶石膏汤方（辛凉合甘寒法）

竹叶五钱　石膏八钱　麦冬六钱　甘草三钱

水八杯，煮取三杯，一时服一杯，约三时令尽。

三、具备阳明温病的各种症状，但比较轻微，脉象不浮的，可用小承气汤轻微和解治疗。

凡是句首称为阳明温病的，都具有第一条所列举的各种症状。以下凡是称为阳明温病的都不例外。本证具备阳明温病的各种症状，必须用攻下法治疗。但本条提及症状较轻，说明邪气还不是十分亢盛，所以只用小承气汤疏通、调和胃气就可以痊愈，无须用芒硝来软坚润燥。

四、阳明温病，若出现汗多、谵语、舌苔老黄而干燥，宜用小承气汤治疗。

出汗多，津液耗散而见大便秘结，舌苔黄而干燥，并见谵语，这都是由于燥屎内结所致，所以应该用小承气汤。

五、阳明温病，若出现无汗，小便排泄不畅，谵语，应先给牛黄丸；服药后仍不解大便，再给调胃承气汤。

如果无汗而小便排泄不畅，则大便不一定会形成硬结，所以这时如见谵语，不是因为燥屎而引起的，而是由于邪热传至心包络所引起的。因此，先给牛黄丸，清心开窍。服药后，神志清醒，大便应该通畅，因为牛黄丸也有通下大便的作用。如果大便仍不通畅，无汗则是表气不通的表现；大、小便都不通是因为体内的气机郁滞不畅，可见邪热深结于内。所以方中用咸寒的芒硝，甘苦寒的大黄、甘草，而不用辛燥的枳实、厚朴。如果伤寒出现谵语，大多由于肠中燥屎所致。一方面因为寒邪不挟秽浊，另一方面因为病邪是从太阳经传入阳明经的。而温病出现谵语则有很多原因，有因燥屎内结的，有因邪热内陷心包的。一方面温病多挟秽浊之气，另一方面，温邪从口鼻而入，先侵犯上焦心肺，因

三、阳明温病，诸证悉有而微，脉不浮者，小承气汤微和之。

以阳明温病发端者，指首条所列阳明证而言也，后凡言阳明温病者仿此。诸证悉有，以非下不可，微则未至十分亢害，但以小承气通和胃气则愈，无庸芒硝之软坚也。

四、阳明温病，汗多谵语，舌苔老黄而干者，宜小承气汤。

汗多，津液散而大便结，苔见干黄，谵语因结粪而然，故宜承气。

五、阳明温病，无汗，小便不利，谵语者，先与牛黄丸；不大便，再与调胃承气汤。

无汗而小便不利，则大便未定成硬，谵语之不因燥屎可知。不因燥屎而谵语者，犹系心包络证也，故先与牛黄丸，以开内窍，服牛黄丸，内窍开，大便当下，盖牛黄丸亦有下大便之功能，其仍然不下者，无汗则外不通；大小便俱闭则内不通，邪之深结于阴可知。故取芒硝之咸寒，大黄、甘草之甘苦寒，不取枳、朴之辛燥也。伤寒之谵语，舍燥屎无他证，一则寒邪不兼秽浊，二则由太阳而阳明；温病谵语，有因燥屎，有因邪陷心包，

此医生必须认真辨察，以免选错了治疗方向而引起误治。

六、阳明温病，面目红赤，四肢厥冷，严重的出现周身发凉。虽然四肢没有抽搐，但神志昏迷，已有七八日不解大便，小便短赤，脉象沉伏，甚至重按也不易触及，同时伴有胸腹胀满，坚硬，甚至拒按，口渴喜冷饮的，用大承气汤治疗。

本条必须仔细辨明确实属于火极似水，热极而厥的病证，才可以用大承气汤。辨证的关键在于面目红赤，小便黄赤，腹部胀满坚硬，口渴喜冷饮。

大承气汤（方药用法见前面）

七、阳明温病，泻下物完全是稀水而无粪便的，称为“热结旁流”，可以用调胃承气汤治疗。

热结旁流，并非气机不通，因此不用枳实、厚朴，只用芒硝入阴分而解除热邪凝结，同时用甘草缓和芒硝的泻下之性，使芒硝留于胃肠中解除热结，否则热结不下，仅水液下行，只能使药物损伤人体的正气。吴又可治疗本证用大承气汤是不对的。

八、阳明温病，因实热壅塞阻滞于胃而使胃气上逆的呃逆，可用攻下法治疗。呃逆连声的，是病在中焦，呃逆时断时续，时轻时重的，为病在下焦。

《金匮要略》中讲道：如呃逆而伴有腹满的，应观察大小便的情况，辨识何处不通利后，使用通利法便可以治愈。阳明实热的呃逆，通下后，气机通畅则可停止，但兼挟症状轻重不同，难以预料，所以只说使用下法，而没有确定方剂，全凭医生临证时根据病情灵活用方。

一则温多兼秽，二则自上焦心肺而来，学者常须察识，不可歧路亡羊也。

六、阳明温病，面目俱赤，肢厥，甚则通体皆厥，不瘈疭，但神昏，不大便，七八日以外，小便赤，脉沉伏，或并脉亦厥，胸腹满坚，甚则拒按，喜凉饮者，大承气汤主之。

此一条须细辨其的是火极似水、热极而厥之证，方可用之，全在目赤、小便赤、腹满坚、喜凉饮定之。

大承气汤（方法并见前）

七、阳明温病，纯利稀水无粪者，谓之热结旁流，调胃承气汤主之。

热结旁流，非气之不通，不用枳、朴，独取芒硝入阴以解热结，反以甘草缓芒硝急趋之性，使之留中解结，不然，结不下而水独行，徒使药性伤人也。吴又可用大承气汤者非是。

八、阳明温病，实热壅塞为哕者下之。连声哕者，中焦；声断续，时微时甚者，属下焦。

《金匮》谓哕而腹满，视其前后，知何部不利，利之即愈。阳明实热之哕，下之里气得通则止，但其兼证之轻重，难以预料，故但云下之而不定方，以俟临证者自为采取耳。再按：中焦实

再按：中焦实证的呃逆接连不断，声音紧促，是由于胃气大实，逼迫肺气不能下降，相互冲击而致的。如果声音时断时续，是下焦冲脉亏虚导致的哕逆，导致呃逆的上冲之气来路较远，所以声音时断时续，治疗宜遵循下焦病变的原则选用方药。

九、阳明温病，腹泻而谵语，右关脉实或滑疾有力，可用小承气汤治疗，脉象不实的，用安宫牛黄丸或紫雪丹治疗。

腹泻与谵语并见，柯韵伯称为肠虚胃实，所以用大黄通胃气，而不用芒硝润肠，本条中有脉实、脉滑疾有力、脉不实的不同，以免把热入心包引起的谵语错误地认为是胃肠热结所导致。这时仍然应该使用芳香开窍的方法治疗。

小承气汤方（苦辛通法重剂）

大黄五钱　厚朴二钱　枳实一钱

上药加水八杯，煮取三杯药液，先服一杯若肠中宿便得以排出，就停止服用，不通再服。

调胃承气汤（热淫于内，治以咸寒，佐以苦甘法）

大黄三钱　芒硝五钱　生甘草二钱

牛黄丸（方论并见上焦篇）

紫雪丹（方论并见上焦篇）

十、温病，上、中、下三焦的症状都很严重，表现为高热，口大渴，舌干燥，脉象不浮而非常躁急，舌苔呈金黄色，喉中痰涎壅滞，不能只用承气汤治疗，应该用承气合小陷胸汤治疗。

证之哕，哕必连声紧促者，胃气大实，逼迫肺气不得下降，两相攻击而然。若或断或续，乃下焦冲虚之哕，其哕之来路也远，故其声断续也，治属下焦。

九、阳明温病，下利谵语，阳明脉实，或滑疾者，小承气汤主之；脉不实者，牛黄丸主之，紫雪丹亦主之。

下利谵语，柯氏谓肠虚胃实，故取大黄之濡胃，无庸芒硝之润肠。本论有脉实、脉滑疾、脉不实之辨，恐心包络之谵语而误以承气下之也，仍主芳香开窍法。

小承气汤方（苦辛通法重剂）

大黄五钱　厚朴二钱　枳实一钱

水八杯，煮取三杯，先服一杯，得宿粪，止后服，不知再服。

调胃承气汤（热淫于内，治以咸寒，佐以甘苦法）

大黄三钱　芒硝五钱　生甘草二钱

牛黄丸（方论并见上焦篇）

紫雪丹（方论并见上焦篇）

十、温病三焦俱急，大热大渴，舌燥，脉不浮而躁甚，舌色金黄，痰涎壅甚，不可单行承气者，承气合小陷胸汤主之。

三焦俱急，谓上焦未清，已入中

所谓“三焦俱急”，是指上焦邪热未清，又传入中焦阳明经，出现高热、口大渴、脉躁急、舌苔焦黄等症状。胃腑热盛，煎熬肾水，如果不用攻下法，则人体的阴液很快就会耗竭，但是用攻下法则会使上焦余邪乘虚内陷，有形成结胸证的可能。所以用小陷胸汤配合承气汤，荡涤三焦的邪气，既可清热化痰、理气宽胸，又能泻下。因为病情急迫，所以方药迅猛，但如果不确定是这种病证，则不能轻易使用本方。

承气合小陷胸汤方（苦辛寒法）

生大黄五钱　厚朴二钱　枳实二钱　半夏三钱

瓜蒌三钱　黄连二钱

上药加水八杯，煮取三杯药液，先服一杯，服后大便不下，再服一杯，若服后大便通畅，就停止服用，若仍不大便，则再服。

十一、阳明温病，没有上焦的症状，几天不大便，应当用攻下法治疗。如果患者素体阴虚，不能用承气汤，可以用增液汤治疗。服用增液汤后观察二十四小时，如果大便仍不通，可配合调胃承气汤治疗。

此方用以代替吴又可的承气养荣汤。它的妙处在于寓泻法于补法之中，用补药起到泻下药的作用，既可以攻逐实邪，又可防止伤阴。我治疗体质虚弱的温病患者，或者因以前的医生用药欠妥误伤津液，凡属于虚实夹杂而不大便的病证，专门用此法治疗，没有不立刻见效的。

征按：二十年来，我用这种方法救治素体虚弱且应该用下法的病患，屡屡都有很好的疗效，我觉得非常神奇，而一直不知道吴鞠通是有这个成方的，我

焦阳明，大热大渴，脉躁苔焦，阳土燥烈，煎熬肾水，不下则阴液立见消亡，下则引上焦余邪陷入，恐成结胸之证，故以小陷胸合承气汤，涤三焦之邪，一齐俱出，此因病急，故方亦急也，然非审定是证，不可用是方也。

承气合小陷胸汤方（苦辛寒法）

生大黄五钱　厚朴二钱　枳实二钱　半夏三钱　栝楼三钱　黄连二钱

水八杯，煮取三杯，先服一杯，不下，再服一杯，得快利，止后服，不便再服。

十一、阳明温病，无上焦证，数日不大便，当下之，若其人阴素虚，不可行承气者，增液汤主之。服增液汤已，周十二时观之，若大便不下者，合调胃承气汤微和之。

此方所以代吴又可承气养荣汤法也。妙在寓泻于补，以补药之体，作泻药之用，既可攻实，又可防虚。余治体虚之温病，与前医误伤津液、不大便、半虚半实之证，专以此法救之，无不应手而效。

征按：二十年来，予以此法救温病体虚之当下者，取效屡矣，颇以为独得之奇，而不知鞠通之有是方也，

们的见解很一致。

增液汤方（咸寒苦甘法）

玄参一两　麦冬八钱（连心）　细生地八钱

上药用水八杯，煮取三杯药液，患者口干渴时饮用，直至饮完。服后大便不通，可以再服。

【方论】 温病的大便不通，不外乎热结，阴液干枯两种原因。偏重于阳邪炽盛，实热内结的实证，治疗应以承气汤为主；偏重于阴亏液涸的虚实夹杂的病证，可以用增液汤代替承气汤。本方独取玄参为君，是因为玄参味苦咸微寒，可以滋阴降火，通利二便，可使肾中之水上输而濡养全身，所以可治阴液干枯之证，无须多言，《神农本草经》称玄参“主治腹中寒热积聚”，也就是可以解除热结。麦冬主治“心腹结气，伤中伤饱，胃络脉绝，羸瘦短气”，也属于能补能润能通的药物，因此用为佐药。生地黄也能主治“寒热积聚，逐血痹”，用细生地，是取其补而不腻，兼入络脉的功效。三者合用，有增水行舟的作用，所以本方称为“增液汤”。但值得注意的是本方必须重用，否则无效。

本书确立了三种治法治疗阳明病需要攻下的病证，热结液伤的实证，用大承气汤治疗；偏于热结而阴液未伤的热结旁流，用调胃承气汤治疗；偏于阴液损伤明显而热结较轻的，则用增液汤治疗，这是在温病患者阴液已经虚损时，重视顾护阴液及保存津液的方法。

按：吴又可单纯以承气汤作为攻邪的主要武器，如果使用得当，确实有效。

所见略同。

增液汤方（咸寒苦甘法）

元参一两　麦冬（连心）八钱　细生地八钱

水八杯，煮取三杯，口干则与饮，令尽，不便，再作服。

【方论】 温病之不大便，不出热结液干二者之外，其偏于阳邪炽甚，热结之实证，则从承气法矣；其偏于阴亏液涸之半虚半实证，则不可混施承气，故以此法代之。独取元参为君者，元参味苦咸微寒，壮水制火，通二便，启肾水上潮于天，其能治液干，固不待言，《本经》称其主治腹中寒热积聚，其并能解热结可知。麦冬主治心腹结气，伤中伤饱，胃络脉绝，羸瘦短气，亦系能补能润能通之品，故以为之佐。生地亦主寒热积聚，逐血痹，用细者，取其补而不腻，兼能走络也。三者合用，作增水行舟之计，故汤名增液，但非重用不为功。

本论于阳明下证，峙立三法：热结液干之大实证，则用大承气；偏于热结而液不干者，旁流是也，则用调胃承气；偏于液干多而热结少者，则用增液，所以迴护其虚，务存津液之心法也。

按吴又可纯恃承气以为攻病之具，

但用之不当，则有三种弊端：第一，邪在心包与阳明二经，如果不先用开窍清心的方剂除心包之闭，只攻阳明热邪，大便已经通畅之后仍然神昏谵语，该怎么办呢？我认为此证一定难以救治。第二，体质亏虚，阴液干涸的人，使用攻下法后，则会出现战汗，或随战汗出现虚脱，或者只有战栗而无汗出，出现厥脱。第三，使用攻下法后，虽然有战汗，但阴液与阳气均受损，反而转成上见咳嗽、下见泻泄，夜晚发热而清晨退热的虚证，此时补阳、救阴都不合适，有迁延至数月而死的，有拖延到一年多而死亡的，但死亡都是最终结局。在吴又可生活的年代，盛行温疫，不是平常的温病所能比拟的，加之又初创温病的治法，难免有矫枉过正，辨证不全面的地方，因此断然不能照搬过来治疗现在的疾病。本书分别论述了治法方药的可与和不可与，以及对补法的可用和不可用，以便让高明的人自己选择，为此又加入了按语，与天下研究温病的人共同商讨。至于张景岳、喻嘉言，以甘温辛热立法，这对于湿温病，还有可用之处，但须兼用苦泄淡渗药物。因为治外邪宜通利不宜留守，所以像风温、温热、温疫、温毒等病证，则不可盲从使用甘温、辛热的方法治疗。

十二、阳明温病，使用攻下法后出汗的，应当补益阴液，用益胃汤治疗。

温热病本是伤阴的病证，使用攻下法后，邪气解除，汗液外泄，汗液也是阴津所化生的，所以阴津受伤，不须多言，应当恢复阴液。本处所说的“阴”是指胃阴。因为十二经都禀气于胃，胃阴恢复则胃气和降，患者即能正常饮食，则十二经的阴液都可恢复。想要恢复胃阴，一定要使用甘凉濡润的药物。本方名为益胃，是因为胃体阳而用阴，因此补益胃阴就是益胃的意思。用攻下

用之得当则效，用之不当，其弊有三：一则邪在心包、阳明两处，不先开心包，徒攻阳明，下后仍然昏惑谵语，亦将如之何哉？吾知其必不救矣。二则体亏液涸之人，下后作战汗，或随战汗而脱，或不蒸汗徒战而脱。三者下后虽能战汗，以阴气大伤，转成上嗽下泄，夜热早凉之怯证，补阳不可，救阴不可，有延至数月而死者，有延至岁余而死者，其死均也。在又可当日，温疫盛行之际，非寻常温病可比，又初创温病治法，自有矫枉过正不暇详审之处，断不可概施于今日也。本论分别可与不可与、可补不可补之处，以俟明眼裁定，而又为此按语于后，奉商天下之欲救是证者。至若张氏、喻氏，有以甘温辛热立法者，湿温有可用之处，然须兼以苦泄淡渗，盖治外邪，宜通不宜守也，若风温、温热、温疫、温毒，断不可从。

十二、阳明温病，下后汗出，当复其阴，益胃汤主之。

温热本伤阴之病，下后邪解汗出，汗亦津液之化，阴液受伤，不待言矣，故云当复其阴。此阴指胃阴而言，盖十二经皆禀气于胃，胃阴复而气降得食，则十二经之阴皆可复矣。欲复其

法之后，应立即养阴，这是预防阴液亏损可能出现的燥象导致干咳、发热等虚损病证。

益胃汤方（甘凉法）

沙参三钱　麦冬五钱　冰糖一钱　细生地黄五钱　玉竹一钱五分（炒香）

上药用水五杯，煮取两杯，分两次服，药渣再煮一杯服用。

十三、攻下后，无汗出而脉浮的，可以用银翘汤治疗；如果脉象浮洪的，用白虎汤治疗；如果脉洪大而芤，用白虎加人参汤治疗。

本条所说的是用攻下法治疗后，邪气外浮肌表的病证。温热邪气，向上发展到极点，就会向下发展；向下发展到极点，就会向上发展；用攻下法治疗后，体内气机通畅，出现要出汗而出不来的情况，可从脉浮来判断，可知邪在表而不在里。驱逐邪气，要根据病邪的性质而宣通外泄，使邪气通过最近的途径排出体外，所以用银翘汤治疗。方中用滋阴增液药使汗源充足，仍用金银花、连翘清热解毒而轻宣肌表，所以本方为辛凉合甘寒法的轻剂。若脉浮而洪大，说明邪热炽盛，津液很快就会耗尽，所以必用白虎汤不可。若脉象洪而且芤，说明火热伤肺，元气衰极则必须加用人参了。

银翘汤方（辛凉合甘寒法）

金银花五钱　连翘三钱　竹叶二钱　生甘草一钱　麦冬四钱　细生地黄四钱

阴，非甘凉不可。汤名益胃者，胃体阳而用阴，取益胃用之义也。下后急议复阴者，恐将来液亏燥起，而成干咳身热之怯证也。

益胃汤方（甘凉法）

沙参三钱　麦冬五钱　冰糖一钱　细生地五钱　玉竹（炒香）一钱五分

水五杯，煮取二杯，分二次服，渣再煮一杯服。

十三、下后无汗脉浮者，银翘汤主之；脉浮洪者，白虎汤主之；脉洪而芤者，白虎加人参汤主之。

此下后邪气还表之证也。温病之邪，上行极而下，下行极而上，下后里气得通，欲作汗而未能，以脉浮验之，知不在里而在表，逐邪者随其性而宣泄之，就其近而引导之，故主以银翘汤，增液为作汗之具，仍以银花、连翘解毒而轻宣表气，盖亦辛凉合甘寒轻剂法也。若浮而且洪，热气炽甚，津液立见销亡，则非白虎不可。若洪而且芤，金受火克，元气不支，则非加人参不可矣。

银翘汤方（辛凉合甘寒法）

银花五钱　连翘三钱　竹叶二钱　生甘草一钱　麦冬四钱　细生地四钱

白虎汤、白虎加人参汤（方论并见前）

十四、用攻下法后，无汗出而脉数不浮，宜用清燥汤治疗。

患者不出汗而且脉象数，说明病邪没有祛除，脉象不浮，说明邪气不在肌表，不能用解表法祛邪外出。使用攻下法之后出现本证，所以不能连续使用攻下法。因此要用清燥养阴法治疗，通过滋补阴液来抑火，以免因阴伤火炽而造成疾病恶化。一天或半天后再随病情变化治法，这就是吴又可所说的攻下之后，间断服用缓剂的方法，但是吴又可的清燥汤中使用了温燥的陈皮，升散的柴胡，以及辛香走窜的当归，本来已经受损的津液怎么能招架得住呢？以温燥药物治疗燥证，有这样的道理吗？因此，本条只采用吴又可的治法而不使用他的方子。

清燥汤方（甘凉法）

麦冬五钱　知母二钱　人中黄一钱五分　细生地黄五钱　玄参三钱

上药用水八杯，煮取三杯，分三次服。

【加减法】 咳嗽痰黏，加沙参三钱，桑叶一钱五分，梨汁半酒杯，牡蛎三钱，牛蒡子三钱。

按：吴又可治疗咳吐胶黏痰的病证，用苏子、橘红、当归，干燥的病证却用燥药治疗是错误的，但对于湿温病证则这些燥性的药物不在使用禁忌之列。

十五、用攻下法后，数日热势仍未消退，或热势虽减但仍有发热，伴有口燥

白虎汤、白虎加人参汤（方论并见前）

十四、下后无汗，脉不浮而数，清燥汤主之。

无汗而脉数，邪之未解可知，但不浮，无领邪外出之路，既下之后，又无连下之理，故以清燥法，增水敌火，使不致为灾，一半日后相机易法，即吴又可下后间服缓剂之法也。但又可清燥汤中用陈皮之燥，柴胡之升，当归之辛窜，津液何堪！以燥清燥，有是理乎？此条乃用其法而不用其方。

清燥汤方（甘凉法）

麦冬五钱　知母二钱　人中黄一钱五分　细生地五钱　元参三钱

水八杯，煮取三杯。分三次服。

【加减法】 咳嗽胶痰，加沙参三钱，桑叶一钱五分，梨汁半酒杯，牡蛎三钱，牛蒡子三钱。

按吴又可咳嗽胶痰之证，而用苏子、橘红、当归，病因于燥而用燥药，非也，在湿温门中不禁。

十五、下后数日，热不退，或退不尽，口燥咽干，舌苔干黑，或金黄

咽干，舌苔干而色黑，或呈金黄色，如果脉象沉而有力的，用护胃承气汤治疗；如果脉象沉而弱的，用增液汤治疗。

温病使用攻下法以后，如果邪气祛除，必然会脉象平静，体温正常；如果邪气未净，迁延数日，又聚结在肠胃，必须再次通里攻下，甚至连下几次才能把邪气祛除干净，这正像吴又可所说的那样。但正气一天比一天虚衰，阴津一天比一天耗伤，此时必须注意保护津液，不能有丝毫鲁莽，这全靠医生在治病时仔细斟酌。吴又可对于邪气再次积聚的病证，主要用小承气汤治疗，本条则根据不同情况而分别立法制方。

护胃承气汤方（苦甘法）

生大黄三钱　玄参三钱　细生地黄三钱　牡丹皮二钱　知母二钱　麦冬三钱（连心）

上药用水五杯，煮取两杯药液，先服一杯，大便排出后，就停止服用，大便不通，就再服。

增液汤方（见前）

十六、阳明温病，用攻下法后二、三天，攻下的适应证再次出现，脉象不是很沉，或沉而无力的，只能用增液汤治疗，不能用承气汤。

只用增液汤不用承气汤治疗，是怕犯屡用攻下的错误。

十七、阳明温病，用攻下法后大便仍然不通，病证有以下五种：第一，应当攻下而治疗不及时，以致正气虚损，不能运化、吸收药物，不能吸收药物的这种情况可导致死亡，用新加黄龙汤治疗。第二，喘息气促，坐卧不安，痰涎壅

色，脉沉而有力者，护胃承气汤微和之；脉沉而弱者，增液汤主之。

温病下后，邪气已净，必然脉静身凉，邪气不净，有延至数日邪气复聚于胃，须再通其里者，甚至屡下而后净者，诚有如吴又可所云。但正气日虚一日，阴津日耗一日，须加意防护其阴，不可稍有卤莽，是在任其责者临时斟酌尽善耳。吴又可于邪气复聚之证，但主以小承气，本论于此处分别立法。

护胃承气汤方（苦甘法）

生大黄三钱　元参三钱　细生地三钱　丹皮二钱　知母二钱　麦冬（连心）三钱

水五杯，煮取二杯，先服一杯，得结粪，止后服，不便，再服。

增液汤（方见前）

十六、阳明温病，下后二、三日，下证复现，脉下甚沉，或沉而无力，止可与增液，不可与承气。

此恐犯数下之禁也。

十七、阳明温病，下之不通，其证有五：应下失下，正虚不能运药，不运药者死，新加黄龙汤主之。喘促不宁，痰涎壅滞，右寸实大，肺气不

盛，右寸脉实大，肺气不得肃降，用宣白承气汤治疗。第三，左尺脉牢坚，小便黄赤、疼痛，时常口渴引饮，用导赤承气汤治疗。第四，邪热闭阻心包，神志昏迷，舌短缩，诸窍不通，饮水而不解渴，用牛黄承气汤治疗。第五，津液不足，犹如河道中无水致使船不能行驶一样，即"无水舟停"，可以先服增液汤，服后大便不通的，用增液承气汤治疗。

《内经》讲：用攻下法大便仍不通的会致死。使用攻下法后大便仍然不通，可知为危险症候，但不能因为此证危险，难以救治就放弃治疗。温病中用攻下法而大便不通有五种原因：第一，正气虚损，不能吸收、运化药物，一方面正气已虚，另一方面邪气炽盛，勉强拟定黄龙汤法，方中以人参扶助正气，用大黄涤除邪气，以麦冬、生地黄滋阴增液，使邪气退而保存一丝正气，再用大剂补阴药治疗，这是扶正与祛邪并用的方法。第二，因为肺气不降而肠胃燥结的，可见喘息气促，寸脉实而有力，则用杏仁、生石膏开宣肺气，用大黄攻逐肠胃燥结，这是肺与大肠合治的方法，即"脏腑合治法"。第三，因为小肠不通，左手尺脉出现牢坚的脉象（左尺脉候小肠病变，一般医生候于左寸脉，这是不对的，仔细看一看《内经》就可以知道了）。如果小肠热盛，热邪下注于膀胱，则小便短赤涩痛，用导赤散去淡渗通阳的药物治疗，加黄连、黄柏苦寒以通泄小肠，大黄、芒硝顺承胃气而通利大肠，这是大小肠同治的方法。第四，邪气闭阻心包，机窍堵闭不通畅的，本篇第五条中已经有先给安宫牛黄丸，后服承气汤的治法。而本条属于已经用攻下法而大便仍不通，并伴舌体拘挛短缩，神志昏迷，证明闭证已经很严

降者，宣白承气滞主之。左尺牢坚，小便赤痛，时烦渴甚，导赤承气汤主之。邪闭心包，神昏舌短，内窍不通，饮不解渴者，牛黄承气汤主之。津液不足，无水舟停者，间服增液，再不下者，增液承气汤主之。

《经》谓下不通者死，盖下而至于不通，其为危险可知，不忍因其危险难治而遂弃之。兹按温病中下之不通者共有五因：其因正虚不运药者，正气既虚，邪气复实，勉拟黄龙法，以人参补正，以大黄逐邪，以冬、地增液，邪退正存一钱，即可以大队补阴而生，此邪正合治法也。其因肺气不降，而里证又实者，必喘促寸实，则以杏仁、石膏宣肺气之痹，以大黄逐肠胃之结，此脏腑合治法也。其因火腑不通，左尺必现牢坚之脉（左尺，小肠脉也，俗候于左寸者非，细考《内经》自知），小肠热盛，下注膀胱，小便必涓滴，赤且痛也，则以导赤去淡通之阳药，加连、柏之苦通火腑，大黄、芒硝承胃气而通大肠，此二肠同治法也。其因邪闭心包，内窍不通者，前第五条已有先与牛黄丸，再与承气之法，此条系已下而不通，

重，同时又见饮水而不能解渴，说明胃热也很严重，比前一条仅有谵语显得更加危急，立刻就会有内闭外脱之危险。同时又兼有阳明热结，腑实不通，有消亡肾阴的危险，不能再有一刻犹豫，用安宫牛黄丸开手少阴心经闭阻的痰热，用承气汤泄肠胃燥热而保存即将消亡的肾阴，这是手足少阴经同治的方法，这也是三焦俱急的症候，应当和前面第九条用承气合小陷胸汤的治法互相参照对比。第五，因为阳明胃热炽盛，津液枯燥，就像水少不能行舟一样，导致大便干结，则必须用增液汤，服增液汤两剂后，大便应当通畅，但有的人肠胃燥结很严重，服增液汤大便仍不畅，可以用增液汤合调胃承气汤治疗，让患者缓缓服下汤药，大约每四小时服半杯，这是阳明经气血同治的方法。

新加黄龙汤（苦甘咸法）

细生地黄五钱　生甘草二钱　人参一钱五分（另煎）　生大黄三钱　芒硝一钱　玄参五钱　麦冬五钱（连心）　当归一钱五分　海参二条（洗）　姜汁六匙

将上药用水八杯，煮成三杯药液。先用一杯冲入人参汁五分，姜汁二匙，一次服下，服后如腹中有响声，或有排气，是要解大便；如二到四小时后不大便，按上述方法

> **相关知识链接／**
>
> 在新加黄龙汤中吴氏解释了海参的功用，既能化坚，又能补虚，且能活血通络。目前这些都已经被药理研究所证实，其药理活性几乎涵盖了当前对人类健康构成威胁的主要疾病谱，不仅是人们酒宴餐桌上的美味佳肴，同时也是滋补祛病的良药。另外，海参在肿瘤领域有十分广阔的应用前景，目前已用于肝癌、肺癌、胃癌、鼻咽喉癌、骨癌、淋巴癌、卵巢癌、子宫癌、乳腺癌、白血病、脑瘤及术后转移复发等患者的食疗和治疗。

舌短神昏，闭已甚矣，饮不解渴，消亦甚矣，较前条仅仅谵语，则更急而又急，立刻有闭脱之虞，阳明大实不通，有消亡肾液之虞，其势不可少缓须臾，则以牛黄丸开手少阴之闭，以承气急泻阳明，救足少阴之消，此两少阴合治法也。再此条亦系三焦俱急，当与前第九条用承气、陷胸合法者参看。其因阳明太热，津液枯燥，水不足以行舟，而结粪不下者，非增液不可。服增液两剂，法当自下，其或脏燥太甚之人，竟有不下者，则以增液合调胃承气汤，缓缓与服，约二时服半杯沃之，此一腑中气血合治法也。

新加黄龙汤（苦甘咸法）

细生地五钱　生甘草二钱　人参一钱五分（另煎）　生大黄三钱　芒硝一钱　元参五钱　麦冬（连心）五钱　当归一钱五分　海参（洗）二条　姜汁六匙

水八杯，煮取三杯。先用一杯，冲参汁五分、姜汁二匙，顿服之，如腹中有响声，或转矢气者，为欲便也；候一、二时不便，再如前法服一杯；候二十四刻，不便，再服第三杯；如服一杯，即得便，止后服，酌服益胃汤一剂

再服一杯；过六小时仍不大便，再服第三杯；如果服一杯药就解大便，就不必再服，酌情服益胃汤一剂，（益胃汤方见前述），剩余的参汤可以加入一起服下。

【方论】 本方是在没有办法的情况下，勉强尽全力而拟定的，因不愿意见死不救，留下遗憾。《伤寒六书》的黄龙汤，用大承气汤加人参、生地黄、当归，应当知道正气久已耗伤，大便不通，是阴阳都已衰竭，尤其阴津消耗殆尽，不能再用枳实、厚朴伤人正气、消耗阴液，所以改用调胃承气汤。取甘草缓和峻烈的药性，配合人参补益正气，加少量姜汁，代替枳实、厚朴宣通胃气，配合人参最适于宣通胃气；加麦冬、生地黄、玄参养阴，以保存消亡的津液，还可以祛除血脉瘀滞；姜汁的作用是宣通气分的郁滞，当归的作用是宣通血中的气机；再加海参，是因为海参味咸能软坚，味甘能补益正气，海参所含比其本身的体重多几倍的液体，所以可知其有补益阴液的作用，而且海参为蠕动之物，能疏通脉络中的血分，而病久则邪必深入于络，所以将海参作为使药。

相关知识链接／

因为芒硝咸寒，善走胃肠，有妨碍药物走上的可能，故吴氏所创宣肺化痰功下的宣白承气汤和清心开窍攻下的牛黄承气汤方中均未见芒硝，防止了硝黄并用药物过于趋下而影响上部药效的发挥。

宣白承气汤方（苦辛淡法）

生石膏五钱　生大黄三钱　杏仁粉二钱　瓜蒌皮一钱五分

上药用水五杯，煮成两杯，先服一杯，无效再服一杯。

导赤承气汤方

赤芍三钱　细生地黄五钱　生大黄三钱　黄连二钱　黄柏二钱　芒硝一钱

（益胃汤方见前），余参或可加入。

【方论】 此处方于无可处之地，勉尽人力，不肯稍有遗憾之法也。旧方用大承气加参、地、当归，须知正气久耗，而大便不下者，阴阳俱惫，尤重阴液消亡，不得再用枳、朴伤气而耗液，故改用调胃承气，取甘草之缓急，合人参补正，微点姜汁，宣通胃气，代枳、朴之用，合人参最宣胃气，加麦、地、元参，保津液之难保，而又去血结之积聚，姜汁为宣气分之用，当归为宣血中气分之用，再加海参者，海参咸能化坚，甘能补正，按海参之液，数倍于其身，其能补液可知，且蠕动之物，能走络中血分，病久者必入络，故以之为使也。

宣白承气汤方（苦辛淡法）

生石膏五钱　生大黄三钱　杏仁粉二钱　栝楼皮一钱五分

水五杯，煮取二杯，先服一杯，不知再服。

导赤承气汤

赤芍三钱　细生地五钱　生大黄三钱　黄连二钱　黄柏二钱　芒硝一钱

上药用水五杯，煮成两杯药液，先服一杯，不大便再服。

牛黄承气汤

即用前面所说的安宫牛黄丸两丸，用水化开，调入生大黄末三钱，先服一半，无效再服另一半。

增液承气汤

即于增液汤内，加大黄三钱，芒硝一钱五分。

上药用水八杯，煮成三杯，先服一杯，无效再服。

十八、用攻下法后，心烦不能入睡，心中懊憹不宁，甚至翻来覆去坐卧不安，用栀子豉汤治疗；如兼气短的加甘草；如果有呕吐的加姜汁。

邪气一半在阳明，一半在膈上，攻下法能祛除阳明的邪气，但不能祛除胸膈的邪气。因此见到懊憹心烦，应用栀子豉汤通泄在膈上的邪气。气短加甘草，误用下法虽能伤阴液，但这时主要是误用攻下法损伤胸中的阳气，因甘味药可以补气，所以加入甘草。兼有呕吐加入姜汁，是因为胃热还未十分亢盛，未形成燥结，误用下法则损伤胃中阳气，肝木乘虚克胃，所以会出现呕吐，加用姜汁可以和肝而降胃气，胃气下降则呕吐停止。

相关知识链接/

吴氏认为安宫牛黄丸不但可以开心窍，还兼有一定的通便的作用，如若不通的话再用调胃承气汤，仍不通则予牛黄承气汤。这些见解有其独到之处，承仲景及诸家之攻下思想，又兼顾温邪伤人之特点，用药尊前贤而善于变通，值得后世医家继承和发扬。

水五杯，煮取二杯，先服一杯，不下再服。

牛黄承气汤

即用前安宫牛黄丸二丸，化开，调生大黄末三钱，先服一半，不知再服。

增液承气汤

即于增液汤内，加大黄三钱，芒硝一钱五分。

水八杯，煮取三杯，先服一杯，不知再服。

十八、下后虚烦不眠，心中懊憹，甚至反复颠倒，栀子豉汤主之；若少气者，加甘草；若呕者，加姜汁。

邪气半至阳明，半犹在膈，下法能除阳明之邪，不能除膈间之邪，故证现懊憹虚烦，栀子豉汤，涌越其在上之邪也。少气加甘草者，误下固能伤阴，此则以误下而伤胸中阳气，甘能益气，故加之。呕加姜汁者，胃中未至甚热燥结，误下伤胃中阳气，木来乘之，故呕，加姜汁，和肝而降胃气也，胃气降，则不呕矣。

栀子豉汤方（见上焦篇）

栀子豉加甘草汤方

即在栀子豉汤内，加入甘草二钱，煎法也同前。

栀子豉加姜汁方

即在栀子豉汤内，加入姜汁五匙。

十九、阳明温病，出现作呕但没有胃内容物吐出、口苦、口渴，但尚没有攻下法的适应证，用黄连黄芩汤治疗。如果表现为口不渴，舌苔滑润的属于湿温病。

温热属于燥病类，由于邪热之中夹有秽浊，影响了中焦脾胃功能引起干呕，所以用黄连、黄芩清解其热，用芳香的药物清宣化浊。

黄连黄芩汤方（苦寒微辛法）

黄连二钱　黄芩二钱　郁金一钱五分　香豆豉二钱

上药用五杯水，煮成两杯，分两次服。

二十、阳明温病，出现舌苔黄而干燥，舌质绛红，口不渴的，提示邪在血分，用清营汤治疗。若舌苔滑润则不能用，应当按湿温病治疗。

温病向里传变，应当表现为口渴较明显，现在反而出现不渴的情况，是因为邪气深入到血分，阳热蒸腾血中阴分，向上湿润于口腔的缘故，所以反而不感口渴。邪气从气分发展而来，因此舌苔黄而干燥。邪气居留于血分，所以舌质是绛红的。如果出现舌苔白滑、灰滑、淡黄而滑且口不渴的症状，是湿热蒸腾的征

栀子豉汤方（见上焦篇）

栀子豉加甘草汤方

即于栀子豉汤内，加甘草二钱，煎法如前。

栀子豉加姜汁方

即于栀子豉汤内，加姜汁五匙。

十九、阳明温病，干呕口苦而渴，尚未可下者，黄连黄芩汤主之。不渴而舌滑者属湿温。

温热，燥病也，其呕由于邪热夹秽，扰乱中宫而然，故以黄连、黄芩彻其热，以芳香蒸变化其浊也。

黄连黄芩汤方（苦寒微辛法）

黄连二钱　黄芩二钱　郁金一钱五分　香豆豉二钱

水五杯，煮取二杯，分二次服。

二十、阳明温病，舌黄燥，肉色绛，不渴者，邪在血分，清营汤主之。若滑者，不可与也，当于湿温中求之。

温病传里，理当渴甚，今反不渴者，以邪气深入血分，格阴于外，上潮于口，故反不渴也。曾过气分，故苔黄而燥。邪居血分，故舌之肉色绛也。若舌苔白滑、灰滑、淡黄而滑，

象，不能用清营汤治疗，否则就犯了“柔以济柔”的错误。

清营汤方（见上焦篇）

二十一、阳明温病而见发斑的，用化斑汤治疗。

处方、方义参见上焦篇。

二十二、阳明温病，用攻下法后，陆续发出皮疹，用银翘散去淡豆豉，加细生地黄、大青叶、玄参、牡丹皮汤治疗。

处方和方义参见上焦篇。

二十三、出现斑疹，用升提的药物，则会导致衄血，有的会发生肢体厥冷，有的可出现呛咳，有的甚至能造成神昏痉厥。如用滋补壅滞的药物，则会出现神昏烦乱。

以上讲述的是治疗斑疹的禁忌。出现斑疹说明邪气在血络，只能用轻宣凉解的方法。若用柴胡、升麻等辛温的药物，升提少阳之气，可使邪热挟血上逆清窍而出现衄血；过分升提，则衰竭下元，而下元衰竭必然导致阳气不能外达而肢体不温。肺为人体脏腑的华盖，受热毒之气的熏蒸则出现呛咳；心位于上焦胸腔之中，受到升提火热之气的摧迫，则导致神昏痉厥，如果使用甘温补益的药物，则使邪气不能外出，因为络脉比经脉细，而多种疮疹、疼痛的病变，都属于心经的病变。络脉中邪气既然不得外泄，则必然由经络内入于心，怎么能不出现神昏烦乱呢？

二十四、斑疹兼有阳明经证的表现，但斑疹透发不畅，热结壅滞严重的，可用调胃承气汤缓下热结，大便通畅则止，不能泻下太过，如果过分泻下则必使正气受损，邪气便可能乘虚内陷。

这是斑疹治疗中的攻下法，与其他疾病的攻下法稍有不同，温病出现斑疹虽

不渴者，乃湿气蒸腾之象，不得用清营柔以济柔也。

清营汤方（见上焦篇）

二一、阳明斑者，化斑汤主之。

方义并见上焦篇。

二二、阳明温病，下后疹续出者，银翘散去豆豉，加细生地大青叶元参丹皮汤主之。

方义并见上焦篇。

二三、斑疹，用升提，则衄，或厥，或呛咳，或昏痉，用壅补则瞀乱。

此治斑疹之禁也。斑疹之邪在血络，只喜轻宣凉解，若用柴胡、升麻辛温之品，直升少阳，使热血上循清道则衄；过升则下竭，下竭者必上厥；肺为华盖，受热毒之熏蒸则呛咳；心位正阳，受升提之摧迫则昏痉。至若壅补，使邪无出路，络道比经道最细，诸疮痛痒，皆属于心，既不得外出，其势必返而归之于心，不瞀乱得乎？

二四、斑疹阳明证悉具，外出不快，内壅特甚者，调胃承气汤微和之，得通则已，不可令大泄，大泄则内陷。

此斑疹下法，微有不同也。斑疹虽宜宣泄，但不可太过，令其内陷。斑疹虽忌升提，亦畏内陷。方用调胃

然宜用宣泄法治疗，但是不可过度，以免使邪气内陷。斑疹虽忌用升提法，但也应预防邪气内陷。可用调胃承气汤治疗，避免了枳实、厚朴的温燥，方中用芒硝咸寒入阴分，甘草又可败毒缓中。

调胃承气汤方（见前）

二十五、阳明温毒病证而发生痘疮的，可用治疗斑疹的方法治疗，根据病邪所在的部位而祛逐邪气。

温毒而发痘疮，与小儿痘疮相似，有的多，有的少，呈紫黑色，是秽浊之气重，加之治疗不当而致。这种情况虽然不多见，但也时有发生。根据病邪所在的病位而采用攻逐邪气的方法，比如脉象浮，可用银翘散加生地黄、玄参，口渴可加天花粉，热毒重可加金汁、人中黄，小便短赤可加黄芩、黄连之类苦寒的药物；脉象沉，热毒壅滞，可根据热邪的轻重，酌情使用攻下法。

二十六、阳明温毒，出现杨梅疮的，可采用前面所讲的方法，根据具体情况而治疗，着重使用败毒方法，并兼用利湿法。

本条应当列入湿温病中，因为上条论述了温毒发痘，可与本条相互联系类比，所以编在一起以相互参照。杨梅疮形如杨梅，轻的色红紫，重的则呈紫黑色，多发生于背部、面部，这也是由于感受秽浊之气所致。治疗可参照上条温毒发痘的治法。由于热毒较重，所以着重败毒。本证属热毒挟湿浊为患，所以要兼用利湿法，加入萆薢、土茯苓之类的药物。

二十七、阳明温病，口渴不明显，腹部不胀满，无汗，小便不畅，心中懊侬不安的，必然要发生黄疸，可用栀子柏皮汤治疗。

承气者，避枳、朴之温燥，取芒硝之入阴，甘草败毒缓中也。

调胃承气汤（方见前）

二五、阳明温毒发痘者，如斑疹法，随其所在而攻之。

温毒发痘，如小儿痘疮，或多或少，紫黑色，皆秽浊太甚，疗治失宜而然也。虽不多见，间亦有之。随其所在而攻，谓脉浮则用银翘散加生地、元参，渴加花粉，毒重加金汁、人中黄，小便短加芩、连之类；脉沉内壅者，酌轻重下之。

二六、阳明温毒，杨梅疮者，以上法随其所偏而调之，重加败毒，兼与利湿。

此条当入湿温，因上条温痘连类而及，故编于此，可以互证也。杨梅疮者形似杨梅，轻则红紫，重则紫黑，多现于背部、面部，亦因感受秽浊而然。如上法者，如上条治温痘之法。毒甚故重加败毒，此证毒附湿而为灾，故兼与利湿，如萆薢、土茯苓之类。

二七、阳明温病，不甚渴，腹不满，无汗，小便不利，心中懊侬者，必发黄，黄者栀子柏皮汤主之。

受邪太重，邪热与胃阳相搏，不

感受病邪太重，邪热与胃中阳气相互搏结，又加之无汗，不能发越，病邪没有外出的通道，所以邪热内壅，必然导致黄疸。

栀子柏皮汤方

栀子五钱　生甘草三钱　黄柏五钱

上药用水五杯，煮成两杯，分两次服。

【方论】这是湿邪浸淫于内，可用苦味药来燥湿。热盛于内，配合使用甘味苦味药的治疗方法。栀子清肌表的热邪，解除五种黄疸，又可以治烦躁。黄柏泻膀胱湿热，治疗肌肤间的邪热。甘草调和内外表里。这三种药都是黄颜色，用黄色药退黄疸，是根据同气相求的原理。吴又可只设立茵陈大黄汤，而没有栀子柏皮汤。难道温热发黄，都可以用攻下法治疗吗？

二十八、阳明温病，不出汗，或者仅是头部有汗而身上无汗，口渴想喝水，腹部胀满，舌苔干燥而黄，小便不通畅的，必然要发生黄疸，用茵陈蒿汤治疗。

本条与上条不同之处在于是否口渴与腹满。上条是口不太渴，腹部不胀满，说明胃中热结还不重，所以不能用攻下法。本条则胃中邪气亢盛，而黄疸不能消退，热邪不能发越，故不能从表而解，所以采用攻下法，使邪气从大小便而出。

茵陈蒿汤方

茵陈蒿六钱　栀子三钱　生大黄三钱

上药用水八杯，先煎茵陈蒿，煮成八杯，再放入另外两味药，煮成三杯，分三次服，直到小便通畅为止。

【方论】本条纯属苦味药而药力直趋于下的方剂。发黄说明表气郁闭，腹满

得发越，无汗不能自通，热必发黄矣。

栀子柏皮汤方

栀子五钱　生甘草三钱　黄柏五钱

水五杯，煮取二杯，分二次服。

【方论】此湿淫于内，以苦燥之，热淫于内，佐以甘苦法也。栀子清肌表，解五黄，又治内烦。黄柏泻膀胱，疗肌肤间热。甘草协和内外。三者其色皆黄，以黄退黄，同气相求也。按又可但有茵陈大黄汤，而无栀子柏皮汤，温热发黄，岂皆可下者哉！

二八、阳明温病，无汗，或但头汗出，身无汗，渴欲饮水，腹满舌燥黄，小便不利者，必发黄，茵陈蒿汤主之。

此与上条异者，在口渴腹满耳。上条口不甚渴，腹不满，胃不甚实，故不可下；此则胃家已实而黄不得退，热不得越，无出表之理，故从事于下趋大小便也。

茵陈蒿汤

茵陈蒿六钱　栀子三钱　生大黄三钱

水八杯，先煮茵陈减水之半，再入二味，煮成三杯，分三次服，以小便利为度。

【方论】此纯苦急趋之方也。发黄

说明在里的邪气郁阻。内外之气都闭阻不通，提示病势急，治疗不可延误。苦性药物最急，所以用纯苦而直趋下焦的药物。黄疸是由于热结于内，要清热必须泻小肠，小肠属丙火，必须用苦味药来通利。能够制火的莫过于水，茵陈蒿具有水的精华。开郁结最好是升发，茵陈蒿升发最快，强于其他草木，可主治热结黄疸，所以用茵陈蒿作为主药，栀子疏通水道而利三焦，大黄可祛除积热而使腹满减轻，所以用做佐药。

二十九、阳明温病，不出汗，里实证表现并不太明显，不能用攻下法，如小便不通畅，可用甘苦合化法，用冬地三黄汤治疗。

一般小便不通的原因很多，有的是因为膀胱气化失司，有的是因为上游小肠热结，有的是因为肺气不能化水。温热病的小便不通，没有因膀胱气化失司而致，都是由于上游（指小肠而言）热结，或者是肺气不化而引起的。小肠属于火腑，所以用黄连、黄芩、黄柏这种苦寒药物来通火腑；热结于内，则使津液耗伤干涸，所以用甘寒的药物来濡润。肺金受到火热的灼伤，化气为水的功能受限，所以要加大麦冬的用量，以化生津液。

冬地三黄汤方（甘苦合化阴气法）

麦冬八钱　黄连一钱　苇根汁半酒杯（冲）　玄参四钱　黄柏一钱　金银花露半酒杯（冲）　细生地黄四钱　黄芩一钱　生甘草三钱

上药用水八杯，煮成三杯，分三次服用，直到小便通利为止。

三十、温病出现小便不通利的症状，不可用淡渗利尿的方药，也就是忌用五苓散、八正散之类的方药。

外闭也。腹满内闭也，内外皆闭，其势不可缓，苦性最急，故以纯苦急趋下焦也。黄因热结，泻热者必泻小肠，小肠丙火，非苦不通。胜火者莫如水，茵陈得水之精；开郁莫如发陈，茵陈生发最速，高出众草，主治热结黄疸，故以之为君。栀子通水源而利三焦，大黄除实热而减腹满，故以之为佐也。

二九、阳明温病，无汗，实证未剧，不可下，小便不利者，甘苦合化，冬地三黄汤主之。

大凡小便不通，有责之膀胱不开者，有责之上游结热者，有责之肺气不化者。温热之小便不通，无膀胱不开证，皆上游（指小肠而言）热结，与肺气不化而然也。小肠火腑，故以三黄苦药通之，热结则液干，故以甘寒润之；金受火刑，化气维艰，故倍用麦冬以化之。

冬地三黄汤方（甘苦合化阴气法）

麦冬八钱　黄连一钱　苇根汁半酒杯（冲）　元参四钱　黄柏一钱　银花露半酒杯（冲）　细生地四钱　黄芩一钱　生甘草三钱

水八杯，煮取三杯，分三次服，以小便得利为度。

三十、温病小便不利者，淡渗不

此条论述淡渗法的禁忌。热病是火热有余，而水液不足，治疗当以滋水泻火为主要任务，怎么能再用淡渗药物来扰动阳气而耗伤津液呢？可是吴又可在利小便条文下，专门设立猪苓汤，去掉张仲景原方的阿胶，反而加上了木通、车前子，更加大了淡渗的力度；其次他在治疗小便血分病变的桃仁汤中，仍然用滑石，不知如何解释！

三十一、温病出现燥热的症状，要消除这些症状，首先要滋润其枯竭的津液，所以不能单纯使用苦寒药清热。服用苦寒药，燥热症状反而会加重。

本条论述使用苦寒药的禁忌。温病是火热有余，不能用淡渗药物的道理是很容易明白的，但是把苦寒药物也列入禁忌，则不容易理解。所有的医者都知道苦能泻火，寒能清热，似乎使用苦寒药并没有错误。殊不知苦味先入于心，易化燥伤阴，服用后不但无效反而愈伤阴液。宋代有人提出眼睛为火的门户，设立了三黄汤治疗眼病，长期服用竟然会导致失明，这不是苦寒化燥损伤阴液的有力证据吗？我见过很多温病治疗过程中滥用苦寒药，导致津液干涸无法救治的病例。这都是因为燥邪比热证更伤津液，所以上条的冬地三黄汤中，甘寒的药物占十分之八、九，苦寒的药物仅占十分之一二。至于茵陈蒿汤也是纯苦的方剂，只能用一次或者用两次，不能多次使用。吴又可多次批评温病治疗时用黄连的错误，自己却又滥用大黄，可惜他自己都还没有掌握甘寒法应用的精髓。

三十二、阳明温病，用攻下法后，热势已退，不能立即进食。进食过早者，必然引起复发，一日后再慢慢地给予食物，先吃清淡的，也不能让患者吃得过饱，过饱也必然引起复发，如复发病情会更重。

可与也，忌五苓、八正辈。

此用淡渗之禁也。热病有余于火，不足于水，惟以滋水泻火为急务，岂可再以淡渗动阳而烁津乎？奈何吴又可于小便条下，特立猪苓汤乃去仲景原方之阿胶，反加木通、车前，渗而又渗乎！其治小便血分之桃仁汤中，仍用滑石，不识何解！

三一、温病燥热，欲解燥者，先滋其干，不可纯用苦寒也，服之反燥甚。

此用苦寒之禁也。温病有余于火，不用淡渗犹易明，并苦寒亦设禁条，则未易明也。举世皆以苦能降火，寒能泻热，坦然用之而无疑，不知苦先入心，其化以燥，服之不应，愈化愈燥。宋人以目为火户，设立三黄汤，久服竟至于瞎，非化燥之明征乎？吾见温病而恣用苦寒，津液干涸不救者甚多，盖化气比本气更烈，故前条冬地三黄汤，甘寒十之八、九，苦寒仅十之一二耳，至茵陈蒿汤之纯苦，止有一用，或者再用，亦无屡用之理。吴又可屡诋用黄连之非，而又恣用大黄，惜乎其未通甘寒一法也。

三二、阳明温病，下后热退，不可即食，食者必复；周十二时后，缓缓与食，先取清者，勿令饱，饱则必

本条论述的是攻下后禁忌暴食。攻下后虽然热势已退，但余邪未尽。邪热属无形无质的病邪，经常要借助于有形有质的东西作为依附，所以必须采用坚壁清野的方法，不要立即进食是最佳的手段。一天以后，可以少量进食清淡的流质饮食，如果食物稍微重浊肥腻必然导致复发。“勿”是强调禁止；“必”是肯定的意思。

三十三、阳明温病，用攻下法后，脉象平静，身已不热，舌上已转为湿润有津，但十几天仍未大便，可用益胃汤、增液汤一类方剂治疗，绝对不能再用承气汤。如用攻下法后，舌苔尚未退净，有轻微口渴，面部稍发红，脉象稍数，身有低热，病程短的，可用增液汤。病程长兼舌干燥少津的，属于下焦病证，用复脉汤（方药见下焦篇）治疗。不要轻率地使用承气汤，如误用承气汤，可造成肺阴干燥而咳嗽，脾虚而滑泄，邪热反而不除，口渴反加重，百日左右可导致死亡。

这是多次使用下法会损伤阴液的禁忌证。攻下后十几天不解大便，甚至可达二十天，是因为胃肠津液受伤的缘故，不能强求使其大便，只要阴液恢复就自然可以解下大便了。本条提出脉象平和，体温正常的不可用攻下法，人们对其中的道理还容易理解，至于脉象虽然不躁急但不平静和缓，身体虽然无高热，但体温未完全恢复正常，一般的医生必然认为邪气还没有全部祛除，而再次攻下，吴又可也会如此，他们不明白大的邪气伤人，治疗时只需攻逐十分之六的邪气。以后只要给予存阴泄热的方法，就决不会导致不良后果（如果攻下后邪气再次聚积，出现高热、口渴、面色红赤、脉搏躁急的不在此范围内），如果轻率地给予苦燥清热的药物，频繁地损伤胃阴，伤害了肺的母气，胃中燥热，肺气无从生化，反而被燥气逼迫，怎

复，复必重也。

此下后暴食之禁也。下后虽然热退，余焰尚存，盖无形质之邪，每借有形质者以为依附，必须坚壁清野，勿令即食。一日后，稍可食清而又清之物，若稍重浊，犹必复也。勿者，禁止之词；必者，断然之词也。

三三、阳明温病，下后脉静，身不热，舌上津回，十数日不大便，可与益胃、增液辈，断不可再与承气也。下后舌苔未尽退，口微渴，面微赤，脉微数，身微热，日浅者亦与增液辈，日深舌微干者，属下焦复脉法也（方见下焦）。勿轻与承气，轻与者肺燥而咳，脾滑而泄，热反不除，渴反甚也，百日死。

此数下亡阴之大戒也。下后不大便十数日，甚至二十日，乃肠胃津液受伤之故，不可强责其便，但与复阴，自能便也。此条脉静身凉，人犹易解，至脉虽不躁而未静，身虽不壮热而未凉，俗医必谓邪气不尽，必当再下，在又可法中亦必再下。不知大毒治病，十衰其六，但与存阴退热，断不误事（下后邪气复聚，大热大渴，面正赤，脉躁甚，不在此例）。若轻与苦燥，频伤胃阴，肺之母气受伤，阳明化燥，肺无秉气，反为燥逼，焉得不咳。

能不咳嗽呢？燥咳迁延不愈，必然会出现身热口渴，如果峻利攻下损伤了脾气，出现大便滑泄也是必然的，滑泄则伤阴液，而加重身热口渴，迁延到三个月，天气发生了变化，病情不能再拖延下去了，所以说“百日左右会引起死亡”。

三十四、阳明温病，口渴严重，可服用雪梨浆来滋养阴液。

雪梨浆方（方剂和用法见前）

三十五、阳明温病，用攻下法治疗后仍有轻微发热，舌苔不消退的，可用薄荷末擦拭。

用新布蘸刚刚汲取的凉水，再蘸薄荷细末，反复多次擦拭舌面。

三十六、阳明温病，不论斑疹、温痘、温疮、温毒、黄疸，只要出现了神志昏迷和谵语症状的，就可用安宫牛黄丸治疗。

心的位置居于横膈之上，胃在横膈之下，虽然有横膈膜隔开，但如果胃中浊气太盛，也可以向上侵犯心包络，加之病邪是从上焦传变而来，所以治疗必须以芳香逐秽开窍为首要。

安宫牛黄丸方（见上焦篇）

三十七、风温、温热、温疫、温毒、冬温等病的中焦病证以阳明为主，湿温病的中焦病证，以太阴病为主；暑温则是阳明、太阴同病。

这是辨别各种不同类别的温病的关键。温热病等都是因为感受火热。阳明为阳土，所以感受火热病邪，容易入于阳明而成为火热病证，因此温热病以阳明症表现为主；湿温病则因为湿性属阴，所以湿温病容易损伤脾土，而多表现为太阴经的病证；暑邪则兼有湿与热两种邪气，所以可以表现为阳明病，也可以表现为太阴病。

燥咳久者，必身热而渴也。若脾气为快利所伤，必致滑泄，滑泄则阴伤而热渴愈加矣，迁延三月，天道小变之期，其势不能再延，故曰百日死也。

三四、阳明温病，渴甚者，雪梨浆沃之。

雪梨浆（方法见前）

三五、阳明温病，下后微热，舌苔不退者，薄荷末拭之。

以新布蘸新汲凉水，再蘸薄荷细末，频擦舌上。

三六、阳明温病，斑疹，温痘，温疮，温毒，发黄，神昏谵语者，安宫牛黄丸主之。

心居膈上，胃居膈下，虽有膜隔，其浊气太甚，则亦可上干包络，且病自上焦而来，故必以芳香逐秽开窍为要也。

安宫牛黄丸（方见上焦篇）

三七、风温、温热、温疫、温毒、冬温之在中焦，阳明病居多；湿温之在中焦，太阴病居多；暑温则各半也。

此诸温不同之大关键也。温热等皆因于火，以火从火，阳明阳土，以阳从阳，故阳明病居多。湿温则以湿从湿，太阴阴土，以阴从阴，则太阴病居多。暑兼湿热，故各半也。

暑温　伏暑

三十八、温病患者出现脉象洪滑，面红目赤，发热、头晕，只恶热，不恶寒，舌苔黄滑，口渴喜喝凉水，但饮后口渴不缓解，反而水入立即呕吐，胸下按着疼痛，小便短少，大便秘涩，属于阳明暑温，是暑邪与水邪互结在胸中，用小陷胸汤加枳实治疗。

脉洪、面赤、不恶寒，说明病邪已不在上焦。暑邪兼有湿、热两种邪气，热盛则口干渴，所以患者多饮水以求自救，但是湿邪郁阻中焦，水液下行受阻，反而上逆，发为呕吐，胃气不降则大便闭结，所以用黄连、瓜蒌清在里的热痰，半夏振奋胃阳而除湿化痰，加枳实苦辛通降，疏通幽门而引水下行。

小陷胸加枳实汤方（苦辛寒法）

黄连二钱　瓜蒌三钱　枳实二钱　半夏五钱

上药加入江河中流动的水五杯，煮取二杯，分两次服。

三十九、阳明暑温，脉象滑数，不思饮食，不知饥饱，大便干结难下，这是浊痰与温热相互凝结，若兼见胃脘痞满，用半夏泻心汤去人参、干姜、大枣、甘草加枳实、杏仁治疗。

不知饥饱、大便干结难下，说明痰浊内阻，胃脘痞满是由于湿热互结阻滞中焦气分，所以用半夏、枳实开气分的湿结；用黄芩、黄连开气分的热结，用杏仁

原文

三八、脉洪滑，面赤身热头晕，不恶寒，但恶热，舌上黄滑苔，渴欲凉饮，饮不解渴，得水则呕，按之胸下痛，小便短，大便闭者，阳明暑温，水结在胸也，小陷胸汤加枳实主之。

脉洪面赤，不恶寒，病已不在上焦矣。暑兼湿热，热甚则渴，引水求救。湿郁中焦，水不下行，反来上逆，则呕。胃气不降，则大便闭。故以黄连、栝蒌清在里之热痰，半夏除水痰而强胃，加枳实者，取其苦辛通降，开幽门而引水下行也。

小陷胸加枳实汤方（苦辛寒法）

黄连二钱　栝蒌三钱　枳实二钱　半夏五钱

急流水五杯，煮取二杯，分二次服。

三九、阳明暑温，脉滑数，不食不饥不便，浊痰凝聚，心下痞者，半夏泻心汤去人参、干姜、大枣、甘草加枳实、杏仁主之。

不饥不便，而有浊痰，心下痞满，

开肺和大肠的气机痹阻。因为暑兼湿热，而以热邪偏胜，所以不用干姜；因为不同于伤寒误用下法后的虚痞，所以去掉人参、甘草、大枣，考虑到人参、甘草、大枣可以助湿加重痞满。

半夏泻心汤去干姜甘草加枳实杏仁方（苦辛寒法）

半夏一两　黄连二钱　黄芩三钱　枳实二钱　杏仁三钱

上药以水八杯，煮取三杯，分三次服。体虚的加人参二钱、大枣三枚。

四十、阳明暑温，湿邪已去，热结独存，症见口燥咽干，口渴引饮，面红目赤，舌苔黄燥，脉沉实有力的，用小承气汤治疗，方中各味药物剂量须相等。

暑邪兼夹湿热，平素身体瘦、阴虚火旺的人，再感受热重湿轻的病证，湿易从火化，只将热邪留结在中焦，具有各种攻下症候，才可以用下法。

小承气汤（方义并见前，此处不必以大黄为君，三物剂量相同就可以了）

四十一、暑温邪气蔓延三焦，舌苔滑润而色淡黄，是邪在气分，用三石汤治疗。如果邪气在气分存留日久，出现舌绛苔少，说明热邪内伤血分，用加味清宫汤治疗。神志不清，热邪内闭心包的，先给予紫雪丹，再服用清宫汤。

邪气蔓延到三焦，则病变已不局限在一条经脉或一个脏腑，

相关知识链接

本条文中所用药味与小承气汤组成皆相同，区别亦在于药量变化，令君、臣、佐、使组方结构发生改变，主治功效亦随之改变。小承气汤方中大黄用量大于枳实、厚朴，其比例为4：2：4，用于治疗阳明腑实大便秘结证；该方不重用大黄，三药剂量为1：1：1，以枳实、厚朴消胀行气辅以大黄泻下，缓缓泻下以免过度伤阴。提示临床上对于承气汤的运用要详辨病机和症状，不可随意套用。

湿热互结而阻中焦气分。故以半夏、枳实开气分之湿结；黄连、黄芩开气分之热结；杏仁开肺与大肠之气痹；暑中热甚，故去干姜；非伤寒误下之虚痞，故去人参、甘草、大枣，且畏其助湿作满也。

半夏泻心汤去干姜甘草加枳实杏仁方（苦辛寒法）

半夏一两　黄连二钱　黄芩三钱　枳实二钱　杏仁三钱

水八杯，煮取三杯，分三次服。虚者复纳人参二钱，大枣三枚。

四十、阳明暑温，湿气已化，热结独存，口燥咽干，渴欲饮水，面目俱赤，舌燥黄；脉沉实者，小承气汤各等分下之。

暑兼湿热，其有体瘦质燥之人，感受热重湿轻之证，湿先从热化尽，只余热结中焦，具诸下证，方可下之。

小承气汤（方义并见前。此处不必以大黄为君，三物各等分可也）

四一、暑温蔓延三焦，舌滑微黄，邪在气分者，三石汤主之；邪气久留，舌绛苔少，热搏血分者，加味清宫汤主之；神识不清，热闭内窍者，先与紫雪丹，再与清宫汤。

蔓延三焦，则邪不在一经一脏矣，

所以应当以急清三焦为主。但虽然是清利三焦，而应以手太阴肺经为主，这是因为肺主全身气机运行，气化功能正常则暑湿邪气都可以清除，而且肺金为阳明胃之子，肺属金色白，阳明之气也属金色白，所以肺经的药物大多可以兼入阳明经，阳明经药物也兼入肺经。另外肺是疏通调节水液运行的通道，使水湿下输膀胱而排出体外，肺气闭结若得以疏通，则膀胱之气也可以开通，因此虽说以治肺为主，但其实也同时治疗了胃与膀胱，因此说三焦都包括在内，这就是暑邪在三焦气分用三石汤治疗的道理所在。如果邪气久留，必然内入血络，心主血脉，所以用加味清宫汤治疗。心包内闭，说明邪气炽盛，紫雪丹开窍而清热的效果最快，所以先用紫雪丹，后用清宫汤。

相关知识链接/

三石汤乃是微苦辛寒兼芳香之法，用辛凉以清热透邪，芳香以败毒化浊，对湿热胶结，热重于湿者颇为适宜，用于暑温蔓延三焦，邪在气分者。方中滑石、石膏、寒水石谓之“三石”，清热退暑利窍，方用三石，取其微苦辛寒兼芳香化湿。目前有学者报道，运用三石汤加减治疗皮肤过敏性紫癜疗效甚佳，提示临床上凡为热邪所致，不论其在何焦，只要辨证准确，灵活运用此方，即能获效。

三石汤方

飞滑石三钱　生石膏五钱　寒水石三钱　杏仁三钱　竹茹二钱（炒）　金银花三钱（用花露更妙）　金汁一酒杯（冲）　白通草二钱

上药以水五杯，煮成两杯，分两次温服。

【方论】 这是微苦辛寒兼芳香的治法，一般治疗肺病，用味微苦的药物可以使肺气下降，但药物过于味苦则会导致药过病所，辛凉药物可以清热，芳香药物可以

故以急清三焦为主。然虽云三焦，以手太阴一经为要领。盖肺主一身之气，气化则暑湿俱化，且肺脏受生于阳明，肺之脏象属金色白，阳明之气运亦属金色白，故肺经之药多兼走阳明，阳明之药多兼走肺也。再肺经通调水道，下达膀胱，肺痹开则膀胱亦开，是虽以肺为要领，而胃与膀胱皆在治中，则三焦俱备矣，是邪在气分而主以三石汤之奥义也。若邪气久羁，必归血络，心主血脉，故以加味清宫汤主之。内窍欲闭，则热邪盛矣，紫雪丹开内窍而清热最速者也。

三石汤方

飞滑石三钱　生石膏五钱　寒水石三钱　杏仁三钱　竹茹（炒）二钱　银花三钱（花露更妙）　金汁一酒杯（冲）　白通草二钱

水五杯煮成二杯，分二次温服。

【方论】 此微苦辛寒兼芳香法也。盖肺病治法，微苦则降，过苦反过病所，辛凉所以清热，芳香所以败毒而化浊也。按三石，紫雪丹中之君药，取其得庚金之气，清热退暑利窍，兼走肺胃者也；杏仁、通草为宣气分之用，且通草直达膀胱，杏仁直达大肠；竹茹以竹之脉络，而通人之脉络；金

解毒而化秽浊。方中三石是紫雪丹的君药，取三石色白属金入肺，清热退暑以利窍，兼入肺胃经；杏仁、通草宣通气分，而且通草直达膀胱，杏仁直达大肠，竹茹是竹的脉络，可以疏通经络，金汁、金银花则解暑热毒气。

加味清宫汤方

即于清宫汤内加知母三钱，金银花二钱，竹沥五匙冲入。

【方论】这是苦辛寒的治法。清宫汤在前面已经论述过。加知母可以泻阳明邪热，而保肺清金；金银花败毒清络中余热；竹沥除胸中大热，除烦闷，解口渴；这三味药与清宫汤配合治疗暑邪蔓延三焦血分的病证。

四十二、暑温和伏暑邪气弥漫三焦，舌苔灰白，胸脘痞闷，潮热，呕恶，口干渴欲饮，大便泄泻，汗出而小便短涩的，用杏仁滑石汤治疗。

舌苔白而胸脘痞闷，大便泄泻，呕吐恶心，是湿邪内阻的表现。潮热口渴，汗出而小便短少，是热盛的表现。此时热邪交混于湿邪之中，湿蕴生热，湿热互结，用偏寒或者偏热的药物治疗都不适合，所以用杏仁、滑石、通草宣通肺气，由肺下达膀胱而利湿，厚朴苦温而泻湿浊、除痞满，黄芩、黄连清热除湿止利，郁金芳香走窍而开闭结，橘皮、半夏振奋胃阳而祛湿化痰以止呕恶，使三焦互结的湿热邪气，分别得以祛除。

杏仁滑石汤（苦辛寒法）

杏仁三钱　滑石三钱　黄芩二钱　橘红一钱五分　黄连一钱　郁金二钱　通草一钱　厚朴二钱　半夏三钱

上药以水八杯，煮取三杯，分三次温服。

汁、银花，败暑中热毒。

加味清宫汤方

即于前清宫汤内加知母三钱、银花二钱，竹沥五茶匙冲入。

【方论】此苦辛寒法也。清宫汤前已论之矣，加此三味者：知母泻阳明独胜之热，而保肺清金；银花败毒而清络；竹沥除胸中大热，止烦闷消渴。合清宫汤为暑延三焦血分之治也。

四二、暑温伏暑，三焦均受，舌灰白，胸痞闷，潮热呕恶，烦渴自利，汗出溺短者，杏仁滑石汤主之。

舌白胸痞，自利呕恶，湿为之也。潮热烦渴，汗出溺短，热为之也。热处湿中，湿蕴生热，湿热交混，非偏寒偏热可治，故以杏仁、滑石、通草，先宣肺气，由肺而达膀胱以利湿，厚朴苦温而泻湿满，芩、连清里而止湿热之利，郁金芳香走窍而开闭结，橘、半强胃而宣湿化痰以止呕恶，俾三焦混处之邪，各得分解矣。

杏仁滑石汤方（苦辛寒法）

杏仁三钱　滑石三钱　黄芩二钱　橘红一钱五分　黄连一钱　郁金二钱　通草一钱　厚朴二钱　半夏三钱

水八杯，煮取三杯，分三次服。

寒湿

四十三、湿邪侵犯中焦，有的表现为寒湿，有的表现为热湿，有从肌表内传而来的，有脾胃不能运化水谷而内生的，还有内湿与外湿相结合而致病的。湿邪对中焦的损伤有以下几种情况：有的损伤脾阳，有的伤脾阴，有的伤胃阳，有的伤胃阴，有的脾胃两伤。一般伤脾胃阳气的占十之八九，伤脾胃阴液的占十之一二。如果混淆不清，治疗不正确，则后患无穷，临证时一定要仔细推求，不能泛泛而论。

本条是湿犯中焦的总纲。湿邪与寒水之气相互搏结成寒湿，湿与水是同一类物质，在天气温和时表现为雨露，在天气阴冷时表现为霜雪，在江河中表现为水的形式，在土中表现为湿的形式，本源相同，因此寒与湿容易结合，同时寒湿最容易损伤人体的阳气。湿热是在长夏季节热邪蒸动湿邪而成，在人体湿邪久郁，阳气化火生热，损伤人体的阴液，从表内传，可由经络内入脏腑，也可以由肺内传入脾胃。水谷精微蕴于内，肺虚不能推动气机，脾虚不能布散津液。或者由于感受寒邪，饮冷水，或者由于嗜酒损伤脾胃，都可导致水湿内生；也有湿邪从肌表侵入，引动体内湿邪发病。脾阳受损，在中焦则可以导致运化失常，脘腹痞满，下传影响到肠则导致腹痛泄泻。胃阳损伤，则导致呃逆、呕吐、不思饮食、胃脘胀满、胸部疼痛。同时伤及脾胃，脾、胃两脏的病变均可出现。那么湿邪又

原文

四三、湿之入中焦，有寒湿，有热湿，有自表传来，有水谷内蕴，有内外相合。其中伤也，有伤脾阳，有伤脾阴，有伤胃阳，有伤胃阴，有两伤脾胃，伤脾胃之阳者十常八、九，伤脾胃之阴者十居一、二。彼此混淆，治不中窾，遗患无穷，临证细推，不可泛论。

此统言中焦湿证之总纲也。寒湿者，湿与寒水之气相搏也，盖湿水同类，其在天之阳时为雨露，阴时为霜雪，在江河为水，在土中为湿，体本一源，易于相合，最损人之阳气。热湿者，在天时长夏之际，盛热蒸动湿气流行也，在人身湿郁，本身阳气久而生热也，兼损人之阴液。自表传来，一由经络而脏腑，一由肺而脾胃。水谷内蕴，肺虚不能化气，脾虚不能散津，或形寒饮冷，或酒客中虚。内外相合，客邪既从表入，而伏邪又从内发也。伤脾阳，在中则不运痞满，传下则洞泄腹痛。伤胃阳，则呕逆不食，膈胀胸痛。两伤脾胃，既有脾证，又

是怎样损伤脾胃之阴的呢？湿邪郁久可以化热，热邪必伤阴液，这就是古人讲的“湿火”。损伤胃阴，则见口渴，没有饥饿感；伤及脾阴，则表现为舌苔先是色灰滑润，然后转为黄燥，大便坚硬难解。湿为阴邪，所以能损伤人体的阳气，道理上容易明白，临床也常见到。湿邪损伤人体的阴液，是病情的变化，所以比较少见。治疗湿邪，必须审查病邪在何经何脏，是兼寒还是兼热，是在气分还是在血分，根据病证的不同而制定选用辛凉、辛温、甘温、苦温、淡渗、苦渗不同的治法，这样所用的药才能有效。如果是脾病而去治胃，是胃病而去治脾，兼有下焦病变的，只治疗中焦，或者笼统混合治疗，不区分脾与胃的病变，不辨别阴阳寒热，必将引起肿胀、黄疸、泻泄、衄血、便血以及其他变证。只有医生在治疗过程中细致推求，辨证治疗才能准确。土气混杂，所以相兼证很多，尤难区分、辨析，怎么可以笼统地讲是湿气呢？

四十四、足太阴脾被寒湿侵犯，症见胸腹痞满，不知饥饱，不思饮食，用半苓汤治疗。

本书用温病命名，却将寒湿病列入书中，是因为湿温与寒湿相对，通过讨论寒湿，对湿温便更容易理解。

胸脘痞满被张仲景列入太阴篇中，是因为湿邪郁阻脾阳，不能鼓动足太阴脾的气机。脾病而累及到胃，导致中焦痞满，影响食欲。所以用半夏、茯苓振奋脾胃阳气而健脾化湿，厚朴苦温而泻湿热除胀满，黄连味苦燥湿，重用通草而通利水道，使邪气有外出之路。

相关知识链接／

湿邪为病，有内湿和外湿之分，主要是涉及足太阴脾经、足阳明胃经和手阳明大肠经的病变，包括现今临床上的急慢性胃炎、消化性溃疡、消化不良、痢疾、肝炎、肝硬化腹水等以消化系统为主的疾病。

有胃证也。其伤脾胃之阴若何？湿久生热，热必伤阴，古称湿火者是也。伤胃阴，则口渴不饥。伤脾阴，则舌先灰滑，后反黄燥，大便坚结。湿为阴邪，其伤人之阳也，得理之正，故多而常见。其伤人之阴也，乃势之变，故罕而少见。治湿者必须审在何经何脏，兼寒兼热，气分血分，而出辛凉、辛温、甘温、苦温、淡渗、苦渗之治，庶所投必效。若脾病治胃，胃病治脾，兼下焦者，单治中焦，或笼统混治，脾胃不分，阴阳寒热不辨，将见肿胀、黄疸、洞泄、衄血、便血，诸证蜂起矣。惟在临证者细心推求，下手有准的耳。盖土为杂气，兼证甚多，最难分析，岂可泛论湿气而已哉！

四四、足太阴寒湿，痞结胸满，不饥不食，半苓汤主之。

此书以温病名，并列寒湿者，以湿温紧与寒湿相对，言寒湿而湿温更易明析。

痞结胸满，仲景列于太阴篇中，乃湿郁脾阳，足太阴之气，不为鼓动运行。脏病而累及腑，痞结于中，故亦不能食也。故以半夏、茯苓培阳土以吸阴土之湿，厚朴苦温以泻湿满，

半苓汤方（苦辛淡渗法）

半夏五钱　茯苓块五钱　黄连一钱　厚朴三钱　通草八钱（煎汤煮前药）

上药用水十二杯，先煎通草煮成八杯，再加入其余的药煮成三杯，分三次服。

四十五、寒湿侵犯足太阴脾，腹部胀满，小便不通，大便溏薄不爽快，如痢疾那样有里急后重的感觉，用四苓加厚朴秦皮汤治疗，也可以用五苓散治疗。

《内经》说，足太阴的病变可引起脘腹胀满，又说足厥阴的病变也可以导致腹胀满，因为肝木可以克脾土。太阴脾的气机运化功能受损，可导致膀胱气化失司，所以小便不通畅。四苓散味辛淡可渗湿，使膀胱开合正常，将湿邪排出。用厚朴除胀满，用秦皮清肝热。如果肝热不重，则不用秦皮，仍用五苓散中的桂枝来和肝，通利三焦，而使太阳经的阳气运化正常，所以五苓散也可以用于治疗本证。

相关知识链接／

上病下治是祖国医学治法中的一大特色，临床上一些中上焦疾患，包括久治不愈的疑难杂病都可以借鉴此思路，如呃逆不止、耳鸣耳聋、失音、咯血等。古代医家在理论研究和临床实践中提出的“导龙入海”、“引火归元”“纳气归根”“上病下取”“下病上取”等都是这一理论的重要体现。

四苓加厚朴秦皮汤方（苦温淡法）

茅术三钱　厚朴三钱　茯苓块五钱　猪苓四钱　秦皮二钱　泽泻四钱

上药用水八杯，煮成三杯，分三次服。

五苓散（甘温淡法）

猪苓一两　赤术一两　茯苓一两　泽泻一两六钱　桂枝五钱

黄连苦以渗湿，重用通草以利水道，使邪有出路也。

半苓汤方（此苦辛淡渗法也）

半夏五钱　茯苓块五钱　川连一钱　厚朴三钱　通草八钱（煎汤煮前药）

水十二杯，煮通草成八杯，再入余药煮成三杯，分三次服。，

四五、足太阴寒湿，腹胀，小便不利，大便溏而不爽，若欲滞下者，四苓加厚朴秦皮汤主之，五苓散亦主之。

《经》谓太阴所至，发为䐜胀，又谓厥阴气至为䐜胀，盖木克土也。太阴之气不运，以致膀胱之气不化，故小便不利。四苓辛淡渗湿，使膀胱开而出邪，以厚朴泻胀，以秦皮洗肝也。其或肝气不热，则不用秦皮，仍用五苓中之桂枝以和肝，通利三焦而行太阳之阳气，故五苓散亦主之。

四苓加厚朴秦皮汤方（苦温淡法）

茅术三钱　厚朴三钱　茯苓块五钱　猪苓四钱　秦皮二钱　泽泻四钱

水八杯，煮成八分三杯，分三次服。

五苓散（甘温淡法）

猪苓一两　赤术一两　茯苓一两　泽泻一两六钱　桂枝五钱

上药一起研成细末，用滚开的开水调和，每次服三钱，每天服三次。

四十六、寒湿侵犯足太阴脾经，出现四肢有时发冷，大便溏薄，眼睛发黄，舌苔色白滑润，甚至呈灰色，精神倦怠，不想说话，且由于邪气闭阻脾的外窍，导致舌体转动不灵活，语声重浊，用四苓加木瓜草果厚朴汤治疗。

脾主四肢，脾阳被郁所以四肢偶尔发冷。湿邪侵犯脾胃而致脾气下降，所以出现大便泄泻。眼白属肺金，足太阴脾有寒湿则影响手太阴肺。因为手、足两太阴密切相关，加上脾主地之气，肺主天之气，地气上蒸，天气不化，就会导致眼睛发黄。舌苔白滑或灰，都是寒湿的表现。湿邪困阻中焦，而导致中焦虚寒，中气虚寒则不能温化阳气。心为阳中之阳，而且是藏神之处，所以心阳虚则神明不藏而神志昏乱。心又主语言，所以心阳虚则不想说话。脾脏开窍于舌，湿邪困脾则舌体转动不灵活所以语声迟缓重浊，湿邪属阴，以下行为顺，所以用四苓散驱使湿邪向下，加木瓜平肝而治疗脾脏所不胜的脏器，防其乘伐脾土。厚朴温运脾胃，行气导滞，草果可以温散脾土寒湿，其味芳香而上达口舌，补脾阳以健脾运，驱除湿浊以生清气。

相关知识链接/

寒湿在中，伤及脾阳，脾不主升清也，故用草果祛太阴独盛之寒，芳香而达窍，补火以生土，驱浊以生清也。《中国药典》中要求草果无论生用还是炒制都需要去壳，但是很多研究发现草果壳中的挥发油与果仁中的挥发油成分一致，提倡草果使用时不需去壳，捣碎应用即可。

四苓加木瓜厚朴草果汤方（苦热兼酸淡法）

生白术三钱　猪苓一钱五分　泽泻一钱五分　赤苓块五钱　木瓜一钱　厚朴一钱　草果八分　半夏三钱

上药用水八杯，煮成三杯，分三次服。素体阳虚的

共为细末，百沸汤和服三钱，日三服。

四六、足太阴寒湿，四肢乍冷，自利，目黄，舌白滑。甚则灰，神倦不语，邪阻脾窍，舌謇语重，四苓加木瓜草果厚朴汤主之。

脾主四肢，脾阳郁故四肢乍冷，湿渍脾而脾气下溜，故自利。目白精属肺，足太阴寒则手太阴不能独治，两太阴同气也，且脾主地气，肺主天气，地气上蒸，天气不化，故目睛黄也。白滑与灰，寒湿苔也。湿困中焦，则中气虚寒，中气虚寒，则阳光不治，主正阳者心也，心藏神，故神昏。心主言，心阳虚故不语。脾窍在舌，湿邪阻窍，则舌謇而语声迟重，湿以下行为顺，故以四苓散驱湿下行，加木瓜以平木，治其所不胜也。厚朴以温中行滞，草果温太阴独胜之寒，芳香而达窍，补火以生土，驱浊以生清也。

四苓加木瓜厚朴草果汤方（苦热兼酸淡法）

生于白术三钱　猪苓一钱五分　泽泻一钱五分　赤苓块五钱　木瓜一钱　厚朴一钱　草果八分　半夏三钱

水八杯，煮取八分三杯，分三次

人，加附子二钱。

四十七、寒湿侵犯足太阴脾，舌苔灰而滑润，中焦气滞痞结，用草果茵陈汤治疗。如果面部和眼睛都发黄，四肢经常厥冷的，用茵陈四逆汤治疗。

湿邪阻滞，气机痞结，必须用遇通阳气、兼开脾窍的方法治疗，所以用草果为君药。茵陈蒿推陈而生新，生发阳气最快，因而作为佐药。配合广皮、大腹皮、厚朴，共用起到消除痞满的作用。猪苓、泽泻可使湿邪外出。如果再兼有面色黄，肢冷，上方就没有效果了，所以用四逆汤温阳回厥，配用茵陈蒿宣化湿浊退黄疸。

草果茵陈汤方（苦辛温法）

草果一钱　茵陈蒿三钱　茯苓皮三钱　厚朴二钱　广皮一钱五分　猪苓二钱　大腹皮二钱　泽泻一钱五分

上药用水五杯，煮成两杯，分两次服。

茵陈四逆汤方（苦辛甘热复微寒法）

附子三钱（炮）　干姜五钱　炙甘草二钱　茵陈蒿六钱

上药用水五杯，煮成两杯。先温服一杯，如四肢转温就不再服；如仍肢冷，再继续服。如服完一剂后，四肢仍不转温，可再服一剂。

四十八、寒湿侵犯足太阴脾，舌苔白滑甚至呈灰色，脉象迟缓，不思饮食，睡眠障碍，大便闭塞不通。浊阴之邪凝聚，损伤阳气而见腹痛，痛得厉害时四肢发凉，用椒附白通汤治疗。

服。阳素虚者，加附子二钱。

四七、足太阴寒湿，舌灰滑，中焦滞痞，草果茵陈汤主之；面目俱黄，四肢常厥者，茵陈四逆汤主之。

湿滞痞结，非温通而兼开窍不可，故以草果为君。茵陈因陈生新，生发阳气之机最速，故以之为佐。广皮、大腹、厚朴，共成泻痞之功。猪苓、泽泻，以导湿外出也。若再加面黄肢逆，则非前汤所能济，故以四逆回厥，茵陈宣湿退黄也。

草果茵陈汤方（苦辛温法）

草果一钱　茵陈三钱　茯苓皮三钱　厚朴二钱　广皮一钱五分　猪苓二钱　大腹皮二钱　泽泻一钱五分

水五杯，煮取二杯，分二次服。

茵陈四逆汤方（苦辛甘热复微寒法）

附子三钱（炮）　干姜五钱　炙甘草二钱　茵陈六钱

水五杯，煮取二杯，温服一杯，厥回止后服；仍厥，再服；尽剂，厥不回，再作服。

四八、足太阴寒湿，舌白滑，甚则灰，脉迟，不食，不寐，大便窒塞，浊阴凝聚，阳伤腹痛，痛甚则肢逆，椒附白通汤主之。

本条所论述的是寒湿不仅侵犯足太阴脾，还兼犯足少阴肾经和足厥阴肝经。舌苔白滑或灰滑，都是寒湿的表现。阳气被寒湿所困阻所以脉象迟缓。它的特点是脉的来去都表现为迟缓。不思饮食是因为胃阳被寒湿痹阻，不能睡眠是因为湿邪聚于中焦，阻遏阳气，使之不能下交于阴，大便闭塞不通，是因为脾和大肠的阳气被阻，不能下达引起的。阳气被湿邪困阻，不能温化湿浊，所以中焦被浊阴阻滞而发为腹痛。凡是痛证，都是正邪相争的表现，虽说阳气被困，但毕竟阳气没有衰竭，阳气与寒湿相争不下，所以发生疼痛（以后凡是讲到痛证都是类似原因）。椒附白通汤，可温通三焦的阳气，迅速驱除浊阴之邪。

椒附白通汤方

生附子三钱（炒黑） 川椒二钱（炒黑） 淡干姜二钱 葱白三茎 猪胆汁半烧酒杯（去渣后调入）

上药用水五杯，煮成两杯，待药凉后分两次服。

【方论】 本方是苦辛热法的复方。苦味药与辛味药合用，能降能通，只有热药能驱除严重的阴寒之邪而使阳气回复，附子温心阳而补命门的真火，资助少阳之相火，如果人体命门之火、心火与少阳相火旺盛，则能较快祛除水饮，三焦通行无阻，湿邪不能停滞，又怎能聚集在中焦而引发疼痛呢？所以用附子为君药，使火旺而脾土强盛，干姜作为直达足太阴经的药物，温中散寒而驱逐湿邪，花椒可燥湿，除胀而消化食物，并治疗心腹冷痛，所以用花椒、干姜为臣药。葱白可以由里达外，形状中空，而通阳最为迅速，也可

此足太阴寒湿，兼足少阴、厥阴证也。白滑灰滑，皆寒湿苔也。脉迟者，阳为寒湿所困，来去俱迟也。不食，胃阳痹也。不寐，中焦湿聚，阻遏阳气不得下交于阴也。大便窒塞，脾与大肠之阳，不能下达也。阳为湿困，返逊位于浊阴，故浊阴得以蟠踞中焦而为痛也。凡痛皆邪正相争之象，虽曰阳困，究竟阳未绝灭，两不相下，故相争而痛也（后凡言痛者仿此）。椒附白通汤，交通三焦之阳，而急驱浊阴也。

椒附白通汤方

生附子（炒黑）三钱 川椒（炒黑）二钱 淡干姜二钱 葱白三茎 猪胆汁半烧酒杯（去渣后调入）

水五杯，煮成二杯，分二次凉服。

【方论】 此苦辛热法复方也。苦与辛合，能降能通，非热不足以胜重寒而回阳。附子益太阳之标阳，补命门之真火，助少阳之火热。盖人之命火，与太阳之阳、少阳之阳旺，行水自速。三焦通利，湿不得停，焉能聚而为痛，故用附子以为君，火旺则土强。干姜温中逐湿痹，太阴经之本药，川椒燥湿除胀消食，治心腹冷痛，故以二物为臣。葱白由内而达外，中空

治疗腹痛，所以用为使药。寒湿是浊阴之邪，如果凝聚于体内，有可能造成阳气被格于外的严重情况，所以以猪胆汁反佐。猪属于水畜而类属于肾，这是“以阴求阴”的方法；胆为甲木而属于少阳，可以主开主泄，而生发最快。本方是由张仲景的白通汤与许学士的椒附汤结合化裁而成的。

四十九、寒湿侵犯足阳明胃，出现舌苔白腐，肛门下坠疼痛，大便不爽，不欲饮食，用附子理中汤去甘草加广皮厚朴汤治疗。

人的九窍功能异常，都与胃的病证有关。胃被寒湿所伤，所以肛门下坠疼痛并且大便不爽；阳明不能受纳水谷，所以不想饮食。理中汤用人参补阳明胃的正气，用苍术补太阴脾，并且可以渗湿，干姜、附子温运脾阳、驱除寒邪，脾阳发挥功能则可运行水湿，湿得行而胃阳可以恢复。去掉甘草，恐其甘味有令人中满之弊，加厚朴、广陈皮，取它们能够行气的作用。总而言之，本方的原则是辛甘为阳，辛苦能通。

附子理中汤去甘草加厚朴广皮汤方（辛甘兼苦法）

生茅术三钱　人参一钱五分　炮干姜一钱五分　厚朴二钱　广皮一钱五分　生附子一钱五分（炮黑）

上药用水五杯，煮成两杯，分两次服。

五十、寒邪损伤脾胃阳气，表现为恶寒发热，不知饥饿，胃中嘈杂泛酸，身体发冷，或表现为胃脘痞闷，有的是嗜酒而导致湿邪聚结，用苓姜术桂汤治疗。

通阳最速，亦主腹痛，故以为之使。浊阴凝聚不散，有格阳之势，故反佐以猪胆汁，猪，水畜，属肾，以阴求阴也；胆乃甲木，从少阳，少阳主开泄，生发之机最速。此用仲景白通汤，与许学士椒附汤，合而裁制者也。

四九、阳明寒湿，舌白腐，肛坠痛，便不爽，不喜食，附子理中汤去甘草加广皮厚朴汤主之。

九窍不和，皆属胃病。胃受寒湿所伤，故肛门坠痛而便不爽；阳明失阖，故不喜食，理中之人参补阳明之正，苍术补太阴而渗湿，姜、附运坤阳以劫寒，盖脾阳转而后湿行，湿行而后胃阳复。去甘草，畏其满中也。加厚朴、广皮，取其行气。合而言之，辛甘为阳，辛苦能通之义也。

附子理中汤去甘草加厚朴广皮汤方（辛甘兼苦法）

生茅术三钱　人参一钱五分　炮干姜一钱五分　厚朴二钱　广皮一钱五分　生附子（炮黑）一钱五分

水五杯，煮取八分二杯，分二次服。

五十、寒湿伤脾胃两阳，寒热，不饥，吞酸，形寒，或脘中痞闷，或酒客湿聚，苓姜术桂汤主之。

这是兼可温运脾胃，宣通阳气的轻剂。

苓姜术桂汤方（苦辛温法）

茯苓块五钱　生姜三钱　炒白术三钱　桂枝三钱

上药用水五杯，煮成两杯，分两次温服。

五十一、湿邪损伤脾胃阳气，呕吐腹泻，同时兼有恶寒发热，身体疼痛，或者没有恶寒发热，只感受到腹中疼痛，这种病叫做“霍乱”。如偏于内寒重，不欲饮水的，用理中汤治疗。如偏于表热重，想饮水的，用五苓散治疗。如果呕吐，腹泻，出汗，发热恶寒，四肢拘急，手足发冷的，用四逆汤治疗。呕吐腹泻停止，但周身疼痛不休的，用桂枝汤调和治疗。

按：霍乱之证，多见于长夏季节，发病的原因是阳虚伴有寒湿凝聚，病情危重，很快就能危及人的生命。无奈现在医生不读《金匮要略》，不知道病源，也不问病情轻重，一律用藿香正气散治疗。病情轻的还可以治愈，重的很快就会死亡。更可笑的是，在藿香正气散中加入黄连、麦冬，并用大量西瓜来治疗口渴想要饮水的霍乱患者，患者还能不丧命吗？我对这些情况看得多了，所以摘录《金匮要略》原文，在此以备参考。如果胃阳不受损就不会呕吐，脾阳不受损就不会腹泻，邪气与正气不抗争，就不会出现疼痛，营卫之气运化正常，就不会恶寒发热，从不欲饮水的表现可知道是偏于寒，用理中汤治疗（原方是理中丸，在方后有自注说：丸剂疗效不如汤剂，因为丸剂作用缓慢而汤剂作用较快，而且恐怕丸药制作不精细，所以直接改为汤剂），可以温中散寒，人参、

此兼运脾胃，宣通阳气之轻剂也。

苓姜术桂汤方（苦辛温法）

茯苓块五钱　生姜三钱　炒白术三钱　桂枝三钱

水五杯，煮取八分二杯，分温再服。

五一、湿伤脾胃两阳，既吐且利，寒热身痛，或不寒热，但腹中痛，名曰霍乱。寒多，不欲饮水者，理中汤主之。热多，欲饮水者，五苓散主之。吐利汗出，发热恶寒，四肢拘急，手足厥冷，四逆汤主之。吐利止而身痛不休者，宜桂枝汤小和之。

按霍乱一证，长夏最多，本于阳虚寒湿凝聚，关系非轻，伤人于顷刻之间。奈时医不读《金匮》，不识病源，不问轻重，一概主以藿香正气散，轻者原有可愈之理，重者死不旋踵；更可笑者，正气散中加黄连、麦冬，大用西瓜治渴欲饮水之霍乱，病者岂堪命乎！塘见之屡矣，故将采《金匮》原文，备录于此。胃阳不伤不吐，脾阳不伤不泻，邪正不争不痛，营卫不乖不寒热，以不饮水之故，知其为寒多；主以理中汤（原文系理中丸，方后自注云：然丸不及汤，盖丸缓而汤速也；且恐丸药不精，故直改从汤），温中散寒，人参、甘草，胃之守

甘草是胃中的守药；白术、甘草又是脾的守药；干姜既能通又能守。本病特点为上下两泄，即呕吐、腹泻同见，所以要脾胃两守。而且应在守中有通，通中有塞，使守药可以通阳，通药可以守中。如果是表热重，想饮水，饮水后口渴不能缓解，而且呕吐、腹泻不止，则用五苓散治疗。邪热必须从小便排出，膀胱属于小肠的下游，小肠是火腑，五苓散可以通前阴利小便，所以就可以守后阴。太阳不通则阳明不能合，宜通太阳正是为了守阳明。这两个方剂都有一举两得之妙。呕吐、腹泻则使脾胃阳虚，出汗则劫伐太阳经的阳气。发热，是阳气浮越在外；恶寒，是由于实寒之邪侵犯中焦；四肢拘急，是因为脾阳不足，不能外荣于四肢；手足发冷，是由于脾胃虚寒湿蕴而足厥阴肝木来克伐的表现。四逆汤善于治疗四肢厥冷，所以称为四逆汤。方中人参、甘草可守中焦阳气，干姜、附子通中焦阳气，人参、附子又可保护体表的阳气；干姜、甘草则可保护中焦的阳气，如能恢复人身内在的阳气和体表的阳气，则各种阴寒邪气都可以驱除，四肢厥冷就可以治愈。如呕吐、腹泻已停止，而全身仍疼痛不休，是由于中焦阳气恢复而体表阳气不和的缘故，所以用桂枝汤温通经络而稍微调和营卫。

理中汤方（甘热微苦法。本方的用药分量以及后面的加减法，全部按照《金匮要略》的原文，应用时根据情况酌情加减）

人参三两　甘草三两　白术三两　干姜三两

上药用水八杯，煮成三杯，趁温时服一杯，每天服三次。

药！白术甘草，脾之守药；干姜能通能守，上下两泄者，故脾胃两守之；且守中有通，通中有守，以守药作通用，以通药作守用。若热欲饮水之证，饮不解渴，而吐泄不止，则主以五苓。邪热须从小便去，膀胱为小肠之下游，小肠，火腑也，五苓通前阴，所以守后阴也。太阳不开，则阳明不阖，开太阳正所以守阳明也。此二汤皆有一举两得之妙。吐利则脾胃之阳虚，汗出则太阳之阳亦虚；发热者，浮阳在外也；恶寒者，实寒在中也；四肢拘急，脾阳不荣四末；手足厥冷，中土湿而厥阴肝木来乘病者，四逆汤善救逆，故名四逆汤。人参甘草守中阳，干姜附子通中阳，人参附子护外阳，干姜甘草护中阳，中外之阳复回，则群阴退避，而厥回矣。吐利止而身痛不休者，中阳复而表阳不和也，故以桂枝汤温经络而微和之。

理中汤方（甘热微苦法，此方分量以及后加减法，悉照《金匮》原文，用者临时斟酌）

人参三两　甘草三两　白术三两　干姜三两

水八杯，煮取三杯，温服一杯，日三服。

【加减法】如果见到脐上筑动的，为肾气上攻，去白术加桂枝四两。呕吐重的，去白术加生姜三两。如腹泻较重的，还应使用白术；如心悸的，可加茯苓二两；口渴想喝水的，可加白术到四两半。腹中疼痛的，加人参到四两半；怕冷加干姜到四两半；腹部胀满的，去白术加附子一枚。服药汤后，间断一顿饭的时间，可喝热粥一升，使患者稍微有汗出，但此时不要揭开衣服被褥。

五苓散方（方剂见前）

【加减法】如见腹痛胀满的，加厚朴、广皮各一两。如口渴严重而面部红赤，脉大紧而急，身热用扇子扇也不能减除，饮冰水也不觉冷，腹痛剧烈，时时烦躁的，是阳气被格于外，加干姜一两五钱（这一条不是张仲景的原文，是我的治疗经验）。

用滚开的水调和，每次服五钱，每日服三次。

四逆汤方（辛甘热法，药物分量临证时酌情使用）

炙甘草二两　干姜一两　半生附子一枚（去皮）加人参一两

上药用水五碗，煮成两碗，分两次服。

按：原方中没有人参，此处唯独加用人参是因为上条中寒多而不想饮水，病情比四肢逆冷轻，但张仲景都用了人参；本条已见阳气欲脱，而中焦虚寒更为危急，若不用人参，怎么能固护阳气于内呢？柯韵伯在《伤寒注》中说：张仲景凡是治虚证，都以里证为主，见到发热下利，脉微弱的，便要用人参。如果出汗后

【加减法】若脐上筑者，肾气动也，去术加桂四两。吐多者，去术加生姜三两。下多者还用术。悸者加茯苓二两。渴欲饮水者，加术足前成四两半。腹中痛者，加人参足前成四两半。寒者，加干姜足前成四两半。腹满者，去术加附子一枚。服汤后，如食顷，饮热粥一升许，微自汗，勿发揭衣服。

五苓散方（见前）

【加减法】腹满者，加厚朴、广皮各一两，渴甚面赤，脉大紧而急，搧扇不知凉，饮冰不知冷，腹痛甚，时时躁烦者，格阳也，加干姜一两五钱（此条非仲景原文，余治验也）。

百沸汤和，每服五钱，日三服。

四逆汤方（辛甘热法，分量临时斟酌）

炙甘草二两　干姜一两　半生附子一枚（去皮）加人参一两

水五茶碗，煮取二碗，分二次服。

按：原方无人参，此独加人参者，前条寒多不饮水，较厥逆尚轻，仲景已用人参；此条诸阳欲脱，中虚更急不用人参，何以固内。柯韵伯《伤寒注》云：仲景凡治虚证，以里为重，

身体疼痛，脉象沉迟的，也要加人参。此处脉象迟而下利清谷，而且没有心烦也不咳嗽，说明中气已经大虚，元气已经外脱，如果只用温药而不用补药，怎么能救逆证呢？茯苓四逆汤证的烦躁，尚且用人参，何况是通脉四逆汤，难道反而不用人参吗？此必然是原文丢失，所以录于此处以备参考。

五十二、霍乱兼见四肢筋肉拘急抽搐而疼痛的，用五苓散加防己桂枝薏苡仁治疗。如寒邪重，脉象紧的，可再加附子。

肝藏血，主筋脉，如寒湿搏结而筋脉拘急，则可发生转筋，所以在用五苓散治疗霍乱时，再加桂枝温通筋脉，用防己急驱下焦血分的寒湿，薏苡仁可以治疗湿痹、脚气，通过补益脾土来抑制肝木，还可以治疗筋脉拘急痉挛。如寒邪重，脉象紧，则非用辛热的附子不可。

五苓散加防己桂枝薏苡仁方

即在五苓散内加防己一两，桂枝一两半，与原方的桂枝合为二两，薏苡仁二两。寒邪重的，可加大附子一枚。将上药捣为细末，每次服五钱，用滚开的水调和服下，每日三次，病重的白天服三次，晚上服一次，如果能安卧就不要再服了。

五十三、突然外感寒湿，挟有秽浊之邪，表现为头眩目眩，腹中绞痛，脉象沉紧而迟，甚至出现脉伏，想吐而又吐不出来，要泻也泻不出来，严重的发生转筋，四肢冰冷，俗称为“发痧”，又称“干霍乱”。转筋的俗称为“转筋火”，这在古书中没有记载（即以上三条中涉及的俗名在古书中没有记载，对于这种病证

协热下利，脉微弱者，便用人参；汗后身痛，脉沉迟者，便加人参。此脉迟而利清谷，且不烦不咳，中气大虚，元气已脱，但温不补，何以救逆乎！观茯苓四逆之烦躁，且以人参；况通脉四逆，岂得无参。是必有脱落耳，备录于此存参。

五二、霍乱兼转筋者，五苓散加防己桂枝薏仁主之；寒甚脉紧者，再加附子。

肝藏血，主筋，筋为寒湿搏急而转，故于五苓和霍乱之中，加桂枝温筋，防己急驱下焦血分之寒湿，薏仁主湿痹脚气，扶土抑土，治筋急拘挛。甚寒，脉紧，则非纯阳之附子不可。

五苓散加防己桂枝薏仁方

即于前五苓散内，加防一两，桂枝一两半，足前成二两，薏仁二两。寒甚者，加附子大者一枚，杵为细末，每服五钱，百沸汤和，日三，剧者日三夜一，得卧则勿令服。

五三、卒中寒湿，内挟秽浊，眩冒欲绝，腹中绞痛，脉沉紧而迟，甚则伏，欲吐不得吐，欲利不得利，甚则转筋，四肢欲厥，俗名发痧，又名干霍乱，转筋者，俗名转筋火，古方

的治疗，参看《金匮要略》腹满、腹痛、心痛、寒疝等条文，就可以明白），可以用蜀椒救中汤治疗，也可以用九痛丸治疗；语言错乱的，先服至宝丹，再服前面提到的汤药。

按：这种病证在夏季湿气上蒸的时候最多见，因为霍乱与本病有相似之处，所以记载于此处。中焦阳气虚衰，寒湿内停，又被蒸腾的秽浊之气所侵犯，病邪从口鼻直达中焦，以致腹内阳气受阻遏，正邪交争而出现腹部绞痛；胃阳受损，不能顺降，所以想吐而吐不出来，脾阳受困，虽然想解大便而解不出来；如果寒湿伤及经络，则筋如转动的绳索，拘挛疼痛；中焦阳气虚衰，肝木来乘，则四肢厥冷。为什么称为"发痧"呢？是因为本病发病迅速，有的来不及请医生，有的连医生也不认识这种病。相传用钱币或瓷碗的碗口蘸姜汤或香油，刮患者的关节来治疗，刮的时候，气血向四处分散，停止则气血又聚合在一起，这样一分一合，则可以产生阳气，疏通关节，流通气血，往往刮完后很快即可痊愈。在刮的地方会出现像沙粒似的红紫血点，所以称为"痧"，但刮后二十四小时内如果饮水则会复发。否则，邪气留在血络中，稍受寒邪，或发怒，则病证复发。因为本病欲吐不能吐，想泻泻不出，腹中疼痛，所

相关知识链接/

在中医古籍中痧的含义为感染湿热病邪或者痧毒引起的疾病，多见于夏秋季节，即本条文中所指，痧证按发病原因可以分为暑痧、瘟痧、绞肠痧等，按其证候属性可分为热痧、寒痧、阴痧等，腹痛吐泻、心烦昏闷、遍身肿胀或者麻木不仁等为其常见症状，相当于现代医学的霍乱、流感、急性胃肠炎、中暑等。

书不载（不载者，不载上三条之俗名耳；若是证，当于《金匮》腹满、腹痛、心痛、寒疝诸条参看自得），蜀椒救中汤主之，九痛丸亦可服；语乱者，先服至宝丹，再与汤药。

按此证夏日湿蒸之时最多，故因霍乱而类记于此。中阳本虚，内停寒湿，又为蒸腾秽浊之气所干，由口鼻而直行中道，以致腹中阳气受逼，所以相争而为绞痛；胃阳不转，虽欲吐而不得；脾阳困闭，虽欲利而不能；其或经络亦受寒湿，则筋如转索，而后者向前矣；中阳虚而肝木来乘，则厥。俗名发痧者何？盖以此证病来迅速，或不及延医，或医亦不识，相传以钱，或用磁碗口，蘸姜汤或麻油，刮其关节，刮则其血皆分，住则复合，数数分合，动则生阳，关节通而气得转，往往有随手而愈者，刮处必现血点，红紫如沙，故名痧也。但刮后须十二时不饮水，方不再发。不然则留邪在络，稍受寒发怒，则举发矣。以

以又称为“干霍乱”。此外，将转筋称为“转筋火”是因为此证常发生于夏季，夏季属于火令，而且病势又像火一样迅速，其实是阴邪内伏，与湿气相搏而引起的，所以用大建中汤的蜀椒急驱阴浊下行，干姜温中散寒，去掉人参和胶饴，是怕人参、胶饴中壅滞内守，加入厚朴泻湿浊，槟榔散结气，直达下焦，广陈皮疏通十二经的气机，之所以改名为救中汤，是因为本方急驱浊阴，所以救中焦之真阳。九痛丸祛邪扶正并举而以驱邪的力量较强，所以也可以服用。另外，前面所说的又吐又泻的霍乱，有阴证和阳证两种类型，干霍乱则只有阴证而没有阳证，就像天地之气不能交通，阴气闭塞，而成为冬天一样，如八卦中否卦的卦象。如果言语错乱，是邪气内犯心包之象，所以先用至宝丹，驱除心包络的邪气。

> **相关知识链接／**
>
> 在中医古籍中痧的含义为麻疹的别称；现代医学中所说的“痧象”，也就是经刮拭治疗后，在相应部位出现的充血性改变，如片状潮红、紫红色或者暗红色血斑等。

救中汤方（苦辛通法）

蜀椒三钱（炒出汗） 淡干姜四钱 厚朴三钱 槟榔二钱 广皮二钱

上药用水五杯，煮取两杯，分两次服。兼有转筋的，加桂枝三钱，防己五钱，薏苡仁三钱。厥冷的，加附子二钱。

九痛丸方（治九种心痛，苦辛甘热法）

附子三两 生狼牙一两 人参一两 干姜一两 吴茱萸一两 巴豆一两（去皮心熬碾

其欲吐不吐，欲利不利而腹痛，故又名干霍乱。其转筋名转筋火者，以常发于夏月，夏月火令，又病迅速如火也，其实乃伏阴与湿相搏之故，以大建中之蜀椒，急驱阴浊下行，干姜温中，去人参、胶饴者，畏其满而守也，加厚朴以泻湿中浊气，槟榔以散结气，直达下焦，广皮通行十二经之气，改名救中汤，急驱浊阴，所以救中焦之真阳也。九痛丸一面扶正，一面驱邪，其驱邪之功最迅，故亦可服。再按前吐泻之霍乱，有阴阳二证，干霍乱则纯有阴而无阳，所谓天地不通，闭塞而成冬，有若否卦之义。若语言乱者，邪干心包，故先以至宝丹，驱包络之邪也。

救中汤方（苦辛通法）

蜀椒（炒出汗）三钱 淡干姜四钱 厚朴三钱 槟榔二钱 广皮二钱

水五杯，煮取二杯，分二次服。兼转筋者，加桂枝三钱，防己五钱，薏仁三钱。厥者加附子二钱。

九痛丸方（治九种心痛，苦辛甘热法）

附子三两 生狼牙一两 人参一两 干姜一两 吴茱萸一两 巴豆（去

如膏）

以上药物用蜜调和制成如梧桐子大的药丸，用酒送服，强壮的人服三丸，每日三次，身体弱的，每次服两丸。

本方兼治突然感受秽恶不正之气，腹胀痛，口不能说话的病证；又可治疗多年寒冷内积流注心胸而引起的心胸疼痛，以及寒冷邪气向上冲逆，从车马上摔落，各种血证等。饮食忌禁和平时一样。

【方论】《内经》记载有五脏、胃腑引起的心胸疼痛，以及痰、虫、食积，共为九种疼痛，心痛的原因，不是风就是寒，所以用干姜、附子驱寒壮阳，吴茱萸可使肝脏的浊阴下行，生狼牙善于驱逐浮风，用巴豆驱逐痰、虫、积滞，以人参养正气以除邪，因为本方所用药物既能入气又能补血，补泻攻伐的药物都具备，所以治疗中恶、腹胀痛等病证。

此处附录《外台》中的走马汤，治中恶、心痛、腹胀，大便不通，属于苦辛热法。沈目南注释说，中恶的病证，俗称为绞肠乌痧，即秽臭、恶毒的邪气，从口鼻直入心胸、肠胃、脏腑，使正气壅塞不行，所以出现心痛、腹胀，大便不通等症状，属于实证，不像六淫邪气侵犯人体，有表里、清浊的区别。所以方用极热、大毒、药力峻猛的巴豆，急攻邪气，佐杏仁以通利肺与大肠的气机，使邪气从大便一扫尽除，则疾病可愈，如果稍有迟缓，则会造成正气不通，营卫、阴阳闭塞而死亡，是“通则不痛”的意思。

巴豆（去心皮熬）二枚　杏仁二枚

皮心熬碾如膏）一两

蜜丸梧子大，酒下，强人初服三丸，日三服，弱者二丸。

兼治卒中恶，腹胀痛，口不能言；又治连年积冷，流注心胸痛，并冷冲上气，落马、坠车、血病等证皆主之。忌口如常法。

【方论】《内经》有五脏胃腑心痛，并痰虫食积，即为九痛也。心痛之因，非风即寒，故以干姜、附子驱寒壮阳，吴茱萸能降肝脏浊阴下行，生狼牙善驱浮风，以巴豆驱逐痰虫陈滞之积，人参养正驱邪，因其药品气血皆入，补泻攻伐皆备，故治中恶腹胀痛等证。

附录《外台》走马汤，治中恶、心痛、腹胀、大便不通，苦辛热法。沈目南注云：中恶之证，俗谓绞肠乌痧，即秽臭恶毒之气，直从口鼻，入于心胸肠胃脏腑，壅塞正气不行，故心痛腹胀，大便不通，是为实证。非似六淫侵入而有表里清浊之分。故用巴豆极热大毒峻猛之剂，急攻其邪，佐杏仁以利肺与大肠之气，使邪从后阴，一扫尽除，则病得愈。若缓须臾，正气不通，营卫阴阳机息则死，是取通则不痛之义也。

巴豆（去心皮熬）二枚　杏仁二枚

上两味药，以棉布缠好，用槌打碎，用热汤二合，捻揉使药汁渗进水中，然后饮用药水，服后应当引起腹泻，应根据老人、小儿、体质强弱来掌握用量。还可以治疗飞尸、鬼击等。

按：在《医方集解》中，有用阴阳水治霍乱的方法，是取其调和阴阳，使正邪不相争的含义。又有用盐汤探吐的方法治干霍乱，因为对于闭塞很严重的病证，除了用针灸外，就是用吐法通达阳气最快，一般呕吐为厥阴气滞的表现，腹中寒痛，是太阳寒水之气引起的病证表现，否卦为冬天景象，冬季太阳寒水主令，得厥阴之气则上升而开泄，万物都会出现生机。至于针灸，治病迅速，但不良反应出现的也很快，应当认真学习《针灸甲乙经》，只有精通针灸的医生才能使用针灸。

上二味，以绵缠槌令碎，热汤二合，捻取白汁饮之，当下。老小强弱量之。通治飞尸鬼击病。

按《医方集解》中，治霍乱用阴阳水一法，有协和阴阳，使不相争之义，又治干霍乱用盐汤探吐一法，盖闭塞至极之证，除针灸之外，莫如吐法通阳最速。夫呕，厥阴气也，寒痛，太阳寒水气也，否，冬象也，冬令太阳寒水，得厥阴气至，风能上升，则一阳开泄，万象皆有生机矣。至针法，治病最速，取祸亦不缓，当于《甲乙经》中求之，非善针者，不可令针也。

湿温
（附疟、痢、疸、痹）

五十四、湿热病，上焦邪气未清，患者里虚，邪气内陷，表现为神志昏蒙，舌苔水滑，脉缓的，用人参泻心汤加白芍治疗。

湿邪在上焦，如果中焦阳气不虚，则始终在上焦，绝不会内陷。如果素体中阳虚，或被药物损伤，必然会导致邪气内陷。湿邪伤人，表现为头重如裹，眼睛像蒙上布一样，视物不清。热邪能使人神昏，所以见神志昏蒙，这与热邪直入心包，引起的神昏谵语有区别。因为正虚所以用人参以护里和阳，白芍以护真阴；湿邪陷入，故用干姜、枳实辛以温通化湿；湿邪兼夹热邪，所以用黄芩、黄连等苦降药物。本证邪气已经内陷，不能再从表解，应当用通降的方法，从里治疗。

人参泻心汤方（苦辛寒兼甘法）

人参二钱　干姜二钱　黄连一钱五分　黄芩一钱五分　枳实一钱　生白芍二钱

上药用水五杯，煮取两杯，分两次服，药渣加水后再煮一杯服下。

五十五、湿热之邪从口鼻而入，从募原直达于中焦，表现为不知饥饱，不思饮食，神机失灵的，用三香汤治疗。

原文

五四、湿热上焦未清，里虚内陷，神识如蒙，舌滑脉缓，人参泻心汤加白芍主之。

湿在上焦，若中阳不虚者，必始终在上焦，断不内陷；或因中阳本虚，或因误伤于药，其势必致内陷。湿之中人也，首如裹，目如蒙，热能令人昏，故神识如蒙，此与热邪直入包络谵语神昏有间。里虚故用人参以护里阳，白芍以护真阴；湿陷于里，故用干姜、枳实之辛通；湿中兼热，故用黄芩、黄连之苦降。此邪已内陷，其势不能还表，法用通降，从里治也。

人参泻心汤方（苦辛寒兼甘法）

人参二钱　干姜二钱　黄连一钱五分　黄芩一钱五分　枳实一钱　生白芍二钱

水五杯，煮取二杯，分二次服，渣再煮一杯服。

五五、湿热受自口鼻，由募原直走中道，不饥不食，机窍不灵，三香汤主之。

本条论述病邪从上焦传来，再使它从上焦祛除的治疗方法。

三香汤方（微苦微辛微寒兼芳香法）

瓜蒌皮三钱　桔梗三钱　黑山栀二钱　枳壳二钱　郁金二钱　香豉二钱　降香末三钱

上药用水五杯，煮取两杯，分两次温服。

【方论】 按：本证是由上焦传来，邪气尚轻浅，所以用瓜蒌皮、桔梗、枳壳等微苦微辛的药物开泄上焦，山栀质地轻浮，味微苦，可以清热，香豉、郁金、降香化中上焦的秽浊而开郁结。上条是使邪气从下焦祛除，所以用药以沉降为主；本条是以上焦为邪气出路，所以选用轻浮药物，下一条三焦均受邪气，则用分消的方法。彼此相互参考，可以了解叶天士根据病证立方的巧妙之处，可惜散见于医案中，人们大多不注意，所以特别选出来论述，这样对其他相关内容也可达到触类旁通的效果。

相关知识链接／

“募原”这个名称起源于《内经》，自金元起募原与膜原可以互换通用，关于其确切部位各家观点不一，有学者认为是肠之脂膜，还有的将其解释为胸膜与膈肌之间的部位等，但都将其视为病邪伏藏之处。

五十六、口鼻呼吸秽浊湿气，布散于三焦，湿热蕴蒸，故头胀痛，身体疼痛、呕吐、小便不通，神志昏迷，舌苔白，口渴而不想喝水，先给芳香开窍的安宫牛黄丸，再用淡渗利水，分消湿浊的茯苓皮汤治疗。

按：本证是湿热困阻表里、经络、脏腑、三焦。此时最怕造成内闭外脱，所以急用安宫牛黄丸清热化痰开窍而固护神明，但安宫牛黄丸不能分利湿邪，所以再加用茯苓皮汤。

安宫牛黄丸方（处方和治法见前文）

此邪从上焦来，还使上焦去法也。

三香汤方（微苦微辛微寒兼芳香法）

栝楼皮三钱　桔梗三钱　黑山栀二钱　枳壳二钱　郁金二钱　香豉二钱　降香末三钱

水五杯，煮取二杯，分二次温服。

【方论】 按此证由上焦而来，其机尚浅，故用蒌皮、桔梗、枳壳微苦微辛开上，山栀轻浮微苦清热，香豉、郁金、降香化中上之秽浊而开郁。上条以下焦为邪之出路，故用重；此条以上焦为邪之出路，故用轻；以下三焦均受者，则用分消。彼此互参，可以知叶氏之因证制方，心灵手巧处矣！惜散见于案中而人多不察，兹特为拈出，以概其余。

五六、吸受秽湿，三焦分布，热蒸头胀，身痛呕逆，小便不通，神识昏迷，舌白，渴不多饮，先宜芳香通神利窍，安宫牛黄丸；继用淡渗分消浊湿，茯苓皮汤。

按此证表里经络脏腑三焦，俱为湿热所困，最畏内闭外脱，故急以牛黄丸宣窍清热而护神明；但牛黄丸不能利湿分消，故继以茯苓皮汤。

安宫牛黄丸（方法见前）

茯苓皮汤（淡渗兼微辛微凉法）

茯苓皮五钱　生薏苡仁五钱　猪苓三钱　大腹皮三钱　白通草三钱　淡竹叶二钱

上药用水八杯，煮取三杯，分三次服。

五十七、阳明湿温，胃气壅滞，发生呃逆，用新制橘皮竹茹汤治疗。

按：《金匮要略》中的橘皮竹茹汤，是治疗胃虚受邪引起呃逆的方剂。现在所治的是湿热壅遏胃气而引起的呃逆，所以不宜用人参、甘草等滋补的药物，因此改用柿蒂。柿子成熟于秋季，因而禀受阳明燥金的主气，且柿子的外形多为方形，有别于其他果实，所以对治疗肺胃疾病有独到的作用（肺的五行属性是金，胃的气运也属金）。柿蒂是柿子的归束之处，一般花都主升散，子都主降，一般降之前先收聚，从生长到开花，从成熟到结果，都是蒂在起作用，所以柿蒂具有治呃逆的功效（再按：草木为一个整体，芦和蒂是升降的门户，芦载生发之气，蒂归藏阴精，研究事物规律的人，不可不在这些地方用心探求）。

新制橘皮竹茹汤（苦辛通降法）

橘皮三钱　竹茹三钱　柿蒂七个　姜汁三茶匙（冲）

上药用水五杯，煮取两杯，分两次温服，不见效再服。有痰火的加竹沥、瓜蒌霜，有瘀血内停的加桃仁。

相关知识链接/

新制橘皮竹茹汤是由张仲景《金匮要略》之橘皮竹茹汤化裁而来，原方治久病体弱，或吐下后，胃虚有热、气壅为哕。吴氏变通用于治疗湿热壅遏中焦、胃气不降之证，因湿热壅遏中焦，气机不通，故去原方中人参、甘草、大枣之甘温壅补，加柿蒂降逆止哕。柿蒂是一味止呃良药，单味药或者入复方均可止哕。

茯苓皮汤（淡渗兼微辛微凉法）

茯苓皮五钱　生薏仁五钱　猪苓三钱　大腹皮三钱　白通草三钱　淡竹叶二钱

水八杯，煮取三杯，分三次服。

五七、阳明湿温，气壅为哕者，新制橘皮竹茹汤主之。

按《金匮》橘皮竹茹汤，乃胃虚受邪之治，今治湿热壅遏胃气致哕，不宜用参甘峻补，故改用柿蒂。按柿成于秋，得阳明燥金之主气，且其形多方，他果未之有也，故治肺胃之病有独胜（肺之脏象属金，胃之气运属金）。柿蒂乃柿之归束处，凡花皆散，凡子皆降，凡降先收，从生而散而收而降，皆一蒂为之也，治逆呃之能事毕矣（再按：草木一身，芦与蒂为升降之门户，载生气上升者芦也，受阴精归藏者蒂也，格物者不可不于此会心焉）。

新制橘皮竹茹汤（苦辛通降法）

橘皮三钱　竹茹三钱　柿蒂七枚　姜汁三茶匙（冲）

水五杯，煮取二杯，分二次温服；不知，再作服。有痰火者，加竹沥、栝蒌霜。有瘀血者，加桃仁。

五十八、湿邪郁阻三焦，气机升降失常，脘腹胀满，大便不爽，用一加减正气散治疗。

另外本条与第五十六条都是三焦受邪，但第56条病证的治疗以开窍醒神、分利湿邪为首要任务，而本条病证的治疗以升降中焦气机为基本方法，这是因为临床表现各不相同。

一加减正气散方

藿香梗二钱　厚朴二钱　杏仁二钱　茯苓皮二钱

广皮一钱　神曲一钱五分　麦芽一钱五分　绵茵陈蒿二钱　大腹皮一钱

上药用水五杯，煮取两杯，每日服两次。

【方论】 藿香正气散原为苦辛温兼甘法，现在加减成为苦辛微寒法。去原方的紫苏、白芷是因为没有表邪，去甘草、桔梗是因为本证以中焦病变为主，不需要升提上焦。只用藿香芳香化浊，厚朴、广皮、茯苓皮、大腹皮理气除湿，消胀除满，加杏仁宣利肺与大肠之气，用神曲、麦芽升降脾胃之气，茵陈蒿宣通湿郁而启动生发之气，藿香只用梗，是取其走中焦而不行于肌表；茯苓只用皮，是因为各种皮都属凉性，清泻湿热功效独特。

五十九、湿邪郁阻三焦，症见脘闷便溏，身体疼痛，舌苔色白，脉象模糊不清，用二加减正气散治疗。

上条以中焦病变为主，所以治疗以升降中焦气机为主。本条脘闷、便溏为中焦病表现，身痛、舌苔色白、脉象模糊不清，则是湿阻经络的表现，所以加防己迅速祛除经络中的湿邪。大便溏不同于大便不爽，所以加通草、薏苡仁通过分利

五八、三焦湿郁，升降失司，脘连腹胀，大便不爽，一加减正气散主之。

再按此条与上第五十六条同为三焦受邪，彼此分消开窍为急务，此以升降中焦为定法，各因见证之不同也。

一加减正气散方

藿香梗二钱　厚朴二钱　杏仁二钱　茯苓皮二钱　广皮一钱　神曲一钱五分　麦芽一钱五分　绵茵陈二钱　大腹皮一钱

水五杯，煮二杯，再服。

【方论】 正气散本苦辛温兼甘法，今加减之，乃苦辛微寒法也。去原方之紫苏、白芷，无须发表也。去甘桔，此证以中焦为扼要，不必提上焦也。只以藿香化浊，厚朴、广皮、茯苓、大腹泻湿满，加杏仁利肺与大肠之气，神曲、麦芽升降脾胃之气，茵陈宣湿郁而动生发之气，藿香但用梗，取其走中不走外也。茯苓但用皮，以诸皮皆凉，泻湿热独胜也。

五九、湿郁三焦，脘闷，便溏，身痛，舌白，脉象模糊，二加减正气散主之。

上条中焦病重，故以升降中焦为要。此条脘闷便溏，中焦证也，身痛舌白，脉象模糊，则经络证矣，故加防己

小便达到大便正常的目的；大豆黄卷由湿热酝酿而成，所以能清化湿热而恢复脾胃功能。

二加减正气散（苦辛淡法）

藿香梗三钱　广皮二钱　厚朴二钱　茯苓皮三钱　木防己三钱　大豆黄卷二钱　川通草一钱五分　薏苡仁三钱

上药用水八杯，煮取三杯，分三次服。

六十、秽浊湿邪留于体内，出现舌苔黄，胃脘痞闷，气机不得宣通，日久则化热，用三加减正气散治疗。

前面两条，一以升降脾胃气机为主，一以宣通经络祛湿为主，本条则因为舌苔黄，可知体内有伏热，日久必化热，所以身体也会发热，而用杏仁宣利肺气，肺气宣畅则湿热可以清化，加辛淡而凉的滑石，清湿中之热，配合藿香宣通气机的郁闭。

三加减正气散方（苦辛寒法）

藿香三钱（连梗叶）　茯苓皮三钱　厚朴二钱　广皮一钱五分　杏仁三钱　滑石五钱

上药用水五杯，煮取两杯，分两次服用。

六十一、秽浊、湿邪留于体内，阻滞气分，舌苔白滑，右脉缓，用四加减正气散治疗。

因为右脉缓，可知湿阻气分，所以加草果、山楂肉、神曲，迅速调节脾胃阳气，使脾土的湿浊之气不能上蒸而影响手太阴肺气。

急走经络中湿郁；以便溏不比大便不爽，故加通草、薏仁，利小便所以实大便也；大豆黄卷从湿热蒸变而成，能化蕴酿之湿热，而蒸变脾胃之气也。

二加减正气散（苦辛淡法）

藿香梗三钱　广皮二钱　厚朴二钱　茯苓皮三钱　木防己三钱　大豆黄卷二钱　川通草一钱五分　薏苡仁三钱

水八杯，煮三杯，三次服。

六十、秽湿着里，舌黄脘闷，气机不宣，久则酿热，三加减正气散主之。

前两法，一以升降为主，一以急宣经隧为主；此则以舌黄之故，预知其内已伏热，久必化热，而身亦热矣，故加杏仁利肺气，气化则湿热俱化，滑石辛淡而凉，清湿中之热，合藿香所以宣气机之不宣也。

三加减正气散方（苦辛寒法）

藿香（连梗叶）三钱　茯苓皮三钱　厚朴二钱　广皮一钱五分　杏仁三钱　滑石五钱

水五杯，煮二杯，再服。

六一、秽湿着里，邪阻气分，舌白滑，脉右缓，四加减正气散主之。

以右脉见缓之故，知气分之湿阻，故加草果、楂肉、神曲，急运坤阳，使

四加减正气散方（苦辛温法）

藿香梗三钱　厚朴二钱　茯苓三钱　广皮一钱五分　草果一钱　楂肉五钱（炒）　神曲二钱

上药用水五杯，煮取两杯，药渣加水，再煮一杯，分三次服。

六十二、秽浊、湿邪留于体内，出现胃脘痞闷，大便泄泻，用五加减正气散治疗。

因为是秽浊、湿邪导致的脘闷，所以用藿香正气散芳香开通。由大便泄泻可知脾胃已伤，所以加大腹皮运行脾气，用谷芽升发胃气。以上两条应当列入寒湿类中，因为都是藿香正气散的加减应用，想使读者了解古方化裁的精妙之处，所以都列在这里了。

五加减正气散（苦辛温法）

藿香梗二钱　广皮一钱五分　茯苓块三钱　厚朴二钱　大腹皮一钱五分　谷芽一钱　苍术二钱

上药用水五杯，煮取两杯，分两次服。

按：现在的医生以藿香正气散统治四季的感冒，请问四时只有一种主气吗？还是四时各有一种主气，而且有兼气呢？何况感受邪气的患者在体质以及脏腑强弱上存在着个体差异，纵观前面的五个加减正气散，虽同是用正气散为基本方，但加减法不同，由此就可以知道，用药如果不能丝丝入扣，就不能切中病情。那些医生泛论四时不正之气仅用几个方剂治疗一切病证，都是没有真正掌握中医的

足太阴之地气不上蒸手太阴之天气也。

四加减正气散方（苦辛温法）

藿香梗三钱　厚朴二钱　茯苓三钱　广皮一钱五分　草果一钱　楂肉（炒）五钱　神曲二钱

水五杯，煮二杯，渣再煮一杯，三次服。

六二、秽湿着里，脘闷便泄，五加减正气散主之。

秽湿而致脘闷，故用正气散之香开；便泄而知脾胃俱伤，故加大腹运脾气，谷芽升胃气也。以上二条，应入前寒湿类中，以同为加减正气散法，欲观者知化裁古方之妙，故列于此。

五加减正气散（苦辛温法）

藿香梗二钱　广皮一钱五分　茯苓块　三钱　厚朴二钱　大腹皮一钱五分　谷芽一钱　苍术二钱

水五杯，煮二杯，日再服。

按今人以藿香正气散，统治四时感冒，试问四时止一气行令乎？抑各司一气，且有兼气乎？况受病之身躯脏腑，又各有不等乎？历观前五法，均用正气散，而加法各有不同，亦可知用药非丝丝入扣，不能中病，彼泛论四时不正之气，与统治一切诸病之方，皆未望见轩

真谛，这些人又怎么能称为医生呢？

六十三、脉缓，身体疼痛，舌苔淡黄而滑，口渴而饮水不多，甚至口不渴，汗出之后热势减退，但不久又再次发热，这是由脾胃不能运化水谷所产生的湿邪，与外感湿邪相合所引起的。发汗解表，通下攻里的方法都不可以用，如果误认为是伤寒，而进行治疗，必然转成难以治疗的病证。如果只清热则湿邪不能除，只祛湿则热势更盛，此时应该用黄芩滑石汤治疗。

脉象缓，身体疼痛，与外受风邪相似，但脉不浮，舌滑，口不渴，不欲饮水则又不是受风邪的表现。如果属于外中风邪，汗出后身体疼痛应当解除同时热退，现在热退后不久又发热，这是因为湿热相蒸引起的汗出。湿为阴邪，黏滞难除，不能随汗出而去，所以继而又发热。脏腑不能运化水谷之湿，湿邪困阻脾胃，又外受湿邪，流于经络，如果以治疗伤寒的发汗解表，攻里通下法治疗，则发表会损伤正常的肌表，卫阳伤则会发痉；攻里则损伤脾胃阳气，而虚寒内盛而腹泻不止，转成坏证。湿热两种邪气伤人，不可偏治，所以用黄芩、滑石、茯苓皮清湿中之热，豆蔻仁、猪苓宣化湿邪，再加大腹皮、通草宣气化湿、通利小便，通过宣发气机则湿邪得除，小便通利热随小便而除。

黄芩滑石汤方（苦辛寒法）

黄芩三钱　滑石三钱　茯苓皮三钱　大腹皮二钱　白蔻仁一钱　通草一钱　猪苓三钱

岐之堂室者也，乌可云医乎！

六三、脉缓身痛，舌淡黄而滑，渴不多饮，或竟不渴，汗出热解，继而复热，内不能运水谷之湿，外复感时令之湿，发表攻里，两不可施，误认伤寒，必转坏证，徒清热则湿不退，徒祛湿则热愈炽，黄芩滑石汤主之。

脉缓身痛，有似中风，但不浮，舌滑不渴饮，则非中风矣。若系中风，汗出则身痛解而热不作矣；今继而复热者，乃湿热相蒸之汗，湿属阴邪，其气留连，不能因汗而退，故继而复热。内不能运水谷之湿，脾胃困于湿也；外复受时令之湿，经络亦困于湿矣。倘以伤寒发表攻里之法施之，发表则诛伐无过之表，阳伤而成痉；攻里则脾胃之阳伤，而成洞泄寒中，故必转坏证也。湿热两伤，不可偏治，故以黄芩、滑石、茯苓皮清湿中之热，蔻仁、猪苓宣湿邪之正，再加腹皮、通草，共成宣气利小便之功，气化则湿化，小便利则火腑通而热自清矣。

黄芩滑石汤方（苦辛寒法）

黄芩三钱　滑石三钱　茯苓皮三钱　大腹皮二钱　白蔻仁一钱　通草一钱　猪苓三钱

上药用水六杯，煮取两杯，药渣加水后再煮一杯，共分三次温服。

六十四、阳明湿温，呕吐而口不渴，用小半夏加茯苓汤治疗。以呕吐严重而兼有胃脘痞闷的，用半夏泻心汤去人参、干姜、大枣、甘草，加枳实、生姜治疗。

呕吐而口不渴，说明饮邪重，热邪轻，所以用小半夏加茯苓汤治疗，驱逐水饮则呕吐自止。呕吐而兼有痞满，说明热邪内陷，与水饮相互搏结，结聚不通，所以用半夏泻心汤去掉人参、干姜、甘草、大枣等甘壅补中药物，加枳实、生姜宣通胃气。

小半夏加茯苓汤

半夏六钱　茯苓六钱　生姜四钱

上药用水五杯，煮取两杯，分两次服。

半夏泻心汤去人参干姜甘草大枣加枳实生姜方

半夏六钱　黄连二钱　黄芩三钱　枳实三钱　生姜三钱

上药用水八杯，煮取三杯，分三次服，体质虚弱的再加入人参、大枣。

六十五、湿热蕴阴熏，灼经络，出现寒战高热，骨节疼痛剧烈而烦躁，舌苔灰腻呆板，面目萎黄，这种病称为"湿痹"，以宣痹汤治疗。

《内经》讲："风、寒、湿三者合而为痹"，《金匮要略》说："经热则痹"，

水六杯，煮取二杯，渣再煮一杯，分温三服。

六四、阳明湿温，呕而不渴者，小半夏加茯苓汤主之；呕甚而痞者，半夏泻心汤去人参、干姜、大枣、甘草加枳实、生姜主之。

呕而不渴者，饮多热少也，故主以小半夏加茯苓，逐其饮而呕自止。呕而兼痞，热邪内陷，与饮相搏，有固结不通之患，故以半夏泻心，去参、姜、甘、枣之补中，加枳实、生姜之宣胃也。

小半夏加茯苓汤

半夏六钱　茯苓六钱　生姜四钱

水五杯，煮取二杯，分二次服。

半夏泻心汤去人参干姜甘草大枣，加枳实生姜方

半夏六钱　黄连二钱　黄芩三钱　枳实三钱　生姜三钱

水八杯，煮取三杯，分三次服，虚者复纳人参、大枣。

六五、湿聚热蒸。蕴于经络，寒战热炽，骨骱烦疼，舌色灰滞，面目痿黄，病名湿痹，宣痹汤主之。

《经》谓：风寒湿三者合而为痹，《金匮》谓：经热则痹，盖《金匮》诚

可见《金匮要略》实际上补充了内经的疏漏之处。痹证因为寒邪内侵的的确很多，但热痹也不少。合参《金匮要略》与《内经》的原文，在临证时细心体会，自然可以掌握。本书中因论述湿温而兼论及湿热痹，在湿温门中，原来就有痹证，但本书对痹证没有全面的讨论，学医的人要想全面了解，当结合《内经》《金匮要略》，喻嘉言、叶天士以及宋元时期医学家的论述共同探求。痹证不外乎寒热两种，根据虚实分别治疗。寒痹病势重反而容易治疗，热痹病势缓反而难治，体质壮实，只有肢体病变容易治；体质虚弱，兼有脏腑病变并兼有痰饮腹胀满的难治，这如同伤寒的两感证一样。本条因为舌灰、目黄，可知湿邪已化热；寒战高热，可知病邪在经络中，骨节疼痛可知为痹证，如果泛泛地用祛湿药物，而不知疏通经络，也是无效的，所以用防己驱除经络的湿邪，杏仁开通肺气，连翘清气分的湿热，赤小豆清血分的湿热，滑石通利小便而清利热中之湿，山栀清肃肺气而泻湿中之热，薏苡仁淡渗利湿而治筋骨拘急挛痛，半夏辛平而主治寒热邪气，蚕沙能化生浊道中的清气，疼痛严重加片姜黄、海桐皮以宣络止痛。

宣痹汤方（苦辛通法）

防己五钱　杏仁五钱　滑石五钱　连翘三钱　山栀三钱　薏苡五钱　半夏三钱（醋炒）　晚蚕沙三钱　赤小豆皮三钱（赤小豆即五谷之中的赤小豆，色红味酸，用凉水

补《内经》之不足。痹之因于寒者固多，痹之兼乎热者，亦复不少，合参二经原文，细验于临证之时，自有权衡。本论因载湿温而类及热痹，见湿温门中，原有痹证，不及备载痹证之全，学者欲求全豹，当于《内经》《金匮》，喻氏、叶氏以及宋元诸名家，合而参之自得。大抵不越寒热两条，虚实异治。寒痹势重而治反易，热痹势缓而治反难，实者单病躯壳易治，虚者兼病脏腑夹痰饮腹满等证，则难治矣，犹之伤寒两感也。此条以舌灰目黄，知其为湿中生热；寒战热炽，知其在经络；骨骱疼痛，知其为痹证。若泛用治湿之药，而不知循经入络，则罔效矣。故以防己急走经络之湿，杏仁开肺气之先，连翘清气分之湿热，赤豆清血分之湿热，滑石利窍而清热中之湿，山栀肃肺而泻湿中之热，薏苡淡渗而主挛痹，半夏辛平而主寒热，蚕沙化浊道中清气，痛甚加片子姜黄、海桐皮者，所以宣络而止痛也。

宣痹汤方（苦辛通法）

防己五钱　杏仁五钱　滑石五钱　连翘三钱　山栀三钱　薏苡五钱　半夏（醋炒）三钱　晚蚕沙三

浸泡后取皮用，不是药店中的赤小豆，药店中的赤小豆是两广地区的野豆，红皮黑蒂，肉呈黄色，不能入药）

上药用水八杯，煮取三杯分三次趁热服。如果疼痛严重加片姜黄二钱，海桐皮三钱。

六十六、湿邪郁于经脉中，症见全身发热、疼痛，汗多，大便溏泄，胸腹部有白疹，这说明内外都有邪气，禁忌单纯用辛味药物发散肌表，或苦寒清热药治疗，应用辛凉淡法，以薏苡竹叶散治疗。

上条仅是经络痹阻，本条则脏腑也有湿邪，所以又重新立法。汗多则开泄肌表阳气，身痛则邪郁肌表，属于风湿证，因为寒邪的特点是汗出邪解，风为阳邪，不能随汗而解，何况湿为重浊的阴邪，所以汗出而病证不除。学医的人对有汗出而病不解的病证，应当认识到不是风就是湿，或属于风湿相搏。大便溏泻必然小便短少，白疹是风湿郁于孙络毛窍的表现。本证属于湿邪内留、热邪郁结的病证，所以用辛凉药物解肌表之热，辛淡药物渗利在里的湿邪，使表邪通过气化从表透散，里邪从小便而除，是表里同治的方法，与下条互相参考就可以明白了。

薏苡竹叶散方（辛凉淡法，也是轻以去实法）

薏苡仁五钱　竹叶三钱　飞滑石五钱　白蔻仁一钱五分　连翘三钱　茯苓块五钱

钱　赤小豆皮三钱（赤小豆乃五谷中之赤小豆，味酸肉赤，凉水浸取皮用。非药肆中之赤小豆，药肆中之赤豆乃广中野豆，赤皮蒂黑肉黄不入药者也）

水八杯，煮取三杯，分温三服。痛甚加片子姜黄二钱，海桐皮三钱。

六六、湿郁经脉，身热身痛，汗多自利，胸腹白疹；内外合邪，纯辛走表，纯苦清热，皆在所忌，辛凉淡法，薏苡竹叶散主之。

上条但痹在经脉，此则脏腑亦有邪矣，故又立一法。汗多则表阳开，身痛则表邪郁，表阳开而不解表邪，其为风湿无疑，盖汗之解者寒邪也，风为阳邪，尚不能以汗解，况湿为重浊之阴邪，故虽有汗不解也。学者于有汗不解之证，当识其非风则湿，或为风湿相搏也。自利者小便必短，白疹者，风湿郁于孙络毛窍。此湿停热郁之证，故主以辛凉解肌表之热，辛淡渗在里之湿，俾表邪从气化而散，里邪从小便而驱，双解表里之妙法也，与下条互斟自明。

薏苡竹叶散方（辛凉淡法，亦轻以去实法）

薏苡五钱　竹叶三钱　飞滑石五

白通草一钱五分

上药共研为细末，每次服五钱，每日服三次。

六十七、风、暑、寒、湿四种邪气，相互夹杂，侵犯人体，气机不宣，症见咳嗽头胀，不知饥饱，舌苔白腻，肢体犹如残废，不听使唤，用杏仁薏苡汤治疗。

多种邪气混杂在一起侵犯人体，病症表现多样。本条病机以“气不主宣”四字为关键，所以用宣通气机的药物为主，既然兼有雨湿中的寒邪，所以应当把辛凉法改为辛温法。本条本该列在寒湿类条文中，因为与上条对比，所以列在这里。

杏仁薏苡汤（苦辛温法）

杏仁三钱　薏苡仁三钱　桂枝五分　生姜七分　厚朴一钱　半夏一钱五分　防己一钱五分　白蒺藜二钱

上药用水五杯，煮取三杯，药渣加水后再煮一杯，分三次趁热服。

六十八、感受暑湿而成为痹证的，用加减木防己汤治疗。

这是治疗痹证的基础方。风气较重则牵引掣痛，即所谓“风胜则引”（引是指肢体吊痛、掣痛等，或上下游走作痛，即《内经》所说的行痹），加桂枝、桑叶；湿气胜则肿胀，即“湿胜则肿”（湿邪属土，湿胜称为敦阜）加滑石、萆薢、苍术；寒气胜则疼痛，加防己、桂枝、姜黄、海桐皮；面红、口角流涎提示胃热，（《灵枢》中说：“胃有热则廉泉开而涎出”）重用石膏、知母；无汗加羌活、

钱　白蔻仁一钱五分　连翘三钱　茯苓块五钱　白通草一钱五分

共为细末，每服五钱，日三服。

六七、风暑寒湿，杂感混淆，气不主宣，咳嗽头胀，不饥舌白，肢体若废，杏仁薏苡汤主之。

杂感混淆，病非一端，乃以气不主宣四字为扼要，故以宣气之药为君。既兼雨湿中寒邪，自当变辛凉为辛温。此条应入寒湿类中，列于此者，以其为上条之对待也。

杏仁薏苡汤（苦辛温法）

杏仁三钱　薏苡三钱　桂枝五分　生姜七分　厚朴一钱　半夏一钱五分　防己一钱五分　白蒺藜二钱

水五杯，煮三杯，渣再煮一杯，分温三服。

六八、暑湿痹者，加减木防己汤主之。

此治痹之祖方也。风胜则引，引者（吊痛掣痛之类，或上或下，四肢游走作痛，《经》谓行痹是也）加桂枝、桑叶。湿胜则肿，肿者（土曰敦阜）加滑石、萆薢、苍术。寒胜则痛，痛者加防己、桂枝、姜黄、海桐皮。面赤口涎自出者（《灵枢》谓：胃热则廉

苍术；汗多加黄芪、炙甘草；兼痰饮加半夏、厚朴、陈皮。因为不能详述全文，所以通过对基本方的加减，以示痹证治疗的原则。

加减木防己汤（辛温辛凉复法）

防己六钱　桂枝三钱　石膏六钱　杏仁四钱　滑石四钱　薏苡仁三钱　白通草二钱

上药用水八杯，煮取三杯，分三次趁热服。效果轻微的，加重剂量再服，白天三次，夜服一次。

六十九、湿热邪气在体内久久不解，日久发生黄疸。对于黄疸的治疗，古人已经有系统的治疗方法，此处不再详细记载，只列举数条来说明基本的治疗原则（以下所论，疟疾、痢疾等病证都与此相同）。

我写这本书的目的，就是为了补充前人的不完备之处，如果前人已有现成的治法可以遵循，没有必要把这些内容全部记录在这里。因为本书是讨论四时外感邪气所引起的病证，所以一定要讨论湿温，同时与湿温有联系的黄疸、疟疾、痢疾等疾病也就一起进行讨论了，但也仅仅是简略说明治疗原则而已。在四时外感疾病中，以湿温类疾病种类最多，所用的方剂也最广，这是因为脾胃属土，居于中焦，是各种秽浊邪气归藏的地方，因此可以出现许多错综复杂的相兼症状，难以一一列举。就以黄疸为例，在《金匮要略》一书中有三十五条原文对黄疸进行了系统的辨证论治并同时列出了十二首方剂。首先提出黄疸的能否发生，关键取决于小便是否通利；黄疸病是否容易治疗，要看口渴或不渴；其次讨论了瘀热入胃的多种原因，有的因为外邪侵入；有的由内而发；有的因为谷食郁热熏蒸；有

泉开），重加石膏、知母。绝无汗者，加羌活、苍术，汗多者加黄芪、炙甘草，兼痰饮者，加半夏、厚朴、广皮。因不能备载全文，故以祖方加减如此，聊示门径而已。

加减木防己汤（辛温辛凉复法）

防己六钱　桂枝三钱　石膏六钱　杏仁四钱　滑石四钱　白通草二钱　薏仁三钱

水八杯，煮取三杯，分温三服。见小效不即退者，加重服，日三夜一。

六九、湿热不解，久酿成疸，古有成法，不及备载，聊列数则，以备规矩（下疟、痢等证仿此）。

本论之作，原补前人之未备，已有成法可循者，安能尽录。因横列四时杂感，不能不列湿温，连类而及，又不能不列黄疸、疟、痢，不过略标法则而已。按湿温门中，其证最多，其方最伙；盖土居中位，秽浊所归，四方皆至，悉可兼证，故错综参伍，无穷极也。即以黄疸一证而言，《金匮》有辨证三十五条，出治一十二方，先审黄之必发不发，在于小便之利与不利；疸之易治难治，在于口之渴与不渴；再察瘀热入胃之因，或因外并，

的因为饮酒过度；有的因为性生活过度，身体衰弱；有的因为病邪由经络内传，血液瘀滞不行停于下焦成为蓄血；有的因为出汗后又在水中洗澡，水湿内侵而致汗出色黄。瘀热入胃，气血郁滞则郁热不能下行，阳气偏盛于上而出现周身发热；下焦气机郁结则水液代谢失常而发生小便困难。另外表里俱虚、热退后胃气虚弱，出现呃逆，以及误用艾灸、温针等强迫发汗都可以发生黄疸，这样了解了导致黄疸的不同原因，治疗起来就可以针对不同的病因采用相应的治法。例如见到脉弦、胁肋疼痛的，属于少阳病证还未解除，仍要以和解为主的方法进行治疗；口干渴而饮水多是阳明经燥热的表现，应尽快用清热泻火的方法进行治疗，湿邪在上部的以辛味药宣散利湿，多用祛风药物；湿邪偏于下焦，治疗以苦泄为主多用淡渗药物；血液蓄积不行、精神烦躁，甚至发狂的，则必须要用攻逐的方法；对于发汗后，小便由黄转白的，可用温补法治疗；平素嗜酒的患者，大多热蕴于内，应当先清泄中焦邪热，配合分利湿邪，然后再用保护脾胃阳气的方法；由于性生活过度而致病的，大多挟有秽浊邪气，治疗时先用清热解毒的方法，再用通利下窍的方法，但最终须用大剂量的滋补药调理其真阴不足；表气虚弱的用固表实卫的方法，里气虚弱的则要扶助正气；其他如因为出汗后在水中洗澡或误用火劫发汗以及其他治疗不当所引起的黄疸和并发症，也都有论述和治疗的方剂，给后世学医的人确立了规范。至于寒湿在里所引起的黄疸，仅在《伤寒论》阳明篇中有一条原文提到，可以按寒湿病进行治疗，而没有提到具体的方剂。脾土的本性是畏惧肝木的克伐，但又喜欢肝木的风燥之性，可以运化水湿，却又厌恶寒湿泛滥。阴黄这一病证，就是由于寒与湿相互搏结引起的，就像潮湿的

或因内发，或因食谷，或因酣酒，或因劳色，有随经蓄血，入水黄汗；上盛者一身尽热，下郁者小便为难；又有表虚里虚，热除作哕，火劫致黄。知病有不一之因，故治有不紊之法：于是脉弦胁痛，少阳未罢，仍主以和；渴饮水浆，阳明化燥，急当泻热，湿在上，以辛散，以风胜，湿在下，以苦泄，以淡渗；如狂蓄血，势以必攻；汗后溺白，自宜投补；酒客多蕴热，先用清中，加之分利，后必顾其脾阳；女劳有秽浊，始以解毒，继以滑窍，终当峻补真阴；表虚者实卫，里虚者建中；入水火劫，以及治逆变证，各立方论，以为后学津梁。至寒湿在里之治，阳明篇中，惟见一则，不出方论，指人以寒湿中求之。盖脾本畏木而喜风燥，制水而恶寒湿。今阴黄一证，寒湿相抟，譬如卑监之土，须暴风日之阳，纯阴之病，疗以辛热无疑，方虽不出，法已显然。奈丹溪云：不必分五疸，总是如盦酱相似。以为得治黄之扼要，殊不知以之治阳黄，犹嫌其混，以之治阴黄，恶乎可哉！喻嘉言于阴黄一证，竟谓仲景方论亡失，

土地需要风吹日晒才能干燥一样，因此完全是阴寒的病证，适用辛温大热的方法治疗是没有疑问的，虽然没有提出具体的治疗方剂，但治疗方法已经非常清楚了。可是朱丹溪却认为不必具体区分成五种黄疸，因为黄疸的形成过程与酝酿成酱的道理相似，他以为找到了黄疸的基本治疗方法，但是这种方法治疗阳黄，尚且显得笼统混杂，用来治疗阴黄更是万万不可以的。喻嘉言竟然说张仲景对阴黄的论述与治疗方剂都已经失传了，似乎无可遵循了。只有罗谦甫独具卓识，极力主张辨别阴黄、阳黄，并按张仲景“于寒湿中求之”的宗旨，提出用茵陈四逆汤治疗阴黄。我对阴黄这一病证也研究了许多年，都是采用罗谦甫的治法进行加减化裁，没有不很快取得疗效的，其中也有开始是寒湿的表现，而阳气并没有完全衰败，用了几剂温热药之后，寒湿就化燥生热成为阳黄症，这时再按阳黄治疗就可以了。

七十、夏秋季节发生的黄疸病，多数是由于湿热蕴蒸而形成的。一方面感受了夏秋季节的外在湿热，另一方面体内不能运化水谷，而蕴湿生热，内外相合，就容易形成黄疸，其治疗必须以宣通气分为主，如果治疗不当，就会出现全身肿胀。由黄疸引起的肿胀，应当用苦泄辛散、淡渗利湿的方法治疗，可以选用二金汤。

这一条说明了黄疸产生的原因、治疗方法以及治疗不当所产生的并发症，并根据病情变化而制定了治疗方法。

二金汤方（苦辛淡法）

鸡内金五钱　海金沙五钱　厚朴三钱　大腹皮三钱　猪苓三钱　白通草二钱

恍若无所循从。惟罗谦甫具有卓识，力辨阴阳，遵仲景寒湿之旨，出茵陈四逆汤之治。瑭于阴黄一证，究心有年，悉用罗氏法而化裁之，无不应手取效。间有始即寒湿，从太阳寒水之化，继因其人阳气尚未十分衰败，得燥热药数帖，阳明转燥金之化而为阳证者，即从阳黄例治之。

七十、夏秋疸病，湿热气蒸，外干时令，内蕴水谷，必以宣通气分为要，失治则为肿胀。由黄疸而肿胀者，苦辛淡法，二金汤主之。

此揭疸病之由，与治疸之法，失治之变，又因变制方之法也。

二金汤方（苦辛淡法）

鸡内金五钱　海金沙五钱　厚朴三钱　大腹皮三钱　猪苓三钱　白通草二钱

上药用水八杯，煮取三杯，分三次趁热服。

七十一、各种黄疸，兼有小便量少的，均可以用茵陈五苓散治疗。

沈目南说：茵陈五苓散是治疗黄疸气分实证的通用方剂。脾胃是受纳水谷而产生卫气营血的地方。风邪进入胃的气分与胃中水谷湿热相互蕴蒸，就形成阳黄证，如果湿热下注于膀胱，膀胱气机郁结，不能宣通，使水液代谢失调，就必然会引起小便不利。治疗应该用五苓散宣通内外邪气，用茵陈蒿开散郁结而清热利湿。

茵陈五苓散（五苓散方见前，五苓散是苦辛温法，现在茵陈蒿的用量为五苓散的一倍，所以是苦辛微寒法）

茵陈蒿十分　五苓散五分

上药一起研成细末，每次服三钱，每日服三次。

《金匮要略》中的方剂，不能一一列举，学者应当对原书细细揣摩，此处唯独采用茵陈五苓散的原因，是因为它是治疗实证黄疸的通用方剂，既可以祛除外感邪气，又可以清利体内湿热。

七十二、黄疸病，出现脉沉，脘腹痞满，恶心，大便秘结，小便黄赤的表现，是属于湿热弥漫三焦的里证，可以用杏仁石膏汤治疗。

前一条是表里两解的方法，本条是上、中、下三焦同治的方法，前条是从横的角度来论述，本条是从纵的角度来论述的，两条一横一纵，相互呼应。本方中杏仁、石膏宣发上焦，生姜、半夏辛温苦燥治疗中焦，枳实则驱使中焦邪气下行，山栀子通利三焦，黄柏清下焦湿热。大凡治疗三焦的方剂，重点都放在上

水八杯，煮取三杯，分三次温服。

七一、诸黄疸小便短者，茵陈五苓散主之。

沈氏目南云：此黄疸气分实证，通治之方也。胃为水谷之海，营卫之源，风入胃家气分，风湿相蒸，是为阳黄；湿热流于膀胱，气郁不化，则小便不利，当用五苓散宣通表里之邪，茵陈开郁而清湿热。

茵陈五苓散（五苓散方见前。五苓散系苦辛温法，今茵陈倍五苓，乃苦辛微寒法）

茵陈末十分　五苓散五分

共为细末，和匀，每服三钱，日三服。

《金匮》方不及备载，当于本书研究，独采此方者，以其为实证通治之方，备外风内湿一则也。

七二、黄疸脉沉，中痞恶心，便结溺赤，病属三焦里证，杏仁石膏汤主之。

前条两解表里，此条统治三焦，有一纵一横之义。杏仁、石膏开上焦，姜、半开中焦，枳实则由中驱下矣，山栀通行三焦，黄柏直清下焦。凡通宣三焦之方，皆扼重上焦，以上焦为

焦，因为上焦是病邪最初侵入的地方，也是一身气化的关键部位，因此，虽然本方是治疗三焦，但仍以杏仁石膏命名。

杏仁石膏汤方（苦辛寒法）

杏仁五钱　石膏八钱　半夏五钱　山栀三钱　黄柏三钱　枳实汁每次三茶匙（冲）　姜汁每次三茶匙（冲）

上药用水八杯，煮取三杯，分三次服。

七十三、平素劳损的患者，再感受湿温后，被错误地运用了发汗解表的方法，而出现身体及面部发黄，不欲饮食，小便黄赤，应当用连翘赤豆饮煎汤后送服保和丸。

前面第七十条讲的是由黄疸而变生其他疾病，本条讲的是由其他疾病转变为黄疸的病证，这两条是相互对应的。本条所讲的病证属于内伤脾胃，外感湿热而表里同病的“两感”，因此选用连翘赤豆饮以解除外邪，保和丸以调和脾胃，使湿温外感，劳倦内伤以及误治后产生的症状一起解除。保和丸性味苦温，能健运脾胃阳气，祛除体内湿邪；用陈皮和连翘，可使病邪由里达外，保和丸毫无疑问可以治疗湿邪，那么为什么又可以治疗劳倦内伤呢?《内经》讲：“劳者温之”，这是因为肢体、官窍的活动都依赖阳气的推动，过度劳累则损耗阳气，所谓劳倦是因为劳累而疲倦，疲倦是指四肢倦怠乏力。脾主四肢，因此脾胃阳气受伤则四肢倦怠乏力。此外，肺属金而主全身之气，气属于阳，脾属于土，可以生肺金，所以阳与气虽然有在里在外的区别，但实际上都是同一种气的运转输布罢了。劳倦直接损伤了主外的阳气，影响在里的阳气也不能正常地温化运转了，在里的阳

病之始入，且为气化之先，虽统宣三焦之方，而汤则名杏仁石膏也。

杏仁石膏汤方（苦辛寒法）

杏仁五钱　石膏八钱　半夏五钱　山栀三钱　黄柏三钱　枳实汁每次三茶匙（冲）　姜汁每次三茶匙（冲）

水八杯，煮取三杯，分三次服。

七三、素积劳倦，再感湿温，误用发表，身面俱黄，不饥溺赤，连翘赤豆饮煎送保和丸。

前第七十条，由黄而变他病，此则由他病而变黄，亦遥相对待。证系两感，故方用连翘赤豆饮以解其外，保和丸以和其中，俾湿温、劳倦、治逆，一齐解散矣。保和丸苦温而运脾阳，行在里之湿；陈皮、连翘由中达外，其行湿固然矣。兼治劳倦者何?《经》云：劳者温之。盖人身之动作行为，皆赖阳气为之主张，积劳伤阳。劳倦者，因劳而倦也，倦者，四肢倦怠也，脾主四肢，脾阳伤，则四肢倦而无力也。再肺属金而主气，气者阳也；脾属土而生金，阳气虽分内外，其实特一气之转输耳。劳虽自外而来，外阳既伤，则中阳不能独运，中阳不

气不能运化水谷，那些本来是人体赖以生存的水谷津液，反而成了困阻脾胃的水湿邪气，脾胃就更不能行使运化水湿的功能了。善于治疗劳倦内伤的古代医学家中，前有张仲景，后有李东垣，他们都是从健运脾胃阳气着手的。那为什么后世的医生一提起劳倦内伤就用滋阴的方法呢？这都是因为盲目相信了朱丹溪的一家之说。本书所讲的主要是外感疾病，并不涉及内伤杂病，但因为出现了内伤合并外感的情况，因而对劳倦内伤稍加以论述。

连翘赤豆饮方（苦辛微寒法）

连翘二钱　山栀一钱　通草一钱　赤豆二钱　花粉一钱　香豆豉一钱

上药煎汤送服保和丸三钱。

保和丸方（苦辛温平法）

山楂　神曲　茯苓　陈皮　莱菔子　连翘　半夏

七十四、湿邪重，郁久而化热，疟疾邪气与湿热相互搏结，聚于心下，出现舌苔白、口干渴、烦躁不安、大便泄泻等症状。疾病初起时，身体疼痛，病久心下也感觉疼痛的，用泻心汤治疗。

泻心汤是治疗疟疾邪气聚在心下、阻滞气机的方剂。

泻心汤（方法见前）

七十五、平素患有疮疡的患者，感受湿热疟疾邪气，在治疗时禁忌使用发散的方法和药物，可以用苍术白虎汤加草果治疗。

《金匮要略》讲：患疮疡的患者的禁忌用发汗法治疗。若误用发汗的方法，就会导致痉病，因为疮疡是血脉不和的病证，心主血脉，如果血脉虚而邪热盛，

运，是人之赖食湿以生者，反为食湿所困，脾即困于食湿，安能不失牝马之贞，而上承乾健乎！古人善治劳者，前则有仲景，后则有东垣，均从此处得手。奈之何后世医者，但云劳病，辄用补阴，非惑于丹溪一家之说哉！本论原为外感而设，并不及内伤，兹特因两感而略言之。

连翘赤豆饮方（苦辛微寒法）

连翘二钱　山栀一钱　通草一钱　赤豆二钱　花粉一钱　香豆豉一钱

煎送保和丸三钱。

保和丸方（苦辛温平法）

山楂　神曲　茯苓　陈皮　蔔子　连翘　半夏

七四、湿甚为热，疟邪痞结心下，舌白口渴，烦躁自利，初身痛，继则心下亦痛，泻心汤主之。

此疟邪结心下气分之方也。

泻心汤（方法见前）

七五、疮家湿疟，忌用发散，苍术白虎汤加草果主之。

《金匮》谓疮家忌汗，发汗则病痉。盖以疮者血脉间病，心主血脉，血脉必

就会形成疮疡。形成疮疡以后，血液又化生成脓液。而汗液是由心阴变化而成的，从血脉之中而外达毛窍，形成汗液，因此有疮疡的人误用发汗的方法，更加重阴血的耗损，使筋脉不得濡养，怎能不痉厥！因此本书用白虎汤辛凉重剂，清解阳明的湿热之邪，并使湿热从肺卫皮毛外出；加入苍术、草果，温散脾胃中积滞的寒湿邪气，使其也从肺卫皮毛外出。胃属阳土，用石膏、知母辛凉清热；脾属于阴土，用苍术、草果苦温燥湿，这正是根据脏腑禀性而矫正其偏胜的方法。

苍术白虎汤加草果方（辛凉复苦温法）

那在前面提到的白虎汤内加苍术、草果。

七十六、后背怕冷，胸中痞满，疟疾发作时间逐渐推迟，是邪气逐步向阴分发展的征象，可用草果知母汤治疗。

患者因为长期劳作，未患疟疾前身体就已经很虚弱，所以感受邪气后邪气潜伏于体内不容易祛散，因为阳气虚弱，湿热痼结，所以选用草果温散脾经寒湿，知母清泄胃热，厚朴帮助草果泻中焦的湿邪，与生姜、半夏一起，辛开苦降而开散痞结，天花粉助知母生津退热。脾胃同病时，最怕肝木来克伐，所以用乌梅、黄芩清热而和肝，病邪要深入伤及阴分则会致使疟疾发作时间逐渐推迟，如果要使邪气向外透达，全靠草果了。

草果知母汤方（苦辛寒兼酸法）

草果一钱五分　知母二钱　半夏三钱　厚朴二钱　黄芩一钱五分　乌梅一钱五分　花

虚而热，然后成疮；既成疮以后，疮脓又系血液所化，汗为心液，由血脉而达毛窍，再发汗以伤其心液，不痉何待！故以白虎辛凉重剂，清阳明之热湿，由肺卫而出；加苍术、草果，温散脾中重滞之寒湿，亦由肺卫而出。阳明阳土，清以石膏、知母之辛凉；太阴阴土，温以苍术、草果之苦温；适合其脏腑之宜，矫其一偏之性而已。

苍术白虎汤加草果方（辛凉复苦温法）

即前白虎汤内加苍术、草果。

七六、背寒，胸中痞结，疟来日晏，邪渐入阴，草果知母汤主之。

此素积烦劳，未病先虚，故伏邪不肯解散，正阳馁弱，邪热固结。是以草果温太阴独胜之寒，知母泻阳明独胜之热，厚朴佐草果泻中焦之湿蕴，合姜、半而开痞结，花粉佐知母而生津退热；脾胃兼病，最畏木克，乌梅、黄芩清热而和肝；疟来日晏，邪欲入阴，其所以升之使出者，全赖草果。

草果知母汤方（苦辛寒兼酸法）

草果一钱五分　知母二钱　半夏

粉一钱五分　姜汁五匙（冲）

上药用水五杯，煮取两杯，分两次趁热服。

按：草果知母汤就是吴又可所创的达原饮去槟榔加半夏、乌梅、姜汁，用来治疗中焦湿热内结而阳气内陷的证候，最为适宜。但吴又可用达原饮治疗不兼湿邪的瘟疫初起证候，却是大错特错了。

再按：不论前代医学家制定方剂，还是有人将方剂编集伐册，都是为了让后世学医的人明白组方的原则，并做出示范，但他们不能预测疾病发展的全部过程会有怎样的变化，会出现什么兼症以及患者的年龄、体质等，所以高明的人传授知识，也只能告诉人们大体的规律，举一反三还是要靠自己。至于那些细微的巧妙之处是不可能也不容易传授的，但这些精妙之处是可以在实际中遇到的，但不可强求，它们的出现是偶尔的，而不是经常的，所以人们在明白并掌握那些“规矩”“准绳”之后，临证时选方用药自然会有标准了。因此，这就是所谓的“神而明之”，完全在于医生的灵活应用。

七十七、疟疾之邪损伤胃阳，以致胃气上逆而不得通降，热邪又伤胃阴，不知饥饱，不欲饮食，大便不通，口渴而不想喝水，口中酸臭，可以用加减人参泻心汤治疗。

本条所讨论的病证，有阳气受伤，有阴液耗损，但以阳气损伤为主，因此，本方中固护胃阳、扶助正气的药物仅有四味，保存胃阴而清热泻火的药物有两味，所用的方法就是喻嘉言所讲的治疗胃的病变不一定用治胃的方法，可以通过

三钱　厚朴二钱　黄芩一钱五分　乌梅一钱五分　花粉一钱五分　姜汁五匙（冲）

水五杯，煮取二杯，分二次温服。

按此方即吴又可之达原饮去槟榔，加半夏、乌梅、姜汁。治中焦热结阳陷之证，最为合拍；吴氏乃以治不兼湿邪之温疫初起，其谬甚矣。

再按前贤制方，与集书者选方，不过示学者知法度，为学者立模范而已，未能预测后来之病证，其变幻若何？其兼证若何？其年岁又若何？所谓大匠诲人，能与人规矩，不能使人巧；至于奇巧绝伦之处，不能传，亦不可传，可遇而不可求，可暂而不可常者也。学者当心领神会，先务识其所以然之故，而后增减古方之药品分量，宜重宜轻，宜多宜寡，自有准的；所谓神而明之，存乎其人！

七七、疟伤胃阳，气逆不降，热劫胃液，不饥不饱，不食不便，渴不欲饮，味变酸浊，加减人参泻心汤主之。

此虽阳气受伤，阴汁被劫，恰偏于阳伤为多。故救阳立胃基之药四，

清肝胆而达到治胃的方法目的。

加减人参泻心汤（苦辛温兼咸寒法）

人参二钱　黄连一钱五分　枳实一钱　干姜一钱五分　生姜二钱　牡蛎二钱

上药用水五杯，煮取两杯，分两次趁热服。

按：用大辛大温的药物配合大苦大寒的药物是治疗厥阴经病变的一种规律，其他脏腑都是分为两处，或者一上一下，或者一左一右，只是通过经络相互贯通，通过筋膜互相联系。唯独肝与胆合在一处，胆被包括在肝内，因此肝脏患病则胆腑必然会出现相应病症，胆腑有病变也会影响到肝脏，从脏腑特性来看，肝宜温，胆宜凉，张仲景的乌梅丸、泻心汤就是因为寒热并用而成为治疗肝胆疾病万世不变的法规，这点从小柴胡汤的组成上就能看出端倪。本条所述的病证是疟疾之邪扰胃，使胃气上逆，为什么也采用这种辛温寒苦合用的方法呢？这是因为胃是六腑之一，其性属阳而功用却属阴，以下降为顺，上升则为异常，因此呕吐、呃逆、胃脘痞塞等症状都属于胃气上逆的表现，虽然表现出胃气上逆，但引起胃气上逆的原因却不是胃而是肝与胆，因此古人把呕吐作为肝病的表现，可现在的人却都以为是胃病。

七十八、胃阴被疟邪所伤，表现出不知饥饱，不解大便，午后发热，进食后心烦、发热等症状加重，津液不能恢复的，可用麦冬麻仁汤治疗。

暑湿易于损伤阳气，而疟疾邪气容易损伤阴液，因此出现了上述症状，本条与上条的不知饥饱，不解大便，症状相同，但上条从胃气上逆、口中酸臭等症状

存阴泻邪热之药二，喻氏所谓变胃而不受胃变之法也。

加减人参泻心汤（苦辛温复咸寒法）

人参二钱　黄连一钱五分　枳实一钱　干姜一钱五分　生姜二钱　牡蛎二钱

水五杯，煮取二杯，分二次温服。

按大辛大温，与大苦大寒合方，乃厥阴经之定例。盖别脏之与腑，皆分而为二，或上下，或左右，不过经络贯通，臆膜相连耳；惟肝之与胆，合而为一，胆即居于肝之内，肝动则胆亦动，胆动而肝即随。肝宜温，胆宜凉，仲景乌梅圆、泻心汤，立万世法程矣；于小柴胡，先露其端。此证疟邪扰胃，致令胃气上逆，而亦用此辛温寒苦合法者何？盖胃之为腑，体阳而用阴，本系下降，无上升之理；其呕吐哕痞，有时上逆，升者胃气，所以使胃气上升者，非胃气也，肝与胆也，故古人以呕为肝病，今人则以为胃病已耳。

七八、疟伤胃阴，不饥不饱，不便，潮热，得食则烦热愈加，津液不复者，麦冬麻仁汤主之。

暑湿伤气，疟邪伤阴，故见证如是。此条与上条不饥不饱不便相同。

可以辨知阳气受伤，本条从午后发热，进食后心烦、发热加重可以辨知阴液受损，既然已经确定了本条病机是阴液受损，而恢复胃阴最好的办法是用甘寒药物养阴，再加上酸味药物，使酸味与甘味药物相配合加强养阴的作用。这两条都是疟邪伤胃；为什么都有大便不解的症状？因为九窍不调和与胃的病变密切相关，因此导致大便不通。

麦冬麻仁汤方（酸甘化阴法）

麦冬五钱（连心） 火麻仁四钱 生白芍四钱 乌梅三钱 何首乌三钱 知母二钱

上药用水八杯，煮取三杯，分三次趁热服。

七十九、疟疾邪气侵犯足太阴脾经，发作时怕冷从四肢开始，口不渴，频繁呕吐，心胸烦热，可以用黄连白芍汤治疗，如果烦躁剧烈，可以另外服一丸安宫牛黄丸。

由于脾主四肢，因此见到怕冷从四肢开始，口不渴，就可以知道是疟疾邪气侵犯脾经，邪热郁积在心胸，热势上扰，所以频繁呕吐，这是脾土有病，肝木克伐的表现，因此治疗以调和肝胃为主。本条病证，邪热较重，所以清热药物用得较多，而用白芍收敛脾阴。

黄连白芍汤方（苦辛寒法）

黄连二钱 黄芩二钱 半夏三钱 枳实一钱五分 白芍三钱 姜汁五匙（冲）

上药用水八杯，煮取三杯，分三次趁热服。

八十、足太阴脾经之疟，症见脉象濡软，恶寒发热，疟疾发作逐渐推迟，腹微胀、四肢冷的，用露姜饮治疗。

上条以气逆味酸不食辨阳伤，此条以潮热得食则烦热愈加定阴伤也。阴伤既定，复胃阴者莫若甘寒，复酸味者，酸甘化阴也。两条胃病，皆有不便者何？九窍不和，皆属胃病也。

麦冬麻仁汤方（酸甘化阴法）

麦冬（连心）五钱 火麻仁四钱 生白芍四钱 何首乌三钱 乌梅肉二钱 知母二钱

水八杯，煮取三杯，分三次温服。

七九、太阴脾疟，寒起四末，不渴多呕，热聚心胸，黄连白芍汤主之；烦躁甚者，可另服牛黄丸一丸。

脾主四肢，寒起四末而不渴，故知其为脾疟也。热聚心胸而多呕，中土病而肝木来乘，故方以两和肝胃为主。此偏于热甚，故清热之品重，而以芍药收脾阴也。

黄连白芍汤方（苦辛寒法）

黄连二钱 黄芩二钱 半夏三钱 枳实一钱五分 白芍三钱 姜汁五匙（冲）

水八杯，煮取三杯，分三次，温服。

八十、太阴脾疟，脉濡寒热，疟来日迟，腹微满，四肢不暖，露姜饮主之。

这种病证偏于脾气虚寒，所以应当用甘温扶正的方法，露姜饮能退邪的巧妙之处全在于用“露”的方法，清凉可以清邪热，甘润又不伤阴液，还能促进人体的气化作用。

露姜饮方（甘温复甘凉法）

人参一钱　生姜一钱

上药用水两杯半，煮成一杯，放在室外露一宿，然后再加水温服。

八十一、疟邪伤脾，见脉弦而缓，怕冷而全身发抖，严重的还伴有呕吐、嗳气、腹中肠鸣、大便溏泄等症，不可以用苦辛寒法，而应该用苦辛温法，宜用加味露姜饮治疗。

上一条讲的是单纯的脾气虚寒证，而本条所讲的不仅脾气虚寒，而且邪气更盛，脉中兼见弦象，说明脾气虚寒而肝气旺盛，所以加用温燥药物，温暖脾土而泄肝平木以退邪气。

加味露姜饮方（苦辛温法）

人参一钱　半夏二钱　草果一钱　生姜二钱　广皮一钱　青皮一钱（醋炒）

上药用水两杯半，煎煮成一杯，滴入荷叶露三匙，趁热服下，药渣可加水再煎一杯服下。

八十二、疟疾邪气犯于中焦，寒热发作日久不止，这是因为中气虚弱，不能祛邪外出，所以病邪留而不去，可以用补中益气汤治疗。

本条所述邪气内留，是因为中气虚弱，所以采用升阳益气方法治疗。

此偏于太阴虚寒，故以甘温补正。其退邪之妙，全在用露，清肃能清邪热，甘润不伤正阴，又得气化之妙谛。

露姜饮方（甘温复甘凉法）

人参一钱　生姜一钱

水两杯半，煮成一杯，露一宿，重汤温服。

八一、太阴脾疟，脉弦而缓，寒战，甚则呕吐噫气，腹鸣溏泄，苦辛寒法，不中与也；苦辛温法，加味露姜饮主之。

上条纯是太阴虚寒，此条邪气更甚，脉兼弦则土中有木矣，故加温燥泄木退邪。

加味露姜饮方（苦辛温法）

人参一钱　半夏二钱　草果一钱　生姜二钱　广皮一钱　青皮（醋炒）一钱

水二杯半，煮成一杯，滴荷叶露三匙，温服，渣再煮一杯服。

八二、中焦疟，寒热久不止，气虚留邪，补中益气汤主之。

留邪以气虚之故，自以升阳益气立法。

补中益气汤方

炙黄芪一钱五分　人参一钱　炙甘草一钱　白术一钱（炒）　广皮五分　当归五分　升麻三分（炙）　柴胡五分（炙）　生姜三片　大枣二枚（去核）

上药用水五杯，煮取两杯，药渣再煮一杯。分三次趁热服。

八十三、患者左手脉弦，夜间发热，清晨热退汗出，口渴饮水多，这是疟邪侵犯少阳经，邪热偏盛的表现，可以用青蒿鳖甲汤治疗。

少阳经邻近三阴经，所以治疗邪犯少阳病证时，一方面要引领邪气外出，另一方面要防止邪气进一步深入。例如：小柴胡汤用柴胡领邪外出，用人参、大枣、甘草顾护正气；用柴胡清解表邪，用黄芩、甘草，甘苦相合以清里热；用半夏、生姜调和肝胃，涤除痰饮，宣通胃阳，而和胃降逆，疏利肝气。以生姜、大枣调和营卫，这样使在表的邪气不与正气相争，在内的脏腑调和，该清的可以清，该补的可以补，该升的可以升，该降的可以降，该平的可以平，因此被称为和法。青蒿鳖甲汤取法于小柴胡汤而稍加以变通，却不用其中的药物，因为小柴胡汤本是为了治疗伤寒设立的方剂，疟疾感受的却是暑湿邪气，病因不同，所以治疗的药物就应该有所不同。但两者都属于少阳经的病变，所以治疗大法还是一致的。青蒿鳖甲汤用青蒿领邪外出，青蒿比柴胡作用缓和，而且芳香逐秽，疏通经络的作用比柴胡要强得多。且寒邪易伤人阳气，所以柴

补中益气汤方

炙黄芪一钱五分　人参一钱　炙甘草一钱　白术（炒）一钱　广皮五分　当归五分　升麻（炙）三分　柴胡（炙）三分　生姜三片　大枣（去核）二枚

水五杯，煮取二杯，渣再煮一杯，分温三服。

八三、脉左弦，暮热早凉，汗解渴饮，少阳疟偏于热重者，青蒿鳖甲汤主之。

少阳切近三阴，立法以一面领邪外出，一面防邪内入为要领。小柴胡汤以柴胡领邪，以人参、大枣、甘草护正；以柴胡清表热，以黄芩、甘草苦甘清里热；半夏、生姜两和肝胃，蠲内饮，宣胃阳，降胃阴，疏肝；用生姜大枣调和营卫。使表者不争，里者内安，清者清，补者补，升者升，降者降，平者平，故曰和也。青蒿鳖甲汤，用小柴胡法而小变之，却不用小柴胡之药者，小柴胡原为伤寒立方，疟缘于暑湿，其受邪之源，本自不同，故必变通其药味，以同在少阳一经，故不能离其法。青蒿鳖甲汤以青蒿领邪，青蒿较柴胡力软，且芳香逐

胡汤中所用人参、甘草、生姜都是保护阳气的，而暑热之邪伤阴，所以改用滋阴潜阳的鳖甲，而且鳖是一种蠕动的动物，所以鳖甲能入阴络而搜剔邪气。小柴胡汤证中胁痛、干呕是因为痰饮引起的，所以选用生姜、半夏通阳气，降阴浊而涤除痰饮；青蒿鳖甲汤证是邪热伤阴，所以用知母、天花粉清热滋阴止渴，用牡丹皮清少阳经血分的邪热，桑叶清少阳经络气分中的邪热。因为邪气侵犯少阳经而有偏寒偏热的不同，所以叶天士遵从古人的立法，变化其中的药物，创立了青蒿鳖甲汤。由此可见，叶氏读古人书而善用古方，绝不是那些死抱教条的人可以与之相提并论的。

青蒿鳖甲汤（苦辛咸寒法）

青蒿三钱　知母二钱　桑叶二钱　鳖甲五钱　牡丹皮二钱　花粉二钱

上药用水五杯，煮取两杯。疟疾发作之前，分两次趁热服。

八十四、疟疾邪气侵犯少阳经的临床表现与伤寒少阳证是相似的，仍可用小柴胡汤治疗。口渴严重的，用小柴胡汤去半夏加瓜蒌根，如果脉象弦而迟的，可用小柴胡汤加干姜、陈皮汤治疗。

疟伤少阳与寒伤少阳的临床表现相似，是指疟疾偏于寒而热象较轻，所以仍用小柴胡汤治疗，如果燥热伤津而口渴严重的则减去辛温苦燥的半夏，加瓜蒌根生津止渴。寒邪加重可见脉象弦迟，《金匮要略》讲脉弦迟的应当用温药治疗，

秽，开络之功，则较柴胡有独胜。寒邪伤阳，柴胡汤中之人参、甘草、生姜，皆护阳者也；暑热伤阴，故改用鳖甲护阴，鳖甲乃蠕动之物，且能入阴络搜邪。柴胡汤以胁痛、干呕为饮邪所致，故以姜、半通阳降阴而清饮邪；青蒿鳖甲汤以邪热伤阴，则用知母、花粉以清热邪而止渴，丹皮清少阳血分，桑叶清少阳络中气分。宗古法而变古方者，以邪之偏寒偏热不同也，此叶氏之读古书，善用古方，岂他人之死于句下者，所可同日语哉！

青蒿鳖甲汤方（苦辛咸寒法）

青蒿三钱　知母二钱　桑叶二钱　鳖甲五钱　丹皮二钱　花粉二钱　水五杯，煮取二杯。疟来前，分二次温服。

八四、少阳疟如伤寒证者，小柴胡汤主之。渴甚者去半夏，加栝楼根；脉弦迟者，小柴胡加干姜陈皮汤主之。

少阳疟如伤寒少阳证，乃偏于寒重而热轻，故仍从小柴胡法。若内躁海甚，则去半夏之燥，加栝楼根生津止渴。脉弦迟则寒更重矣，《金匮》

因此在小柴胡汤中加干姜、陈皮温中，从中焦透达于外，使中焦阳气得以伸展，驱邪外出。

小柴胡汤方（苦辛甘温法）

柴胡三钱　黄芩一钱五分　半夏二钱　人参一钱

炙甘草一钱五分　生姜三片　大枣二枚（去核）

上药用水五杯，煮取两杯，分两次趁热服。其加减法可按《伤寒论》，口渴严重的减去半夏，加瓜蒌根三钱。

小柴胡加干姜陈皮汤方（苦辛温法）

在小柴胡汤内加干姜二钱，陈皮二钱。

上药用水八杯，煮取三杯，分三次趁热服。

八十五、患者舌苔白，胸脘痞闷，疟疾发作时四肢首先发凉，口渴而喜欢喝热水的是因为湿邪内蕴，被称为湿疟，用厚朴草果汤治疗。

本条所讲的是热邪轻而湿邪重的病证。舌苔白，胸脘痞满都是因为湿阻引起的；怕冷始于四肢，是由于湿邪郁滞，脾阳不伸。因为脾主四肢，所以怕冷首先从四肢开始；口干渴是因体内有热，应当喜欢喝凉水，但此条却喜欢喝热水，是因为湿属于阴邪，散布于中焦，所以喜欢喝热水以助驱散阴邪。治疗应当用苦辛通降、温开的方法，而不能用苦寒药。

厚朴草果汤方（苦辛温法）

杏仁一钱五分　厚朴一钱五分　草果一钱　陈皮一钱　半夏二钱　茯苓块三钱

谓脉弦迟者，当温之，故于小柴胡汤内，加干姜、陈皮温中，且能由中达外，使中阳得伸，逐邪外出也。

小柴胡汤方（苦辛甘温法）

柴胡三钱　黄芩一钱五分　半夏二钱　人参一钱　炙甘草一钱五分　生姜三片　大枣（去核）二枚

水五杯，煮取二杯，分二次，温服。加减如《伤寒论》中法。渴甚者去半夏，加栝蒌根三钱。

小柴胡加干姜陈皮汤方（苦辛温法）

即于小柴胡汤内，加干姜二钱，陈皮二钱。水八杯，煮取三杯，分三次，温服。

八五、舌白脘闷，寒起四末，渴喜热饮，湿蕴之故，名曰湿疟，厚朴草果汤主之。

此热少湿多之证。舌白脘闷，皆湿为之也；寒起四末，湿郁脾阳，脾主四肢，故寒起于此；渴，热也，当喜凉饮，而反喜热饮者，湿为阴邪，弥漫于中，喜热以开之也。故方法以苦辛通降，纯用温开，不必苦寒也。

厚朴草果汤方（苦辛温法）

厚朴一钱五分　杏仁一钱五分　草果一钱　半夏二钱　茯苓块三

上药用水五杯，煮取两杯，分两次趁热服。

按：中焦疟疾，以脾胃为主要病位，邪热盛的主要在胃，治疗应该偏重于治胃，湿邪偏盛的主要在脾，治疗应该以治脾为主，胃属腑属阳，因此治胃必须要用甘寒、苦寒的药物。脾属腑属阴，治疗应当用甘温、苦辛的药物。病邪在脾胃附近的，则脾胃两者都要顾及。本书对于疟疾只列了很少几条，大概地提示基本的辨证论治原则，不可能作全面系统的论述，但如果对于这几条能反复认真对照，互相印证讨论，联系上焦篇中疟疾的病机，结合下焦篇认识其转归，则治疗疟疾的基本规律就大体可以掌握了。

八十六、湿温邪气蕴于体内，夹杂饮食积滞，使气滞血瘀，所以形成滞下，俗称痢疾。本病因为邪气深入脏腑，所以古代时认为是重证。病证初起时，腹胀痛的容易治，日久腹不痛不胀的难治；脉象小弱的容易治，脉象实大数的难以治疗；年老体弱，脉象实大小弱都难治，而脉象平和的容易治；每日大便几十次的容易治，每日大便一两次的甚至没有大便的难治；面色及大便的颜色鲜明的容易治，面色及大便晦暗的难治；噤口痢属于实证的还可以治疗，属于虚证的难治；先表现为滞下（通常说的痢疾），后转为下利（通常说的腹泻）的容易治，先病泄泻，后病痢疾的难治。先患痢疾，后患疟疾的容易治；先患疟疾，后患痢疾的难治。本年新发痢疾容易治，由于上年伏暑、酒客积热或老年阳虚积湿导致的难治。两胁少腹部没有跳动感觉，没有疝气结块的容易治，有上述表现的较难治。

钱　广皮一钱

水五杯，煮取二杯，分二次，温服。

按中焦之疟，脾胃正当其冲。偏于热者胃受之，法则偏于救胃；偏于湿者脾受之，法则偏于救脾。胃，阳腑也，救胃必用甘寒苦寒；脾，阴脏也，救脾必用甘温苦辛。两平者，两救之。本论列疟证，寥寥数则，略备大纲，不能偏载。然于此数条反复对勘，彼此互印，再从上焦篇究来路，下焦篇阅归路，其规矩准绳，亦可知其大略矣。

八六、湿温内蕴，夹杂饮食停滞，气不得运，血不得行，遂成滞下，俗名痢疾，古称重证，以其深入脏腑也。初起腹痛胀者易治；日久不痛并不胀者难治。脉小弱者易治；脉实大数者难治。老年久衰，实大小弱并难治；脉调和者易治。日数十行者易治；一、二行或有或无者难治。面色便色鲜明者易治；秽暗者难治。噤口痢属实者尚可治；属虚者难治。先滞（俗所谓痢疾）后利（俗谓之泄泻）者易治；先利后滞者难治。先滞后疟者易治；先疟后滞者难治。本年新受者易治；上年伏暑，酒客积热，老年阳虚积湿者难治。季胁少腹无动气疝瘕者易治；有者难治。

本条是论述治疗痢疾的大纲，虽然罗列了十几种难治以及容易治疗的情况，但总的来说邪气有向外透达趋势的就容易治疗，邪气深入脏腑血络的难以治疗，俗话说："饿不死的伤寒，瞋不死的痢疾"。目前人们都解释为凡是伤寒患者应当禁食，让病者饥饿，这样就不至于使饮食与外邪相互搏结，而令患者死亡；患痢疾的人每天泻下几十次，则肠胃空虚，这时一定要让患者多食，则不至于使肠胃完全空虚而死亡。但人们都不知道这两句话是古代的高明的医生临证救人的宝贵经验，后人不能仔细地审查病情，又不能读懂文义，以至于盲目地解释经文。《内经》讲，热病应当禁食，是在疾病即将痊愈的时候，而不是最初发病的时候。张仲景在《伤寒论》中有用喝粥帮助治疗疾病的记载，但是不可以吃肥甘厚腻的食物。痢疾的病因是暑湿夹杂，内伤饮食，并不是由一种邪气引起的，肠胃受到了多种病邪的侵害，所以古人常常提示要吃清淡食物。怎么能再让患者暴饮暴食，使饮食与邪气相互搏结，让疾病久久不能痊愈呢？我看到患痢疾的人，因为不能节制饮食而死亡的数不胜数。这两句话中，"饿"与"瞋"字都各自表达了一层意思，讲的是患伤寒的人如果感到饥饿而想进食，是有生机的证候，如果患者死亡了，只能归咎于医生治疗不当，因为伤寒是突然发生的疾病，病邪从外界侵犯人体，如果侵犯卫表而没有侵犯营血，患者知道饥饿说明病变轻浅，医生只要扶助正气，驱除外邪就可以使疾病痊愈，所以说不会死亡。如果不知道饿则是病势沉重的表现，所以张仲景讲："风病能食，寒病不能食，"就是这个道理。痢疾是湿热邪气内伏，而下注于肠胃，如果脏腑之气充实，不让邪气停留于肠胃，彼此相争，就会发生腹胀，说明病邪有向外的趋势，

此痢疾之大纲。虽罗列难治易治十数条，总不出邪机向外者易治，深入脏络者难治也。谚云：饿不死的伤寒，瞋不死的痢疾。时人解云：凡病伤寒者，当禁其食，令病者饿，则不至与外邪相搏而死也。痢疾日下数十行，下者既多，肠胃空虚，必令病者多食，则不至肠胃尽空而死也。不知此二语，乃古之贤医金针度人处，后人不审病情，不识句读，以致妄解耳。按《内经》热病禁食，在少愈之际，不在受病之初。仲景《伤寒论》中，现有食粥却病之条，但不可食重浊肥腻耳。痢疾暑湿夹饮食内伤，邪非一端，肠胃均受其殃；古人每云淡薄滋味，如何可以恣食，与邪气团成一片，病久不解耶！吾见痢疾不戒口腹而死者，不可胜数。盖此二语，饿字瞋字，皆自为一句，谓患伤寒之人，尚知饿而思食，是不死之证；其死者，医杀之也。盖伤寒暴发之病，自外而来，若伤卫而未及于营，患者知饿，病机尚浅，医者助胃气，捍外侮，则愈，故云不死，若不饿则重矣。仲景谓："风病能食，寒病不能食"是也。痢疾久伏之邪，由内下注，若脏气有余，不肯容留

医生只要顺水推舟，驱邪外出，疾病就可以痊愈，所以说患痢疾的人感觉腹胀的不会死亡。如果脏腑之气已经衰弱，不能抵御外邪，则不会发生腹胀，提示病邪深入。

八十七、患者泄泻而大便不爽，是将要发作痢疾了。如果腹中拘挛疼痛，小便短少的，可以用四苓合芩芍汤治疗。

既然大便下利（即俗称泻泄），一般应排便通畅，现在却表现为大便不爽是什么原因呢？这是因为湿中兼热，湿热郁阻，气机不能遂其条达之性，所以气机郁滞，而五脏六腑的活动，全凭气机运转输布，如果气机郁结，怎么可能不形成痢疾呢？“欲作”是指要发生而尚未发生，拘急是大便不爽、胃肠积滞内停的表现，小便短少是因为湿热下注于大肠与阑门（大小肠相接处），不能分利水谷，膀胱不能渗泄湿邪而形成的。所以用四苓散分利阑门水湿，疏通膀胱，用开支流的方法使湿邪不能直接下注大肠，与黄芩、芍药配合宣通气分，清除积滞，防止发生痢疾。本方是治疗痢疾初起的方剂，如果痢疾日久，阴液损伤，就不可以用分利水湿的方法，所以在方后注明下利日久不可以用本方。

按：浙江人倪涵初曾制定了三首治疗疟疾、痢疾的方剂，在论述痢疾时，首先禁止用发汗、分利、重剂攻下、温补的方法，是因为见到当时的庸医误用汗法、攻下、分利、温补等方法，加重病情，以致死亡，感到痛心疾首，才提出了这样的观点，但如果汗法、攻下、分利、温补等方法全部禁止使用，未免因噎废食。而且他创立的三首方剂又怎么能治疗痢疾门中的所有病证

邪气，彼此互争则膜，邪机向外，医者顺水推舟则愈，故云不死。若脏气已虚，纯逊邪气，则不膜而寇深矣。

八七、自利不爽，欲作滞下，腹中拘急，小便短者，四苓合芩芍汤主之。

既自利（俗谓泄泻）矣，理当快利，而又不爽者何？盖湿中藏热，气为湿热郁伤，而不得畅遂其本性，故滞。脏腑之中，全赖此一气之转输，气既滞矣，焉有不欲作滞下之理乎！曰欲作，作而未遂也；拘急，不爽之象，积滞之情状也；小便短者，湿注大肠，阑门（小肠之末，大肠之始）不分水，膀胱不渗湿也。故以四苓散分阑门，通膀胱，开支河，使邪不直注大肠；合芩芍法宣气分、清积滞，预夺其滞下之路也。此乃初起之方，久痢阴伤，不可分利，故方后云：久利不在用之。

按浙人倪涵初，作疟痢三方，于痢疾条下，先立禁汗、禁分利、禁大下、禁温补之法，是诚见世之妄医者，误汗、误下、误分利、误温补，以致沉疴不起，痛心疾首而有是作也。然一概禁之，未免因噎废食；且其三方，

呢？这是仅有一点点心得，而没有进行深入探究痢疾证治规律的表现。我读了许多古书，潜心思考，认为如果适于发汗的就用汗法，适用攻下的就用下法，适用清热的就用清法，适用温补的就用补法，全要根据病证表现，不能事先就抱有成见。对于治疗可能出现的错误，医生必须时刻注意，就恐怕考虑不周全，本身学识、技术不成熟而导致失误，怎么能相信错误的见闻，而不仔细加以审察呢？

四苓合芩芍汤方（苦辛寒法）

苍术二钱　猪苓二钱　茯苓二钱　泽泻二钱　白芍二钱　黄芩二钱　广皮一钱五分　厚朴二钱　木香一钱

上药用水五杯，煮取两杯，分两次趁热服，痢疾日久不可以用本方。

八十八、暑湿风寒邪气夹杂伤人，恶寒发热兼有，表证明显，里证也急迫，出现脘腹不适，大便泄下不爽，里急后重的，用活人败毒散治疗。

本证是内伤于水谷酝酿的湿邪，而外感于时令的风湿邪气而形成的，中气本来就不足的人，又被湿邪损伤气机，所以表证、里证都比较急迫，立方的原则是以人参为君药，协助脾胃，坐镇于中央，就像督战的元帅一样，用羌活、独活、前胡、柴胡与川芎配合，从半表半里领邪外出，这就是喻嘉

相关知识链接／

暑湿滞下选用辛甘温法的活人败毒散，似乎有悖温病的基本治则，仔细分析一下，此证风寒表证，寒多于热，取其温药取汗，汗出则寒祛之意。此内涵与吴氏在风温初起恶风寒之际，用桂枝汤之意相似。

亦何能包括痢门诸证，是安于小成，而不深究大体也。瑭勤求古训，静与心谋，以为可汗则汗，可下则下，可清则清，可补则补，一视其证之所现，而不可先有成见也。至于误之一字，医者时刻留心，犹恐思虑不及，学术不到，岂可谬于见闻而不加察哉！

四苓合芩芍汤方（苦辛寒法）

苍术二钱　猪苓二钱　茯苓二钱　泽泻二钱　白芍二钱　黄芩二钱　广皮一钱五分　厚朴二钱　木香一钱

水五杯，煮取二杯，分二次温服，久痢不在用之。

八八、暑湿风寒杂感，寒热迭作，表证正盛，里证复急，腹不和而滞下者，活人败毒散主之。

此证乃内伤水谷之酿湿，外受时令之风湿，中气本自不足之人，又气为湿伤，内外俱急。立方之法，以人参为君，坐镇中州，为督战之帅；以二活、二胡合芎䓖从半表半里之际，领邪出外，喻氏所谓逆流挽舟者此也；以枳壳宣中焦之气，茯苓渗中焦之湿，以桔梗开肺与大肠之痹，甘草和合诸药，乃陷者举之之法，不治痢而治致痢之源，痢

言所称的逆流挽舟法。用枳壳宣通中焦气机，茯苓渗利中焦湿邪，用桔梗开宣肺和大肠的郁闭，甘草调和诸药，这是对下陷的中气和侵入的邪气投以升举的方法，即“陷者举之”的方法，即不治疗痢疾本身而治疗形成痢疾的原因，对于痢疾初起而伴有憎寒壮热的，非用此方不可。但如果说本方可以统治伤寒、温疫、瘴气就不可以了。所有的疾病病因均不同，怎么能用一首方剂治疗所有疾病呢？本方在风湿类疾病中应用较多，如果风邪不兼湿邪而兼有热邪，用本方就不合适了，更何况温热病呢？长久以来那些一般的医生用本方治疗温热疾病，我只见到过由此而产生的害处，而没有见到过它的好处。

活人败毒散方（辛甘温法）

羌活一两　独活一两　茯苓一两　川芎一两　枳壳一两　柴胡一两　人参一两　前胡一两　桔梗一两　甘草五钱

上药一起研为细末，每次服用二钱，加水一杯，生姜三片，煎煮到七成左右，一次服下。如果热毒犯胃，形成噤口痢，不能进食的，用本方加陈仓米用量与上述药物一样，名为仓廪散，服法同前，但剂量增加了一倍。如果噤口痢是由于胃气虚引起的，不可以用本方。

八十九、痢疾已经形成，腹胀疼痛的，用加减芩芍汤治疗。

这是刚刚形成实证痢疾的表现，治疗仍然以疏利肠胃间的湿热为主。

加减芩芍汤方（苦辛寒法）

白芍三钱　黄芩二钱　黄连一钱五分　厚朴二钱　木香一钱（煨）　广皮二钱

上药用水八杯，煮取三杯，分三次趁热服，忌食油腻生冷的食物。

之初起，憎寒壮热者，非此不可也。若云统治伤寒、温疫、瘴气则不可，凡病各有所因，岂一方之所得而统之也哉！此方在风湿门中，用处甚多，若湿不兼风而兼热者，即不合拍，奚况温热门乎！世医用此方治温病，已非一日，吾只见其害，未见其利也。

活人败毒散（辛甘温法）

羌活一两　独活一两　茯苓一两　川芎一两　枳壳一两　柴胡一两　人参一两　前胡一两　桔梗一两　甘草五钱

共为细末，每服二钱，水一杯，生姜三片，煎至七分，顿服之。热毒冲胃噤口者，本方加陈仓米各等分，名仓廪散，服法如前，加一倍，噤口属虚者勿用之。

八九、滞下已成，腹胀痛，加减芩芍汤主之。

此滞下初成之实证，一以疏利肠间湿热为主。

加减芩芍汤方（苦辛寒法）

白芍三钱　黄芩二钱　黄连一钱五分　厚朴二钱　木香（煨）一钱　广皮二钱

水八杯，煮取三杯，分三次温服。忌油腻生冷。

【加减法】 肛门坠胀的，加槟榔二钱，腹痛剧烈、想解大便，便后腹痛减轻，不久又出现腹痛想解大便的情况，如果大便以白色黏液为主，加附子一钱五分，酒炒大黄三钱，大便以脓血为主的，加肉桂一钱五分，酒炒大黄三钱；大便通畅后通下法就不可以频繁使用了。如果胃肠积滞还未下干净，应当减小以上药物的剂量。有脓血的加当归尾一钱五分、红花一钱、桃仁二钱；舌苔浊腻，脉实有力，有食滞内停的，加山楂肉一钱五分，神曲二钱，枳壳一钱五分。湿重而出现目珠黄染、舌苔白、口不渴的，加茵陈蒿三钱，白通草一钱，滑石一钱。

九十、湿热内蕴导致的痢疾，中焦气机闭塞不通，神志昏乱的，用泻心汤治疗。

痢疾由于湿热内蕴，以致中焦气机闭塞不通，只要用泻心汤治疗形成痞结的原因，痢疾就自然可以痊愈了。

泻心汤方（处方和治法都见前面）

九十一、痢疾出现红色、白色的黏液血便，舌苔颜色灰黄，口干渴而不愿多喝水，小便少且不通畅的，用滑石藿香汤治疗。

本证是因为暑湿内伏，三焦气机闭阻不通而形成的，所以不可见到积滞就泻下，应当用辛味淡味药物渗湿以宣通气机、芳香药物利窍的方法治疗形成积滞的原因，这样就可以不直接治疗积滞而使积滞自愈了。

滑石藿香汤方（辛淡合芳香法）

飞滑石三钱　白通草一钱　猪苓二钱　茯苓皮三钱　藿香梗二钱　厚朴二钱　白蔻

【加减法】 肛坠者，加槟榔二钱。腹痛甚欲便，便后痛减，再痛再便者，白滞加附子一钱五分，酒炒大黄三钱，红滞加肉桂一钱五分，酒炒大黄三钱，通爽后即止，不可频下。如积未净，当减其制，红积加归尾一钱五分，红花一钱，桃仁二钱。舌浊脉实有食积者，加楂肉一钱五分，神曲二钱，枳壳一钱五分。湿重者，目黄舌白不渴，加茵陈三钱，白通草一钱，滑石一钱。

九十、滞下湿热内蕴，中焦痞结，神识昏乱，泻心汤主之。

滞下由于湿热内蕴，以致中痞，但以泻心治痞结之所由来，而滞自止矣。

泻心汤（方法并见前）

九十一、滞下红白，舌色灰黄，渴不多饮，小溲不利，滑石藿香汤主之。

此暑湿内伏，三焦气机阻窒，故不肯见积治积，乃以辛淡渗湿宣气，芳香利窍，治所以致积之因，庶积滞不期愈而自愈矣。

滑石藿香汤方（辛淡合芳香法）

飞滑石三钱　白通草一钱　猪苓二钱　茯苓皮三钱　藿香梗二钱　厚朴二钱　白蔻仁一钱　广皮一钱

仁一钱　广皮一钱

上药用水五杯，煮取两杯，分两次服。

九十二、湿温所致大便泄利、肛门外脱，可以用五苓散加寒水石治疗。

这是急开支河的方法，通过利小便使湿邪去而下利自然停止。

五苓散加寒水石方（辛温淡复寒法）

即于五苓散内加寒水石三钱，服法与五苓散相同，久痢的不可用此方剂。

九十三、痢疾日久不愈，导致阳明大肠不能关闭的，用人参石脂汤治疗。

九窍不能调和，多属于胃的病变。痢疾日久不愈，胃气虚弱，气虚则寒，胃气下泄则大肠不能固涩，所以治疗用固涩胃肠的方法。

人参石脂汤方（辛甘温合涩法，即桃花汤）

人参三钱　赤石脂三钱（细末）　炮姜二钱　白粳米一合（炒）

上药用水五杯，先浓煎人参、白粳米、炮姜浓缩成两杯药液，然后加入赤石脂细末和匀，分两次服。

九十四、大便泄泻，腹部胀满，小便清长，脉象濡而小，这是足太阴脾经的病变表现，应当用温通脏腑的方法治疗，而不是用通腑攻下的方法。可以用加减附子理中汤治疗。

这是湿邪偏胜、脾胃虚寒而没有热象的证候，所以用附子理中汤减去甘缓守中的人参、甘草，加入温通气机、运化湿邪的茯苓、厚朴。

加减附子理中汤方（苦辛温法）

白术三钱　附子二钱　干姜二钱　茯苓三钱　厚朴二钱

水五杯，煮取二杯，分二次服。

九十二、湿温下利，脱肛，五苓散加寒水石主之。

此急开支河，俾湿去而利自止。

五苓散加寒水石方（辛温淡复寒法）

即于五苓散内加寒水石三钱，如服五苓散法，久痢不在用之。

九十三、久痢阳明不阖，人参石脂汤主之。

九窍不和，皆属胃病，久痢胃虚，虚则寒，胃气下溜，故以堵截阳明为法。

人参石脂汤方（辛甘温合涩法，即桃花汤之变法也）

人参三钱　赤石脂（细末）三钱　炮姜二钱　白粳米（炒）一合

水五杯，先煮人参、白米、炮姜令浓，得二杯，后调石脂细末和匀，分二次服。

九十四、自利腹满，小便清长，脉濡而小，病在太阴，法当温脏，勿事通腑，加减附子理中汤主之。

此偏于湿，合脏阴无热之证，故以附子理中汤，去甘守之人参、甘草，加通运之茯苓、厚朴。

加减附子理中汤方（苦辛温法）

白术三钱　附子二钱　干姜二

上药用水五杯，煮取两杯，分两次趁热服。

九十五、大便泄泻而口不渴的属于足太阴脾经的病变，严重的则出现哕（俗称呃忒），这是胃气上逆的表现，应当紧急救治衰败的脾土，用附子粳米汤治疗。

本条比上条所述病证更加危重，上条是阴寒的湿邪困阻脾土，而脾胃阳气还没有衰败，本条则是脾阳衰败，不能制约阴寒湿邪与体内虚寒邪气，所以上条用通补的方法治疗，本证则纯粹用甘温守中的方法，这是扶助阳气，抑制阴寒邪气的治疗原则。

附子粳米汤方（苦辛热法）

人参三钱　附子二钱　炙甘草二钱　粳米一合　干姜二钱

上药用水五杯，煮取两杯，用药渣再煮成一杯，分三次趁热服。

九十六、疟疾，热气内陷于肠胃转变成痢疾，日久不愈则脾胃元气受损，出现颜面浮肿，腹部胀满，里急后重等症状，属于中气虚弱，邪气内伏，可以用加减小柴胡汤治疗。

疟疾邪气大多侵犯经络，与痢疾邪气损伤肠胃脏腑相比，病位浅表，而痢疾病位深于疟疾。内陷是由浅入深，所以治疗的方法不出喻嘉言所提出的逆流挽舟的范畴。这是因为邪气内陷入里，仍须升提使邪气外出，所以用柴胡由下向上，由里向外祛邪外出，与黄芩配合清解内外邪气，用人参配合谷芽宣发补益胃中阳气，牡丹皮、当归、白芍内护足厥阴肝、足太阴脾、足少阴肾，谷芽清除气分的积滞，山楂清除血分的积滞。这是因为谷芽能升发胃气，所以涤荡谷食积滞，山楂可以入血分，所以推荡肉食停滞。

钱　茯苓三钱　厚朴二钱

水五杯。煮取二杯，分二次温服。

九十五、自利不渴者属太阴，甚则哕（俗名呃忒），冲气逆，急救土败，附子粳米汤主之。

此条较上条更危，上条阴湿与脏阴相合，而脏之真阳未败，此则脏阳结而邪阴与脏阴毫无忌惮，故上条犹系通补，此则纯用守补矣。扶阳抑阴之大法如此。

附子粳米汤方（苦辛热法）

人参三钱　附子二钱　炙甘草二钱　粳米一合　干姜二钱

水五杯，煮取二杯，渣再煮一杯，分三次温服。

九十六、疟邪热气，内陷变痢，久延时日，脾胃气衰，面浮腹膨，里急肛坠，中虚伏邪，加减小柴胡汤主之。

疟邪在经者多，较之痢邪在脏腑者浅，痢则深于疟矣。内陷云者，由浅入深也。治之之法，不出喻氏逆流挽舟之议，盖陷而入者，仍提而使之出也。故以柴胡由下而上，入深出浅，合黄芩两和阴阳之邪，以人参合谷芽宣补胃阳，丹皮、归、芍内护三阴，谷芽推气分之滞，山楂推血分之滞。谷芽升气分故推

加减小柴胡汤（苦辛温法）

柴胡三钱　黄芩二钱　人参一钱牡丹皮一钱　白芍二钱（炒）　当归一钱五分（土炒）　谷芽一钱五分　山楂一钱五分（炒）

上药用水八杯，煮取三杯，分三次趁热服。

九十七、由于春温邪气内陷所形成的痢疾，最容易发生昏厥和虚脱，用加减黄连阿胶汤治疗。

> **相关知识链接／**
>
> 春温下痢或久痢伤阴，常常更需顾护阴液，而顾护阴液，不外乎甘寒养阴，苦寒坚阴两端。坚阴护阴重在消除热邪，坚固、保护阴津，多用于邪在上焦；育阴养阴即重在培育滋养阴津，适用于邪在下焦。此二法分别着重于祛邪与扶正两方面来达到救阴之目的。黄连阿胶汤将育阴与坚阴合二为一，亟以补充耗伤之津液，契合病证。

春温邪气内陷是很明显的热多湿少证候，而邪热一定会损伤阴液，所以治疗方法以救阴液为主。但救阴液的方法，不外乎育阴、坚阴这两种具体治疗方法。本条治疗以黄连坚阴，阿胶育阴，并以黄连、阿胶作为方名。黄芩配合黄连坚阴，生地黄、白芍协助阿胶育阴、养阴，炙甘草调和甘味药物与苦味药物。以下三条条文应该列在下焦篇中，但为了与各种内陷证对比，所以列在这里。

加减黄连阿胶汤（甘寒苦寒合化阴气法）

黄连三钱　阿胶三钱　黄芩二钱　炒生地黄四钱　生白芍五钱　炙甘草一钱五分

上药用水八杯，煮取三杯，分三次趁热服。

九十八、中气虚弱，清气下陷，肠胃不固而导致泄泻不止的，用加减补中益

谷滞，山楂降血分故推肉滞也。

加减小柴胡汤（苦辛温法）

柴胡三钱　黄芩二钱　人参一钱　丹皮一钱　白芍（炒）二钱　当归（土炒）一钱五分　谷芽一钱五分　山楂（炒）一钱五分

水八杯，煮取三杯，分三次温服。

九十七、春温内陷下痢，最易厥脱，加减黄连阿胶汤主之。

春温内陷，其为热多湿少明矣。热必伤阴，故立法以救阴为主。救阴之法，岂能出育阴坚阴两法外哉！此黄连之坚阴。阿胶之育阴，所以合而名汤也。从黄连者黄芩，从阿胶者生地、白芍也，炙草则统甘苦而并和之。此下三条，应列下焦，以与诸内陷并观，故列于此。

加减黄连阿胶汤（甘寒苦寒合化阴气法）

黄连三钱　阿胶三钱　黄芩二钱　炒生地四钱　生白芍五钱　炙甘草一钱五分

水八杯，煮取三杯，分三次温服。

九十八、气虚下陷，门户不藏，

气汤治疗。

本条是邪少虚多的证候，但偏于气虚，病位偏于气分，所以以升补为主治疗。

加减补中益气汤（甘温法）

人参二钱　黄芪二钱　广皮一钱　炙甘草一钱　当归身二钱　炒白芍三钱　防风五分　升麻三分

上药用水八杯，煮取三杯，分三次趁热服。

九十九、里虚而邪气下陷，热性腹泻，表现有里急后重、腹痛、左脉小、右脉大，用加味白头翁汤治疗。

本条是内虚兼有湿热邪气下陷即将成为痢疾的治疗方法，张仲景在厥阴篇中讲："热利下重者，白头翁汤主之。"热邪侵犯下焦，如果病情不愈，一定会便下脓血。右手脉大，说明邪气从上焦、中焦气分而来；左手脉小提示下焦邪气坚结不散，所以以白头翁为主药，因为白头翁无风的时候也会摇动，禀受肝胆风木之气，可以透发下陷的邪气，使邪气上出。同时白头翁在有风的时候却又不动，又禀受了燥金之气，气清可以清热，燥可以除湿，使湿热积滞祛除而腹痛可止。秦皮禀受了水木相生之气，颜色碧绿而气味苦寒，所以能清肝经热邪；黄连禀受了少阴水寒之气，能清泄肠胃邪热；黄柏禀受了水土的精气以清热渗湿。用黄芩、白芍是因为邪气内陷，由上焦、中焦而传入下焦，而且右手脉大，说明上焦、中焦还有余热邪气，所以加入黄芩清肠胃邪热，同时清解肌表的热邪。黄连、黄柏只能入中下焦，而黄芩可以入中上焦，因为黄芩是兼入手足阳明经及手太阴肺经

加减补中益气汤主之。

此邪少虚多，偏于气分之证，故以升补为主。

加减补中益气汤（甘温法）

人参二钱　黄芪二钱　广皮一钱　炙甘草一钱　归身二钱　炒白芍三钱　防风五分　升麻三分

水八杯，煮取三杯，分三次温服。

九十九、内虚下陷，热利下重，腹痛，脉左小右大，加味白头翁汤主之。

此内虚湿热下陷，将成滞下之方。仲景厥阴篇，谓热利下重者，白头翁汤主之。按热注下焦，设不差，必圊脓血；脉右大者，邪从上中而来；左小者，下焦受邪，坚结不散之象。故以白头翁无风而摇者，禀甲乙之气，透发下陷之邪，使之上出；又能有风而静，禀庚辛之气，清能除热，燥能除湿，湿热之积滞去而腹痛自止。秦皮得水木相生之气，色碧而气味苦寒，所以能清肝热。黄连得少阴水精，能清肠澼之热。黄柏得水土之精，渗湿而清热。加黄芩、白芍者，内陷之证，由上而中而下。且右手脉大，上中尚有余邪，故以黄芩清肠胃之热，兼清肌表之热；黄连、黄柏但走中下，黄芩则走

的药物。白芍祛瘀血、生新血，可以调和血中之气。张仲景在太阳篇中有表证未解、误用下法而成为协热下利的病证，如果是兼有心下痞硬的虚寒证候，用桂枝人参汤治疗。对兼有脉促的热性证候，用葛根芩连汤治疗，均不同于本条证候。

加味白头翁汤（苦寒法）

白头翁三钱　秦皮二钱　黄连二钱　黄柏二钱　白芍二钱　黄芩三钱

上药用水八杯，煮取三杯，分三次服。

中上，盖黄芩手足阳明、手太阴药也，白芍去恶血，生新血且能调血中之气也。按仲景太阳篇，有表证未罢，误下而成协热下利之证，心下痞硬之寒证，则用桂枝人参汤；脉促之热证，则用葛根黄连黄芩汤与此不同。

加味白头翁汤方（苦寒法）

白头翁三钱　秦皮二钱　黄连二钱　黄柏二钱　白芍二钱　黄芩三钱

水八杯，煮取三杯，分三次服。

秋燥

一百、燥热损伤胃阴，可用五汁饮治疗，也可选用玉竹麦门冬汤治疗。

五汁饮方（处方和用法均见前面）

玉竹麦门冬汤（甘寒法）

玉竹三钱　麦冬三钱　沙参二钱　生甘草一钱

上药用水五杯，煮取两杯，分两次服。脾虚加生扁豆，气虚加人参。

一百一、胃中阴液干枯，外感邪气已解的，用牛乳饮治疗。

这是用血肉有情之药物填补人体津血的方法。

牛乳饮方（甘寒法）

牛乳一杯

隔水炖熟，一次服下，严重的每日服两次。

一百二、燥热证，同时气血两燔的，用玉女煎治疗。

玉女煎方（见上焦篇）

原文

一百、燥伤胃阴，五汁饮主之，玉竹麦门冬汤亦主之。

五汁饮（方法并见前）

玉竹麦门冬汤（甘寒法）

玉竹三钱　麦冬三钱　沙参二钱　生甘草一钱

水五杯，煮取二杯，分二次服。土虚者，加生扁豆。气虚者，加人参。

一百一、胃液干燥，外感已净者，牛乳饮主之。

此以津血填津血法也。

牛乳饮（甘寒法）

牛乳一杯

重汤炖熟，顿服之，甚者日再服。

一百二、燥证气血两燔者，玉女煎主之。

玉女煎方（见上焦篇）

卷三

下焦篇

风温　温热　温疫　温毒　冬温

一、风温、温热、温疫、温毒、冬温等病证，邪气传入中焦阳明久留不解，或者已经用过攻下的方法，或者还没有攻下，如果身热仍然不退，面色红赤，口干，舌燥少津，甚至牙齿焦黑，口唇干燥皲裂，脉象沉实有力的，仍然可以使用攻下法；如果脉虚大，手足心热盛于手足背，宜用加减复脉汤治疗。

温邪久留于中焦，阳明为阳土，病邪久居于此，必克伐少阴肾水。或者已经攻下而阴液受伤，或者尚未攻下而阴液衰竭。如果以邪实为主，正气尚未溃败的，脉象沉实有力，还可以借助攻下治疗，即《伤寒论》中急下以存津液的方法。如果肠胃中没有干结粪便，热邪以虚热为主，脉象必然虚而无力。手足心主里，手足心的热势必然胜于主表的手足背。如果再攻下，可使津液耗竭而加重病情，加速患者死亡，所以用复脉汤恢复津液，阴液恢复则可以潜敛阳气，这样则不至于阳气外脱而死亡。因此以复脉汤为基础减去人参、桂枝、生姜、大枣等补阳药，加白芍收敛三阴的阴液，所以称为加减复脉汤。张仲景时治疗感受寒邪的脉结代，要用人参、桂枝、生姜、大枣来恢复脉中的阳气；现在要治疗感受温热邪气出现的阴虚阳亢，所以不能再补阳。应用古法，不等于拘泥于古方，还需要医生临证时加以化裁。

二、温病误用辛温解表，津液耗伤，心中悸动不安，舌体僵硬，神志昏迷，宜

原文

一、风温、温热、温疫、温毒、冬温，邪在阳明久羁，或已下，或未下，身热面赤，口干舌燥，甚则齿黑唇裂，脉沉实者，仍可下之；脉虚大，手足心热甚于手足背者，加减复脉汤主之。

温邪久羁中焦，阳明阳土，未有不克少阴癸水者，或已下而阴伤，或未下而阴竭。若实证居多，正气未至溃败，脉来沉实有力，尚可假手于一下，即《伤寒论》中急下以存津液之谓。若中无结粪，邪热少而虚热多，其人脉必虚，手足心主里，其热必甚于手足背之主表也。若再下其热，是竭其津而速之死也。故以复脉汤复其津液，阴复则阳留，庶可不至于死也。去参、桂、姜、枣之补阳，加白芍收三阴之阴，故云加减复脉汤。在仲景当日，治伤于寒者之结代，自有取于参、桂、姜、枣，复脉中之阳；今治伤于温者之阳亢阴竭，不得再补其阳也。用古法而不拘用古方，医者之化裁也。

用复脉汤等治疗，以恢复津液。如果服药后，舌上津液渐复，由燥转润，提示病情好转；如果不断出汗，心中不安而不能自主，应用救逆汤治疗。

误用发表，损伤阳气，心气耗伤则心悸不安，心阴伤则经脉失养，故舌体蹇涩，转动不利，因此应该用复脉汤等恢复津液。如果损伤严重，阴阳离绝，复脉汤也不能胜任，则非用救逆汤治疗不可。

三、温病出现耳聋，属肾阴亏损，如果用小柴胡汤治疗，则必然更伤阴液，使阳气上亢甚至死亡。患病六七日后，应当用复脉汤一类的方剂，恢复阴精。

温病没有三阳经的证候，却有阳明腑实证（在中焦篇已经说明腑证的形成原因）和三阴经的内脏病证。脏是藏匿的意思，主藏精。温病最容易耗伤阴液，因此三阴经实际上首当其冲而先受损害。如果阳明内结，则脾阴受伤而不能健运。脾胃是一脏一腑，邻近而相连，如同生活中的夫妻，阳土累及阴土是必然的，可以用急下存阴的方法。如果阳明邪实而肾水亏虚，累及少阴，会出现耳聋、心烦不眠等证。如果累及厥阴则出现两目紧闭、痉厥等证。这是病变从上到下、由阳入阴的传变途经，学医的人不可不知。温病出现耳聋，《灵枢》《素问》认为必定会死亡，难道邪在少阳经的耳聋会导致死亡吗？《内经》说肾开窍于耳，又说耳聋是阴精之失的征象。温病初起时，阳气火热上闭，阴精不能上承，因此清窍不通。继而阳气上亢，阴精衰竭，此时再用小柴胡汤升散少阳，必然形成

相关知识链接／

吴氏阐明了下焦温病的病因主要有三：温邪久羁阳明、误下、误表，三者皆可伤及津液，劫烁肝肾之阴。脉沉实提示此时病情仍以实证为主，正气尚存，可予以急下存阴之法。但脉虚大者，不能再下，下之则更伤其阴，使阴不敛阳，更易出现内闭外脱之危候。

二、温病误表，津液被劫，心中震震，舌强神昏，宜复脉法复其津液，舌上津回则生；汗自出，中无所主者，救逆汤主之。

误表动阳，心气伤则心震，心液伤则舌蹇，故宜复脉复其津液也。若伤之太甚，阴阳有脱离之象，复脉亦不胜任，则非救逆不可。

三、温病耳聋，病系少阴，与柴胡汤者必死，六七日以后，宜复脉辈复其精。

温病无三阳经证，却有阳明腑证（中焦篇已申明腑证之由矣）、三阴脏证。盖脏者藏也，藏精者也。温病最善伤精，三阴实当其冲。如阳明结则脾阴伤而不行，脾胃脏腑切近相连，夫累及妻，理固然也。有急下以存津液一法。土实则水虚，浸假而累及少阴矣，耳聋不卧等证是也。水虚则木强，浸假而累及厥阴矣，目闭痉厥等证是也。此由上及下，由阳入阴之道路，学者不可不知。按温病耳聋，《灵》、《素》称其必死，岂少阳耳聋，竟至于死耶？《经》谓肾开窍于耳，脱精者耳聋。盖初则阳火上闭，阴精不得上承，清窍不通，继则阳亢阴竭，

阳气上逆、阴精下竭的证候，必死无疑。不知从何时起医生都用《陶氏六书》的方法治疗一切疾病，而不仔细研究《灵枢》《素问》《难经》。我治疗温病发病六七日以后，壮火稍减，内盛的阴火，耳聋的，都用救阴的方法获效。说“宜复脉辈”，只是为了说明立法，希望从事温病治疗的医者在临证时加减化裁。

四、平素劳倦过度，内伤阴精，又感受了温病，得病六七日以上，病证不解，应该用复脉汤治疗。

这是先有内伤再感受外邪的两感证的治法。味甘的药物能补益正气，所以应该用复脉汤等扶正达邪。服二三剂后，如果身热退而周身疲倦，应该加用人参。

五、温病已经用了汗法却没有出汗，已经用了攻下法而热势仍不退，得病六七日以上，脉象仍躁急而盛，重用复脉汤治疗。

已经用了发汗的方法，而不得汗出，已经用了攻下的方法而热不退，说明发汗、攻下的方法是不恰当的。脉躁盛提示邪气盛而正气不虚，正气能够与邪气抗争，所以要重用复脉汤，扶正以达邪，则疾病可以痊愈。

六、治疗温病时错误地应用了升散药物，以致脉象结代，甚至一呼一吸脉搏跳动两次，应该重用复脉汤。必待阴精恢复后再治疗其他病证。

这是保存人体正气为先的方法，也就是张仲景所说的：“里急，急当救里”的意思。

七、温病用了发汗和攻下的方法后，出现口燥咽

相关知识链接／

吴氏在此条中提及“少阴耳聋忌柴胡”，即耳聋出现在温病后期，其因少阴阴精亏耗，不能上承九窍，治疗上必以滋补阴精为主，阴精得以充盈，耳窍受其濡养必会恢复清明状态。如误认为是少阳证而施以小柴胡汤，会有升少阳愈伤其因之虞。

若再以小柴胡汤直升少阳，其势必至下竭上厥，不死何待！何时医悉以陶氏《六书》，统治四时一切疾病，而不究心于《灵》《素》《难经》也哉！瑭于温病六七日以外，壮火少减，阴火内炽耳聋者，悉以复阴得效。曰宜复脉辈者，不过立法如此，临时对证，加减尽善，是所望于当其任者。

四、劳倦内伤，复感温病，六七日以外不解者，宜复脉法。

此两感治法也。甘能益气，凡甘皆补，故宜复脉。服二三贴后，身不热而倦甚，仍加人参。

五、温病已汗而不得汗，已下而热不退，六七日以外，脉尚躁盛者，重与复脉汤。

已与发汗而不得汗，已与通里而热不除，其为汗下不当可知。脉尚躁盛，邪固不为药衰，正气亦尚能与邪气分争，故须重与复脉，扶正以敌邪，正胜则生矣。

六、温病误用升散，脉结代，甚则脉两至者，重与复脉，虽有他证，后治之。

此留人治病法也。即仲景里急，急当救里之义。

七、汗下后，口燥咽干，神倦欲

干，精神倦怠，嗜睡，舌质红赤，苔焦老干燥，用加减复脉汤治疗。

中焦邪实，用攻下法后，如果邪气没有深入到下焦，应当用益胃汤来恢复胃中的津液。如果口燥咽干，说明肾阴不能上承，神昏欲眠正是"少阴病，但欲寐"的临床表现，所以与复脉汤治疗。

八、热邪深入下焦，无论损伤肾阴，还是损伤肝阴，均可以用加减复脉汤治疗。

本条讲复脉汤是治疗肝肾阴亏的基本方，因为肾主藏精，厥阴肝木必须待少阴精水充足后才能生长，因此肝肾两经的病变，都可以用加减复脉汤治疗，即乙癸同源之义。

相关知识链接/

地黄，是四大怀药之一，生地黄能滋阴养血；干地黄偏于滋阴凉血；熟地黄有养血生津、填精补髓的功效，为补血的要药。熟地黄食用时常与健脾药物合用。苔腻者用时需谨慎，但脾虚生湿而见腻苔者用之适宜。

加减复脉汤方（甘润存津法）

炙甘草六钱　干地黄六钱（地黄有三种用法：生地，是指鲜地黄还没有晒干的，可以入汤药中煮用，也可以取汁，性甘凉，能够退热存津，用以治疗上中焦病证；干地黄是晒干的鲜地黄，因为已经晒过而去除了寒凉之性，所以本草称干地黄性甘平；熟地黄是用酒和砂仁制过后，又经过九蒸九晒而成的，由于经过太阳的暴晒，又经过炭火的蒸煮，因此性甘温。无奈现在人们都误认为干地黄就是生地黄，北方人甚至不知道还有生地黄，称干地黄性寒凉，这真是指鹿为马，不能不加以分辨）　生白芍六钱　麦冬五钱（不去心）　阿胶三钱　麻仁三钱（柯韵伯说用麻仁是错误的，应当是酸枣仁。他是从"心动悸"三字看

眠，舌赤苔老，与复脉汤。

在中焦下后与益胃汤，复胃中津液，以邪气未曾深入下焦。若口燥咽干，乃少阴之液无以上供，神昏欲眠，有少阴但欲寐之象，故与复脉。

八、热邪深入，或在少阴，或在厥阴，均宜复脉。

此言复脉为热邪劫阴之总司也。盖少阴藏精，厥阴必待少阴精足而后能生，二经均可主以复脉者，乙癸同源也。

加减复脉汤方（甘润存津法）

炙甘草六钱　干地黄六钱（按地黄三种用法：生地者，鲜地黄未晒干者也，可入药煮用，可取汁用，其性甘凉，上中焦用以退热存津；干地黄者，乃生地晒干，已为丙火炼过，去其寒凉之性，本草称其甘平；熟地制以酒与砂仁，九蒸九晒而成，是又以丙火、丁火合炼之也，故其性甘温。奈何今人悉以干地黄为生地，北人并不知世有生地，金谓干地黄为生地，而曰寒凉，指鹿为马，不可不辨）　生白芍六钱　麦冬（不去心）五钱　阿胶三钱　麻仁三钱（按柯韵伯谓：旧传麻仁者误，当系枣仁。彼从心悸动三字中

出传写错误的，很有道理。现在治疗温病仍用麻仁，是取麻仁甘能益气，润能去燥的特性。）

上药用水八杯，煮取三杯，分三次服。病重的，加甘草至一两，地黄、白芍各八钱，麦冬七钱，白天服用三次，夜间服用一次。

救逆汤方（镇摄法）

即加减复脉汤去麻仁，加生龙骨四钱，生牡蛎八钱，煎煮法与加减复脉汤相同，如果脉虚大欲散的，加人参二钱。

九、温病攻下后，大便稀溏，每天三四次，脉象仍数的，不能用加减复脉汤，可以用一甲煎治疗。服一二日后，大便成形，再用一甲复脉汤治疗。

攻下后应当数日不解大便，现在反而稀溏，次数增多，不是患者素体阳虚，就是攻下不得法，有亡阴的危险。如果此时用复脉汤等滑润而味厚的药物，那么养阴药反而成了泻阴的毒药，所以单用一味牡蛎，则力量较大，既能存阴，又能固涩大便，而且能清在里的余热。虽然只用一味药，却发挥了三方面的治疗作用。

一甲煎（咸寒兼涩法）

生牡蛎二两（碾成细末）

上药用水八杯，煮取三杯，分三次趁热服。

一甲复脉汤方

即加减复脉汤去麻仁，加牡蛎一两。

十、热邪传入下焦，伤肝肾阴液，只要见到大便溏的，就可以用一甲复脉汤治疗。

看出传写之误，不为无见。今治温热，有取于麻仁甘益气，润去燥，故仍从麻仁）

水八杯，煮取八分三杯，分三次服。剧者加甘草至一两，地黄、白芍八钱，麦冬七钱，日三，夜一服。

救逆汤方（镇摄法）

即于加减复脉汤内去麻仁，加生龙骨四钱，生牡蛎八钱，煎如复脉法。脉虚大欲散者，加人参二钱。

九、下后大便溏甚，周十二时三四行，脉仍数者，未可与复脉汤，一甲煎主之；服一二日，大便不溏者，可与一甲复脉汤。

下后法当数日不大便，今反溏而频数，非其人真阳素虚，即下之不得其道，有亡阴之虑。若以复脉滑润，是以存阴之品，反为泻阴之用。故以牡蛎一味，单用则力大，即能存阴，又涩大便，且清在里之余热，一物而三用之。

一甲煎（咸寒兼涩法）

生牡蛎二两（碾细）

水八杯，煮取三杯，分温三服。

一甲复脉汤方

即于加减复脉汤内，去麻仁，加牡蛎一两。

十、下焦温病，但大便溏者，即

温病传入下焦，损伤阴液，一定以救阴为当务之急。但养阴药大多性滑润，只要见到大便出现稀溏，不要等到每日三四次，就可以用一甲复脉汤，此方既可以救阴液，又可以防滑泄伤阴。

十一、温病深入下焦，损伤肾阴，出现肾阴即将涸竭，邪热上亢，心中烦躁，不能入睡，用黄连阿胶汤治疗。

相关知识链接／

中医药蛋的配伍运用有着悠久的历史，而且不同的配伍药物作用也各不相同。鸡蛋黄性平，入心、脾经，可滋阴润燥、养血熄风，多用于心烦不眠，热病痉厥，小儿消化不良。同时，现代研究也发现，蛋黄中含有大量的卵磷脂，在机体消化后可释放胆碱，有一定的健脑益智的功效。黄连阿胶汤中取其滋养阴血之功效，百合鸡子黄汤中取其滋润胃阴之功效。

前面的加减复脉汤等，是为邪少虚多的证候设立的。对于阴亏热盛的证候，用甘草就不对症。心烦不宁，是阳热挟心火上亢的表现，心火盛，心阴受伤，所以烦躁而入睡困难，是阳热亢盛不能入阴、阴虚不能潜藏的表现。本证阴阳离绝，有相互背离之象，因此很危险，所以用黄芩辅助黄连清泻壮火、而保护真阴；以芍药辅助阿胶内护真阴以捍御亢阳。之所以称为黄连阿胶汤，是取其一方面可以苦寒泻火，另一方面柔润养阴的含义。其中变幻莫测的奇妙之处，全在于鸡子黄。前人认为鸡子黄为巽木，秉承了心的母气，色红可以入心，用鸡子黄是“虚则补其母”的方法，说得虽然有道理，但还没把其中的巧妙含义全都阐发出来。鸡子黄有地球的形象，属于血肉有情的药物，而有生发之气，是奠安中焦的圣品，具备了甘草的性能，而又比甘草有灵性；正中有孔，所以能上通心气，下达肾气，具有类似莲子的

与一甲复脉汤。

温病深入下焦劫阴，必以救阴为急务。然救阴之药多滑润，但见大便溏，不必待日三四行，即以一甲复脉法，复阴之中，预防泄阴之弊。

十一、少阴温病，真阴欲竭，壮火复炽，心中烦不得卧者，黄连阿胶汤主之。

按前复脉法为邪少虚多之治。其有阴既亏而实邪正盛，甘草即不合拍。心中烦，阳邪挟心阳独亢于上，心体之阴，无容留之地，故烦杂无奈；不得卧，阳亢不入于阴，阴虚不受阳纳，虽欲卧得乎！此证阴阳各自为道，不相交互，去死不远，故以黄芩从黄连，外泻壮火而内坚真阴；以芍药从阿胶，内护真阴而外捍亢阳。名黄连阿胶汤者，取一刚以御外侮，一柔护内主之义也。其交关变化神明不测之妙，全在一鸡子黄，前人训鸡子黄，佥谓鸡为巽木，得心之母气，色赤入心，虚则补母而已，理虽至当，殆未尽其妙。盖鸡子黄有地球之象，为血肉有情，生生不已，乃奠安中焦之圣品，有甘草之功能，而灵于甘草；其正中有孔，故能上通心气，下达肾气，居中以达

妙用；鸡子黄性平和，所以能使亢盛的平和，虚弱的补益；气味焦臭，所以上能补心；味甘咸，所以下可补肾。此外，佛教有地上的水能被风火消灼的比喻，即若一旦出现肝风内动的变化，则阴液必会被完全消灼，而鸡子黄镇定中焦，通达上下，合阿胶可以提前平熄内风的摇动。若不知道人体阴阳相生的意义，则肯定不能体会到仲景用鸡子黄的奥妙。现将人体阴阳、生死、醒与睡之间的关系列出图示，以便学习者更易理解。

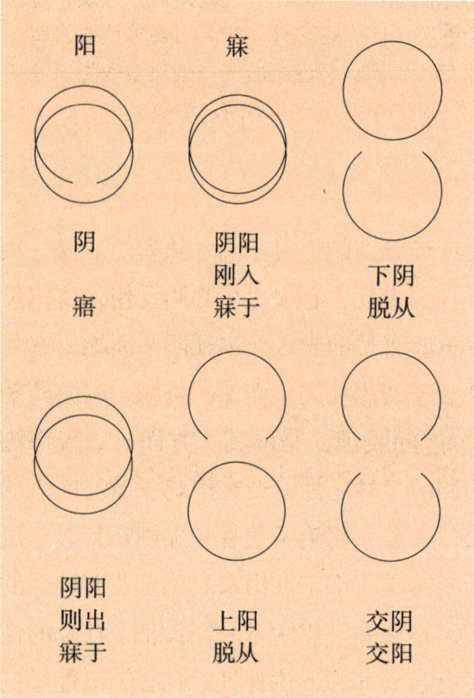

黄连阿胶汤方（甘苦咸寒法）

黄连四钱　黄芩一钱　阿胶三钱　白芍一钱　鸡子黄二枚

上药用水八杯，先煮黄连、黄芩、白芍，煎成三杯，去渣后，放入烊化的阿胶，再加入鸡子黄搅拌均匀，每日服三次。

十二、夜间发热，早晨热退身凉而无汗，这是热邪伏于阴分的表现，可以用青蒿鳖甲汤治疗。

夜间阳入于阴分而发热，昼日阳气出于阳分而热退，可知热邪深伏于阴分；热退后无汗，可知邪气未出体表，仍归于阴分。邪热混杂在气血之中，因此不

两头，有莲子之妙用；其性和平，能使亢者不争，弱者得振；其气焦臭，故上补心；其味甘咸，故下补肾；再释家有地水风火之喻，此证大风一起，荡然无余，鸡子黄镇定中焦，通彻上下，合阿胶能预熄内风之震动也。然不知人身阴阳相抱之义，必未能识仲景用鸡子黄之妙，谨将人身阴阳生死寤寐图形，并列于后，以便学者入道有阶也。

黄连阿胶汤方（苦甘咸寒法）

黄连四钱　黄芩一钱　阿胶三钱　白芍一钱　鸡子黄二枚

水八杯，先煮三物，取三杯，去滓，纳胶烊尽，再内鸡子黄，搅令相得，日三服。

十二、夜热早凉，热退无汗，热自阴来者，青蒿鳖甲汤主之。

夜行阴分而热，日行阳分而凉，邪气深伏阴分可知；热退无汗，邪不出表而仍归阴分，更可知矣，故曰热自阴分而来，非上中焦之阳热也。邪

能单纯用养阴药，又不是壮火，更不能滥用苦燥清热药物。所以用鳖甲，蠕动动物的甲壳可以入肝经而至阴分，既可以养阴，又可以入络搜邪；以青蒿芳香透络，从少阳引领邪气外出；细生地黄清阴络之热；牡丹皮可以泻血中的伏火；知母，即能知道病变的根源，佐助鳖甲、青蒿以搜剔邪热。另外，此方有先入后出的妙义，青蒿不能直接进入阴分，鳖甲可以领其入阴分；鳖甲不能单独出于阳分，而青蒿可以领使其外出。

相关知识链接／

二甲复脉汤与三甲复脉汤均以咸寒甘润立法，两方均可治疗下焦肝肾阴精亏少之证。只是临床上会有所偏重。若以肝阴不足，筋脉失养为主者，可用二甲复脉汤滋阴柔肝以防止痉厥发生；而三甲复脉汤滋阴复脉，较适用于热邪深入，下灼肾阴引起的肝肾阴虚证。

青蒿鳖甲汤方（辛凉合甘寒法）

青蒿二钱　鳖甲五钱　细生地黄四钱　知母二钱，牡丹皮三钱

上药用水五杯，煮取两杯，每日服两次。

十三、热邪深入下焦，脉象沉数，舌苔干燥，牙齿焦黑，手指自觉蠕动，这是肝肾阴亏，引动内风的征象，必须紧急预防发生痉厥，用二甲复脉汤治疗。

本条是告诉人们治疗痉厥初起的方法，温病七八天后，热深不解，口中津液干涸，只是感觉手指掣动，就应当防止发生痉厥，不必等到已经痉厥，然后再治疗。因此用复脉汤养阴，加入介类潜阳，使阴阳交通，这样就可以预防痉厥了。

二甲复脉汤方（咸寒甘润法）

即加减复脉汤加生牡蛎五钱，生鳖甲八钱。

气深伏阴分，混处气血之中，不能纯用养阴，又非壮火，更不得任用苦燥。故以鳖甲蠕动之物，入肝经至阴之分，既能养阴，又能入络搜邪；以青蒿芳香透络，从少阳领邪外出；细生地清阴络之热；丹皮泻血中之伏火；知母者，知病之母也，佐鳖甲、青蒿而成搜剔之功焉。再此方有先入后出之妙，青蒿不能直入阴分，有鳖甲领之入也；鳖甲不能独出阳分，有青蒿领之出也。

青蒿鳖甲汤方（辛凉合甘寒法）

青蒿二钱　鳖甲五钱　细生地四钱　知母二钱　丹皮三钱

水五杯，煮取二杯，日再服。

十三、热邪深入下焦，脉沉数，舌干齿黑，手指但觉蠕动，急防痉厥，二甲复脉汤主之。

此示人痉厥之渐也。温病七八日以后，热深不解，口中津液干涸，但觉手指掣动，即当防其痉厥，不必俟其已厥而后治也。故以复脉育阴，加入介属潜阳，使阴阳交纽，庶厥不可作也。

二甲复脉汤方（咸寒甘润法）

即于加减复脉汤内，加生牡蛎五钱，生鳖甲八钱。

十四、温热邪气深入下焦，热势深而厥逆严重，脉象细小而短促，心中悸动不安，甚至心胸疼痛的，用三甲复脉汤治疗。

前面的二甲复脉汤，可以预防痉厥发生，即使痉厥已经发作，也可以用二甲复脉汤止痉厥。现在又加入龟板，称为三甲复脉汤，是因为心中悸动，甚至疼痛的缘故。心中悸动，是因为火以水为体，肝阳上亢、肝风内动，有下竭肾阴之势，肾水亏虚，不能上济肝木，因而发生痉厥。痉厥发生后，肾水难在短时间里恢复，这样心阴不济，故悸动不安。严重的发生心胸疼痛，《内经》说："阴维为病主心痛"，本证久热伤阴，而八脉附于肝肾，肝肾阴伤累及阴维脉，所以发生心痛。这不同于寒气侵犯心胸所致的胸痛，不可以用温通法。所以本证用镇纳肾气，补任脉通阴维的龟板止心痛，并配合入肝搜邪的二甲共补肝肾。

三甲复脉汤方（同二甲汤法）

即二甲复脉汤加生龟板一两。

十五、下焦温病，不仅手足搐搦，而且呃逆不止，脉细而劲急，宜用小定风珠治疗。

温热邪气久留于下焦，使肝之阴液受损，发为厥逆，扰动冲脉，发为呃逆，阴液与阳气都衰减，所以脉细。肝木横强则脉劲急，所以用鸡子黄健脾而平熄内风；龟板补任脉而镇冲脉；阿胶沉降，补阴液而熄肝风；淡菜虽生于咸水而味淡，结构为外面成双而内部为单，有坎卦之象，所以能补阴中之阳，其外形一开一合，又能潜敛上亢的阳气；童便味浊可以入浊阴中，所以用作使药。本方称为定风珠的原因，是因为鸡子黄如珠形，得巽木之精气，能熄肝风。龟能

十四、下焦温病，热深厥甚，脉细促，心中憺憺大动，甚则心中痛者，三甲复脉汤主之。

前二甲复脉，防痉厥之渐；即痉厥已作，亦可以二甲复脉止厥。兹又加龟板名三甲者，以心中大动，甚则痛而然也。心中动者，火以水为体，肝风鸱张，立刻有吸尽西江之势，肾水本虚，不能济肝而后发痉，既痉而水难猝补，心之本体欲失，故憺憺然而大动也。甚则痛者，"阴维为病主心痛"。此证热久伤阴，八脉丽于肝肾，肝肾虚而累及阴维故心痛，非如寒气客于心胸之心痛，可用温通。故以镇肾气、补任脉、通阴维之龟板止心痛，合入肝搜邪之二甲，相济成功也。

三甲复脉汤方（同二甲汤法）

即于二甲复脉汤内，加生龟板一两。

十五、既厥且哕（俗名呃忒），脉细而劲，小定风珠主之。

温邪久踞下焦，烁肝液为厥，扰冲脉为哕，脉阴阳俱减，则细，肝木横强则劲，故以鸡子黄实土而定内风；龟板补任（谓任脉）而镇冲脉；阿胶沉降，补液而熄肝风；淡菜生于咸水之中而能淡，外偶内奇，有坎卦之象，能补阴中之真阳，其形翕阖，故又能潜真阳之上

生蛋，蛋也具有珠子的外形，具有真武之德，故能平肝胆。震卦与雷相应，在人体与胆相对应，天上打雷便起风，一旦雷声停止，风也就随之平静。亢盛的阳气直冲头顶，如龙之上腾于天；而龟能制伏龙。古代人养龙和驾驭龙的方法失传很久了，然其主要原则不超出此段所述。

> **相关知识链接／**
>
> 小定风珠以童便为使，取其引火下行及滋阴之效。童便的药用历史十分悠久，其性寒味咸，归心、肺、膀胱、肾经，为津液所化，来源于水谷精微，非其他咸寒之物可比，能滋阴降火、止血活血、补益肾元。故本品历来常用于治疗证属阴虚火旺的骨蒸潮热、咽喉疼痛、鼻衄、咳嗽、吐血及崩漏、恶露不绝等。目前人尿疗法还被认为是抗衰老的最佳方法，被广泛推崇。

小定风珠方（甘寒咸法）

鸡子黄一枚（生用）　真阿胶二钱　生龟板六钱　童便一杯　淡菜三钱

上药用水五杯，先煮龟板、淡菜，得两杯去渣后入阿胶，烊化后，加入鸡子黄，搅拌后即成，再冲童便，一次服尽。

十六、热邪久留不去，耗伤肾阴，或者因为误用发汗解表，或妄用攻下的方法，以致下焦肝肾阴伤，表现为精神疲倦，手足抽搐，脉象虚弱，舌绛少苔，随时有可能发生虚脱，可用大定风珠治疗。

本证病机是邪气已去十之八九，真阴仅存十之一二。看脉虚、苔少等就可以知道，本证以真阴虚衰为主，所以用大量的性味厚重药物以填补真阴，介类药物重镇潜阳，以一味鸡子黄从足太阴而下安足三阴，并上济手三阴，使上下交合，阴平阳秘则不至于发生虚脱病证。

动；童便以浊液仍归浊道，用以为使也。名定风珠者，以鸡子黄宛如珠形，得巽木之精，而能熄肝风，肝为巽木，巽为风也。龟亦有珠，具真武之德而镇震木。震为雷，在人为胆，雷动未有无风者，雷静而风亦静矣。亢阳直上巅顶，龙上于天也，制龙者，龟也。古者豢龙御龙之法，失传已久，其大要不出乎此。

小定风珠方（甘寒咸法）

鸡子黄（生用）一枚　真阿胶二钱　生龟板六钱　童便一杯　淡菜三钱

水五杯，先煮龟板、淡菜得二杯，去滓，入阿胶，上火烊化，内鸡子黄，搅令相得，再冲童便，顿服之。

十六、热邪久羁，吸烁真阴，或因误表，或因妄攻，神倦瘛疭，脉气虚弱，舌绛苔少，时时欲脱者，大定风珠主之。

此邪气已去八九，真阴仅存一二之治也。观脉虚苔少可知，故以大队浓浊填阴塞隙，介属潜阳镇定。以鸡子黄一味，从足太阴，下安足三阴，上济手三阴，使上下交合，阴得安其位，斯阳可立根基，俾阴阳有眷属一家之义，庶可不致绝脱欤！

大定风珠方（酸甘咸法）

生白芍六钱　阿胶三钱　生龟板四钱　干地黄六钱　麻仁二钱　五味子二钱　生牡蛎四钱　麦冬六钱（连心）　炙甘草四钱　鸡子黄二枚（生）　鳖甲四钱（生）

上药用水八杯，煮取三杯，去渣后，再加入鸡子黄，搅拌而成，分三次服。兼见气喘加人参，兼见自汗出加龙骨、人参、小麦，兼见心悸加茯神、人参、小麦。

十七、下焦温病，壮火炽盛的病证不能用定风珠、加减复脉汤等。邪少虚多的不能用黄连阿胶汤。肝肾阴亏，有发生痉厥征兆的，不能用青蒿鳖甲汤治疗。

这是定风珠、加减复脉汤、黄连阿胶汤、青蒿鳖甲汤的禁忌证。这些方剂虽然都可以存阴退热，但其中有的通过补阴而达到泻热目的；有的一方面补阴，一方面搜剔邪气；有的一方面填补阴液，另一方面救护阳气。应该做到心领神会，不能相互混淆。

十八、温病，出现痉厥，神昏，舌体短缩，烦躁等证，属于手少阴心经热邪郁结不散的，应先给予安宫牛黄丸、紫雪丹一类药物，以清心开窍，泻热达邪；然后再用三甲复脉汤等方剂育阴潜阳。临证时要仔细辨证，治疗顺序不能颠倒混乱。

痉厥、神昏、舌短缩、烦躁等症状表现，可以笼统称为厥阴证。但有手厥阴、足厥阴经的区别：病在上焦，以清除邪气为主。祛邪之后，要用存阴法调理；病在下焦，则应当以存阴为主，在用养阴法之前，如果尚有余邪未清，则

大定风珠方（酸甘咸法）

生白芍六钱　阿胶三钱　生龟板四钱　干地黄六钱　麻仁二钱　五味子二钱　生牡蛎四钱　麦冬（连心）六钱　炙甘草四钱　鸡子黄（生）二枚　鳖甲（生）四钱

水八杯，煮取三杯，去滓，再入鸡子黄，搅令相得，分三次服。喘加人参，自汗者加龙骨、人参、小麦，悸者加茯神、人参、小麦。

十七、壮火尚盛者，不得用定风珠、复脉。邪少虚多者，不得用黄连阿胶汤。阴虚欲痉者，不得用青蒿鳖甲汤。

此诸方之禁也。前数方虽皆为存阴退热而设，其中有以补阴之品，为退热之用者；有一面补阴，一面搜邪者；有一面填阴，一面护阳者；各宜心领神会，不可混也。

十八、痉厥神昏，舌短，烦躁，手少阴证未罢者，先与牛黄、紫雪辈，开窍搜邪；再与复脉汤存阴，三甲潜阳，临证细参，勿致倒乱。

痉厥神昏，舌謇烦躁，统而言之为厥阴证。然有手经足经之分：在上焦以清邪为主。清邪之后，必继以存阴；在下焦以存阴为主，存阴之先，

应当先搜除邪气。手少阴证未解，是指寸脉大，口气重浊，颧红，目赤，壮热等。

十九、邪热久留不解，致阴精枯竭，皮肤干燥、粗糙而脱屑。有的因为攻下后，邪气溃退，有的用养阴药物后，阴液恢复将要蒸汗外出，此时正气已经亏虚，不能立即鼓邪外出，阴阳相互交争而全身战栗，这是将要战汗的征兆，可温服复脉汤助正气。如果患者体虚严重，可加人参；形体壮实，只要让患者安静休息即可，不要扰动患者。

伤寒一定要在攻下之前汗出，而温病多在攻下后，下后里气得通，邪气外出，所以战汗而解，确实像吴又可所说的一样。凡要战汗的，一定先烦躁，然后汗出邪解。如果正气虚，邪气重，或者邪气已经深入下焦，攻下后里气通；或者津液干枯，服养阴药后，津液增加，此时正邪相争，则作战汗。战栗而得汗出，则可以痊愈，战栗而不能出汗则是死证，这真是生死关头，只在顷刻之间。患者已经有肌肤甲错，可知津液已经枯竭，所以用加减复脉汤加人参以扶正祛邪，送汗液出于肌表。如果患者肌肤腠理致密，体质不是很虚弱，不需要加减复脉汤扶助正气，就顺其自然，莫频频扰动患者，第二天再考虑补阴也不迟。

二十、患者时时想用水漱口，但难以吞咽，大便颜色发黑而容易排出的，是有瘀血的表现，应当用犀角地黄汤治疗。

相关知识链接

虽然吴氏在治疗温病时提倡“救阴”为主，但是从本条文中看出他也强调救阴的同时还需要辨证，审时度势。祛邪与养阴也应有先后主次之分，邪盛而阴不伤，以祛邪坚阴为主；邪盛而阴伤不重，祛邪兼以养阴；邪盛阴伤亦重，祛邪养阴并举；邪退但阴伤严重，以养阴生津为主。

若邪尚有余，必先以搜邪。手少阴证未罢，如寸脉大，口气重，颧赤，白睛赤，热壮之类。

十九、邪气久羁，肌肤甲错，或因下后邪欲溃，或因存阴得液蒸汗，正气已虚，不能即出，阴阳互争而战者，欲作战汗也，复脉汤热饮之。虚盛者加人参；肌肉尚盛者，但令静，勿妄动也。

按伤寒汗解必在下前，温病多在下后。缚解而后得汗，诚有如吴又可所云者。凡欲汗者，必当先烦，乃有汗而解。若正虚邪重，或邪已深入下焦，得下后里通；或因津液枯燥，服存阴药，液增欲汗，邪正努力纷争，则作战汗，战之得汗则生，汗不得出则死。此系生死关头，在顷刻之间。战者，阳极而似阴也。肌肤业已甲错，其津液之枯燥，固不待言。故以复脉加人参助其一臂之力，送汗出表。若其人肌肤尚厚，未至大虚者，无取复脉之助正，但当听其自然，勿事骚扰可耳，次日再议补阴未迟。

二十、时欲漱口不欲咽，大便黑而易者，有瘀血也，犀角地黄汤主之。

邪气在血分，所以不想饮水，但热邪伤阴，所以又口干渴想饮水，因此出现只想以水漱口不想咽下的病证。瘀血外溢于肠内，日久则变黑，血液性质柔润，所以大便色黑而易于排出。犀角味咸，可以入下焦血分以清热，地黄可以去积聚而补阴，白芍去恶血生新血，牡丹皮泻血中伏火。本证瘀血已经下行，所以用这样的轻剂来调理。

犀角地黄汤方（甘咸微苦法）

干地黄一两　生白芍三钱　牡丹皮三钱　犀角三钱

上药用水五杯，煮取两杯，分两次服，药渣加水后再煮一杯服下。

二十一、少腹坚硬胀满，小便通利，夜间发热，白天热退身凉，大便秘结不通，脉象沉实有力，是下焦蓄血的征象，宜用桃仁承气汤治疗，如果蓄血严重，宜用抵当汤治疗。

如果少腹坚硬胀满，应当小便不利，现在反而小便通利，可知不是膀胱气闭引起的。夜间发热说明阴分有热，昼日热退身凉也说明邪气伏于阴分。大便闭结，说明血分有瘀结，所以用桃仁承气汤通血分的瘀结。如果瘀滞严重，用桃仁承气汤不能攻下，则必须要用抵当汤，但不可以轻易使用，这是迫不得已而备选的方法。

桃仁承气汤方（苦辛咸寒法）

大黄五钱　芒硝二钱　桃仁三钱　当归三钱　芍药三钱　丹皮三钱

上药用水八杯，煮取三杯，先服一杯，得通下则停止服用，不通的再服。

邪在血分，不欲饮水，热邪燥液口干，又欲求救于水，故但欲漱口，不欲咽也。瘀血溢于肠间，血色久瘀则黑，血性柔润，故大便黑而易也。犀角味咸，入下焦血分以清热，地黄去积聚而补阴，白芍去恶血，生新血，丹皮泻血中伏火，此蓄血自得下行，故用此轻剂以调之也。

犀角地黄汤方（甘咸微苦法）

干地黄一两　生白芍三钱　丹皮三钱　犀角三钱

水五杯，煮取二杯，分二次服。渣再煮一杯服。

二十一、少腹坚满，小便自利，夜热昼凉，大便闭，脉沉实者，蓄血也，桃仁承气汤主之，甚则抵当汤。

少腹坚满，法当小便不利，今反自利，则非膀胱气闭可知。夜热者，阴热也；昼凉者，邪气隐伏阴分也。大便闭者，血分结也。故以桃仁承气通血分之闭结也。若闭结太甚，桃仁承气不得行，则非抵当不可，然不可轻用，不得不备一法耳。

桃仁承气汤方（苦辛咸寒法）

大黄五钱　芒硝二钱　桃仁三钱　当归三钱　芍药三钱　丹皮三钱

水八杯，煮取三杯，先服一杯，

抵当汤方（飞走攻络苦咸法）

大黄五钱　虻虫二十枚（炙干为末）　桃仁五钱　水蛭五分（炙干为末）

上药用水八杯，煮取三杯，先服一杯，通下后，就停止服用，如果不通的，再继续服。

二十二、温热病，本应表现为数脉，但现在脉不数反而濡小，这是热邪清除后，转成里虚的表现。症见大便呈稀水样，或便中有脓血，用桃花汤治疗。

温病应当脉数，因为用了清热药后，热除而里虚，所以脉濡小，如果下焦空虚则可出现内寒，即使不出现泄泻，也应当用温补法，更何况出现稀水、脓血样大便呢！所以要用治疗少阴病泄泻，关门不固的堵截阳明法。

桃花汤方（甘温兼涩法）

赤石脂一两（一半整块入汤煎，一半研为细末调服）　炮姜五钱　白粳米二合

上药用水八杯，煮取三杯，去渣后入赤石脂末一钱五分，分三次服。如果服了一次后，病情就痊愈了，剩余的就不要再服了。里虚严重的，可加人参。

二十三、温病拖延了七八日以后，出现脉虚数，舌质红绛，舌苔少，每天泄下几十次，甚至大便中夹杂未消化的食物，虽然周身发热，也应当用桃花粥治疗。

上条因为脉不数而濡小，泻下稀水便，所以辨为虚寒证而用温涩法。本条虽然脉数，但每天泻下几十次，甚至大便中有不消化的食物，则在内的邪气随之也

得下止后服，不知再服。

抵当汤方（飞走攻络苦咸法）

大黄五钱　虻虫（炙干为末）二十枚　桃仁五钱　水蛭（炙干为末）五分

水八杯，煮取三杯，先服一杯，得下止后服，不知再服。

二十二、温病脉，法当数，今反不数而濡小者，热撤里虚也。里虚下利稀水，或便脓血者，桃花汤主之。

温病之脉本数，因用清热药撤其热，热撤里虚，脉见濡小，下焦空虚则寒，即不下利，亦当温补，况又下利稀水脓血乎！故用少阴自利，关闸不藏，堵截阳明法。

桃花汤方（甘温兼涩法）

赤石脂一两（半整用煎，半为细末调）　炮姜五钱　白粳米二合

水八杯，煮取三杯，去渣，入石脂末一钱五分，分三次服。若一服愈，余勿服。虚甚者加人参。

二十三、温病七八日以后，脉虚数，舌绛苔少，下利日数十行，完谷不化，身虽热者，桃花粥主之。

上条以脉不数而濡小，下利稀水，定其为虚寒而用温涩。此条脉虽数而日下数十行，至于完谷不化，其里邪

基本上泻尽了。便中有未消化食物，说明脾阳下陷，阳气衰微；脉象虽数却虚而无力，苔少，虽然身热，但也是虚热，完全是关门不固的表现，治疗稍缓就会发展为脱证。所以把桃花汤改为桃花粥，是为了使药性逗留在中焦的时间更长。本条中大便出现不消化的食物，是辨证的关键。

桃花粥方（甘温兼涩法）

人参三钱　炙甘草三钱　赤石脂六钱（细末）　白粳米二合

上药用水十杯，先煮人参、甘草，得六杯，去渣后再入粳米，煮得三杯，加入赤石脂末三钱一次服完。如果泄泻不止，用上面的方法再煮，服下第二杯；泄泻停止，则停服。如果已经用了寒凉药，脉不数，身不热，加干姜三钱。

二十四、温病伤及少阴，出现泄泻、咽喉疼痛，胸中满闷，心烦不宁的，用猪肤汤治疗。

本条是《伤寒论》的一条原文。温热邪气深入少阴经，逼使阴液下行，出现泄泻、咽喉疼痛的也不少见，所以采录在这里。柯韵伯说少阴病泄泻，是下焦虚的表现，少阴经脉循行于喉咙，其支脉络于心而注胸中。咽痛、胸满心烦，是肾火不能潜藏并循经脉上行于阳分的表现，阳积于上，阴积于下，心肾水火不交，是未济之象。猪为水畜，而津液在肌肤，所以用猪肤除上浮的虚火，佐甘味的白蜜、白粉，可以泻心润肝而和脾，滋化源而培母气，使水升火降，除虚热止泻利。

相关知识链接/

桃花汤是治疗下痢脓血便的专用方，目前已广泛用于慢性菌痢、慢性阿米巴痢疾、慢性结肠炎、功能性子宫出血等属于虚寒不固者。桃花汤功能涩肠止泻，不属于发汗剂、催吐药、泻下药，但是吴氏在文中提及“一服愈，余勿服”。

已为泄泻下行殆尽。完谷不化，脾阳下陷，火灭之象；脉虽数而虚，苔化而少，身虽余热未退，亦虚热也，纯系关闸不藏见证，补之稍缓则脱。故改桃花汤为粥，取其逗留中焦之意，此条认定完谷不化四字要紧。

桃花粥方（甘温兼涩法）

人参三钱　炙甘草三钱　赤石脂六钱（细末）　白粳米二合

水十杯，先煮参、草得六杯，去渣，再入粳米煮得三杯，纳石脂末三钱，顿服之。利不止，再服第二杯，如上法；利止停后服。或先因过用寒凉，脉不数、身不热者，加干姜三钱。

二十四、温病少阴下利，咽痛胸满心烦者，猪肤汤主之。

此《伤寒论》原文。按温病热入少阴，逼液下走，自利咽痛，亦复不少，故采录于此。柯氏云：少阴下利，下焦虚矣。少阴脉循喉咙，其支者出络心，注胸中，咽痛胸满心烦者，肾火不藏，循经而上走于阳分也；阳并于上，阴并于下，火不下交于肾，水不上承于心，此未济之象。猪为水畜而津液在肤，用其肤以除上浮之虚火，佐白蜜、白粉之甘，泻心润肺而和脾，滋化源，培母气，

猪肤汤方（甘润法）

猪肤一斤（用白色猪皮，刮去里层的肥油脂，直到如纸一样薄）

上一味，以水一斗，煮取五升，去渣，加白蜜一升，白米粉五合，熬出香味后，调和均匀。

二十五、温病，邪入少阴肾经，咽喉疼痛的，可以用甘草汤治疗；如服药后，仍不见效，用桔梗汤治疗。

柯韵伯说：仅有咽喉疼痛，而没有下利、胸闷、心烦等症状，只用“甘以缓之”的方法治疗就可以了。如果不愈的，配以桔梗，取“辛以散之”的方法。本证热势较轻微，所以只需用这样的轻剂治疗。

甘草汤方（甘缓法）

甘草二两

上一味，以水三升，煮取一升半，去渣后，分两次趁热服。

桔梗汤（苦辛甘升提法）

甘草二两　桔梗二两

与甘草汤的煎服法相同。

二十六、温邪入于少阴肾经，症见恶心呕吐，咽喉糜烂，生疮，疼痛不能讲话，声音哑，甚至发不出声音的，用苦酒汤治疗。

王晋三说：苦酒汤可以治疗肾水亏虚，不能上济心火，而咽喉生疮，失音等症候。疮就是溃疡的意思。方中半夏辛滑，佐以鸡子清的甘润，有利窍通声音的功能，而没有燥津涸液的顾虑；但是半夏发挥这种功能，全依赖苦酒领入阴分而

水升火降，上热自除，而下利自止矣。

猪肤汤方（甘润法）

猪肤一斤（用白皮从内刮去肥，令如纸薄）

上一味，以水一斗，煮取五升，去渣，加白蜜一升，白米粉五合，熬香，和令相得。

二十五、病少阴咽痛者，可与甘草汤；不瘥者，与桔梗汤。

柯氏云：但咽痛而无下利胸满心烦等证，但甘以缓之足矣。不差者，配以桔梗，辛以散之也。其热微，故用此轻剂耳。

甘草汤方（甘缓法）

甘草二两

上一味，以水三升，煮取一升半，去渣，分温再服。

桔梗汤方（苦辛甘升提法）

甘草二两　桔梗二两

法同前。

二十六、温病入少阴，呕而咽中伤，生疮不能语，声不出者，苦酒汤主之。

王氏晋三云：苦酒汤治少阴水亏不能上济君火，而咽生疮声不出者。疮者，疳也。半夏之辛滑，佐以鸡子清之甘润，有利窍通声之功，无燥津

发作祛痰敛疮的功效，即使是阴火沸腾，也可以因苦酒的作用而下降，所以称为苦酒汤。

苦酒汤方（酸甘微辛法）

半夏二钱（制） 鸡子一枚（去鸡子黄后，将苦酒放入鸡子壳中）

以上二味，将半夏放入苦酒中，把鸡子壳放在刀环上，放在火上煮沸后去渣，取药汁少许，含在口中，慢慢咽下。若没有痊愈，再这样服三剂。

二十七、妇女患温病，恰逢月经来潮，因此出现脉数、耳聋、干呕、心烦口渴较重，宜用辛凉药物退热，同时用凉血的方法治疗。如果病情严重，十几天时间病情仍未见好转，邪热内陷，引动肝风而痉厥的，可以用竹叶玉女煎治疗。

本证与两感证治法相同。辛凉解肌，兼清血分的治法补充了上、中焦篇证治内容，使之更加完备；病邪十几天不解，邪气内陷，引动肝风，发生痉厥，这是外热未除，而里热又很急迫，因此以玉女煎加竹叶可以两清表里的邪热。

竹叶玉女煎方（辛凉合甘寒微苦法）

生石膏六钱 干地黄四钱 麦冬四钱 知母二钱 牛膝二钱 竹叶三钱

上药用水八杯，先煮生石膏、干地黄，煮成五杯，再加入另外四味药，煮取两杯，去渣后先服一杯，十二小时后，再服下第二杯。如果病情已解，就停止服药；如病情不解，再煎服（在上焦篇中用玉女煎时减去牛膝，是因为牛膝是下焦药，恐怕用牛膝会引邪深入，本证为下焦病变，所以仍用牛膝）。

二十八、妇女月经期邪气内侵，入于血室之中，医生使用了清气、凉血

涸液之虑；然半夏之功能，全赖苦酒，摄入阴分，劫涎敛疮，即阴火沸腾，亦可因苦酒而降矣，故以为名。

苦酒汤方（酸甘微辛法）

半夏（制）二钱 鸡子一枚（去黄，内上苦酒鸡子壳中）

上二味，内半夏着苦酒中，以鸡子壳置刀环中，安火上，令三沸，去渣，少少含咽之。不差，更作三剂。

二十七、妇女温病，经水适来，脉数耳聋，干呕烦渴，辛凉退热，兼清血分，甚至十数日不解，邪陷发痉者，竹叶玉女煎主之。

此与两感证同法。辛凉解肌，兼清血分者，所以补上中焦之未备；甚至十数日不解，邪陷发痉，外热未除，里热又急，故以玉女煎加竹叶，两清表里之热。

竹叶玉女煎方（辛凉合甘寒微苦法）

生石膏六钱 干地黄四钱 麦冬四钱 知母二钱 牛膝二钱 竹叶三钱

水八杯，先煮石膏、地黄得五杯，再入余四味，煮成二杯，先服一杯，候六时复之，病解停后服，不解再服（上焦用玉女煎去牛膝者，以牛膝为下焦药，不得引邪深入也。兹在下焦，故仍用之）。

二十八、热入血室，医与两清气

的治疗方法，病邪已经解除了大半，但脉象仍数，余邪不解的，用护阳和阴汤治疗。

本条是紧接着上条而讲的。一般体虚的患者，邪气驱除一半以后，一定要扶正与祛邪兼顾，所以本方用人参、甘草保护阳气，以白芍、麦冬、生地黄清热养阴。

护阳和阴汤方（甘温、甘凉复法，偏于甘凉，即加减复脉汤治法）

白芍五钱　炙甘草二钱　麦冬二钱（连心、炒）　人参二钱　干地黄三钱（炒）

上药用水五杯，煮取两杯，分两次趁热服。

二十九、妇女温病，热邪侵入血室之中，经治疗病邪已经祛除十之八九，而症见右脉虚数，傍晚时有轻微的恶寒发热，可用加减复脉汤加人参治疗。

本条是热入血室，邪少虚多的证候，所以可用加减复脉汤治疗。右脉虚数，说明邪热不是单独侵犯了血分，也侵犯了气分，所以仍用人参补气。傍晚显出轻微的寒热症状，不能误认为是邪气实，实际是气血两虚，营卫不和的缘故。

加减复脉汤加人参方

即加减复脉汤加人参三钱。

三十、妇女患温热病时，恰逢月经来潮，十几天病邪均不能解除，舌体痿软，喜喝冷水，心中烦热，神志时而清醒，时而混乱，右脉长，左脉沉，这是邪热与瘀血相搏结，阻滞下焦的表现，宜用加减桃仁承气汤治疗。

前条讲述病邪十几日不解，而用玉女煎治疗，是因为在气分的邪气较多，所

血，邪去其半，脉数，余邪不解者，护阳和阴汤主之。

此系承上条而言之也。大凡体质素虚之人，驱邪及半，必兼护养元气，仍佐清邪，故以参、甘护元阳，而以白芍、麦冬、生地，和阴清邪也。

护阳和阴汤方（甘凉甘温复法，偏于甘凉，即复脉汤法也）

白芍五钱　炙甘草二钱　人参二钱　麦冬（连心炒）二钱　干地黄（炒）三钱

水五杯，煮取二杯，分二次温服。

二十九、热入血室，邪去八、九，右脉虚数，暮微寒热者，加减复脉汤，仍用参主之。

此热入血室之邪少虚多，亦以复脉为主法。脉右虚数，是邪不独在血分，故仍用参以补气。暮微寒热，不可认作邪实，乃气血俱虚，营卫不和之故。

加减复脉汤仍用参方

即于前复脉汤内，加人参三钱。

三十、热病经水适至，十余日不解，舌萎饮冷，心烦热，神气忽清忽乱，脉右长左沉，瘀热在里也，加减桃仁承气汤主之。

前条十数日不解用玉女煎者，以气

以用了气血两清的方法。本条因为左右脉象不同，有时神志昏乱，所以辨为蓄血证，而治疗以驱逐血分的瘀热为首务。

加减桃仁承气汤方（苦辛走络法）

大黄三钱（制） 桃仁三钱（炒） 细生地黄六钱 牡丹皮四钱 泽兰二钱 人中白二钱

上药用水八杯，煮取三杯，先服一杯，十二小时后，如果大便解出黑色瘀血，并神志清醒，口渴减轻，就停止服药。如服药后没有见效，则继续服用。

按：邵新甫说：热入血室在《金匮要略》中有五种治法。第一条用小柴胡汤治疗，因为症状中兼有寒热发作，所以用小柴胡汤。虽然月经刚过，也要尽快升提少阳经的邪气，不要让邪气下陷。第二条，感受寒邪，发热，恰逢月经来潮，因此出现了昼轻夜重，谵语，幻听幻视等症状，担心被误认为阳明腑实证，所以告诫人们“无犯胃气及上二焦。”第三条，感受风邪出现恶寒、发热等症，又逢月经来潮，经过七八天后，症见脉迟，周身发凉，胸胁满闷如同患了结胸症一样，出现谵语，显然表证已消，邪气已入血室的症状表现，所以应当尽快针刺期门穴，本条是想让人们知道针灸比药物的力量迅捷。第四条为阳明病证，出现了下血、谵语、仅头上汗出的症状，也是热入血室的表现，刺期门穴使汗出而邪解。第五条，是有另外的病因侵害，例如痰涎壅滞，神昏不知，应该先化痰，然后再除热。这是仲景教人们知道临证时应加以变通，所以不厌其烦，加以阐述。现在的人们见到热入血室证，也不辨寒热虚实及是否在月经期，就用小柴胡汤治疗，留下很多祸害。热入血室证的辨证要点是：一般热重而血瘀的治以桃仁承气

分之邪尚多，故用气血两解。此条以脉左沉，不与右之长同，而神气忽乱，定其为蓄血，故以逐血分瘀热为急务也。

加减桃仁承气汤方（苦辛走络法）。

大黄（制）三钱 桃仁（炒）三钱 细生地六钱 丹皮四钱 泽兰二钱 人中白二钱

水八杯，煮取三杯，先服一杯，候六时，得下黑血，下后神清渴减，止后服。不知，渐进。

按：邵新甫云：考热入血室，《金匮》有五法：第一条主小柴胡，因寒热而用，虽经水适断，急提少阳之邪，勿令下陷为最。第二条伤寒发热，经水适来，已现昼明夜剧，谵语见鬼，恐人认阳明实证，故有无犯胃气及上二焦之戒。第三条中风寒热，经水适来，七、八日脉迟身凉，胸胁满如结胸状，谵语者，虽无表证，全露热入血室之候，自当急刺期门，使人知针力比药力尤捷。第四条阳明病下血谵语，但头汗出，亦为热入血室，亦刺期门，汗出而愈。第五条明其一证而有别因为害，如痰潮上脘，昏冒不知，当先化其痰，后除其热。仲景教人当知变通，故不厌推广其义，乃今人一遇是证，不辨热入之轻重，血室之盈

汤加穿山甲、当归尾等；血虚而有热，则用犀角地黄汤加牡丹皮、木通等治疗；表邪未散且兼有表证的，可以用温通药物；血结胸可用桂枝红花汤加海蛤壳、桃仁等治疗；神昏发狂严重的，用牛黄膏调入清气化结的方药中。另外在叶天士的医案中，有气血两清的玉女煎治法；热重伤阴的，有益气养阴的复脉汤法；还有养阴清热的缓攻法。总之，古代的医圣，后世贤能的医家，对本证的治疗做了深刻的分析，学医的人，应仔细审查症状后，再确定治疗的方剂，不要拘泥于小柴胡汤这一种方法。

三十一、温热病邪解除后，吐稀痰而不咳嗽，整夜不能入睡，可用半夏汤治疗。

中焦脾胃阳气虚的患者，偶然感受温热病邪，医生用辛凉、甘寒或苦寒的药物来清解温热邪气致病邪残留十之二三，用药过量，则寒饮内停中焦，使胃气不和，所以不能入睡。《素问》说：胃气不和便睡不安稳，服用半夏汤后即可很快入睡。阳气下行与阴气交会则进入睡眠状态，胃居于中焦，是阳气下交于阴中的道路，中焦虚寒，水饮停聚，使阳气不能下交，所以入睡困难。半夏逐痰饮而和胃，秫米禀燥金之气，所以能补阳明燥金之气，而渗利水饮，使寒饮退而胃和，有很好的安眠作用，因此《内经》说服本方后，“复杯则卧”。

半夏汤（辛甘淡法）

半夏八钱（制） 秫米二两（即平常时所说的高粱米，古人称为“稷”，现在有

亏，遽与小柴胡汤，贻害必多。要之热甚而血瘀者，与桃仁承气及山甲、归尾之属；血舍空而热者用犀角地黄汤，加丹参、木通之属；表邪未尽而表证仍兼者，不妨借温通为使；血结胸，有桂枝红花汤，参入海蛤、桃仁之治；昏狂甚，进牛黄膏，调入清气化结之煎。再观叶案中两解气血燔蒸之玉女煎法；热甚阴伤，有育阴养气之复脉法；又有护阴涤热之缓攻法。先圣后贤，其治条分缕析，学者审证定方，慎毋拘乎柴胡一法也。

三十一、温病愈后，嗽稀痰而不咳，彻夜不寐者，半夏汤主之。

此中焦阳气素虚之人，偶感温病，医以辛凉甘寒，或苦寒清温热，不知十衰七八之戒，用药过剂，以致中焦反停寒饮，令胃不和，故不寐也。《素问》云：胃不和则卧不安，饮以半夏汤，覆杯则寐。盖阳气下交于阴则寐，胃居中焦，为阳气下交之道路，中寒饮聚，致令阳气欲下交而无路可循，故不寐也。半夏逐痰饮而和胃，秫米秉燥金之气而成，故能补阳明燥气之不及而渗其饮，饮退则胃和，寐可立至，故曰覆杯则寐也。

半夏汤（辛甘淡法）

半夏（制）八钱 秫米二两（即俗

地区称为“芦稷”，如果南方不容易得到，就用薏苡仁代替）

上药用水八杯，煮取三杯，分三次趁热服。

三十二、痰饮消退，则可以入睡。若仍有舌苔水滑，纳食欠佳，可以用半夏桂枝汤治疗。

本条是胃腑虽然已经调和了，但营卫不和，胃阳还没有完全恢复，所以用上条的半夏汤合桂枝汤，以调和营卫，振奋胃阳，自然就可以进食了。

半夏桂枝汤方（辛温甘淡法）

半夏六钱　秫米一两　白芍六钱　桂枝四钱（虽说是用桂枝汤，却用了小建中汤的方法，桂枝用量少于白芍的用量。是因为桂枝汤解表，小建中汤可以调里，两方不同）　炙甘草一钱　生姜三钱　大枣十二枚（去核）

以上药物用水八杯，煮取三杯，分三次趁热服。

三十三、温热病邪解除后，症见脉迟，肌肤冰凉，时时出冷汗，宜用桂枝汤治疗。

平素阳虚体质的人，热邪退后，就显露出阳虚的本质，所以用桂枝汤振奋阳气。

桂枝汤方（见于上焦篇中。此处桂枝与白芍等量，用量不必多于白芍，也不必喝热粥发汗，也就是张仲景所说的“用桂枝汤小和”的方法）。

三十四、温病热退后，面色萎黄，舌质淡，不想喝水，脉迟而弦，不能进食，用小建中汤治疗。

相关知识链接/

吴氏认为温病瘥后的患者胃阳本身不足，如果用药过于寒凉容易形成痰饮引起失眠，半夏秫米汤为治疗失眠的祖方，有着补虚泄实、交通阴阳、调和营卫之功。临证时可根据病情做具体的化裁，如心脾两虚可加党参、炒白术，痰热扰心加黄连、竹茹。

所谓高粮是也，古人谓之稷，今或名为芦稷，如南方难得，则以薏仁代之。）

水八杯，煮取三杯，分三次温服。

三十二、饮退则寐，舌滑，食不进者，半夏桂枝汤主之。

此以胃腑虽和，营卫不和，阳未卒复，故以前半夏汤合桂枝汤，调其营卫，和其中阳，自能食也。

半夏桂枝汤方（辛温甘淡法）

半夏六钱　秫米一两　白芍六钱　桂枝四钱（虽云桂枝汤，却用小建中汤法。桂枝少于白芍者，表里异治也）　炙甘草一钱　生姜三钱　大枣（去核）二枚

水八杯，煮取三杯，分温三服。

三十三、温病解后，脉迟，身凉如水，冷汗自出者，桂枝汤主之。

此亦阳气素虚之体质，热邪甫退，即露阳虚，故以桂枝汤复其阳也。

桂枝汤方（见上焦篇。但此处用桂枝，分量与芍药等，不必多于芍药也；亦不必啜粥再令汗出，即仲景以桂枝汤小和之法是也）

三十四、温病愈后，面色萎黄，舌淡，不欲饮水，脉迟而弦，不食者，小建中汤主之。

此亦阳虚之质也，故以小建中，

这也是素体阳虚的表现，所以用小建中汤治疗，徐徐建立中气，使中阳恢复则能进食，能进食则各种阳气都可以恢复。

小建中汤方（甘温法）

白芍六钱（酒炒） 桂枝四钱 甘草三钱（炙） 生姜三钱 大枣二枚（去核） 胶饴五钱

上药用水八杯，煮取三杯，去渣后，加入胶饴，用火烊化，分三次趁热服。

三十五、温病痊愈后，或者一月，甚至一年，症见面部微红，脉数，傍晚发热，常想喝水而不欲进食，用五汁饮或牛乳饮治疗。如果病后皮肤枯燥，小便时尿道疼痛，或者轻微干咳，或者不思饮食，这是胃阴不足的表现，可以用益胃汤、五汁饮一类方剂治疗。

前面所列的加减复脉汤等，可恢复下焦的阴液；本条是胃阴不足，虚热上亢的证候，所以用甘润法益胃阴、降胃中虚热，自然可以进食，绝对不能用辛燥药物开胃进食，如此反而导致燥咳而发展成痨病。

五汁饮、牛乳饮方（见于前面的秋燥门）

益胃汤（见于中焦篇）

按：吴又可曾经说：与其病后调理不当，不如静养。这真是不得病后调理要领的话。病后调理，比治病更容易，怎么会出现可以治病，反而不会调理的谬论呢！但是病后调理，与治病祛邪同等重要，如果开始治病的时候，治疗得法，轻

> **相关知识链接**
>
> 此条文中吴氏指出温病预后康复治疗的重要性，调理以养阴为主旨，但是又不能拘于养阴一途，饮食调理方面还需要注意，温病刚愈脾胃尚虚，饮食宜进易消化清淡饮食，以稀粥、豆浆尤宜。

小小建其中焦之阳气，中阳复则能食，能食则诸阳皆可复也。

小建中汤方（甘温法）

白芍（酒炒）六钱 桂枝四钱 甘草（炙）三钱 生姜三钱 大枣（去核）二枚 胶饴五钱

水八杯，煮取三杯，去渣，入胶饴，上火烊化，分温三服。

三十五、温病愈后，或一月，至一年，面微赤，脉数，暮热，常思饮不欲食者，五汁饮主之，牛乳饮亦主之。病后肌肤枯燥，小便溺管痛，或微燥咳，或不思食，皆胃阴虚也，与益胃、五汁辈。

前复脉等汤，复下焦之阴，此由中焦胃用之阴不降，胃体之阳独亢，故以甘润法救胃用，配胃体，则自然欲食，断不可与俗套开胃健食之辛燥药，致令燥咳成痨也。

五汁饮、牛乳饮方（并见前秋燥门）

益胃汤（见中焦篇）

按：吴又可云："病后与其调理不善，莫若静以待动"，是不知要领之言也。夫病后调理，较易于治病，岂有能治病，反不能调理之理乎！但病后调理，不轻于治病，若其治病之初，未曾犯逆，处处得法，轻者三五日而解，重者七八日

的三五天就可以痊愈，重的七八日可愈。愈后余邪祛除，身体没有严重损伤，可以不用药物调理，只用饮食调养就可以了，即《内经》所说的"食养尽之"。如果感受的病邪较重，又误用发表、攻下、苦燥、清热等方法，损伤气血，致使外感病变成了内伤病。这全靠医生善于调理病后的各种变化（未经错治，或者因为患者素日阳气虚，阴液亏虚；或邪气太重，不得不用重剂攻邪；或者正虚不能透邪等，需要随清随补）。而补救错误治疗的过失（指前面的治疗已经出现了错误），消除损伤机体的因素（指余邪或药物对人体造成的损伤），恢复正气（或补胃阴，或保胃阳，或填补肾阴，或温肾阳以恢复先天和后天的生生之气），更加不敢听之任之！万一寰生不测，把责任推给病家，能于心无愧吗？至于调理的大法，温病主要以养阴为法。不能骤然进食坚硬厚腻的食物，也有平时阳虚的人，热邪退后，就显露出阳虚的本质，不能死守养阴的观点，再用寒凉养阴，只会更加损伤阳气。所以本书在中焦篇中列了益胃汤、增液汤、清燥汤等，在下焦篇中列了复脉汤、三甲复脉汤、五汁饮等养阴的方剂，均可作为热病之后调理的常法。在下焦篇中同时又列了建中汤、半夏汤、桂枝汤等作为素体阳虚，或误用凉药损伤阳气的调理方法，是热病后进行调理的变法。《内经》讲："有者求之，无者求之，微者责之，盛者责之，"全要依靠医生完全掌握疾病的病因、病机及变化，而予以治疗。

而解，解后无余邪，病者未受大伤，原可不必以药调理，但以饮食调理足矣，经所谓食养尽之是也。若病之始受既重，医者又有误表、误攻、误燥、误凉之弊，遗殃于病者之气血，将见外感变而为内伤矣。全赖医者善补其过（谓未犯他医之逆；或其人阳素虚，阴素亏；或前因邪气太盛，故剂不得不重；或本虚邪不能张，须随清随补之类），而补人之过（谓已犯前医之治逆），退杀气（谓余邪或药伤），迎生气（或养胃阴，或护胃阳，或填肾阴，或兼固肾阳，以迎其先后天之生气），活人于万全，岂得听之而已哉！万一变生不测，推委于病者之家，能不愧于心乎！至调理大要，温病后一以养阴为主。饮食之坚硬浓厚者，不可骤进。间有阳气素虚之体质，热病一退，即露旧亏，又不可固执养阴之说，而灭其阳火。故本论中焦篇列益胃、增液、清燥等汤，下焦篇列复脉、三甲、五汁等复阴之法，乃热病调理之常理也；下焦篇又列建中、半夏、桂枝数法，以为阳气素虚，或误伤凉药之用，乃其变也。经所谓："有者求之，无者求之，微者责之，盛者责之"，全赖司其任者，心诚求之也。

暑温　伏暑

三十六、暑邪深入少阴，口干渴，大量饮水却不缓解，用连梅汤治疗；暑邪深入厥阴，肢体麻痹，可以用连梅汤治疗；如果心胸灼热，烦躁不安，神昏严重，可以先给紫雪丹，然后再用连梅汤治疗。

肾主汗、涕、泪、涎、唾五种液体，最怕干燥。暑邪伤人，先入心经，使心火亢盛，而肾液不能供养心阴，故口干渴而大量饮水却不能缓解。另外，心肾同属少阴而主火，暑邪为火热邪气，火热邪气入侵火脏，外火与内火相互搏结。水液难以上济，又怎么能不发生消渴呢？本方以黄连泻实火，使火邪不能消灼津液；以乌梅酸甘以生津液，乌梅配黄连，酸苦合化为阴气。又以色黑而沉降的阿胶救肾水，以生地黄、麦冬与乌梅相合，酸味与甘味相合以化阴液，如此立法组方，可止烦渴。肝主筋，而滋养筋脉的阴液则来源于肾，热邪损伤阴液，筋脉失于荣养，所以肢体麻痹。肝与心包络都属于厥阴，肝主风属木。暑邪入心，则心包络代替心脏以受邪气，风与火相互搏结，又怎能不麻痹呢？此方黄连泻火，使津液不受煎灼；乌梅禀受春木之气，可以补肝；阿胶滋养阴液而平熄肝风，麦冬、生地黄补肾水而滋肝木，所以可以治疗麻痹。如果心中烦热，躁扰不安，神志严重错乱，先服紫雪丹使暑邪外达，又能使乌梅、黄连直入病所。

原文

三十六、暑邪深入少阴消渴者，连梅汤主之；入厥阴麻痹者，连梅汤主之；心热烦躁神迷甚者，先与紫雪丹，再与连梅汤。

肾主五液而恶燥，暑先入心，助心火独亢于上，肾液不供，故消渴也。再心与肾均为少阴，主火，暑为火邪，以火从火，二火相搏，水难为济，不消渴得乎！以黄连泻壮火，使不烁津，以乌梅之酸以生津，合黄连酸苦为阴；以色黑沉降之阿胶救肾水，麦冬、生地合乌梅酸甘化阴，庶消渴可止也。肝主筋而受液于肾，热邪伤阴，筋经无所秉受，故麻痹也。再包络与肝均为厥阴，主风木，暑先入心，包络代受，风火相搏，不麻痹得乎！以黄连泻克水之火，以乌梅得木气之先，补肝之正，阿胶增液而熄肝风，冬、地补水以柔木，庶麻痹可止也。心热烦躁神迷甚，先与紫雪丹者，开暑邪之出路，俾梅、连有入路也。

连梅汤方（酸甘化阴，酸苦泄热法）

云连二钱　乌梅三钱（去核）　麦冬三钱（连心）　生地黄三钱　阿胶二钱

上药用水五杯，煮取两杯，分两次服下。如果脉虚大而芤，加人参。

三十七、暑邪深入厥阴，舌苔呈灰色，烦渴引饮，胃脘部坚硬痞满，恶心呕吐，甚至吐出蛔虫，恶寒发热，大便泻下血水，甚至不能发出声音，上下闭阻不通，用椒梅汤治疗。

这是脾胃衰败，肝木乘虚克伐，正虚邪盛的表现，是最危险的证候。所以用酸苦泄热、扶正祛邪的方法来治疗，并以此制定方剂，希望能够开通关格，以获转机。

椒梅汤方（酸苦复辛甘法，即仲景乌梅丸的立法，方义已见于中焦篇）

黄连二钱　黄芩二钱　干姜二钱　白芍三钱（生）　川椒三钱（炒黑）　乌梅三钱（去核）　人参二钱　枳实一钱五分　半夏二钱

上药用水八杯，煮取三杯，分三次服。

三十八、暑温病误治后，胃气受损，病邪传入中下焦，症见胸闷痞塞，烦躁不安，口渴，这属于邪气闭结，盘踞于内，清气不升，浊气不降，相互混杂不清的证候，可以用来复丹治疗。

这是正气被药物所伤，邪气盘踞中焦，痼结难解，攻补都难以实施的危险症情，只能勉强制定这个升清降

相关知识链接/

连梅汤酸甘化阴，酸苦泄热，清心火之亢盛，滋肾液之不足，主治暑邪羁留少阴，灼烁阴液所致的消渴。这里的消渴是感受暑邪所致的烦渴之候，属于外感病的范畴。

连梅汤方（酸甘化阴酸苦泄热法）

云连二钱　乌梅（去核）三钱　麦冬（连心）三钱　生地三钱　阿胶二钱

水五杯，煮取二杯，分二次服。脉虚大而芤者，加人参。

三十七、暑邪深入厥阴，舌灰，消渴，心下板实，呕恶吐蛔，寒热，下利血水，甚至声音不出，上下格拒者，椒梅汤主之。

此土败木乘，正虚邪炽，最危之候。故以酸苦泄热，辅正驱邪立法，据理制方，冀其转关耳。

椒梅汤方（酸苦复辛甘法，即仲景乌梅圆法也，方义已见中焦篇）

黄连二钱　黄芩二钱　干姜二钱　白芍（生）三钱　川椒（炒黑）三钱　乌梅（去核）三钱　人参二钱　枳实一钱五分　半夏二钱

水八杯，煮取三杯，分三次服。

三十八、暑邪误治，胃口伤残，延及中下，气塞填胸，燥乱口渴，邪结内踞，清浊交混者，来复丹主之。

此正气误伤于药，邪气得以窃据于中，固结而不可解，攻补难施之危证，勉立旋转清浊一法耳。

浊的方法。

来复丹方（酸温法）

太阴元精石一两　舶上硫黄一两　硝石一两（同硫黄一起研末，用微火炒至结块如沙粒大小）橘红二钱　青皮二钱（去白）　五灵脂二钱（用水沉淀，去掉药中的沙石杂质，然后在炉火上炒到不冒烟时为止）

【方论】 王晋三说：《易经》指出“一阳来复于下”，在人体来看，阳气来源于少阳生生之气所出的脏器。病性属上盛下虚，则阳气衰退，生气衰竭。本方能恢复下焦的阳气，所以称为来复。元精石是盐卤中性最阴寒的结晶，硫黄性纯阳，为石块中火的精华，而药一寒一热，相互配合，使阴阳交济，有挽救危重的功用，硝石含汞，可以佐助元精石、硫黄降逆，五灵脂引诸药入肝经，使石类药物能够内入厥阴，外达少阳，作为交通内外阴阳的枢纽，以橘红、青皮为使药，行气以利于纳气，也作为肝胆经的引经药物。

三十九、暑热之邪久留不解，睡眠不安，饮食不香，神志迷糊不清，提示阴液元气都受伤，可以用三才汤治疗。

一般温热病，病程日久邪陷下焦，损伤肝肾真阴，一定用滋养阴液的方法。如果同时也损伤了元气，则要加入保护阳气的药物。三才汤阴阳两补，而偏于补阴。温热、温疫等后期，邪气已退十之八九的时候，也可以用本方。而暑温病后期阶段，有的也可用加减复脉汤、三甲复脉汤，黄连阿胶汤等治疗，彼此相互参考，不可偏废。暑温之所以不列入温热病中，而单独立一门，是

来复丹方（酸温法）

太阴元精石一两　舶上硫黄一两　硝石一两（同硫黄为末，微火炒结砂子大）　橘红二钱　青皮（去白）二钱　五灵脂二钱（澄去砂，炒令烟尽）

【方论】 晋三王氏云：《易》言一阳来复于下，在人则为少阳生气所出之脏。病上盛下虚，则阳气去，生气竭，此丹能复阳于下，故曰来复。元精石乃盐卤至阴之精，硫黄乃纯阳石火之精，寒热相配，阴阳互济，有扶危拯逆之功；硝石化硫为水，亦可佐元、硫以降逆；灵脂引经入肝最速，能引石性内走厥阴，外达少阳，以交阴阳之枢纽；使以橘红、青皮者，纳气必先利气，用以为肝胆之向导也。

三十九、暑邪久热，寝不安，食不甘，神识不清，阴液元气两伤者，三才汤主之。

凡热病久入下焦，消烁真阴，必以复阴为主。其或元气亦伤，又必兼护其阳。三才汤两复阴阳，而偏于复阴为多者也。温热、温疫末传，邪退八九之际，亦有用处。暑温末传，亦有用复

因为夏至以后所患的热病，感受的是暑热邪气，称为暑病，其中必定兼有湿邪，如果不兼湿邪就不能称为暑温，仍属于温热病。既然兼有湿邪，则最初患病时，治疗方法也就不同于其他温热病。如果病发展到最后阶段，此时湿邪已化，而余热未清的时候，大致与其他温病的治疗方法相同。其不同之处，本书在前后几条已经另立了治法。

三才汤方（甘凉法）

人参三钱　天冬二钱　干地黄五钱

上药用水五杯，浓煎成两杯，分两次趁热服。如果要恢复阴液，可以加五味子、麦冬；如果想恢复阳气，可以加茯苓、炙甘草。

四十、暑热与血相搏，出现蓄血，热入血室等病证，可使用前面温热篇中记载的方法治疗。

四十一、伏暑、湿温病出现胁肋疼痛，或咳嗽，或不咳嗽，不恶寒，只是午后发热，或者寒热发作有时，如同疟疾一样，不能把这些表现误认为是小柴胡汤证，宜香附旋覆花汤治疗。如果病证日久不解，可以间断使用控涎丹。

按：伏暑、湿温等疾病，积留痰饮，伏于胁下，而导致胁痛的情况很常见，这就是《金匮要略》所记载的“水在肝”而以十枣汤治疗的病证。十枣汤证是水饮久积于胁下，因此非用峻攻不可。本证是感受时令邪气，与体内新积聚的水湿相搏，其根基并不是很牢固，不需要用十枣汤这样峻猛的药物，只要用香附、旋覆花通肝络，驱逐胁下水饮就可以了。方中苏子、杏仁降肺气而化饮，即调肺金以平肝木的方法；陈皮、半夏化痰消饮，茯苓、薏苡仁开通太阳膀胱而敛合阳

脉、三甲、黄连阿胶等汤之处。彼此互参，勿得偏执。盖暑温不列于诸温之内，而另立一门者，以后夏至为病暑，湿气大动，不兼湿不得名暑温，仍归温热门矣。既兼湿，则受病之初，自不得与诸温同法，若病至末传，湿邪已化，惟余热伤之际，其大略多与诸温同法；其不同者，前后数条，已另立法矣。

三才汤方（甘凉法）

人参三钱　天冬二钱　干地黄五钱

水五杯，浓煎两杯，分二次温服。欲复阴者，加麦冬、五味子。欲复阳者，加茯苓、炙甘草。

四十、蓄血，热入血室，与温热同法。

四十一、伏暑、湿温胁痛，或咳，或不咳，无寒，但潮热，或竟寒热如疟状，不可误认柴胡证，香附旋覆花汤主之；久不解者，间用控涎丹。

按伏暑、湿温，积留支饮，悬于胁下，而成胁痛之证甚多，即《金匮》水在肝而用十枣之证。彼因里水久积，非峻攻不可；此因时令之邪，与里水新搏，其根不固，不必用十枣之太峻。只以香附、旋覆，善通肝络而逐胁下之饮，苏子、杏仁，降肺气而化饮，

明胃肠，那所谓的治疗水湿之病必先充实脾土、中流水位过高可以开通支流以排水的方法。如果辨证准确，三、五天就可以痊愈。有的医生不清楚病因，药证不符，使水饮没有出路，而久留于胁下，有可能转变成悬饮内痛。这种病证并不轻浅，虽然不需要用峻猛的十枣汤，但也要适当用攻邪的方法，可以用陈无择的控涎丹，缓攻水饮。

> **相关知识链接/**
>
> 控涎丹为攻逐痰饮之专方，历代医家均以之治疗痰饮所致的多种疾患，多收显效。其药性峻烈，需在医师指导下应用，应正确掌握剂量，千万不可擅自使用。一般宜晨起空腹服，服后勿进食、勿饮水，泻下如痰液状黏液便，中病即止，愈后以六君子汤等健脾益气或者理气健脾善后。本方与十枣汤相比，易芫花为白芥子，变逐水饮之峻剂为祛痰涎之方，攻逐之力明显和缓。

香附旋覆花汤方（苦辛淡合芳香开络法）

生香附三钱　旋覆花三钱（绢包）　苏子霜三钱　广皮二钱　半夏五钱　茯苓块三钱　薏苡仁五钱

上药用水八杯，煮取三杯，分三次趁热服，腹满胀的，加厚朴；疼痛严重的加降香末。

控涎丹方（苦寒从治法）

（痰饮属阴性疾病，用苦寒药物治疗阴病，即“求其属以衰之”的方法。以所属的脏腑而言，肾脏主水，味咸而气寒。以所属的经络来看，肾属少阴而主火，其味苦，气化为燥热。肾主水，所以苦寒与咸寒药物都属水。人的真阳藏于肾，所以心、肾都称为少阴，都主火，明白了这个道理，就知道如何应用苦

所谓建金以平木；广皮、半夏消痰饮之正，茯苓、薏仁，开太阳而阖阳明，所谓治水者必实土，中流涨者开支河之法也。用之得当，不过三五日自愈。其或前医不识病因，不合治法，致使水无出路，久居胁下，恐成悬饮内痛之证，为患非轻，虽不必用十枣之峻，然不能出其范围，故改用陈无择之控涎丹，缓攻其饮。

香附旋覆花汤方（苦辛淡合芳香开络法）

生香附三钱　旋覆花（绢包）三钱　苏子霜三钱　广皮二钱　半夏五钱　茯苓块三钱　薏仁五钱

水八杯，煮取三杯，分三次温服。腹满者，加厚朴。痛甚者，加降香末。

控涎丹方（苦寒从治法）

（痰饮，阴病也。以苦寒治阴病，所谓求其属以衰之是也。按肾经以脏而言，属水，其味咸，其气寒；以经而言，属少阴，主火，其味苦，其气化燥热。肾主水，故苦寒为水之属，不独咸寒为水之属也，盖真阳藏之于肾，故肾与心并称少阴，而并主火也，知此理则知用苦寒咸寒之法矣。泻火之有余用苦寒，寒能制火，苦从火化，

寒、咸寒的方法了。泻有余的火热用苦寒药，寒可制服火热，而苦是由火化生的，这既是正治，也含有从治的方法。有时水饮太重，也用苦寒药物，这是因为寒气与水性质相同，而苦味由火热生成，这是从治，不过其中亦含有正治。这就是当水火各发展到极点时往往出现相似的现象。用苦寒、咸寒的药物治有余实火，水阴不足为正治法；也可以治疗水湿有余，火气不足之证的，如用介类药物和芒硝等咸寒行水，水湿消退则阳气回复，这就属于从治法。）

甘遂（去心、制） 大戟（去皮、制） 白芥子

上药等分，研成细末，用神曲糊制成药丸，如梧桐子大，每次服九丸，用姜汤送下。体质壮实的可以加量，体质虚弱的要减量，以有效为度。

正治之中，亦有从治；泻水之太过，亦用苦寒，寒从水气，苦从火味，从治之中，亦有正治，所谓水火各造其偏之极，皆相似也。苦咸寒治火之有余、水之不足为正治，亦有治水之有余、火之不足者，如介属芒硝并能行水，水行则火复，乃从治也。）

甘遂（去心制） 大戟曲（去皮制） 白芥子

上等分为细末，神曲糊为丸，梧子大，每服九丸，姜汤下，壮者加之，羸者减之，以知为度。

寒湿
（附：便血、咳嗽、疝瘕）

四十二、湿这种物质在天气温暖的时候，便化为雨和露水，在天气寒凉的时候，就化为霜和雪；在山上可以形成水泉，在河川可以成为流水；在泥土中能成为湿气。湿气侵入人体以后，在上焦与肺相合，在中焦与脾相合，流于下焦则与属少阴癸水的肾相合。

本条是列举水湿存在于自然界和人体的规律。表现各异而本源相同，可以明白五行中属于土的湿气是一种复杂的气。水湿由自然界而生成，而无处不能相合。在上焦与肺相合，肺主太阴湿土之气，肺脏有病，湿邪阻滞，气机不化，有如霜和雾一样弥漫在肺脏，影响肺正常的生理功能。本应该火制金，此时水湿反而克火，所以肺病则心脏也产生病变。纵观《素问》记载，寒水之气当令的年份阳气不能正常发挥作用，湿土之气当令的年份阳光不能正常照耀万物的说法，就可以领会明白了。所以治上焦的病证以开肺气、救心阳为法。湿邪在中焦与脾相合。脾主湿，为受湿之地，所以中焦的湿证最多。脾胃关系亲密如同夫妻，脾脏有病则胃气不能单独行使功能。胃属土，土最怕湿，因此以开湿郁，健运中阳，培土制水的治疗方法，都记载在中焦篇中。上焦与中焦病变不

原文

四十二、湿之为物也，在天之阳时为雨露，阴时为霜雪，在山为泉，在川为水，包含于土中者为湿。其在人身也，上焦与肺合，中焦与脾合，其流于下焦也，与少阴癸水合。

此统举湿在天地人身之大纲，异出同源，以明土为杂气，水为天一所生，无处不合者也。上焦与肺合者，肺主太阴湿土之气，肺病湿则气不得化，有霿雾之象，向之火制金者，今反水克火矣，故肺病而心亦病也。观《素问》寒水司天之年，则曰阳气不令，湿土司天之年，则曰阳光不治自知，故上焦一以开肺气救心阳为治。中焦与脾合者，脾主湿土之质，为受湿之区，故中焦湿证最多；脾与胃为夫妻，脾病而胃不能独治，再胃之脏象为土，土恶湿也，故开沟渠，运中阳，崇刚土，作提防之治，悉载中焦。上中不治，其热必流于下焦。《易》曰：水流湿，《素问》曰：湿伤于下。下焦乃少阴癸水，湿之质即水也，焉

愈，则传入下焦，《易经》说“水流湿”，《素问》说“湿伤于下”，下焦为少阴癸水即肾水所在之地，湿邪的本质就是水，又怎能不与肾水相合呢？我认为湿邪流于下焦，邪气旺一分，肾水反而会亏损一分；正气越亏则邪气越盛，到了这个地步就很难治疗了；肾中的真水生于肾脏中的阳气，就如同八卦中坎卦的中满图形所示一样，所以治疗少阴的湿邪，一方面要保护肾阳，使火能生土；肾与膀胱关系密切如同夫妻，因此泻膀胱内积留的水饮，从下利水，也可以保护肾中的真阳。脾位于中焦，在肾的上游，所以升发脾阳，从上治水，也能使水邪不能湮灭肾中的真阳。水邪侵犯厥阴肝木，其情形又会怎样呢？水能生木，若水湿太过，肝木反而不能生长，肝木缺乏生生之气，不能司疏泄之职，《内经》有“风湿交争，风不能胜湿”的记载，由此可见，如湿土之气太盛，则风木也有不能制胜的时候。所以治肝经的湿邪，要注意恢复其风木的本性，使肝能正常疏泄为原则。

本书以讨论温热病为主，而兼论四时的杂感。自从宋、元以来，人们不明白《伤寒论》是专为伤寒而设，因此以《伤寒论》来应治四时各种各样的外感疾病，这很难与临床相适应。后世人们编著一本书都以伤寒作为书名，陶节庵多次编著过以伤寒为名的书，而且书中有许多荒诞不经的内容，使后来学习的人，如同在雾中行走，不知不觉已堕入深渊。本书现在罗列的四时杂感，如春温、夏热、长夏季节的暑湿、秋燥、冬寒，如果掌握这些病邪的致病规律，则很容易取效。春温、夏热、秋燥都伤阴液，学习的人如果能时时加以提防，怎

得不与肾水相合。吾见湿流下焦，邪水旺一分，正水反亏一分，正愈亏而邪愈旺，不可为矣，夫肾之真水，生于一阳，坎中满也，故治少阴之湿，一以护肾阳，使火能生土为主；肾与膀胱为夫妻，泄膀胱之积水，从下治，亦所以安肾中真阳也。脾为肾之上游，升脾阳，从上治，亦所以使水不没肾中真阳也。其病厥阴也奈何？盖水能生木，水太过，木反不生，木无生气，自失其疏泄之任，《经》有“风湿交争，风不胜湿”之文，可知湿土太过，则风木亦有不胜之时，故治厥阴之湿，以复其风木之本性，使能疏泄为主也。

本论原以温热为主，而类及于四时杂感。以宋元以来，不明仲景伤寒一书专为伤寒而设，乃以伤寒一书，应四时无穷之变，殊不合拍，遂至人著一书，而悉以伤寒名书，陶氏则以一人而屡著伤寒书，且多立妄诞不经名色，使后世学者，如行昏雾之中，渺不自觉其身之坠于渊也。今胪列四时杂感，春温、夏热、长夏暑湿、秋燥、冬寒，得其要领，效如反掌。夫春温、夏热、秋燥，所伤皆阴液也，学者苟能时时预护，处处提防，岂复有精竭人亡之虑。伤寒所伤者

么会有阴精耗竭而致人死亡的顾虑呢？伤寒所伤为人体的阳气，医生如果能很好地保护阳气，自然没有化热伤阴，火盛水竭而难以救治的顾虑，即使出现了阴阳受损，医生知道什么时候什么情况下应当保护阳气，什么情况下应当救阴，什么时候先救阳气，什么时候先救阴液，掌握了规律，治疗自然可以得心应手。我再三强调的就是湿温一证，因为土为杂气，一年四季都能产生，能和一切秽浊邪气相混杂，侵犯人体各部，其中错综复杂的变化，难以列举。在上焦的表现像伤寒，在下焦的表现像内伤，在中焦的表现有的像外感，有的像内伤。人感受了湿邪致病，既有从外感受的外湿，也有自内而生的内湿，使人难以辨识。所产生的变证，如湿痹、水气、咳嗽、痰饮、黄汗、黄疸、肿胀、疟疾、痢疾、淋症、带下病、便血、疝气、痔疮、痈脓等病证比风、火、燥、寒四种病邪导致的疾病，多出好几倍。如果不能仔细辨析，审查入微，很难不造成张冠李戴的失误。

四十三、湿邪久留人体，潜伏在足少阴肾经，舌苔白滑，身体疼痛，足背浮肿的，应该用鹿附汤治疗。

湿邪伏于少阴经，所以用鹿茸补督脉的阳气，督脉以肾为根本，即“八脉丽于肝肾”，督脉总督一身的阳气，所以督脉的阳气上升，则全身阳气都得到振奋鼓舞。附子可以补肾中真阳，并使其运行十二经脉，配合菟丝子升发少阴之气，则身痛可止。独用一味草果，温散脾土的寒湿，以振奋脾阳，则脾胃上蒸于肺形成的白腻苔可除。而且草果是植物的种子，凡是果实都可以直达下焦。另外以茯

阳气也，学者诚能保护得法，自无寒化热而伤阴，水负火而难救之虞。即使有受伤处，临证者知何者当护阳，何者当救阴，何者当先护阳，何者当先救阴，因端竟委，可备知终始而超道妙之神。瑭所以三致意者，乃在湿温一证。盖土为杂气，寄旺四时，藏垢纳污，无所不受，其间错综变化，不可枚举。其在上焦也，如伤寒；其在下焦也，如内伤；其在中焦也，或如外感，或如内伤。至人之受病也，亦有外感，亦有内伤，使学者心摇目眩，无从捉摸。其变证也，则有湿痹、水气、咳嗽、痰饮、黄汗、黄瘅、肿胀、疟疾、痢疾、淋症、带症、便血、疝气、痔疮、痈脓等证，较之风火燥寒四门之中，倍而又倍，苟非条分缕析，体贴入微，未有不张冠李戴者。

四十三、湿久不治，伏足少阴，舌白身痛，足跗浮肿，鹿附汤主之。

湿伏少阴，故以鹿茸补督脉之阳。督脉根于少阴，所谓八脉丽于肝肾也；督脉总督诸阳，此阳一升，则诸阳听令。附子补肾中真阳，通行十二经，佐之以菟丝，凭空行气而升发少阴，则身痛可休。独以一味草果，温太阴独胜之寒以醒脾阳，则地气上蒸天气

苓淡渗，助附子开膀胱而利小便，则足背浮肿可以痊愈。

鹿附汤方（苦辛咸法）

鹿茸五钱　附子三钱　草果一钱　菟丝子三钱　茯苓五钱

上药用水五杯，煮取两杯，每日服两次。药渣可以加水再煮一杯，服下。

四十四、湿邪久留于体内，损伤脾阳，同时见肾阳虚弱，用安肾汤治疗。

凡是肾阳衰败的病证，一定要补督脉。所以本方以鹿茸为君药，用附子、韭子补肾中真阳，以茯苓、白术两味药，渗湿而补脾阳。这是釜底增薪的方法（方名之所以叫安肾，是因肾以阳气为根本，阳气充足，则其功能就能正常发挥）。

安肾汤方（辛甘温法）

鹿茸三钱　葫芦巴三钱　补骨脂三钱　韭子一钱　大茴香二钱　附子二钱　苍术二钱　茯苓三钱　菟丝子三钱

上药用水八杯。煮取三杯，分三次服。大便稀溏的加赤石脂，久病不愿服汤药的，可以用二十份做成丸药。

四十五、湿邪久留，损伤阳气，精神萎靡不振，肢体麻痹，痔疮便血，用术附姜苓汤治疗。

按：痔疮的原因有寒湿，湿热的区别，因此大便出血也有寒

相关知识链接／

肾阳与督脉虽有密切关系，但是肾阳乃肾中元阳，藏于肾而主命门为根本，与督脉统领全身诸阳经脉还是有区别的。因此，吴氏说“肾阳惫者，必补督脉”。同时，督脉属于奇经八脉之一，还是需要血肉有情之品才能渗入，常用鹿角、鹿角胶、鹿角霜等，有助于肾中阳气的产生，行于督脉达于巅顶，可以起到引经药的作用。

之白苔可除；且草果，子也，凡子皆达下焦。以茯苓淡渗，佐附子开膀胱，小便得利，而跗肿可愈矣。

鹿附汤方（苦辛咸法）

鹿茸五钱　附子三钱　草果一钱　菟丝子三钱　茯苓五钱

水五杯，煮取二杯，日再服，渣再煮一杯服。

四十四、湿久，脾阳消乏，肾阳亦惫者，安肾汤主之。

凡肾阳惫者，必补督脉，故以鹿茸为君，附子、韭子等补肾中真阳；但以苓、术二味，渗湿而补脾阳，釜底增薪法也（其曰安肾者，肾以阳为体，体立而用安矣）。

安肾汤方（辛甘温法）

鹿茸三钱　胡芦巴三钱　补骨脂三钱　韭子一钱　大茴香二钱　附子二钱　茅术二钱　茯苓三钱　菟丝子三钱

水八杯，煮取三杯，分三次服。大便溏者，加赤石脂。久病恶汤者，可用贰拾分作丸。

四十五、湿久伤阳，痿弱不振，肢体麻痹，痔疮下血，术附姜苓汤主之。

按痔疮有寒湿、热湿之分，下血亦有寒湿、热湿之分，本论不及备载，但

湿和湿热的区别，本书不能详细记录，只记录了寒湿痔疮引起的大便出血的病证，这是因为一般的医生只知道有湿热痔疮引起的大便出血，一概用槐花、地榆治疗，并不知道还有因为寒湿而成的，对用干姜、附子等，怕之如虎。所以因为讨论下焦寒湿而类及此证，治疗则两补脾肾阳气。

相关知识链接/

吴氏为温病学家，必善用辛凉、甘寒之品，但是此条文中补充寒湿便血颇有见地。吴氏认为虚寒夹湿，病之本仍在虚寒，打破了“血证忌用温药”的束缚，巧用附子上助心阳以通脉，中温脾阳以摄血，下引浮火以归肾，如若不是洞悉病机，深究药理是断不敢将如此大剂量的温热药用于血症的。临床上可以尝试，但是附子毕竟是辛温燥热之品，不能一见便血，不辨病情轻重，是否阳虚就妄用。还是需要据证定量，遵循法度。

术附姜苓汤方（辛温苦淡法）

生白术五钱　附子三钱　干姜三钱　茯苓五钱

上药用水五杯，煮取两杯，每日服两次。

四十六、先解大便，然后出血，属于小肠寒湿证，用黄土汤治疗。

本条与上条论述内容相关，所以加以讨论，目的在于纠正对本病的认识偏差，具体方义可参看上条注解。前方单纯用刚健的药物为主组方，本方则以刚药健脾而渗湿，以阴柔药保肝肾之阴，而补充丢失的血液，刚柔相济，是另一立法，为后世学医的人开启了门径。后世的黑地黄丸，就是取法于此方创制的。

黄土汤方（甘苦合用刚柔互济法）

甘草三两　干地黄三两　白术三两　附子三两（炮）　阿胶三两　黄芩三两　灶中黄土半斤

载寒湿痔疮下血者，以世医但知有热湿痔疮下血，悉以槐花、地榆从事，并不知有寒湿之因，畏姜、附如虎，故因下焦寒湿而类及之，方则两补脾肾两阳也。

术附姜苓汤方（辛温苦淡法）

生白术五钱　附子三钱　干姜三钱　茯苓五钱

水五杯，煮取二杯，日再服。

四十六、先便后血，小肠寒湿，黄土汤主之。

此因上条而类及，以补偏救弊也，义见前条注下。前方纯用刚者，此方则以刚药健脾而渗湿，柔药保肝肾之阴，而补丧失之血，刚柔相济，又立一法，以开学者门径。后世黑地黄丸法，盖仿诸此。

黄土汤方（甘苦合用刚柔互济法）

甘草三两　干地黄三两　白术三两　附子（炮）三两　阿胶三两　黄芩三两　灶中黄土半斤

上药用水八升，煮取两升，分两次趁热服（方中用量、服法完全抄自古方，没有任何增减变化，用时可灵活掌握）。

四十七、秋季感受湿邪，伏藏于体内，到了冬季，又感受外寒，症见脉紧无汗，恶寒，身体疼痛，气喘，咳嗽吐稀痰，胸满闷，舌苔白滑，不想喝水，甚至端坐呼吸，不能平卧，腹中轻微胀满，宜用小青龙汤治疗。如果脉数汗出，用小青龙汤去麻黄、细辛治疗。如果出大汗，桂枝的剂量加倍，干姜用量减少再加入麻黄根治疗。

本条的提出是因为《内经》有“秋伤于湿，冬生咳嗽”的文字记载，所以此处对三焦水饮病证做了补充，大概说明本证的治疗方法。《内经》讲秋被湿邪所伤，是因为长夏是湿土所主的时令，介于夏秋两个季节之间。到了七月，火气流向西方为申月，申就是阳气完全伸展的意思。湿气如果没有阳气的鼓动是不能发越的。阳气完全伸展，则湿气发越也完全，人体感受邪气后，到冬天寒水主令的时候，水与湿相搏而发病。喻嘉言擅自改动经文，把湿改为“燥”，其实是没有明白六气运行的道理。例如，大寒是冬天的节气，厥阴之气来临，风筝就可以起飞了。四月属于夏季，古人认为初夏的气候仍然较清冷，民间认为四月是麦子吐穗，而气候较寒冷的“麦秀寒”时期，意思是虽然已经进入了夏季，但春天的厥阴风木之气没有完全消失。其他几个季节与此相仿。至于湿土之气，一年四季均可产生，即使在冬季依然旺盛，朱熹说冬天在将要下大雪的时候，必然先出现稍温暖的气候。因为在这种气候里阳气易于运行，阳气再行则湿气流动，湿气流动则下雪。冬天都在湿气存在，秋季又怎能没有呢？对这

水八升，煮取二升，分温二服（分量服法，悉录古方，未敢增减，用者自行斟酌可也）。

四十七、秋湿内伏，冬寒外加，脉紧无汗，恶寒身痛，喘咳稀痰，胸满，舌白滑，恶水不欲饮，甚则倚息不得卧，腹中微胀，小青龙汤主之；脉数有汗，小青龙去麻、辛主之；大汗出者，倍桂枝，减干姜，加麻黄根。

此条以《经》有“秋伤于湿，冬生咳嗽”之明文，故补三焦饮症数则，略示门径。按《经》谓“秋伤于湿”者，以长夏湿土之气，介在夏秋之间，七月大火西流，月建申，申者，阳气毕伸也，湿无阳气不发，阳伸之极，湿发亦重，人感此而至冬日寒水司令，湿水同体相搏而病矣。喻氏擅改经文，谓湿曰燥者，不明六气运行之道。如大寒，冬令也，厥阴气至而纸鸢起矣。四月，夏令也，古谓首夏犹清和，俗谓四月为麦秀寒，均谓时虽夏令，风木之气犹未尽灭也。他令仿此。至于湿土寄旺四时，虽在冬令，朱子谓“将大雨雪，必先微温”，盖微温则阳气通，阳通则湿行，湿行而雪势成矣，况秋日竟无湿气乎！此其间有说焉，《经》所言之秋，指中秋以前而言，

个问题也有下述看法,《内经》所说的秋季，指中秋以前，也就是秋天的前半段，喻嘉言所说的秋天，是指秋分以后，也就是秋天的后半段。古书之所以遗漏了燥气致病的记载，是因为年代久远，书简残缺遗失的缘故。喻氏补充的很正确，但不应该擅自更改《内经》原文，崇尚自己的观点，而不体察自然界明运行寒暑互相倚伏的规律。喻氏的学识确实很高，但他恃才气傲，霸气未消，他对于温病的论述，也有这种弊病。人们遇到咳嗽的证候，应结合脉象和气色等进行全面分析，详细寻求病因，是湿邪、燥邪，还是风邪，火邪？是阴虚，还是阳弱？是过去季节的伏气，还是现行的时令邪气？是外感引动内伤，还是先有内伤不足然后招致外感？都要辨别清楚。然后治疗应该用温热药物，还是寒凉药物？用补法，还是泻法？是将补法包含在泻法中用，还是将泻法体现在补法里用？选择运用前代医家的什么治法，选择什么方剂，都不应抱有任何成见辨证施治，有针对性地用药，治疗也就不会有差错了。如本证，因为喘咳痰稀，不想喝水，胸满、腹胀、舌苔白，所以判定为伏湿痰饮所致；因为脉紧、无汗，可认定为外感寒邪引发，所以选用张仲景药性辛温甘酸的小青龙汤，发散寒邪而蠲除水饮。龙一行走则火即跟随，所以小青龙汤能祛寒，龙一活动则水也随之而动，所以小青龙汤可除痰饮。因为自汗、脉数（水饮上冲肺气的脉数，不可认为是火热所导致的脉数），遇风时发作，所以不能再用汗法而损伤阳气，反使水饮无所畏惧，肆意为害，所以减去方中发散太阳、少阴表邪的麻黄、细辛，倍用桂枝以安肌表。汗多则用麻黄根止汗。根有回归约束的含义，麻黄能发散太阳之表即用它的根以归纳约束太阳卫表之气。大汗出则减去干姜，恐其辛热

秋之前半截也；喻氏所指之秋，指秋分以后而言，秋之后半截也。古脱燥论，盖世远年湮，残缺脱简耳。喻氏补论诚是，但不应擅改经文，竟崇己说，而不体之日月运行，寒暑倚伏之理与气也。喻氏学问诚高，特霸气未消，其温病论亦犯此病。学者遇咳嗽之证，兼合脉色，以详察其何因，为湿，为燥，为风，为火，为阴虚，为阳弱，为前候伏气，为现行时令，为外感而发动内伤，为内伤而招引外感，历历分明。或当用温用凉，用补用泻，或寓补于泻，或寓泻于补，择用先师何法何方，妙手空空，毫无成见，因物付物，自无差忒矣。即如此症，以喘咳痰稀，不欲饮水，胸满腹胀，舌白，定其为伏湿痰饮所致。以脉紧无汗，为遇寒而发，故用仲景先师辛温甘酸之小青龙，外发寒而内蠲饮，龙行而火随，故寒可去；龙动而水行，故饮可蠲。以自汗脉数（此因饮邪上冲肺气之数，不可认为火数），为遇风而发，不可再行误汗伤阳，使饮无畏忌，故去汤中之麻黄、细辛，发太阳，少阴之表者。倍桂枝以安其表。汗甚则以麻黄根收表疏之汗。夫根有归束之义，麻黄能行太阳之表，即以其根归束太阳之气也。大汗出减干

助阳而使汗出增多。有汗时只去麻黄、细辛而不去干姜，是因为干姜为根茎，中实而不空，颜色黄而形圆（属于五行中土象，土性和缓），不像麻黄为植物的茎，中空色青而直（属于五行中的木象，木性急。那么干姜确实是性质和缓的药吗？不过与麻黄相比还是缓和一些。因为干姜经过阳光的暴晒，得火气而成，所以可以温运中阳而至守。麻黄则单纯开宣表阳，因而药性迅猛，远远超过了干姜），细辛辛香走窜，善入经络（细辛为少阴经的引经之药，误用它发散少阴经的汗液必然会动血）。

小青龙汤方（辛甘复酸法）

麻黄三钱（去节） 甘草三钱（炙） 桂枝五钱（去皮） 芍药三钱 五味子二钱 干姜三钱 半夏五钱 细辛二钱

上药用水八碗，先煮麻黄，至水液减少一碗左右，去掉浮在上面的白沫，加入其他药，煮取三碗，去渣，趁热服一碗，见效后暂缓服用，不见效继续服。

四十八、气喘咳嗽，呼吸急促，咳吐稀清痰涎，脉洪数，右手脉大于左手，咽喉嘶哑，这是热饮内留的表现，用麻杏石甘汤治疗。

《金匮要略》认为痰饮病，应当用温热性药物治疗。因为痰饮属阴邪，非用温药不能治疗，所以痰饮病应当用温化的十有八九，应当用清法的十有一二。本证喘息气促，可知病在上焦，痰液清稀，可知不是痨病的燥咳，也不是火邪所致的干咳无痰、咽喉嘶哑，右脉大于左脉，完全是肺病的表现。此证由痰饮阻隔上焦，心火被其壅遏，肺气不能下降而致。声音源于肺，邪侵肺金导致肺气壅滞则不能发出清亮的声音，所以用中空的麻黄使邪气达外，用中间充实的

姜者，畏其辛而致汗也。有汗去麻、辛不去干姜者，干姜根而中实，色黄而圆（土象也，土性缓），不比麻黄干而中空，色青而直（木象也，木性急，干姜岂性缓药哉！较之麻黄为缓耳。且干姜得丙火锻炼而成，能守中阳；麻黄则纯行卫阳，故其慓急之性，远甚于干姜也），细辛细而辛窜，走络最急也（且少阴经之报使，误发少阴汗者，必伐血）。

小青龙汤方（辛甘复酸法）

麻黄（去节）三钱 甘草（炙）三钱 桂枝（去皮）五钱 芍药三钱 五味二钱 干姜三钱 半夏五钱 细辛二钱

水八碗，先煮麻黄减一碗许，去上沫，内诸药，煮取三碗，去滓，温服一碗。得效，缓后服，不知，再服。

四十八、喘咳息促，吐稀涎，脉洪数，右大于左，喉哑，是为热饮，麻杏石甘汤主之。

《金匮》谓病痰饮者，当以温药和之。盖饮属阴邪，非温不化，故饮病当温者，十有八九，然当清者，亦有一二。如此证息促，知在上焦；涎稀，知非劳伤之咳，亦非火邪之但咳无痰而喉哑者可比；右大于左，纯然肺病，此乃饮邪隔拒，心火壅遏，肺气不能

杏仁降里，石膏辛淡、辛寒质重而气清轻，与麻黄、杏仁配合可以宣解气分的郁热，甘草味甘可缓急且补土生金。本方就是大青龙汤去桂枝、生姜、大枣而成的。

麻杏石甘汤方（辛凉甘淡法）

麻黄三钱（去节） 杏仁三钱（去皮尖碾细） 石膏三钱（碾） 甘草二钱（炙）

上药用水八杯，先煮麻黄，至水减少两杯时，去掉药沫后加入其他药物，煮取三杯，先服一杯，以声音响亮为治愈标准。

> **相关知识链接/**
>
> 本条提出麻杏石甘汤可用于治疗痰饮化热证，即所谓的“热饮”，无形之中扩大了此方的使用范围。现代临床上也发现，麻杏石甘汤既可以治疗伤寒温病初起，汗出不解的邪热壅肺证，如常见的各种肺炎、急性支气管炎等；也可以用于痰饮化热，肺失肃降证，如慢性支气管炎和支气管炎哮喘发作的并发感染。

四十九、水饮停于胸膈而形成的支饮证，呼吸困难，气息急促不畅，用葶苈大枣泻肺汤治疗。

支饮上留滞于胸膈，阻碍肺气，使肺气不能下降，所以呼吸困难，气塞不通，必须用急速的方法治疗才可以奏效。方中葶苈子禀金火之气，破癥瘕积聚，通利水道，药性猛烈，可以泻肺中的壅塞。但其彪悍之性容易损伤脾胃，有损伤中焦脾胃之气的可能，所以用甘缓守中的大枣制约它的峻烈之性，使葶苈子不损伤其他脏腑。一急一缓，一苦一甘，相互为用，相辅相成。

葶苈大枣泻肺汤方（苦辛甘法）

葶苈子三钱（炒香、碾细） 大枣五枚（去核）

下达。音出于肺，金实不鸣。故以麻黄中空而达外，杏仁中实而降里，石膏辛淡性寒，质重而气清轻，合麻杏而宣气分之郁热，甘草之甘以缓急，补土以生金也。按此方，即大青龙之去桂枝、姜、枣者也。

麻杏石甘汤方（辛凉甘淡法）

麻黄（去节）三钱 杏仁（去皮尖碾细）三钱 石膏（碾）三钱 甘草（炙）二钱

水八杯，先煮麻黄，减二杯，去沫，内诸药，煮取三杯，先服一杯，以喉亮为度。

四十九、支饮不得息，葶苈大枣泻肺汤主之。

支饮上壅胸膈，直阻肺气，不令下降，呼息难通，非用急法不可。故以禀金火之气，破癥瘕积聚，通利水道，性急之葶苈，急泻肺中之壅塞；然其性慓悍，药必入胃过脾，恐伤脾胃中和之气，故以守中缓中之大枣，护脾胃而监制之，使不旁伤他脏，一急一缓，一苦一甘，相须成功也。

葶苈大枣泻肺汤（苦辛甘法）

苦葶苈（炒香碾细）三钱 大枣（去核）五枚

上药用水五杯，煮取两杯，分两次服。见效后就减少药物的剂量；不见效，就再服，祛除大半邪气就应停止服用。

五十、痰饮内停的患者，反而口渴，必须重用辛味药物。饮在上焦，加干姜、桂枝；饮在中焦，加枳实、橘皮；饮在下焦，加附子、生姜。

《金匮要略》讲，桂枝、干姜为辛热药物，服后应当感觉口渴，现在反而不渴，是内有痰饮，这是根据口不渴，判定为饮证，这是人们都知道的。又认为水饮在肺，患者则口渴，所以水饮证也有口渴的症状，这是许多人都不知道的。现在的人们见到口渴就用凉药治疗，轻的用天花粉、麦冬、生地黄等，重的就用石膏、知母，完全不辨病情。一般来说，火邪所致的咳嗽无痰，痨伤所致的咳嗽吐胶黏痰，痰饮所致的咳嗽吐稀痰，兼有风寒的则难以咳出，不兼风寒的则容易咳出，病深的难咳，病浅的容易咳出。痰饮在上焦，郁遏肺气，不能清肃下降，反而挟心火上升，消烁津液，所以口渴想喝水，饮后不解渴，水液不行，又停蓄为饮，所以越喝水则咳嗽越重，越咳嗽则口渴越明显。既然明白了是痰饮导致的口渴，用辛热药又有何不可呢？这就是《内经》所说的“辛能润”。以干姜峻猛地温散肺中的寒水之气，而辛能补肺，使肺气宣通，则咳嗽、口渴能止。痰饮在中焦，水蓄于心下，郁遏心气，不能下降，上炼咽喉，又格阻肾液，不能上潮于咽喉，所以咽干口渴。治疗时重用枳实，通幽门气滞，使水液下行，各个脏腑能够在自己的位置上正常发挥功能，则就不会出现口渴、咳嗽了。饮停下焦的，由于水湿郁阻膀胱，阻隔肾中真阴不能上达濡润，而且

水五杯，煮成二杯，分二次服，得效，减其制，不效，再作服，衰其大半而止。

五十、饮家反渴，必重用辛，上焦加干姜、桂枝，中焦加枳实、橘皮，下焦加附子、生姜。

《金匮》谓干姜、桂枝为热药也，服之当遂渴，今反不渴者，饮也。是以不渴定其为饮，人所易知也。又云：“水在肺，其人渴”，是饮家亦有渴症，人所不知。今人见渴投凉，轻则用花粉、冬、地，重则用石膏、知母，全然不识病情。盖火咳无痰，劳咳胶痰，饮咳稀痰，兼风寒则难出，不兼风寒则易出，深则难出，浅则易出。其在上焦也，郁遏肺气，不能清肃下降，反挟心火上升烁咽，渴欲饮水，愈饮愈渴，饮后水不得行，则愈饮愈咳，愈咳愈渴，明知其为饮而渴也，用辛何防,《内经》所谓辛能润是也。以干姜峻散肺中寒水之气，而补肺金之体，使肺气得宣，而渴止咳定矣。其在中焦也，水停心下，郁遏心气不得下降，反来上烁咽喉，又格拒肾中真液，不得上潮于喉，故嗌干而渴也。重用枳实急通幽门，使水得下行而脏气各安其位，各司其事，不渴不咳矣。其在下焦也，

水饮邪气盛一分，则肾水亏一分。因人体储藏真阴的是肾，而肾最怕干燥，肾脉络入心，由心入肺，从肺系上循喉咙。一般人口不渴，都依赖于肾脉通调，使开窍于舌下的玉英穴和廉泉穴有津液溢出。如果水蓄下焦，肾脉不能通调，也会发生口渴，用附子配合生姜治疗，取法真武汤，能温补北方掌管水之神，使水饮邪气流畅，肾中真阴便可以正常滋生。一般痰饮患者应当厌恶喝水，不渴说明病证尚轻，口渴说明病邪较重。温热病应当口渴，如果口渴的说明邪气轻，不渴说明热入营血，反而是病邪深重的表现。至于文中说的“加”，是指在对证选方中重用上述药物的意思。

相关知识链接/

此条文是对“病痰饮者，当以温药和之”宗旨的细化。广义的痰饮以其所处部位的不同可分为部位在腹中的痰饮，水走肠间沥沥有声；主要部位在皮肤四肢的溢饮，当汗出不汗出，身体疼重；部位在肌肉夹层之间的悬饮，饮后水流胁下咳唾引痛；还有就是支饮，咳逆倚息，气短不得卧，其形如肿。痰饮属于水饮病，多由于阳虚不化湿，水不胜火，水饮不行等滞留而成，温可扶阳，温可行水，凡属于阳虚痰饮者均可以温药治之。但凡是热痰、燥痰则温药非所宜，不可一概而论。

五十一、女性痰饮患者患阴吹病，即出现阴道排气有声，脉象弦而迟的，不能死搬硬套《金匮要略》的治法，而应当采用相反的治法，用橘半桂苓枳姜汤治疗。

《金匮要略》治疗阴吹症，用猪膏发煎治疗。本病是因为胃中津液不足，大肠干燥，肠中气体不能从肛门排出而被迫从前阴排出导致，因此治疗应重用滋润的方法，使津液充足、正常流动，则肠中浊气就会回归原来的通路。痰饮所致的

水郁膀胱，格拒真水不得外滋上潮，且邪水旺一分，真水反亏一分，藏真水者，肾也，肾恶燥，又肾脉入心，由心入肺，从肺系上循喉咙，平人之不渴者，全赖此脉之通调，开窍于舌下玉英、廉泉，今下焦水积而肾脉不得通调，故亦渴也。附子合生姜为真武法，补北方司水之神，使邪水畅流，而真水滋生矣。大抵饮家当恶水，不渴者其病犹轻，渴者其病必重。如温热应渴，渴者犹轻，不渴者甚重，反象也。所谓加者，于应用方中，重加之也。

五十一、饮家阴吹，脉弦而迟，不得固执《金匮》法，当反用之，橘半桂苓枳姜汤主之。

《金匮》谓阴吹正喧，猪膏发煎主之。盖以胃中津液不足，大肠津液枯槁，气不后行，逼走前阴，故重用润法，俾津液充足流行，浊气仍归旧路矣。若饮家之阴吹，则大不然。盖痰

阴吹，则完全不同，因为痰饮蟠踞中焦，一定会出现不能睡眠，不欲饮食，不知饥饱，不解大便，厌恶饮水，脉不数而迟弦等症状，可知并非津液枯槁，而是痰饮积聚于胃脘。所以运用“九窍不和，皆属胃病”的治疗原则，通利胃肠，使津液下达，使大肠得到胃中津液的滋润，从而使病证消失。这是我的治疗经验，采录于此以开辟一条治疗本病的新途径。

橘半桂苓枳姜汤方（苦辛淡法）

半夏二两　小枳实一两　橘皮六钱　桂枝一两　茯苓块六钱　生姜六钱

上药用甘澜水十碗，煮成四碗，分四次服，白天服三次，夜间服一次，到痊愈为止。病愈后用温中补脾的方法，使水饮不再积聚。对下焦虚寒的病证，则温补下焦，胖人用温燥法，瘦人用温平法。

按：痰饮有四种，除了久留的伏饮（不是因为感受暑湿猝然而得的）不讨论外，悬饮已经见于前面的伏暑证中，暑邪与饮邪相互搏结，也见于上焦篇第二十九条。现在特别补充支饮、溢饮的成因，及由感受暑湿邪气猝然导致的痰饮证，希望医生及时祛除病邪，以免留伏于体内导致病患。另外还将补充《金匮要略》所没有论述到的两条，以开启后世学医者读书的思路与方法。《金匮要略》讲

相关知识链接／

阴吹多见于经产妇，伴有阴道壁过度松弛，还有也可能是滴虫感染等造成的。对于此病多数人难以启齿，因此继承前人的经验给予药物治疗只是其中一个方面，还需要加强心理疏导，调畅情志，在方中稍加疏肝理气之品如香附、郁金、陈皮等效果也许会更好；对于孕产妇还需要嘱其注意休息，注意产后的调养也很重要；对于房劳多产所致的可以适当加用补肾益气之品。

饮蟠踞中焦，必有不寐、不食、不饥、不便、恶水等证，脉不数而迟弦，其为非津液之枯槁，乃津液之积聚胃口可知。故用九窍不和，皆属胃病例，峻通胃液下行，使大肠得胃中津液滋润而病如失矣。此证系余治验，故附录于此，以开一条门径。

橘半桂苓枳姜汤（苦辛淡法）

半夏二两　小枳实一两　橘皮六钱　桂枝一两　茯苓块六钱　生姜六钱

甘澜水十碗，煮成四碗，分四次，日三夜一服，以愈为度，愈后以温中补脾，使饮不聚为要。其下焦虚寒者，温下焦，肥人用温燥法，瘦人用温平法。

按痰饮有四，除久留之伏饮，非因暑湿暴得者不议外；悬饮已见于伏暑例中，暑饮相搏，见上焦篇第二十九条；兹特补支饮、溢饮之由，及暑湿暴得者，望医者及时去病，以免留伏之患。并补《金匮》所未及者二条，以开后学

溢饮证，可以用大青龙汤治疗，也可以用小青龙汤治疗。许多注家也不明白为什么同一个溢饮证，一个用寒药，另一个用热药，差别那么大呢？从药方分析来看，大青龙汤中有石膏、杏仁、生姜、大枣，而没有干姜、细辛、五味子、半夏、白芍，因此大青龙汤可治脉洪数、面赤、喉哑的热饮证，小青龙汤可治疗脉弦紧，口不渴的寒饮证。由此类推，“胸中有微饮，苓桂术甘汤主之，肾气丸亦主之。”说明苓桂术甘汤治外饮而治脾，肾气丸从肾而治内饮。胸痹门中“胸痹心中痞，留气结在胸，胸满，胁下逆抢心，枳实薤白桂枝汤主之，人参汤亦主之”。同一胸痹，一用通法，一用补法，是何原因呢？这是因为寒湿痰饮引起的实证，用通阳法，用补法不但不能治愈，所用的人参助气增满，还会导致喘证。如果没有外寒或痰饮等外因、不内外因，属于胸中清阳之气不足而形成的痹痛，例如喜欢读书而胡思乱想，喜欢歌唱而没有节制，损伤了胸中的阳气，以及老年人阳气虚损的，如果再用薤白、瓜蒌、枳实等滑利通泻的药物，则会加速形成虚劳证，因此必须用人参汤。学习者只有能依此类推，不刻板、机械地理解前人的话才能读好医书。

相关知识链接

此条中吴氏提及“下焦虚寒者，温下焦，肥人用温燥法，瘦人用温平法”，体现了体质的虚实决定邪正的盛衰与病情的进退。人体素质有强弱之别，有偏寒偏热的不同，感邪后更会出现体内阴阳变化的不同，导致其发病性质及发展趋势的差异。因此，不仅是温病，任何疾病在临证时都需要结合患者的平素体质而治疗。

五十二、突然感受寒湿之邪，形成疝气，寒热往来，脉象弦而数，舌苔白滑，或者没有舌苔，口不渴，肚脐周围疼痛，或胁下疼痛，用椒桂汤治疗。

读书之法。《金匮》溢饮条下，谓大青龙汤主之，小青龙汤亦主之。注家俱不甚晰，何以同一溢饮，而用寒用热，两不相侔哉？按大青龙有石膏、杏仁、生姜、大枣，而无干姜，细辛、五味、半夏、白芍，盖大青龙主脉洪数、面赤、喉哑之热饮，小青龙主脉弦紧、不渴之寒饮也。由此类推，“胸中有微饮，苓桂术甘汤主之，肾气丸亦主之，”苓桂术甘，外饮治脾也；肾气丸，内饮治肾也。再胸痹门中，“胸痹心中痞，留气结在胸，胸满，胁下逆抢心，枳实薤白汤主之，人参汤亦主之，”又何以一通一补，而主一胸痹乎？盖胸痹因寒湿痰饮之实证，则宜通阳，补之不惟不愈，人参增气且致喘满；若无风寒痰饮之外因、不内外因，但系胸中清阳之气不足而痹痛者，如苦读书而妄想，好歌曲而无度，重伤胸中阳气者，老人清阳日薄者，若再以薤白、栝蒌、枳实，滑之，泻之，通之，是速之成劳也，断非人参汤不可。学者能从此类推，方不死于句下，方可与言读书也。

五十二、暴感寒湿成疝，寒热往来，脉弦反数，舌白滑，或无苔不渴，当脐痛，或胁下痛，椒桂汤主之。

这是寒湿邪气入里的证侯，疝是气结如山的意思。本病是肝脏虚寒，或平素就有肝郁，或者因为暴怒伤肝，又外感寒湿邪气，而好发于秋季。既有恶寒、发热的表证，又有脐腹疼痛的里证，表里见症都很急迫，所以不得不用两解表里的方法。本方以川椒、吴茱萸、小茴香直入肝经，温肝散寒，又芳香化湿而流通气血；用柴胡从少阳经领邪气外出，这是病在肝而治胆的方法；又用桂枝协助柴胡，这是病在少阴而治在太阳的方法，这是《内经》所谓的“病在脏，治其腑”的应用。何况本证又具有恶寒、发热的表证表现。以青皮、广皮为佐药，从内达外，峻猛地疏利肝气；以高良姜为使药，温暖下焦之里，选用急流的水煎药，是为了避免留滞之弊。

椒桂汤方（苦辛通法）

川椒六钱（炒黑） 桂枝六钱 高良姜三钱 柴胡六钱 小茴香四钱 广皮三钱 吴茱萸四钱（泡淡） 青皮三钱

上药用急流水八碗，煮取三碗，先趁热服一碗，盖好被子使微汗出为佳。如果不出汗，服第二碗后饮生姜汤，以促使汗出。服药后得汗，第二天早晨，再服第三碗，不需要再盖被取汗。

五十三、寒疝病，脉象弦紧，胁下一侧疼痛，身体发热，用大黄附子汤治疗。

这是邪气入于厥阴，表里见症都很急迫的表现，所以用温下法以两解表里的邪气。脉弦为肝气郁滞之象，紧为内寒之征，胁下一侧疼痛，说明肝胆经络被寒湿侵袭，血脉瘀滞；发热是少阳胆经因为肝郁而不能疏泄所导致的。所以用附子温里通阳，细辛暖肾而散寒湿。胆经与肝经的邪气没有直接外出的道路，所以用大黄通泄

此小邪中里证也。疝，气结如山也。此肝脏本虚，或素有肝郁，或因暴怒，又猝感寒湿，秋月多得之，既有寒热之表证，又有脐痛之里证，表里俱急，不得不用两解。方以川椒、吴萸、小茴香直入肝脏之里，又芳香化浊流气；以柴胡从少阳领邪出表，病在肝治胆也；又以桂枝协济柴胡者，病在少阴，治在太阳也。《经》所谓病在脏治其腑之义也，况又有寒热之表证乎！佐以青皮、广皮，从中达外，峻伐肝邪也；使以良姜，温下焦之里也，水用急流，驱浊阴使无留滞也。

椒桂汤方（苦辛通法）

川椒（炒黑）六钱 桂枝六钱 良姜三钱 柴胡六钱 小茴香四钱 广皮三钱 吴茱萸（泡淡）四钱 青皮三钱

急流水八碗，煮成三碗，温服一碗，覆被令微汗佳；不汗，服第二碗，接饮生姜汤促之；得汗，次早服第三碗，不必覆被再令汗。

五十三、寒疝脉弦紧，胁下偏痛，发热，大黄附子汤主之。

此邪居厥阴，表里俱急，故用温下法以两解之也。脉弦为肝郁，紧，

胃腑，借助胃腑作为病邪外泄的通路；大黄的苦味与附子、细辛的辛味相配合，既能泄邪气，又能通经络，一旦脏腑郁结通畅，疼痛便可停止。

大黄附子汤方（苦辛温下法）

大黄五钱　熟附子五钱　细辛三钱

上药用水五杯，煮取两杯，分两次服（原方的剂量较重，现在减轻药物的剂量，运用时再对症斟酌）。

> **相关知识链接/**
>
> 大黄附子汤是温下剂的代表方，具有温里散寒、通便止痛之功。症状中发热既不是表证的发热，也不是阳明里热的发热，而是阳气被郁，营卫失调所致，多表现为身热不甚，或者发热与畏寒、肢冷并见，或者仅为腹痛局部之热感，临证时还需仔细鉴别。大黄附子汤在现代临床用以治疗胆绞痛、慢性痢疾、尿毒症等属于寒积者，有一定效果。

五十四、寒疝病，少腹或脐旁疼痛，疼痛向睾丸放射，或牵引到胁下、腰部而难以忍耐，用天台乌药散治疗。

这是寒湿邪气侵入肝、肾、小肠的病证表现，所以方中选用温通足厥阴和手太阳经的药物。乌药善于祛散膀胱经的阴寒之气，能消肿止痛；木香可以透络定痛；青皮行肝经气滞；高良姜温脏散寒；小茴香温暖小腹部的关元穴而暖腰肾，又能辛香透络而止疼痛；槟榔质地坚硬，可以直达肛门，以散结气，溃坚而散邪气，引领诸药祛逐邪气，由肛门排出；川楝子下导小肠经的湿热，使从小便下行；并用峻猛的巴豆拌炒，只用其气味而不用其形质，使巴豆统帅诸药散无形的寒邪，使寒邪随槟榔而下出肛门，川楝子得巴豆的迅烈之气可以驱逐有形的湿邪，使邪从小便而去。这样，有形及无形的结聚邪气，一齐散解而拔除病根。

里寒也；胁下偏痛，肝胆经络为寒湿所搏，郁于血分而为痛也；发热者，胆因肝而郁也。故用附子温里通阳，细辛暖水脏而散寒湿之邪；肝胆无出路，故用大黄，借胃腑以为出路也；大黄之苦，合附子、细辛之辛，苦与辛合，能降能通，通则不痛也。

大黄附子汤方（苦辛温下法）

大黄五钱　熟附子五钱　细辛三钱

水五杯，煮取两杯，分温二服（原方分量甚重，此则从时改轻，临时对证斟酌）。

五十四、寒疝，少腹或脐旁，下引睾丸，或掣胁，下掣腰，痛不可忍者，天台乌药散主之。

此寒湿客于肝肾小肠而为病，故方用温通足厥阴、手太阳之药也。乌药祛膀胱冷气，能消肿止痛；木香透络定痛；青皮行气伐肝；良姜温脏劫寒；茴香温关元，暖腰肾，又能透络定痛；槟榔至坚，直达肛门散结气，使坚者溃，聚者散，引诸药逐浊气，由肛门而出；川楝导小肠湿热，由小便下行，炒以斩关夺门之巴豆，用气味而不用形质，使巴豆帅气药散无形之寒，随槟榔下出肛门；川楝得巴豆迅烈之气，逐有形之

按：疝瘕的证型很多，因为其病因为寒湿邪气，所以本书讲到下焦寒湿时，列举了三条，大概指出了治法，并且此证与中焦篇的腹满、腹痛等病证有紧密联系。古人的好方法有很多，张子和专主攻下法，他是根据《金匮要略》中“至其年、月、日、时复发者，当下之”的条文，而方剂则是由大黄附子汤化裁出来的，并把淋证、带下、痔疮、癃闭等症侯，都收入疝病门中，是因为这些病证都是以下焦寒湿、湿热表现多见。而叶天士对于妇科久病癥瘕的治疗，则以温通补养奇经八脉，温养肝肾为主，是本于《内经》的“任脉为病，男子七疝，女子带下瘕聚”的论述。除此之外，好的治疗方法还有很多，学医的人应当从各家的论述和治验中去寻求，这里就不详细记载了。

天台乌药散方（苦辛热急通法）

乌药五钱　木香五钱　小茴香五钱（炒黑）　高良姜五钱（炒）　青皮五钱　川楝子十枚　巴豆七十二粒　槟榔五钱

先将巴豆稍微打破，加麸皮数合，与川楝子一起拌炒，炒至巴豆完全黑透为止，再去掉巴豆和麸皮，然后把川楝子和其他药物一起研成细末，用黄酒调服一钱。不能饮酒的人，可用生姜汤代酒调服，疼痛严重的，一天服两次，疼痛剧烈，难以忍受的，一天服三次。

相关知识链接／

天台乌药散可谓驱阴通阳的平剂，针对的就是感受寒邪而引起气滞的疝气痛，临床可根据具体情况灵活加减施用。吴氏此处对巴豆的作用也有独到的见解，认为巴豆多用则杀人，少用则和胃，天台乌药散中用巴豆之气，而不用其质，少之又少。

湿，从小便而去，俾有形无形之结邪，一齐解散而病根拔矣。

按疝瘕之证尚多，以其因于寒湿，故因下焦寒湿而类及三条，略示门径，直接中焦篇腹满腹痛等证。古人良法甚伙，而张子和专主于下，本之《金匮》病至其年月日时复发者当下之例而方则从大黄附子汤悟入，并将淋、带、痔疮、癃闭等证，悉收入疝门，盖皆下焦寒湿湿热居多。而叶氏于妇科久病癥瘕，则以通补奇经，温养肝肾为主，盖本之《内经》“任脉为病，男子七疝，女子带下瘕聚”也。此外良法甚多，学者当于各家求之，兹不备载。

天台乌药散方（苦辛热急通法）

乌药五钱　木香五钱　小茴香（炒黑）五钱　良姜（炒）五钱　青皮五钱　川楝子十枚　巴豆七十二粒　槟榔五钱

先以巴豆微打破，加麸数合，炒川楝子，以巴豆黑透为度，去巴豆、麸子不用，但以川楝同前药为极细末，黄酒和服一钱。不能饮者，姜汤代之。重者日再服，痛不可忍者，日三服。

湿温
（附：疟、痢）

五十五、湿温之邪久留不解，弥漫三焦，蒙闭清窍，神志昏迷，少腹胀满、板硬，大便不通，用宣清导浊汤治疗。

这是湿邪郁结于下焦气分的时间过长，导致闭塞不通的表现。因此方中用能升、能降、苦以泄滞、淡以渗湿的猪苓，配合性味淡而微甘的茯苓，渗湿利气。寒水石色白性寒，其作用由肺直达肛门，宣湿清热。膀胱主气化，肺可以开宣气化的上源，肺藏魄，肺与肛门相对应，所以肛门又称为魄门，反映了肺与大肠相表里的含义。方中晚蚕沙可以宣化浊中清气，一般肉体没有死而不腐烂的，但蚕死后虽僵而不腐烂，这是蚕在生长时得到了纯粹的清气，所以其粪无臭味，且不变色，蚕沙得到蚕的纯清之气，虽然走于浊道也能保全清纯之气，所以既下走少腹部的肠道，又能宣化湿浊，使其归于清气。即用蚕沙的清气祛除体内的湿浊之气，蚕沙用“晚”，是因为当年再生的蚕，生长变化最快。皂荚味辛咸性燥，入肺与大肠经，金能退暑，燥能除湿，辛能宣通上下关窍，皂角子能直达下焦，可通大便的虚闭，与前药配合，使郁结的湿邪由大便一齐解散。猪苓、茯苓和寒水石，可以化无形之气，蚕沙、皂角子可以祛逐有形的湿邪。

原文

五十五、湿温久羁，三焦弥漫，神昏窍阻，少腹硬满，大便不下，宣清导浊汤主之。

此湿久郁结于下焦气分，闭塞不通之象，故用能升、能降、苦泄滞、淡渗湿之猪苓，合甘少淡多之茯苓，以渗湿利气；寒水石色白性寒，由肺直达肛门，宣湿清热，盖膀胱主气化，肺开气化之源，肺藏魄，肛门曰魄门，肺与大肠相表里之义也；晚蚕砂化浊中清气，大凡肉体未有死而不腐者，蚕则僵而不腐，得清气之纯粹者也，故其粪不臭不变色，得蚕之纯清，虽走浊道而清气独全，既能下走少腹之浊部，又能化浊湿而使之归清，以己之正，正人之不正也，用晚者，本年再生之蚕，取其生化最速也；皂荚辛咸性燥，入肺与大肠，金能退暑，燥能除湿，辛能通上下关窍，子更直达下焦，通大便之虚闭，合之前药，俾郁结之湿邪，由大便而一齐解散矣。二苓、寒石，化无形之气；蚕砂、皂子，逐有形之湿也。

宣清导浊汤（苦辛淡法）

猪苓五钱　茯苓五钱　寒水石六钱　晚蚕沙四钱　皂角子三钱（去皮）

上药用水五杯，煮成两杯，分两次服，以大便通畅为标准。

五十六、湿邪凝滞，气机遏阻，影响三焦气机而郁闭不畅，症见大小便不通，用半硫丸治疗。

热可以伤气，为什么湿也可以伤气呢？热能伤气，是因为肺主气而属金，火能克金，连带损伤肺所主的气；湿能伤气，是因为肺主天气，脾主地气，而两脏都属于太阴湿土。如果湿气太过，反而会损伤两脏的化气功能，湿邪久留，浊邪凝滞，进一步影响下焦，不仅伤气，而且使气机阻滞。气机一旦被湿邪阻遏，就会导致大小便不通。现在的人们都用大黄通导大便，却不知道大黄性寒凉，只适用于热结有形的燥屎。如果湿邪阻滞无形的气机，不仅伤气，而且气滞，其引起的大便不通，则必须要用温补真阳的方法。硫黄性热而不燥烈，可以疏利大肠。半夏能引阳入阴，燥能胜湿，辛能下气，温可开郁。如此三焦通畅则二便通利。

按：前条的大便秘结偏于湿重，所以以行气化湿的方法为主。本条的大便闭结偏于气虚，所以以补气为主。肾司二便，湿邪困阻肾中真阳，日久则更虚，失去了肾脏应有的功能，所以用硫黄温肾中真阳。肝主疏泄，风与湿相互制约，风气胜则湿行，湿浊凝滞则风气息，而使肝脏失去疏泄的功能，所以用半夏化湿，如果

> **相关知识链接／**
>
> 半硫丸由半夏、硫黄等量研细末，加生姜汁适量制成丸剂，具有温肾助阳、通阳泄浊之功效。古籍记载半夏和硫黄均有一定的毒性，近年来也有学者进行研究发现，半硫丸的毒性作用与其使用剂量成正比。

宣清导浊汤（苦辛淡法）

猪苓五钱　茯苓五钱　寒水石六钱　晚蚕砂四钱　皂荚子（去皮）三钱

水五杯，煮成两杯，分二次服，以大便通快为度。

五十六、湿凝气阻，三焦俱闭，二便不通，半硫丸主之。

热伤气，湿亦伤气者何？热伤气者，肺主气而属金，火克金则肺所主之气伤矣。湿伤气者，肺主天气，脾主地气，俱属太阴湿土，湿气太过，反伤本脏化气，湿久浊凝，至于下焦，气不惟伤而且阻矣。气为湿阻，故二便不通，今人之通大便，悉用大黄，不知大黄性寒，主热结有形之燥粪；若湿阻无形之气，气既伤而且阻，非温补真阳不可。硫黄热而不燥，能疏利大肠，半夏能入阴，燥胜湿，辛下气，温开郁，三焦通而二便利矣。按上条之便闭，偏于湿重，故以行湿为主；此条之便闭，偏于气虚，故以补气为主。盖肾司二便，肾中真阳为湿所困，久而弥虚，失其本然之职，故助之以硫黄；肝主疏泄，风湿相为胜负，风胜则湿行，湿凝则风息，而失其疏泄之能，故通之以半夏。若湿

湿邪清除，热结独存，燥粪不下，则必须用大黄。这就需要医生仔细审查病证来区别用药。

相关知识链接/

姜汁可以缓解半硫丸的毒性，同时期毒性作用的主要靶器官在肝脏，大剂量时对肾脏也有轻微损害，限制了其临床上的进一步应用，如有需要，应用时一定要把剂量控制在安全的范围内。

半硫丸（酸辛温法）

石硫黄（硫黄有土硫黄、水硫黄、石硫黄三种，入药必须用石硫黄。土硫黄有土纹，水硫黄有直丝纹，两者色泽都晦暗，气味较臭。只有石硫黄有方棱石纹，晶莹光泽而没有臭味，道家称之为黄矾，是因为其外观大体与明矾相似。硫黄是感受太阳的精华，凝聚水土之精液，相互结合而形成的。生于东北方的硫黄质量较好，因为东北是少土，所以所产硫黄晶莹明亮，气味清淡，毒性很小。产于西南方的则不好，因为西南方为老土，是秽浊之气所归聚的地方，因此所产硫黄晦暗无泽，气味重浊而毒性较大，不能入药，只能用来生产火药。石硫黄产于国外，经船舶运入，所以又称“倭黄”，加入萝卜煎十二小时，则可以消除毒性。），半夏（制）

以上两味药，各用等分，研成细末，用蒸饼做成药丸，如梧桐子大，每次服一至二钱，白开水送下（半硫丸可以通大便虚闭，也可以治疗便溏，便溏日久服半硫丸也可以使大便成形，这是因为本方有补肾燥湿的功能）。

五十七、湿浊之邪，久留体内不去，向下流注于肛门，气机郁闭，肛门下坠疼痛，不思饮食，舌苔白腐而腻，宜用术附汤治疗。

这是湿浊邪气久留于肠胃，以致肾中阳气受困，而出现肛门坠痛。肛门所在的部位称“尻”，肾虚则尻的经脉失养，引起肛门疼痛，气机阻滞也可引起。但

尽热结，实有燥粪不下，则又不能不用大黄矣。学者详审其证可也。

半硫丸（酸辛温法）

石硫黄（硫黄有三种：土黄、水黄、石黄也。入药必须用产于石者。土黄土纹，水黄直丝，色皆滞暗而臭；惟石硫黄方棱石纹而有宝光不臭，仙家谓之黄矾，其形大势如矾。按硫黄感日之精，聚土之液，相结而成。生于艮土者佳，艮土者，少土也，其色晶莹，其气清而毒小。生于坤土者恶，坤土者，老土也，秽浊之所归也，其色板滞，其气浊而毒重，不堪入药，只可作火药用。石黄产于外洋，来自舶上，所谓倭黄是也。入莱菔内煮六时则毒去） 半夏（制）

上二味，各等分为细末，蒸饼为丸梧子大，每服一、二钱，白开水送下（按半硫丸通虚闭，若久久便溏，服半硫丸亦能成条，皆其补肾燥湿之功也）。

五十七、浊湿久留，下注于肛，气闭，肛门坠痛，胃不喜食，舌苔腐白，术附汤主之。

此浊湿久留肠胃，致肾阳亦困，而肛门坠痛也。肛门之脉一尻，肾虚则痛，气结亦痛。但气结之痛有二：

气机郁结引起的疼痛有两种，即寒湿与热湿。热湿相结引起的肛门坠痛多属实痛，如痢疾，用黄连、槟榔等治疗。本证是由于气虚而寒湿阻滞气机引起的肛门坠痛，所以用人参、附子峻补肾中的元阳之气；炮姜、苍术益气健脾；厚朴、橘皮行湿浊引起的滞气，使虚者得到补益，闭者得以通畅，浊者能够运行，则肛门坠痛可止，胃纳开而进食。肛门疼痛如果是因剧烈的惊吓，或房事过度所导致，可以用人参、鹿茸等治疗，都属于虚劳的范畴。可以与本条的肛门疼痛相互对照，所以提出来讨论。另外，本条应该列入寒湿门中，因为可以与以上三条互相补充，所以列在这里，以便学医的人看到后能有所启发。

术附汤方（苦辛温法）

生茅术五钱　人参二钱　厚朴三钱　生附子三钱　炮姜三钱　广皮三钱

上药用水五杯，煮取两杯，先服一杯，约六个小时后，再服一杯，以肛门疼痛痊愈为止。

五十八、疟邪久留体内不去，日益耗损正气，而成虚劳的，称为劳疟；络脉空虚，失于濡养所以周身疼痛，阳气虚弱，不能化浊而胀满，胁下有结块称疟母。此证属邪留损伤正气，用加味异功汤治疗。

本证属气血两伤。《内经》讲："劳者温之"，所以用异功汤温补脾胃之气。本方用当归、肉桂配合异功汤则可以温养下焦的营血；用生姜、大枣调和营卫，使气血相生，则疾病可愈。本方可以补气是人们都知道的，却不知本方还可以补血。《内经》讲："中焦受气取汁，变化而赤，是谓血"，凡是阴阳两伤的病证，

寒湿、热湿也。热湿气实之坠痛，如滞下门中用黄连、槟榔之证是也。此则气虚而为寒湿所闭，故以参、附峻补肾中元阳之气，姜、术补脾中健运之气，朴、橘行浊湿之滞气，俾虚者充，闭者通，浊者行，而坠痛自止，胃开进食矣。按肛痛有得之太恐或房劳者，治以参、鹿之属，证属虚劳，与此对勘，故并及之。再此条应入寒湿门，以与上三条有互相发明之妙，故列于此，以便学者之触悟也。

术附汤方（苦辛温法）

生茅术五钱　人参二钱　厚朴三钱　生附子三钱　炮姜三钱　广皮三钱

水五杯，煮成两杯，先服一杯，约三时，再服一杯，以肛痛愈为度。

五十八、疟邪久羁，因疟成劳，谓之劳疟；络虚而痛，阳虚而胀，胁有疟母，邪留正伤，加味异功汤主之。

此证气血两伤。《经》云：劳者温之，故以异功温补中焦之气，归、桂合异功温养下焦之血，以姜、枣调和营卫，使气血相生而劳疟自愈。此方补气，人所易见，补血人所不知，《经》谓：中焦受气，取汁变化而赤，是谓血。凡阴阳两伤者，必于气中补血，定例也。

必须通过补气而达到补血的目的，这是一般规律。

加味异功汤方（辛甘温阳法）

人参三钱　当归一钱五分　肉桂一钱五分　炙甘草二钱　茯苓三钱　白术三钱（炒焦）　生姜二钱　大枣二枚（去核）　广皮二钱

上药用水五杯，煮成两杯，药渣再煮一杯分三次服。

五十九、疟疾迁延日久不愈，胁下结成坚硬的痞块，称为疟母，可以用鳖甲煎丸治疗。

疟邪留于体内，疟疾发作日久不止，必然耗损正气，以致清阳失去了转运的功能，因而浊阴逐渐凝结盘踞，气机郁闭则痰凝血滞，而形成了结块。胁下为少阳经、厥阴经所循行的部位，少阳、厥阴为人体气机的枢纽，疟疾的病位又不离开胆与肝，日久则肝胆受困，使少阳、厥阴所管的气机枢纽功能失职，所以在胁下肝胆经过的地方形成了积块，之所以称为疟母，是由于疟疾引起的，而且形成之后很难治愈的原因。《金匮要略》中讲道："病疟以月一日发，当以十五日愈；设不瘥，当月尽解，如其不瘥，当云何？此结为癥瘕，名曰疟母，急治之，宜鳖甲煎丸。"人身的气血与自然界的变化相应，所以疟邪侵袭人体，其消长进退，也必然与自然界的变化相对应。例如，每月的第一天开始发作的，是发于月廓空虚的时候，此时正气亏虚，所以容易感受疟邪而发病。之所以十五日就可以痊愈，是因为五为生数的终结，十为成数的极值，两者相合，五日为一元，十五日即三元为一个周期，这时月廓

加味异功汤方（辛甘温阳法）

人参三钱　当归一钱五分　肉桂一钱五分　炙甘草二钱　茯苓三钱　于术（炒焦）三钱　生姜二钱　大枣（去核）二枚　广皮二钱

水五杯，煮成两杯，渣再煮一杯，分三次服。

五十九、疟久不解，胁下成块，谓之疟母，鳖甲煎丸主之。

疟邪久扰，正气必虚，清阳失转运之机，浊阴生窍踞之渐，气闭则痰凝血滞，而块势成矣。胁下乃少阳、厥阴所过之地，按少阳、厥阴为枢，疟不离乎肝胆，久扰则脏腑皆困，转枢失职，故结成积块，居于所部之分。谓之疟母者，以其由疟而成，且无已时也。按《金匮》原文："病疟以月一日发，当以十五日愈；设不瘥，当月尽解；如其不瘥，当云何？此结为癥瘕，名曰疟母，急治之，宜鳖甲煎丸"。盖人身之气血与天地相应，故疟邪之着于人身也，其盈缩进退，亦必与天地相应。如月一日发者，发于黑昼月廓空时，气之虚也，当俟十五日愈。五者，生数之终；十者，成数之极；生成之盈数相会，五日一元，十五日三元一周；一气

由空虚转为盈满，与之相应，人体的正气也由弱变强，驱邪外出，邪气退却疾病可以痊愈。如果不愈，则必须等到下一个周期，于月底正气来复才能祛除病邪。如果又没有痊愈，是什么原因呢？一般来讲，月廓由空亏变为盈满，说明自然界阴气盛而阳气逐渐消退；再由盈满转为空亏，说明阳气盛而阴气消退，这样自然界的阴阳消长完成了一个周期。此时病情未见好转，是由于人体的气血与自然界的变化不能相应，发作日久，则邪气根深蒂固，牢不可破，所以应当尽快治疗。

鳖甲煎丸方

鳖甲十二分（炙） 乌扇三分（烧） 黄芩三分 柴胡六分 鼠妇三分（熬） 干姜三分 葶苈子一分（熬） 石韦三分（去毛） 厚朴三分 大黄三分 芍药五分 桂枝三分 牡丹皮五分 瞿麦二分 紫葳三分 半夏一分 人参一分 䗪虫五分（熬） 阿胶三分（炒） 蜂窝四分（炙） 赤硝十二分 蜣螂六分（熬） 桃仁二分

以上二十三味药，研成细末，取灶下灰一斗，清酒一斤五斗浸入灰中，等被灰吸去一半时，放入鳖甲末，煮成胶漆状，取汁，再加其他药物煎熬成丸药，如梧桐子大，空腹每次服七丸，每日服三次。

【方论】 这是用辛苦通降、用咸味入络的治法。之所以称为鳖甲煎丸，是因为方中以鳖甲为君药，经过熬煮制成丸药，与其他丸药的制法不同，所以称为“煎丸”。方中用鳖甲为君，是因鳖甲能守内而入里，

> **相关知识链接／**
>
> 鳖甲煎丸是治疗疟母的主方，为小柴胡汤、桂枝汤、大承气汤和下瘀血汤加减而成，气血同治，寒热并用，升降结合，攻补兼施，药味众多达二十五味（包括清酒和灶心土），许多药物为临床少用。

来复，白昼月廓满之时，天气实而人气复，邪气退而病当愈。设不瘥，必俟天气再转，当于月尽解。如其不瘥，又当云何？然月自亏而满，阴已盈而阳已缩；自满而亏，阳已长而阴已消；天地阴阳之盈缩消长已周，病尚不愈，是本身之气血，不能与天地之化机相为流转，日久根深，牢不可破，故宜急治也。

鳖甲煎丸方

鳖甲（炙）十二分 乌扇（烧）三分 黄芩三分 柴胡六分 鼠妇（熬）三分 干姜三分 大黄三分 芍药五分 桂枝三分 葶苈（熬）一分 石韦（去毛）三分 厚朴三分 牡丹皮五分 瞿麦二分 紫葳三分 半夏一分 人参一分 䗪虫（熬）五分 阿胶（炒）三分 蜂窝（炙）四分 赤硝十二分 蜣螂（熬）六分 桃仁二分

上二十三味，为细末。取煅灶下灰一斗，清酒一斛五斗，浸灰，俟酒尽一半，煮鳖甲于中，煮令泛烂如胶漆，绞取汁，纳诸药煎为丸，如梧子大。空心服七丸，日三服。

【方论】 此辛苦通降，咸走络法。鳖甲煎丸者，君鳖甲而煎成丸也，与

入肝经血分而消癥瘕，可以带领四味虫类药物深入脏腑经络，会飞的能升而兼走络中气分，善走的则可以下降而走络中血分。用桃仁、牡丹皮、紫葳来帮助虫类药破满行血，再辅以葶苈子、石韦、瞿麦等行气渗湿；以小柴胡汤、桂枝汤为臣药，祛除三阳经中未结的邪气；用大承气汤急驱入于胃肠的燥屎渣滓；佐以人参、干姜、阿胶护养气血，使邪气没有存留的地方，而拔除已经深入脏腑的病根。小柴胡汤中原有甘草，大承气汤中原有枳实，张仲景所以减去甘草，是因为其性太缓，凡是走络的药物，都不用守法；去枳实是恐其药性太急，而直入于肠胃，不适于通络药物药效的发挥。

相关知识链接/

鳖甲煎丸目前临床上除用于疟疾引起的肝脾肿大外，还可以用于治疗各种原因引起的肝脾大、肝硬化等症，亦有抗肿瘤相关文献的报道，疗效甚好。

六十、疟邪深伏于足太阴脾经，每三日发作一次，即太阴三疟，症见腹胀，口不渴，呕吐清水，用温脾汤治疗。

三日疟是邪气深入脏腑的顽固疾病，往往多年不愈，如果出现脾胃证候，还属于比较轻浅的病证，腹胀而口不渴，是脾脏虚寒的表现，所以用草果温散太阴寒湿；佐以厚朴消胀除满。呕吐清水是胃寒的表现，所以用生姜温胃、降逆、止呕；佐以茯苓渗湿扶正；蜀漆是常山的幼苗，可以迅速驱除疟邪，与桂枝配合，可使邪气外达于太阳经而解除。

温脾汤方（苦辛温里法）

草果二钱　桂枝三钱　生姜五钱　茯苓五钱　蜀漆三钱（炒）　厚朴三钱

他丸法迥异，故曰煎丸。方以鳖甲为君者，以鳖甲守神入里，专入肝经血分，能消癥瘕，领带四虫，深入脏络，飞者升，走者降，飞者兼走络中气分，走者纯走络中血分。助以桃仁、丹皮、紫葳之破满行血，副以葶苈、石韦、瞿麦之行气渗湿，臣以小柴胡、桂枝二汤，总去三阳经未结之邪；大承气急驱入腑已结之渣滓；佐以人参、干姜、阿胶，护养鼓荡气血之正，俾邪无容留之地，而深入脏络之病根拔矣。按小柴胡汤中有甘草，大承气汤中有枳实，仲景之所以去甘草，畏其太缓，凡走络药不须守法；去枳实，畏其太急而直走肠胃，亦非络药所宜也。

六十、太阴三疟，腹胀不渴，呕水，温脾汤主之。

三疟本系深入脏真之痼疾，往往经年不愈，现脾胃症，犹属稍轻。腹胀不渴，脾寒也，故以草果温太阴独胜之寒，辅以厚朴消胀。呕水者，胃寒也，故以生姜降逆，辅以茯苓渗湿而养正。蜀漆乃常山苗，其性急走疟邪，导以桂枝，外达太阳也。

温脾汤方（苦辛温里法）

草果二钱　桂枝三钱　生姜五

上药用水五杯，煮取两杯，分三次趁热服。

六十一、疟邪深伏于足少阴经，三日发作一次，迁延日久不愈，形寒怕冷，嗜睡喜卧，舌质淡，脉微弱，发作时口不渴，提示气血两虚，用扶阳汤治疗。

《素问·疟论》：黄帝问：疟疾有隔两日，或隔数日发作的，有的口渴，有的不口渴，这是什么原因呢？岐伯回答说：疟疾隔日发作，是因为邪气客于六腑，有时与卫气相会，邪正相争而发作；有时不能与卫气相合，而随卫气外发，所以隔几天才发作。疟疾是阴阳相互交争的病变，阳胜阴则口渴，阳不胜阴则口不渴。《素问·刺疟论》说：足少阴经的疟疾，使人剧烈呕吐，频频发作，恶寒发热，而且发热多恶寒少，喜静恶烦，所以想关闭门窗独自静卧，病证迁延难愈。少阴疟疾，说明邪气侵入较深，本来就很难在短时间内治好，又何况三日疟属于郁积较重，不能与卫气相合而随卫气外出的证候，因此必然病程更长。这样日久不愈，气血逐渐耗损，出现了形寒怕冷、嗜卧的少阴证。舌淡，脉微，口不渴，是阳气微弱的征象，所以用鹿茸为君药峻补督脉，这是因为八脉归附于肝肾，肾虚则八脉空虚；另一方面，督脉总督全身阳气，为卫气的根本。人参、附子、桂枝协助鹿茸补太阳，充实卫气，

相关知识链接/

扶阳汤为辛甘化阳之方，“酸甘化阴，辛甘化阳”是源于《内经》的理论，即辛味药和甘味药相合具有温阳益气的作用，可用于阳弱不足的病证；同时，酸味药与甘味药配伍有滋阴养血的作用。

钱　茯苓五钱　蜀漆（炒）三钱　厚朴三钱

水五杯，煮取两杯，分三次温服。

六十一、少阴三疟，久而不愈，形寒嗜卧，舌淡脉微，发时不渴，气血两虚，扶阳汤主之。

《疟论》篇：黄帝问曰：时有间二日，或至数日发，或渴或不渴，其故何也？岐伯曰：其间日者，邪气客于六腑，而有时与卫气相失，不能相得，故休数日乃作也。疟者，阴阳更胜也。或甚或不甚，故或渴或不渴。《刺疟》篇曰：足少阴之疟，令人呕吐甚，多寒热，热多寒少，欲闭户牖而处，其病难已。夫少阴疟，邪入至深，本难速已；三疟又系积重难反，与卫气相失之证，久不愈，其常也。既已久不愈矣，气也、血也，有不随时日耗散也哉！形寒嗜卧，少阴本证，舌淡脉微不渴，阳微之象。故以鹿茸为君，峻补督脉，一者八脉丽于肝肾，少阴虚，则八脉亦虚；一者督脉总督诸阳，为卫气之根本。人参、附子、桂枝，随鹿茸而峻补太阳，以实卫气；当归随鹿茸以补血中之气，

当归助鹿茸补血中之气，而通阴中之阳；单用一味蜀漆，祛除在里的疟邪，并与其他各温阳药配合，使疟邪由卫气向外透达而出。邪在阴脏，病属阴证，治疗应扶助阳气，因此称为扶阳汤。

相关知识链接/

寒凉之品中辛甘合用也可以有扶阳之功。辛甘化阳法在临床上应用很广，如用桂枝甘草汤温补心阳，用苓桂术甘汤温补脾阳，对于肾阳不足者亦可以使用肉桂、熟地黄、甘草等组方补肾壮阳。

扶阳汤方（辛甘温阳法）

鹿茸五钱（生锉末，先用黄酒煎透） 熟附子三钱 人参二钱 粗桂枝三钱 当归二钱 蜀漆三钱（炒黑）

上药用水八杯，加入鹿茸酒，煎成三小杯，每日服三次。

六十二、疟邪深入足厥阴肝经，三日发作一次的疟疾，称为厥阴三疟，日久不能痊愈，遇劳累即发热，或者胁下腹内结聚痞块，气机向上攻冲，呕恶欲吐的，用减味乌梅丸法治疗。

严重的厥阴病，没有不克伐阳明胃土的，病邪陷入不深，不会形成三日疟。三日疟本来就难以痊愈，如果日久不愈，则阴阳都会受伤。劳作则发热，是阴气受伤的表现；痞结也属于阴邪；气机上逆，欲呕吐是肝木犯胃，胃阳耗伤的征象。所以用乌梅丸刚柔相济的方法，柔润养阴以养肝体，刚热以救阳气，而温胃实土。

减味乌梅丸方（酸苦为阴，辛甘为阳复法）

（以下方中多未注明剂量，因分量很难预定，医生可据病情酌情考虑）

通阴中之阳；单以蜀漆一味，急提难出之疟邪，随诸阳药努力奋争，由卫而出。阴脏阴证，故汤以扶阳为名。

扶阳汤（辛甘温阳法）

鹿茸（生锉末，先用黄酒煎得）五钱 熟附子三钱 人参二钱 粗桂枝三钱 当归二钱 蜀漆（炒黑）三钱

水八杯，加入鹿茸酒，煎成三小杯，日三服。

六十二、厥阴三疟，日久不已，劳则发热，或有痞结，气逆欲呕，减味乌梅圆法主之。

凡厥阴病甚，未有不犯阳明者。邪不深不成三疟，三疟本有难已之势，既久不已，阴阳两伤。劳则内发热者，阴气伤也；痞结者，阴邪也；气逆欲呕者，厥阴犯阳明，而阳明之阳将惫也。故以乌梅圆法之刚柔并用，柔以救阴，而顺厥阴刚脏之体，刚以救阳，而充阳明阳腑之体也。

减味乌梅圆法（酸苦为阴，辛甘为阳复法）

（以下方中多无分量，以分量本难预定，用者临时斟酌可也）

半夏　黄连　干姜　吴茱萸　茯苓　桂枝　白芍　川椒（炒黑）乌梅

按：疟疾与痢疾两种疾病，日久不愈，暑湿邪气与下焦气血混杂在一起，或偏于阴，或偏于阳，或偏于刚，或偏于柔，或应该用补法，或应该用泻法，或宜通，或宜涩，或治脾，或治肾，或治肝，或护阳明，其病证变化复杂，不能详细记载。本书是为了治疗温热、温暑而写的，简单列举几条关于疟疾和痢疾的内容，是为了附于湿温门中说明疟疾、痢疾的病因是暑湿邪气，使学医的人认识病源。但本书涉及的只是大概，要想全面了解还需要参考各家论述。

六十三、平素嗜好饮酒的人，患痢疾日久不愈而饮食并不减少，用茵陈白芷汤治疗。

痢疾日久，而没有其他伴随症状，饮食如常，可知脾胃的正气尚未损伤，病邪在肠中。痢疾日久不愈，是因为患者平素嗜酒，湿热下注大肠，所以用辛味药物，佐以苦味及芳香化湿、寒凉清热、淡渗利湿的药物，这是因为辛味药可以胜湿而升发脾阳，苦味药可以渗湿清热，芳香药醒脾而燥湿，寒凉药能清热，淡味药能渗湿，这样可使湿热去，脾阳升而痢疾可止。

茵陈白芷汤方（苦辛淡法）

绵茵陈蒿　白芷　北秦皮　茯苓皮　黄柏　藿香

六十四、老年人患痢疾日久不愈，脾阳受损，大便溏薄，泻下完谷，肾阳也受伤，用双补汤治疗。

相关知识链接／

双补汤中大批量的补脾益气药物与平补肾气药物相配合，即所谓的“双补”，全方药性温和，且用芡实、莲子、山萸肉、五味子等酸味药以收敛固涩。本方还可用于脾肾不足累及奇经八脉所致的遗精、阳痿以及妇科崩漏带下及不孕等多种病证。

半夏　黄连　干姜　吴萸　茯苓　桂枝　白芍　川椒（炒黑）　乌梅

按疟痢两门，日久不治，暑湿之邪，与下焦气血混处者，或偏阴、偏阳，偏刚、偏柔；或宜补、宜泻，宜通、宜涩；或从太阴，或从少阴，或从厥阴，或护阳明，其证至杂至多，不及备载。本论原为温暑而设，附录数条于湿温门中者，以见疟痢之原起于暑湿，俾学者识得源头，使杂症有所统属，粗具规模而已。欲求美备，勤绎各家。

六十三、酒客久痢，饮食不减，茵陈白芷汤主之。

久痢无他证，而且能饮食如故，知其病之未伤脏真胃土，而在肠中也；痢久不止者，酒客湿热下注，故以风药之辛，佐以苦味入肠，芳香凉淡也。盖辛能胜湿而升脾阳，苦能渗湿清热，芳香悦脾而燥湿，凉能清热，淡能渗湿也，俾湿热去而脾阳升，痢自止矣。

茵陈白芷汤方（苦辛淡法）

绵茵陈　白芷　北秦皮　茯苓皮　黄柏　藿香

六十四、老年久痢，脾阳受伤，食滑便溏，肾阳亦衰，双补汤主之。

老年人下元虚损，久痢不止，脾阳受伤累及于肾，完谷不化，大便溏薄，而腹泻无腹痛、肛门坠胀、腹内气胀等症，属于邪少虚多之候。所以本方用人参、山药、茯苓、莲子、芡实等甘温而淡的药物，补脾渗湿，另外莲子、芡实生于水中，所以能补脾而不克伐肾水；以补骨脂、肉苁蓉、巴戟天、菟丝子、覆盆子、山萸肉、五味子等酸甘微辛的药物，升补肾脏的阴中之阳，且能益精气，安五脏。本条与上条相互参考，上条是平素饮酒多的人患痢疾日久，而真气未伤、湿热较重的证候，所以治疗仍以清热渗湿为主；本条是老年人患痢疾日久，湿热不盛，而真气受损的病证，所以尽管痢疾邪气未清，但仍以补脏固正的方法治疗。由此可以悟出，辨证是治疗的关键。

相关知识链接／

双补汤临床上随症加减，用于腰痛者可加杜仲、桑寄生、补骨脂；用于眩晕者可加白蒺藜、蔓荆子、菊花等；用于水肿时还可加猪苓、泽泻、茯苓等。

双补汤方（本方属于复方，其立法的意义在上述已有阐发）

人参　山药　茯苓　莲子　芡实　补骨脂　肉苁蓉　山萸肉　五味子　巴戟天　菟丝子　覆盆子

六十五、久患痢疾，出现小便不通，厌食，呕恶欲吐的，用加减理阴煎治疗。

久痢损伤阳气，阳损及阴，阴液枯涸，所以小便不通；厌食，呕恶欲吐，说明脾胃阳气均已受损，呈现衰败之象。所以用熟地黄、白芍、五味子收摄肝、脾、肾三经的阴液；以附子通肾阳；以炮姜温脾阳；以茯苓理胃阳。

老年下虚久痢，伤脾而及肾，食滑便溏，亦系脾肾两伤。无腹痛、肛坠、气胀等证，邪少虚多矣。故以人参、山药、茯苓、莲子、芡实甘温而淡者补脾渗湿，再莲子、芡实水中之谷，补土而不克水者也；以补骨、苁蓉、巴戟、菟丝、覆盆、萸肉、五味酸甘微辛者，升补肾脏阴中之阳，而兼能益精气安五脏者也。此条与上条当对看：上条以酒客久痢，脏真未伤而湿热尚重，故虽日久仍以清热渗湿为主；此条以老年久痢，湿热无多而脏真已歉，故虽滞下不净，一以补脏固正，立法于此，亦可以悟治病之必先识证也。

双补汤方（复方也，法见注中）

人参　山药　茯苓　莲子　芡实　补骨脂　苁蓉　萸肉　五味子　巴戟天　菟丝子　覆盆子

六十五、久痢小便不通，厌食欲呕，加减理阴煎主之。

此由阳而伤及阴也。小便不通，阴液涸矣；厌食欲呕，脾胃两阳败矣。故以熟地、白芍、五味收三阴之阴，附子通肾阳，炮姜理脾阳，茯苓理胃阳也。按原方通守兼施，刚柔互用，而名

按：理阴煎原方温通药与滋补药并用，刚柔之药相互配合，之所以称为理阴煎，是为了强调本方偏重于护阴。原方以熟地黄守下焦血分，以甘草守中焦气分，以当归通下焦血分，以炮姜通中焦气分。因为气能统血，宣通气分，使气机通畅，就可以使阴血得以滋养和内守，使阴血充足，所以称为“理”。本方因为症见厌食欲呕，所以去甘草、当归，加白芍、五味子、附子、茯苓。如果下痢日久阳气无碍，无食少、欲呕等症状，只是阴液损伤严重，可以去掉刚燥药物，而增加柔润养阴的药物。总之，用古人的成方，要灵活变通，做到对症审药。

加减理阴煎方（辛淡为阳，酸甘化阴复法）

熟地黄　白芍　附子　五味子　炮姜　茯苓

六十六、痢疾日久，大便中带有瘀血块，肛门坠胀，而腹中不疼痛，用断下渗湿汤治疗。

这是固涩血分的方法。腹不痛，可知腹中没有积滞，所以用涩法。虽然腹中没有积滞，但肛门下坠，便中有瘀血，是气分的湿热日久不祛，侵入血分的表现。所以方中重用樗根皮苦寒燥湿清热，味涩又能止下痢，专入血分以涩血，是本方的君药；地榆禀受了早春的生发之气，而且炒用可以去瘀生新；苍术、黄柏、赤苓、猪苓开通膀胱，使气分的湿热随小便而去，不致再遗留在血分；山楂肉可以去瘀；金银花可以解毒。

相关知识链接 /

久痢大便带瘀血，是气分湿热侵入血分，使血溢脉外的缘故。断下渗湿汤为吴氏首创，全方用药轻灵，滑涩并施，入血分推陈出新，入气分渗利小便，固涩而无留邪之弊。

理阴煎者，意在偏护阴也。熟地守下焦血分，甘草守中焦气分，当归通下焦血分，炮姜通中焦气分，盖气能统血，由气分之通，及血分之守，此其所以为理也。此方去甘草、当归，加白芍、五味、附子、茯苓者，为其厌食欲呕也。若久痢，阳不见伤，无食少欲呕之象，但阴伤甚者，又可以去刚增柔矣。用成方总以活泼流动，对症审药为要。

加减理阴煎方（辛淡为阳酸甘化阴复法）

熟地　白芍　附子　五味　炮姜　茯苓

六十六、久痢带瘀血，肛中气坠，腹中不痛，断下渗湿汤主之。

此涩血分之法也。腹不痛，无积滞可知，无积滞，故用涩也。然腹中虽无积滞，而肛门下坠，痢带瘀血，是气分之湿热久而入于血分，故重用樗根皮之苦燥湿、寒胜热、涩以断下，专入血分而涩血为君；地榆得先春之气，木火之精，去瘀生新；茅术、黄柏、赤苓、猪苓开膀胱，使气分之湿热，由前阴而去，不致遗留于血分也；楂肉亦为化瘀而设，银花为败毒而然。

断下渗湿汤方（苦辛淡法）

樗根皮一两（炒黑） 生苍术一钱 生黄柏一钱 地榆一钱五分（炒黑） 山楂肉三钱（炒黑） 金银花一钱五分（炒黑） 赤苓三钱 猪苓一钱五分

上药用水八杯，煮成三杯，分三次服。

六十七、下痢频繁，难以计算，脉微细，四肢厥冷，不能进食，用桃花汤治疗。

这是固涩阳明经阳分的方法。下痢次数过多，甚至难以计算，是大肠不能闭藏的缘故；脉微细，四肢厥冷，是阳气欲脱之象，所以用赤石脂急涩大肠滑脱，粳米配合赤石脂，补益阳明胃气，干姜温中回阳，这样使痢疾停止，固涩阴液，阴液得以留存则阳气因有所依附而不至于外脱。

桃花汤（方法见温热下焦篇）

六十八、下痢日久不止，阴液耗伤，阳气下陷，肛门下坠，腰骶酸痛下坠，用地黄余粮汤治疗。

这是固涩少阴阴分的治疗方法。肛门下坠而腰骶酸楚疼痛，是肾阴虚乏、阴液消亡的表现，所以用熟地黄、五味子酸甘化阴以补肾元；禹余粮固涩大肠，诸药配合可以消除尾骶部酸痛及肛门下坠等症，痢疾也就可以痊愈了。

按：赤石脂和禹余粮都是矿物质药物，也都具有涩性，桃花汤用赤石脂不用禹余粮，是因为赤石脂性甘温，而桃花汤属于温剂；本方用禹余粮而不用赤石脂，是因为禹余粮甘平，本方要救阴液，所以不用温药，而选了性平的禹余粮。

地黄余粮汤方（酸甘兼涩法）

熟地黄 禹余粮 五味子

断下渗湿汤方（苦辛淡法）

樗根皮（炒黑）一两 生茅术一钱 生黄柏一钱 地榆（炒黑）一钱五分 楂肉（炒黑）三钱 银花（炒黑）一钱五分 赤苓三钱 猪苓一钱五分

水八杯，煮成三杯，分三次服。

六十七、下痢无度，脉微细，肢厥，不进食，桃花汤主之。

此涩阳明阳分法也。下痢无度，关闸不藏；脉微细肢厥，阳欲脱也。故以赤石脂急涩下焦，粳米合石脂堵截阳明，干姜温里而回阳，俾痢止则阴留，阴留则阳斯恋矣。

桃花汤（方法见温热下焦篇）

六十八、久痢，阴伤气陷，肛坠尻痠，地黄余粮汤主之。

此涩少阴阴分法也。肛门坠而尻脉痠，肾虚而津液消亡之象。故以熟地、五味补肾而酸甘化阴；余粮固涩下焦，而痠可除，坠可止。痢可愈也（按石脂、余粮，皆系石药而性涩，桃花汤用石脂不用余粮，此则用余粮而不用石脂。盖石脂甘温，桃花温剂也；余粮甘平，此方救阴剂也，无取乎温，而有取乎平也）。

地黄余粮汤方（酸甘兼涩法）

熟地黄 禹余粮 五味子

六十九、下痢日久不愈，伤及肾元，下焦失去固摄，肠中膏脂滑泄而出，进食之后难以运化，用三神丸治疗。

这是固涩少阴阴中之阳的方法。肠中膏脂滑下，可知下焦不固；完谷不化，出现在久痢之后，说明不仅脾阳虚不能运化水谷，肾中的真阳也随之衰败了，所以用三神丸温补肾阳。方中五味子兼能收摄阴液，肉果甘温而涩，可以固肠防止滑脱。

三神丸方（酸甘辛温兼涩法，也是复方）

五味子　补骨脂　肉果（去净油）

七十、下痢日久，阴液耗伤，症见口渴，舌干燥，身有低热，轻微咳嗽的，用人参乌梅汤治疗。

久痢之后口渴，轻微咳嗽，没有湿热症状，说明阴液严重耗伤，已到涸竭的程度，应当急用养阴液的方法治疗。

人参乌梅汤方（酸甘化阴法）

人参　莲子（炒）　炙甘草　乌梅　木瓜　山药

按：本方在救阴液的同时，仍然兼护脾胃。如果阴液亏损严重，而脾胃运化功能正常，可以去山药、莲子，加生地黄、麦冬，则又是另一种治疗方法了。

七十一、痢疾日久不愈，阴阳两伤，症见少腹与肛门下坠，腰部、胯部、脊背、大腿酸痛，是由脏腑亏虚而伤及奇经八脉，用参茸汤治疗。

少腹下坠是冲脉虚损的表现；肛门下坠，是下焦阴亏的表现；腰部是肾脏居住之处，胯是胆经上环跳穴所在的部位；脊是足太阳经夹行督脉的部位；髀是足阳明经的循行部位，这些部位都感到酸痛，说明由于阴络损伤严重已累及

六十九、久痢伤肾，下焦不固，肠腻滑下，纳谷运迟，三神丸主之。

此涩少阴阴中之阳法也。肠腻滑下，知下焦之不固；纳谷运迟，在久痢之后，不惟脾阳不运，而肾中真阳亦衰矣。故用三神丸温补肾阳，五味兼收其阴，肉果涩自滑之脱也。

三神丸方（酸甘辛温兼涩法，亦复方也）

五味子　补骨脂　肉果（去净油）

七十、久痢伤阴，口渴舌干，微热微咳，人参乌梅汤主之。

口渴微咳于久痢之后，无湿热客邪款证，故知其阴液太伤，热病液涸，急以救阴为务。

人参乌梅汤（酸甘化阴法）

人参　莲子（炒）　炙甘草　乌梅　木瓜　山药

按此方于救阴之中，仍然兼护脾胃。若液亏甚而土无他病者，则去山药、莲子，加生地、麦冬，又一法也。

七十一、痢久阴阳两伤，少腹肛坠，腰胯脊髀痠痛，由脏腑伤及奇经，参茸汤主之。

少腹坠，冲脉虚也；肛坠，下焦之阴虚也；腰、肾之腑也，胯，胆之

奇经八脉了。人参可以补阳明，鹿茸可以补督脉，当归、小茴香补冲脉，菟丝子、附子可以升补少阴经阳气，杜仲补肝肾而祛腰痛，这样调补奇经八脉，补养肝肾，则疼痛可止，下坠之气可以上升。

按：环跳穴属胆经，是足太阳经与足少阳经的交会之处。

相关知识链接/

寒湿最易损伤脾肾之阳，进而进一步累及奇经，发为奇经病证。由于本条中腰脊疼痛与太阳络脉有关，故附子在升少阴之阳的同时，也通太阳之络。全方以温补奇经之督脉、冲脉，兼通厥阴、少阴、太阳之络为法，不仅仅能够治疗久痢损及肝肾内络之阳，进而累及奇经之证，还可以用于各种原因引起的络病累及奇经虚证。

参茸汤方（辛甘温法）

人参　鹿茸　附子　当归（炒）　茴香（炒）　菟丝子　杜仲

按：本方虽是阴阳两补，但以补阳为主。若患者只觉下坠而没有腰脊疼痛，是偏于伤阴，可用本方去附子，加补骨脂，这又是一种治法。

七十二、痢疾日久不愈，伤及足厥阴肝经，肝气上逆，克犯阳明，自觉气从小腹上冲胃脘部，饥饿而又不欲饮食，干呕腹痛，用乌梅丸治疗。

肝属于刚藏，内有相火，相火不同于壮火，因此单纯用苦寒药不能治疗相火为病。阳明胃腑属阳土，所以又必用刚燥药物才能恢复其功能。张仲景在《伤寒论》厥阴篇中用乌梅丸治疗肝木犯胃的吐蛔症，自注中讲："又主久痢方"，但久痢的临床表现复杂多样，所以也不是一概都适用的。叶天士治疗肝木犯胃的疟疾、痢疾，都是用本方加减化裁，一般柔肝则加白芍、木瓜等，疏肝则加入吴茱萸、香附

穴也（谓环跳）；脊，太阳夹督脉之部也；髀，阳明部也；俱痠痛者，由阴络而伤及奇经也。参补阳明，鹿补督脉，归、茴补冲脉，菟丝、附子升少阴，杜仲主腰痛，俾八脉有权，肝肾有养，而痛可止，坠可升提也。

按环跳本穴属胆，太阳少阳之络实会于此。

参茸汤（辛甘温法）

人参　鹿茸　附子　当归（炒）　茴香（炒）　菟丝子　杜仲

按此方虽曰阴阳两补，而偏于阳。若其人但坠而不腰脊痛，偏于阴伤多者，可于本方去附子加补骨脂，又一法也。

七十二、久痢伤及厥阴，上犯阳明，气上撞心，饥不欲食，干呕腹痛，乌梅圆主之。

肝为刚脏，内寄相火，非纯刚所能折；阳明腑，非刚药不复其体。仲景厥阴篇中，列乌梅圆治木犯阳明之吐蛔，自注曰：又主久痢方。然久痢之症不一，亦非可一概用之者也。叶氏于木犯阳明之疟痢，必用其法而化裁之，大抵柔则加白芍、木瓜之类，刚则加吴萸、香附之类，多不用桂枝、细辛、黄柏，其与久痢纯然厥阴见证，而无犯阳明之

等刚药，很少用桂枝、细辛、黄柏，对久痢后只见厥阴证，而没有呕吐，不欲饮食，气机上逆等肝木犯胃症状的，则只用柔药，这是治疗厥阴久病的又一种治法。

按：泻心汤寒热并用，而乌梅丸则寒热刚柔并用，这是因为泻心汤治疗胸膈间疾病，并非单纯的厥阴病，但肝脉直行于胸中，所以有时可以波及足厥阴肝的缘故。乌梅丸则是治厥阴，防少阳，护阳明的作用全面方剂。

乌梅丸方（酸甘辛苦复法。酸甘化阴，辛苦通降，又辛甘为阳，酸苦为阴）

乌梅　细辛　干姜　黄连　当归　附子　蜀椒（炒焦去汗）　桂枝　人参　黄柏

这是乌梅丸原方，本方特地不作方论，是因前贤的注释已很充分，此处不再补充。剂量、制作方法，都详细记载在《伤寒论》中。

七十三、时发时止，反复不愈的休息痢，已迁延数年之久，下焦阴阳俱虚，不能收敛固摄，少腹气结成块，像癥瘕一样，用参芍汤治疗。

休息痢的特点是时作时止，停止一段时间后又开始发作，所以称为休息痢，古时认为属于难治的疾病。因为正气旺盛的人，感受很重的暑、湿、水谷、血、食等邪气，一定会每天泻下几十次，腹部胀痛，里急后重，而不会时作时止。形成休息痢有两种情况，但都是因为正气不足。一种是正气虚，邪气停留

相关知识链接／

对于久痢木犯阳明而现寒热错杂、虚实互见之证，吴氏师仲景选用乌梅丸。乌梅丸现代临床被广泛应用于多科多系统疾病，不仅涉及与原方主治证相关的蛔虫病及各型肠炎，适当加减还被用于胃炎、血管神经症、糖尿病、内耳性眩晕、慢性荨麻疹、盆腔炎、慢性口腔溃疡等病，且均具有较好疗效。建议饭前或空腹时以米汤送服。

呕而不食撞心者，则又纯乎用柔，是治厥阴久痢之又一法也。按泻心寒热并用，而乌梅圆则又寒热刚柔并用矣。盖泻心治胸膈间病，犹非纯在厥阴也，不过肝脉络胸耳。若乌梅圆则治厥阴，防少阳，护阳明之全剂。

乌梅圆方（酸甘辛苦复法。酸甘化阴，辛苦通降，又辛甘为阳，酸苦为阴）

乌梅　细辛　干姜　黄连　当归　附子　蜀椒（炒焦去汗）　桂枝　人参　黄柏

此乌梅圆本方也。独无论者，以前贤名注林立，兹不再赘，分量制法，悉载《伤寒论》中。

七十三、休息痢经年不愈，下焦阴阳皆虚，不能收摄，少腹气结，有似癥瘕，参芍汤主之。

休息痢者，或作或止，止而复作，故名休息，古称难治。所以然者，正气尚旺之人，即受暑、湿、水、谷、血、食之邪太重，必日数十行，而为胀、为痛、为里急后重等证，必不或作或辍也。其成休息证者，大抵有二，皆以正虚之故。一则正虚留邪在络，至其年月日时复发，而见积滞腹痛之实证者，可遵仲景凡病至其年月日时复发者当下之例，

于络脉，所以到了某一阶段就会旧病复发，表现出积滞内阻引起的腹痛实证，治疗可以遵循张仲景“至其年、月、日、时复发者，当下之”的法则，用轻剂温下，佐以通络达邪；或用丸药缓攻的方法来治疗，等到积滞去净的时候，再用补法；或攻补兼施，中、下焦并治，这是虚实夹杂的证候的治法。另一种则纯粹是虚证，因为久痢滑泄太过，下焦阴阳两伤，气结成块，症状类似癥瘕，但实际上并不是癥瘕，治疗必须用温补法，所以本方以人参、茯苓、炙甘草守补中焦；用人参、附子固护下焦的阳气；用白芍、五味子收摄三阴经的阴液。方以补肾为主，因为肾司二便。本方名为参芍汤，暗含阴阳兼顾的意思。

参芍汤方（辛甘为阳，酸甘化阴复法）

人参　白芍　附子　茯苓　炙甘草　五味子

七十四、下痢而不欲饮食的噤口痢，浊热之气上冲，肠中气机闭阻，下腹部疼痛剧烈，用白头翁汤治疗。

这是偏于实热证的噤口痢的治疗方剂。

白头翁汤方（方注见前）

七十五、下痢而不欲饮食的噤口痢，左手脉细数，右手脉弦，干呕、腹痛、里急后重，痢下不爽，用加减泻心汤治疗。

本条也是偏于湿热的实证噤口痢治疗方法，脉细数，是湿热入里的表现；右手脉弦，是肝木克脾的征象。所以用泻心汤去甘温守中之品，补脾脏的健运功能，辛开苦降，加金银花清热解毒，山楂炭去血积，木香宣通气滞，白芍收敛阴气，抑制肝木，不使其克伐脾土。

而用少少温下法，兼通络脉，以去其隐伏之邪；或丸药缓攻，俟积尽而即补之；或攻补兼施，中下并治，此虚中之实证也。一则纯然虚证，以痢久滑泄太过，下焦阴阳两伤，气结似乎癥瘕，而实非癥瘕，舍温补其何从！故以参、苓、炙草守补中焦，参、附固下焦之阳，白芍、五味收三阴之阴，而以少阴为主，盖肾司二便也。汤名参芍者，取阴阳兼固之义也。

参芍汤方（辛甘为阳酸甘化阴复法）

人参　白芍　附子　茯苓　炙甘草　五味子

七十四、噤口痢，热气上冲，肠中逆阻似闭，腹痛在下尤甚者，白头翁汤主之。

此噤口痢之实证，而偏于热重之方也。

白头翁汤（方注见前）

七十五、噤口痢，左脉细数，右手脉弦，干呕腹痛，里急后重，积下不爽，加减泻心汤主之。

此亦噤口痢之实证，而偏于湿热太重者也。脉细数，温热著里之象；右手弦者，木入土中之象也。故以泻心去守中之品，而补以运之，辛以开之，苦以降之；加银花之败热毒，楂炭之克血积，木香之通气积，白芍以

加减泻心汤方（苦辛寒法）

川连　黄芩　干姜　金银花　山楂炭　白芍　木香汁

七十六、下痢不欲饮食的噤口痢，呕恶而不知饥饿，肠中积滞较轻，腹中隐痛，形体衰弱，脉弦，舌苔白，口不渴，用加味参苓白术散治疗。

这是从中焦治疗噤口痢邪少虚多的证候的方法。积滞较少，腹痛和缓，可知邪气少；舌苔白，说明没有热象；形体衰弱，口不渴，不知饥饿，不思饮食，说明胃气虚损运化无权；脉弦，正如《金匮要略》所说："弦则为减"，这是阴精与阳气俱不足的征象。《灵枢》也说："诸小脉者，阴阳形气俱不足，勿取以针，调以甘药"，仲景据此而创立了建中汤，来治疗各种虚损不足的病证，因此成为治疗一切虚劳不足的祖方。李东垣又从此方化出补中益气汤、升阳益气汤、清暑益气汤等方剂，都是甘温除大热的方法，但终究不如建中汤用药精纯。可以说，建中汤是以温中和里见长，而补中益气汤则以益气升阳见长。调以甘药，是因为十二经都禀气于胃，胃气恢复，则十二经虚损都可以复原。叶天士效法古方，以参苓白术散加减，治疗虚多邪少、脉弦的噤口痢，也是取"诸虚不足，调以甘药"的意思，具体方药又是从张仲景、李东垣的方法化裁出来的，体现了迅速恢复胃气的指导思想。

相关知识链接/

痢证初愈，由于禀赋之差异，原先感邪之不同，有因湿热者，有因寒湿者，还有阴阳并损者，见证各异。吴氏有鉴于此，因证立方：若久痢伤阴，口渴舌干，微热微咳，以人参乌梅汤酸甘化阴，兼有湿热余邪则宜用加减黄连阿胶汤滋阴泄热；若久痢脾肾阳伤，食减便溏，则宜用双补汤补脾益肾；痢后阴阳两虚，可用辛甘化阳、酸甘化阴立法的加减理阴煎、参芍汤、肉苁蓉汤治疗。

收阴气，更能于土中拔木也。

加减泻心汤方（苦辛寒法）

川连　黄芩　干姜　银花　楂炭　白芍　木香汁

七十六、噤口痢，呕恶不饥，积少痛缓，形衰脉弦，舌白不渴，加味参苓白术散主之。

此噤口痢邪少虚多，治中焦之法也。积少痛缓，则知邪少；舌白者无热；形衰不渴，不饥不食，则知胃关欲闭矣；脉弦者，《金匮》谓：弦则为减，盖谓阴精阳气俱不足也。《灵枢》谓：诸小脉者，阴阳形气所俱不足，勿取以针，调以甘药也。仲景实本于此而作建中汤，治诸虚不足，为一切虚劳之祖方。李东垣又从此化出补中益气、升阳益气、清暑益气等汤，皆甘温除大热法，究不若建中之纯，盖建中以德胜，而补中以才胜者也。调以甘药者，十二经皆秉气于胃，胃复则十二经之诸虚不足，皆可复也。叶氏治虚多脉弦之噤口痢，仿古之参苓白术散而加之者，亦同诸虚不足调以甘药之义，又从仲景、东垣两法化出，而以急复胃气为要者也。

加味参苓白术散方（本方甘淡微苦法，加则辛甘化阳，芳香悦脾，微

加味参苓白术散方（本方是甘淡微苦法，加味后是辛甘化阳，芳香悦脾，微辛以通，微苦以降的治法）

人参二钱　白术一钱五分（炒焦）　茯苓一钱五分　扁豆二钱（炒）　薏苡仁一钱五分　桔梗一钱　砂仁七分（炒）　炮姜一钱　肉豆蔻一钱　炙甘草五分

上药一起研成细末，每次服一钱五分，用香粳米煎汤调服，每日服两次。

相关知识链接/

因阴液涸而小便涩少，脾胃败而厌食呕吐，宜用加减理阴煎治疗；其因肾阳虚损，火不生土，脾肾两虚而嘴口不食、则以肉苁蓉汤疗之；属阴阳并损，则用参芍汤治疗。另有痢久阴阳两虚，由脏腑损及奇经，证见少腹肛坠，腰胯酸痛者，以参茸汤温补奇经，俾八脉有权，肾肝得养而痛可止，坠可升提也。

【方论】参苓白术散原方兼治脾胃，而以治胃为主。它的功用为治疗中土虚，而没有邪气的泄泻，加味后则通宣三焦，升提上焦，固涩下焦，以调治中焦为主。人参、茯苓、白术加炙甘草四味组成了四君子汤。

按：四君子汤中人参、茯苓为胃中通药。胃为腑，腑以通为补；白术、炙甘草为脾经的守药，脾属脏，脏以守为补。茯苓淡渗，下达膀胱，为通药中的通利药；人参甘苦，补益肺胃之气，为通药中的守药；白术苦能渗湿，为守药中的通药；甘草味纯甘，不兼其他味，为守药中的守药。以上药物相合组成的四君子汤脾胃双补，再加扁豆、薏苡仁补肺胃；加炮姜温阳，以补脾肾；合用桔梗则从上焦升提清气；砂仁、肉蔻从下焦固涩胃肠浊气，这两味药都具有芳香气味，既能涩肠防止滑脱，又能温通下焦的郁滞，兼醒脾阳。本方制为药末，

辛以通，微苦以降也）

人参二钱　白术（炒焦）一钱五分　茯苓一钱五分　扁豆（炒）二钱　薏仁一钱五分　桔梗一钱　砂仁（炒）七分　炮姜一钱　肉豆蔻一钱　炙甘草五分

共为极细末，每服一钱五分，香粳米汤调服，日二次。

【方论】参苓白术散原方，兼治脾胃，而以胃为主者也。其功但止土虚无邪之泄泻而已。此方则通宣三焦，提上焦，涩下焦，而以醒中焦为要者也。参、苓、白术加炙草，则成四君矣。按四君以参、苓为胃中通药，胃者腑也，腑以通为补也；白术、炙草，为脾经守药，脾者脏也，脏以守为补也。茯苓淡渗，下达膀胱，为通中之通；人参甘苦，益肺胃之气，为通中之守；白术苦能渗湿为守中之通；甘草纯甘，不兼他味，又为守中之守也，合四君为脾胃两补之方。加扁豆、薏仁以补肺胃之体，炮姜以补脾肾之用；桔梗从上焦开提清气，砂仁、肉蔻从下焦固涩浊气，二物皆芳香能涩滑脱，而又能通下焦之郁滞，兼醒脾阳也。为末，取其留中也；引以香粳米，亦以其芳香悦土，以胃所喜为补也。上下斡

是因药末能在胃中停留时间较长；用香粳米煎汤送服，也是取芳香悦脾的功用，因脾喜香味，所以用其来补益脾胃。以上药物组成方剂，能宣通三焦，无非是希望胃气逐渐恢复，从而使病情转危为安。

七十七、下痢而不能进食的噤口痢，由于肾阳虚衰，不能温暖脾胃，而致胃关不开，用肉苁蓉汤治疗。

这是从下焦治疗噤口痢邪少虚多证的方法。因为噤口痢日久，病情各异。病在胃的，例如上条所论述的情况；也有因为肾阳不温，而胃关不开的，则应当以治下焦为主。本方重用肉苁蓉，是因为肉苁蓉是马的精液落在地上生成的，是精血所生的草并具有肉质。马是火畜，精属阴属水，所以该药禀受了少阴水火之气，又归于太阴坤土，药性温润平和，具从容和缓之义，故被称为“从容”，对补下焦阳中之阴有特殊的功效。《神农本草经》称肉苁蓉强阴益精，消癥瘕。能强阴是因为禀受了火畜之气；能益精则是因禀受了马精的水气。癥瘕是有形之邪，由气血积聚而成。水与火互济，则中焦脾胃之气旺盛，积聚自消。噤口痢阴阳俱虚，脾肾两伤而又积滞未清，这一病证用肉苁蓉治疗确实十分恰当，佐以附子补阴中之阳，人参、干姜补脾胃，当归、白芍补肝肾，白芍用肉桂炮制，是为了制约它的酸甘呆滞之性，而又借肉桂入少阴血分。

肉苁蓉汤方（辛甘法）

肉苁蓉一两（泡淡） 附子二钱 人参二钱 干姜炭二钱 当归二钱 白芍三钱（肉桂汤浸炒）

上药用水八杯，煮取三杯，分三次缓缓服下，胃口稍开，可再次服用。

旋，无非冀胃气渐醒，可以转危为安也。

七十七、噤口痢，胃关不开，由于肾关不开者，肉苁蓉汤主之。

此噤口痢邪少虚多，治下焦之法也。盖噤口日久，有责在胃者，上条是也；亦有由于肾关不开，而胃关愈闭者，则当以下焦为主。方之重用苁蓉者，以苁蓉感马精而生，精血所生之草而有肉者也。马为火畜，精为水阴，禀少阴水火之气而归于太阴坤土之药，其性温润平和，有从容之意，故得从容之名，补下焦阳中之阴有殊功。《本经》称其强阴益精，消癥瘕，强阴者，火气也，益精者，水气也，癥瘕乃气血积聚有形之邪，水火既济，中土气盛，而积聚自消。兹以噤口痢阴阳俱损，水土两伤，而又滞下之积聚未清，苁蓉乃确当之品也；佐以附子补阴中之阳，人参、干姜补土，当归、白芍补肝肾，芍用桂制者，恐其呆滞，且束入少阴血分也。

肉苁蓉汤（辛甘法）

肉苁蓉（泡淡）一两 附子二钱 人参二钱 干姜炭二钱 当归二钱 白芍（肉桂汤浸炒）三钱

水八杯，煮取三杯，分三次缓缓服，胃稍开，再作服。

秋燥

七十八、燥邪日久，耗伤肝肾阴液，燥火偏盛于上，肝肾阴亏于下，上盛下虚，白昼身凉，夜间发热，或干咳无痰，或不咳嗽，甚至痉挛抽搐，或手足厥冷，用三甲复脉汤治疗，还可用大、小定风珠或专翕大生膏治疗。

肾主五液而恶燥，有的外感邪气久留而伤及肾阴，有的由内伤而致燥，治疗都应以涵养津液为主。肝木依赖肾水的滋养，肾水枯竭，肝脏肯定不能发挥正常功能，所谓乙癸同源，就是肝肾同源。以上三方由浅入深，大定风珠的作用强于三甲复脉汤，且两方都用汤剂，取其治疗迅速之义。专翕膏取阴阳协调，乾坤安静之义，方中多用血肉有情之品，熬膏后再做丸，这是为了从缓治疗。因为下焦病位深远，而草木药物无情，所以采用有情的药物缓治。另外，突然出现虚损容易恢复的病证，则用复脉汤和定风珠；日久虚损，恢复较慢的病证，则用专翕膏。专翕膏的神妙在于以腥臭脂膏药物补人体下焦的腥臭脂膏，朱丹溪所说的知柏地黄丸，能够治雷龙之火而润肾燥。高明的医者自可知道两方的差异。一般甘味药都能补益，苦味药都能泻火。却不知苦能入心，容易化燥，另外雷龙之火不能用苦寒药直折，必须滋补真阴，肝肾阴液充足则火势自能平静，从而保持肝肾专翕的和顺之性；肾水不足则相火动而躁扰不安，这是因干燥引起的躁动。因此专翕膏善治雷龙之火。医者可在临床上进一步观察。

原文

七十八、燥久伤及肝肾之阴，上盛下虚，昼凉夜热，或干咳，或不咳，甚则痉厥者，三甲复脉汤主之，定风珠亦主之，专翕大生膏亦主之。

肾主五液而恶燥，或由外感邪气久羁而伤及肾阴，或不由外感而内伤致燥，均以培养津液为主。肝木全赖肾水滋养，肾水枯竭，肝断不能独治，所谓乙癸同源，故肝肾并称也。三方由浅入深，定风浓于复脉，皆用汤，从急治。专翕取乾坤之静，多用血肉之品，熬膏为丸，从缓治。盖下焦深远，草木无情，故用有情缓治。再暴虚易复者，则用二汤；久虚难复者，则用专翕。专翕之妙，以下焦丧失皆腥臭脂膏，即以腥臭脂膏补之，较之丹溪之知柏地黄，云治雷龙之火而安肾燥，明眼自能辨之。盖凡甘能补，凡苦能泻，独不知苦先入心，其化以燥乎！再雷龙不能以刚药直折也，肾水足则静，自能安其专翕之性；肾水亏则动而躁，因燥而躁也。善安雷龙者，莫如专翕，观者察之。

三甲复脉汤、定风珠方（并见前）

专翕大生膏方（酸甘咸法）

人参二斤（财力不足的，可用制洋参代替） 茯苓二斤 龟板一斤（另熬胶） 牡蛎一斤 鲍鱼二斤 海参二斤 白芍二斤 五味子半斤 山萸肉半斤 羊腰子八对 猪脊髓一斤 鸡子黄二十个 阿胶二斤 莲子二斤 白蜜一斤 枸杞子一斤（炒黑）

以上药味，先把龟板胶、鳖甲胶、阿胶和茯苓、白术、莲子、芡实分别另放备用。其余药物分别放入四只铜锅（忌用铁器，搅拌用铜勺），将血肉有情药物归为一类，装在两个铜锅内，植物药放入另两口铜锅中。四只铜锅都用文火熬炼三昼夜，去掉药渣，再将药汁煎熬六昼夜，把药汁合入一口锅中，继续煎炼成膏状，然后加入龟板胶，鳖甲胶，阿胶，再加入白蜜调和均匀，最后再将有粉无汁液的茯苓、白术、莲子、芡实研成细末，加入膏中，制成丸药。每次服二钱，逐渐加大剂量至三钱，每日服三次，一日大约服一两，一年为一个疗程。如妇女怀胎三个月即流产，属于肝虚有热，可于本方加天冬一斤，桑寄生一斤，一起熬膏，再用鹿茸二十四两研为细末，加入膏中制成就可以了。（本方是根据阴生于八，成于七的机理，所以用了二十一位药组成奇方，意在守阴，加味方则根据阳生于七，成于八，用三八二十四味药组成偶方，以生胎之阳。古时通利多用偶方，补益多用奇方，体现了阴阳互根的道理。）

三甲复脉汤、定风珠（并见前）

专翕大生膏（酸甘咸法）

人参二斤（无力者以制洋参代之） 茯苓二斤 龟板（另熬胶）一斤 乌骨鸡一对 鳖甲一斤（另熬胶） 牡蛎一斤 鲍鱼二斤 海参二斤 白芍二斤 五味子半斤 萸肉半斤 羊腰子八对 猪脊髓一斤 鸡子黄二十圆 阿胶二斤 莲子二斤 芡实三斤 熟地黄三斤 沙苑蒺藜一斤 白蜜一斤 枸杞子（炒黑）一斤

上药分四铜锅（忌铁器，搅用铜勺），以有情归有情者二，无情归无情者二，文火细炼三昼夜，去渣；再熬六昼夜；陆续合为一锅，煎炼成膏，末下三胶，合蜜和匀，以方中有粉无汁之茯苓、白芍、莲子、芡实为细末，合膏为丸。每服二钱渐加至三钱，日三服，约一日一两，期年为度。每殒胎必三月，肝虚而热者，加天冬一斤，桑寄生一斤，同熬膏，再加鹿茸二十四两为末（本方阴生于八，成于七，故用三七二十一之奇方，守阴也。加方用阳生于七，成于八，三八二十四之偶方，守阴也。加方用阳生于七，成于八，三八二十四之偶方，以生胎之阳也。古法通方多用偶，守法多用奇，阴阳互也。）

卷四

杂说

汗论

汗液是由阳气蒸化阴精而产生的。《内经》讲：人体的汗液形成与天地之间的雨一样，因为汗液是以阴精为材料，通过阳气温化形成的。如果阴精充足，但阳气不足，则阴精不能蒸腾外出，无汗则郁闭而死。如果阳气有余，阴精不足，则阳气鼓动阴精外出而汗液外泄，再使用发汗的方法就会发生痉挛，严重的也会死亡。有的用熏灼的方法后汗液仍不能外出的也是死证。有的人阴精没有受损而阳气不足，又被寒邪等肃杀之气所侵犯，使汗液不能外出的，就一定要用辛温、味薄、迅速走窜的药物，来扶持人体的阳气，这就是张仲景治疗伤寒的方法。《伤寒论》这一部书，从始至终都是以救阳气为主的。另外，素体阳气充盛，阴精亏损的人感受温热邪气，阳热消灼津液，则汗液自出或汗不出的，就需要用辛凉的药物使自出的汗液停止，或用甘凉濡润的药物养阴以资汗液之源泉，使出汗功能恢复正常。本书就是以此法治疗温病的。本书从始至终是以救阴精为主的，因此伤寒不可以不发汗，而温病绝对不可以发汗。从唐代、宋代以来，很多人对此不明白，只是各人对《伤寒论》进行注释，写成了不少《伤寒论》的注本，人们只知道治疗伤寒的方法，却殃及那些感受温病的人。唉！这是天意呢？还是人为造成的呢？

原文

汗也者，合阳气阴精蒸化而出者也。《内经》云：人之汗，以天地之雨名之。盖汗之为物，以阳气为运用，以阴精为材料。阴精有余，阳气不足，则汗不能自出，不出则死；阳气有余，阴精不足，多能自出，再发则痉，痉亦死；或熏灼而不出，不出亦死也。其有阴精有余，阳气不足，又为寒邪肃杀之气所搏，不能自出者，必用辛温味薄急走之药，以运用其阳气，仲景之治伤寒是也。《伤寒》一书，始终以救阳气为主。其有阳气有余，阴精不足，又为温热升发之气所铄，而汗自出，或不出者，必用辛凉以止其自出之汗，用甘凉甘润培养其阴精为材料，以为正汗之地，本论之治温热是也。本论始终以救阴精为主。此伤寒所以不可不发汗，温热病断不可发汗之大较也。唐宋以来，多昧于此，是以人各著一伤寒书，而病温热者之祸亟矣。呜呼！天道欤？抑人事欤？

方中行先生或问六气论

方中行先生的《或问·六气论》原文中说：有人问，天有六气，即风、寒、暑、湿、燥、火。风寒暑湿在《内经》中都列出疾病并以条例的形式加以论述，却为什么没有揭示燥邪、火邪呢？难道燥、火就没有病证可以论述吗？回答说：《素问》讲春季感受风邪，夏季感受暑邪，秋季感受湿邪，冬季感受寒邪，因为四气顺应四时而各有专门的时令，所以四气各有专病，燥和火没有专门的时令相配，因此没有专门的病证，而散在于其他病证中，就像土没有专门的时令相配，而寄旺在四季辰、戌、丑、未月的最后18天。之所以在《内经》中没提及燥邪与火邪致病，是因为其存在于切病证中。我认为方中行这个解释是牵强臆断的，不足以使人相信，这是太迷信经典而牵强附会的缘故。春风、夏火、长夏湿土、秋燥、冬寒，是五行在四时的具体体现。《内经》讲：夏至以前感受的是温热邪气，就是六气中的“火”；夏季伤于暑邪是指长夏季节土所主的时令；秋季感受湿邪是指初秋而言，是上一个时令的湿土之气还流行未尽。每一季节的气候都是初期较轻微而后期比较旺盛，到了正秋季节感受燥邪，在《内经》没有提到，大概因为年代久远，经文脱落错简的缘故。喻嘉言补充的很正确，却不应该强行更改经文。这在下焦寒湿篇第四十七条已经详细讨论过了。现在用土气旺于四时之末来同燥火为病相比，是大错特错的，寄旺于四时的是湿土，而不是燥、火。方中行先生如此高明，却对六气为病糊涂不清，实在是千虑之失啊！

原文

原文云：或问天有六气——风、寒、暑、湿、燥、火。风、寒、暑、湿，《经》皆揭病出条例以立论，而不揭燥、火，燥、火无病可论乎？曰：《素问》言“春伤于风，夏伤于暑，秋伤于湿，冬伤于寒”者，盖以四气之在四时，各有专令，故皆专病也。燥、火无专令，故不专病，而寄病于百病之中；犹土无正位，而寄王于四时辰戌丑未之末。不揭者，无病无燥、火也。愚按此论，牵强臆断，不足取信，盖信经太过则凿之病也。春风，夏火，长夏湿土，秋燥，冬寒，此所谓播五行于四时也。《经》言先夏至为病温，即火之谓；夏伤于暑，指长夏中央土而言也；秋伤于湿，指初秋而言，乃上令湿土之气，流行未尽。盖天之行令，每微于令之初，而盛于令之末；至正秋伤燥，想代远年湮，脱简故耳。喻氏补之诚是，但不当硬改经文，已详论于下焦寒湿第四十七条中。今乃以土寄王四时比燥、火，则谬甚矣。夫寄王者，湿土也，岂燥、火哉！以先生之高明，而于六气乃昧昧焉，亦千虑之失矣。

伤寒注论

张仲景的《伤寒论》，的确是医学的金科玉律，但是条文简洁深奥，注解很困难。又因为年代久远，不免出现脱落错简的地方，被后人随意增添，现在已没有办法弄清仲景原文中条文的先后次序，文字的具体出处，什么地方是后人增添的，只好存疑待考，遵从那些可信的经文，对不可信的加以考订。最初注释《伤寒论》的有林亿、成无己，他们都是随文注释，而不能阐释原文的内涵，但最初注释《伤寒论》确实很难，所以不是没有功劳。明代的方中行先生能够苦心钻研，畅所欲言，追溯其本源，探求其精微，阐发其中深奥难解之处，虽然不能处处合拍，但是基本内容还是很完备的。喻嘉言写《尚论》补充方中行先生忽略的地方，阐发他未述发的观点，也是仲景学说的功臣，但仅有几处是用心解读的。其他大概都是从方氏的评论中演化来的，但不应该极力诋毁方氏。北海的林先生收录方氏的《前条辨》，后附《尚论篇》，历数喻嘉言剽窃的过错，逐条分析评论。喻氏之后又有高氏著《伤寒尚论辨似》，其中也有自己的心得和可取的地方，但大部分内容还是剽窃方氏的观点，他表面上尊崇喻嘉言，却又极力诋毁喻嘉言，就像喻嘉言对方中行一样。北平的刘觉葊先生著书而加以

原文

仲祖《伤寒论》，诚为金科玉律，奈注解甚难。盖代远年湮，中间不无脱简，又为后人妄增，断不能起仲景于九原而问之，何条在先，何条在后，何处尚有若干文字，何处系后人伪增，惟有阙疑阙殆，择其可信者而从之，不可信者而考之已尔。创斯注者，则有林氏、成氏，大抵随文顺解，不能透发精义，然创始实难，不为无功。有明中行方先生，实能苦心力索，畅所欲言，溯本探微，阐幽发秘，虽未能处处合拍，而大端已具。喻氏起而作《尚论》，补其阙略，发其所未发，亦诚仲景之功臣也；然除却心解数处，其大端亦从方论中来，不应力诋方氏。北海林先生，刻方氏前条辨，附刻《尚论篇》，历数喻氏僭窃之罪，条分而畅评之。喻氏之后，又有高氏，注《尚论》发明，亦有心得可取处，其大端暗窃方氏，明尊喻氏，而又力诋喻氏，亦如喻氏之于方氏也。北平刘觉葊先生起而证之，亦如林北海之

评正，也如同北海林先生评证《尚论》一样。因此，人们心中必然是存在公道的。其他像郑氏的《伤寒条辨续注》及程氏的《伤寒论后条辨》，高明之人自然可以看出其中不可取之处。舒驰远的《伤寒论集注》以喻氏的论述为主，兼引程郊倩《伤寒论后条辨》的观点，并采集其他人的论断，就如同不知道有方氏的《伤寒论前条辨》一样，竟把喻氏剽窃方氏的论述，直接说成是喻氏自己的观点。此外，沈目南的《伤寒六经辨证治法》，张隐庵的集注，程云来的集注，都可以参阅。慈溪的柯韵伯注释《伤寒论》而著《伤寒来苏集》，充分体现了他的聪明才学，有不少阐释创新的地方可供参考。但其自序中关于大青龙证的论述，方氏、喻氏的注解都是错误的，甚至把他们的论点看成是淫乱的郑国之声，有迷正道的杨墨邪说，等到取方氏、喻氏、柯氏三家的论述，仔细对比、研究，事实并非这样。例如柯氏说，风有阴阳的区别，汗出弦脉的桂枝汤证是感受了鼓动的阳风，无汗出的脉紧、烦躁的大青龙汤证是感受了凛冽的阴风，请问感受了鼓动的阳风，而用桂枝汤辛甘温法，把《内经》风邪侵犯机体，治以辛凉药物为主，配合苦甘药物的法则放在什么地位呢？张仲景的自序讲：采用《素问》《九卷》的论点，难道这样就背离《素问》的立法了吗？而且感受阳风治疗用辛甘温的桂枝为主，感受凛冽的阴风反而用寒凉的石膏治疗，怎么可以这样呢？他注释烦躁时，又说热邪浸淫于内则心神烦扰，风邪浸淫于内则手足躁动，（方氏原注为：受风则烦，感寒则躁）既然说是感受凛冽的阴风，又说热邪浸淫

证《尚论》者然，公道自在人心也。其他如郑氏、程氏之后条辨，无足取者，明眼人自识之。舒驰远之集注，一以喻氏为主，兼引程郊倩之后条辨，杂以及门之论断，若不知有方氏之前条辨者，遂以喻氏窃方氏之论，直谓为喻氏书矣。此外有沈目南注，张隐庵集注，程云来集注，皆可阅。至慈溪柯韵伯注《伤寒论》著《来苏集》，聪明才辨，不无发明，可供采择；然其自序中谓大青龙一证，方、喻之注大错，目之曰郑声，曰杨墨，及取三注对勘，虚中切理而细绎之，柯注谓风有阴阳：汗出脉缓之桂枝证，是中鼓动之阳风；汗不出脉紧烦躁之大青龙证，是中凛冽之阴风。试问中鼓动之阳风者，而主以桂枝辛甘温法，置《内经》“风淫于内，治以辛凉，佐以苦甘”之正法于何地？仲景自序云：“撰用《素问》《九卷》，”反背《素问》而立法耶？且以中鼓动之阳风者，主以甘温之桂枝，中凛冽之阴风者，反主以寒凉之石膏，有是理乎？其注烦躁，又曰热淫于内，则心神烦扰；风淫于内，故手足躁乱（方先生原注：风为烦，寒则躁）。既曰凛冽阴风，又

于内，有这样的道理吗？许多矛盾的地方难以一一列举。方氏创立“风伤卫、寒伤营、风寒两伤营卫”的论点，我不敢讲就是张仲景的本来用意，但要使后世学医的人觉得条理清晰，也不是没有见地的。而柯氏序中所论也不一定就是仲景的本意，却比方氏高明，但是柯氏随意删改原文，多属主观臆断就不如方氏的《伤寒条辨》纯正了。而且方氏创立了汇通大义的注释方法，其功绩不可磨灭。喻氏、高氏、柯氏三位先生对方氏的论述补偏救弊，其中的卓识妙悟不是没有可取之处的。唯独厌恶他们高调夸耀自己的见解，自成一派，掩盖前人的功绩。希望后世学医的人要以明道济世为主要任务，不要费心于争名誉、比高低，如此才能造福广大百姓。

曰热淫于内，有是理乎？种种矛盾，不可枚举。方氏立风伤卫，寒伤营，风寒两伤营卫，吾不敢谓即仲景之本来面目；然欲使后学眉目清楚，不为无见。如柯氏之所序，亦未必即仲景之心法，而高于方氏也。其删改原文处，多逞臆说，不若方氏之纯正矣。且方氏创通大义，其功不可没也。喻氏、高氏、柯氏，三子之于方氏，补偏救弊，其卓识妙悟，不无可取，而独恶其自高己见，各立门户，务掩前人之善耳。后之学者，其各以明道济世为急，毋以争名竞胜为心，民生幸甚。

风论

《内经》说：风邪是外邪致病的首要因素，又说：风的性质善于变换而变化多端，那么风为什么是多种致病因素的首领呢？《周易》说："元者，善之长也。"就是说万物的生长都始于春天，自冬至以后四十五天的夜半时，少阳初生而春季开始，在立春的前十五天的大寒节是厥阴风木行令，风木主疏泄，开始升发一年的阳气，如同施行仁德一样，而生养万物。所以帝王在成就功德以后制定礼节，而作音乐舞蹈，纠正不良的风气，使气候调和而风气条理，所以百姓健康和乐。正常情况下，风邪不侵害人体，人体腠理密、精气足，怎能生病呢？相反则病证就会发生。所以天地具有生生不息之气，对人类恩泽极广，在一定情况下也可侵害人体，害处也很多。因为风的性质不同，所以作用也有区别。春风自下向上，夏风横行于空中，秋风从上而下，冬风刮地而行。讲到它们的方位，也有四正、四偏八个方位，同四时八节相应。立春时风起于艮方，从东北方向而来的，称为"条风"，八风从八方按一定规律而起，合于八节是正常的风；如果立春时风起于坤方，称为"冲风"，又称为虚邪贼风，这是风乘小月的不足而改变了方向和性质。初春季节的风夹有寒水之气；春末时令的风则夹有火热之气；夏初的风尚夹

原文

《内经》曰："风为百病之长"。又曰："风者善行而数变"。夫风何以为百病之长乎？《大易》曰："元者，善之长也"。盖冬至四十五日，以后夜半少阳起而立春，于立春前十五日交大寒节，而厥阴风木行令，所以疏泄一年之阳气，以布德行仁，生养万物者也。故王者功德既成以后，制礼作乐，舞八佾而宣八风，所谓四时和，八风理，而民不夭折。风非害人者也，人之腠理密而精气足者，岂以是而病哉！而不然者，则病斯起矣。以天地生生之具，反为人受害之物，恩极大而害亦广矣。盖风之体不一，而风之用有殊。春风自下而上，夏风横行空中，秋风自上而下，冬风刮地而行。其方位也，则有四正四隅，此方位之合于四时八节也。立春起艮方，从东北隅而来，名之曰条风，八节各随其方而起，常理也。如立春起坤方，谓之冲风，又谓之虚邪贼风，为其乘月建之虚，则其变也。春初之风，则夹寒水之母气；春末之风，则带火热之子气；

木气而炎火逐渐生长；长夏季节的风则夹有暑气、湿气、木气，大雨后天气骤然变冷是夹有寒水之气；久晴不雨近似于秋季，则以燥气为主，所以长夏季节的风可以兼夹多种风气，因此人们可能患的疾病种类很多。初秋时节的风夹有湿气，季秋时的风则兼有寒水之气，预示着冬季的来临。初冬季节的风尚带有燥气，正冬则会挟寒水之气，季冬又夹有春木之气，由下向上，所以纸鸢纷起。再从五运六气来推算甲己年风中多兼湿气；一年中六气主气期间，还要看所加临的客气，则风也兼化有各种客气，所以五运六气没有风是不行的，这样就可以理解为什么风是六气中的统帅，各种致病因素的领袖，这就是称为“百病之长”的原因。那么为什么又变化多端呢？例如夏天时早晨刮的是南风，不久就变成西风、北风、东风，刮南风的时候天气晴而热，从北向东则下雨而寒冷，四季都有早晚的变化，虽说都不如夏季变化那么频繁而明显。夏季为万物生长发育旺盛的时节，因此疾病也多，正如《阴符经》所说的“害生于恩也”。四时的风都带有凉气，是因为木生于水的缘故，能转化为热是因为木能生火，而且风邪无微不入，作用全面，如果学习的人确实体会了风的性质和作用，则对六淫致病就明白大半了。前人多死守桂枝汤，认为是治风的祖方，后人又把羌活、

相关知识链接/

“风为百病之长”，强调了风邪致病的重要性和多样性，一方面是因为风的开泄作用损伤肌表，兼容它邪，其伤人时可兼夹风寒、风热、风湿、风火、风寒湿等兼证；另一方面就是由于其善行多变而导致许多疾病且变证很多。也正是由于风邪的这些特点，对其治疗不能拘于一方一药，而是应该因时、因地随证治之。

夏初之风，则木气未尽，而炎火渐生；长夏之风，则挟暑气、湿气、木气（未为木库），大雨而后暴凉，则挟寒水之气；久晴不雨，以其近秋也，而先行燥气，是长夏之风，无所不兼，而人则无所不病矣。初秋则挟湿气，季秋则兼寒水之气，所以报冬气也。初冬犹兼燥金之气，正冬则寒水本令，而季冬又报来春风木之气，纸鸢起矣。再由五运六气而推，大运如甲己之岁，其风多兼湿气；一年六气中，客气所加何气，则风亦兼其气而行令焉。然则五运六气非风不行，风也者，六气之帅也，诸病之领袖也，故曰：百病之长也。其数变也奈何？如夏日早南风，少移时则由西而北而东，方南风之时，则晴而热，由北而东，则雨而寒矣。四时皆有早暮之变，不若夏日之数而易见耳。夫夏日曰长曰化，以盛万物也，而病亦因之而盛，《阴符》所谓害生于恩也。无论四时之风，皆带凉气者，木以水为母也；转化转热者，木生火也；且其体无微不入，其用无处不有，学者诚能体察风之体用，而于六淫之病，思过半矣。前人多守定一桂枝，以为治风之祖方；下此则以羌、防、柴、葛为治风之要药，皆未体风之

防风，柴胡、葛根作为治风的要药，都是没有理解风的性质和作用以及《内经》的精义。桂枝汤在《伤寒论》中所治的风是兼有寒水之气的风，这属于治风的变法，如果不兼寒则应当遵从《内经》“风淫于内，治以辛凉，佐以苦甘”的法则，这是治疗风邪的正法。但是为什么辛凉为正治法，而甘温为变法呢？风属木而辛凉为金气，金能制木。所以风邪变化为热时，以辛凉苦甘法治疗就可以转寒凉的金气来克制肝木了。

情，与《内经》之精义者也。桂枝汤在伤寒书内，所治之风，风兼寒者也，治风之变法也。若风之不兼寒者，则从《内经》风淫于内，治以辛凉，佐以苦甘，治风之正法也。以辛凉为正而甘温为变者何？风者，木也，辛凉者，金气，金能制木故也。风转化转热，辛凉苦甘则化凉气也。

医书亦有经子史集论

儒学书籍有经、史、子、集的区分，医学书籍也有经、子、史、集的分别。《灵枢》《素问》《神农本经》《难经》《伤寒论》《金匮玉函经》是医学的经典著作，而各家的注释、个案、治疗验案、本草、方书等可以算是医学的子、史、集。经典细致深奥而子、史、集论述相对粗泛浅显；经典纯正而子、史、集杂乱，这是当然的道理。学习的人需要尊崇经典，否则学习就没有基础或者趋向于旁门左道；但是过于信奉经典死读经文，仍然无济于事，正如《孟子》所说的完全相信书则不如没有书。那些不学无术的人甚至不知道有经典，正如仲景所说的各自承袭家传技艺，始终守旧，询问病情只凭片面言语，片刻即给予汤药处方，从汉代时就已经有不重视经典的现象，更何况后世呢？中医学术得不到发展，与此不无关系。

原文

儒书有经子史集，医书亦有经子史集。《灵枢》《素问》《神农本经》《难经》《伤寒论》《金匮玉函经》为医门之经；而诸家注论、治验、类案、本草、方书等，则医之子、史、集也。经细而子、史、集粗，经纯而子、史、集杂，理固然也。学者必不可不尊经，不尊经则学无根柢，或流于异端；然尊经太过，死于句下，则为贤者过之，《孟子》所谓：尽信书，则不如无书也。不肖者不知有经，仲景先师所谓：各承家技，终始顺旧。省疾问病，务在口给，相对斯须，便处汤药，自汉时而已然矣，遑问后世，此道之所以常不明而常不行也。

本论起银翘散论

桂枝汤作为本书第一首方剂，是因为初春时余寒未尽，虽然疾病名为风温（为少阳之气当令所致），但初春少阳之气与厥阴相连，而厥阴之气以寒水为根。病证初起，恶寒较重，所以仍然以桂枝汤作为首方。就好像做文章要承接上文的来龙去脉一样，因此本书治疗温病的方法，实际是从银翘散开始的。

吴氏按：风、寒、暑、湿、燥、火六气分别分布于四季，是一般的规律，但诊查病情时，要知道夏天也有寒性病变，冬天也有发生温病，第二年的春夏季节，还可能有上一年的伏暑发生，病证复杂，难以列举，全在于临证时辨证精确。本书的凡例中曾讲过，除了伤寒遵循仲景的方法外，四时的邪气外感，本书都罗列的很清楚，后世医生在临证时，如果确实认定为伤寒，不论何时，必须根据仲景的方法治疗，如果真的明确是除伤寒之外的其他哪种邪气外袭，则应当在本书中寻找治法，上焦篇中已经对伤寒、暑温的相似之处进行了详细的鉴别。

原文

本论第一方用桂枝汤者，以初春余寒之气未消，虽曰风温（系少阳之气），少阳紧承厥阴，厥阴根乎寒水。初起恶寒之证尚多，故仍以桂枝为首，犹时文之领上文来脉也。本论方法之始，实始于银翘散。

吴按：六气播于四时，常理也。诊病者，要知夏日亦有寒病，冬日亦有温病，次年春夏尚有上年伏暑，错综变化，不可枚举，全在测证的确。本论凡例内云：除伤寒宗仲景法外，俾四时杂感，朗若列眉，后世学者，察证之时，若真知确见其为伤寒，无论何时，自当仍宗仲景；若真知六气中为何气，非伤寒者，则于本论中求之。上焦篇辨伤寒、温暑疑似之间最详。

本论粗具规模论

在我编写本书以前，许多人过于相信经典（《内经》讲：热病属于伤寒一类，又以《伤寒论》作为治疗所有外感热病的典范，所以前人也就从伤寒法中寻求治温病的途径。连方中行先生也犯了这样的错误），将六淫杂感混同于《伤寒论》中，采用辛温的方法治疗，有些高明的人也感觉到这种治法不对，但不能另创有效治法以为示范。我痛惜中医不能发扬光大，患者因为疾病而不能尽终天年，因此不自量力写了这部书，不是要与人争名誉，也丝毫没有要超越前人的心思。在序论采录部分已经粗略地陈述大概，只是不够详细精确。例如治疗暑证的大顺散，冷香饮子、浆水散等均没有收录，一是因为前人已经有记载，不需要再重复浪费资源，另一方面恐本书卷帙繁多，使写书的人自顾不暇，读书的人更怕繁乱而不读，所以本书不过是粗具三焦六淫的大概规模而已，希望与有学识的人进一步研究发扬光大，这是我感到非常幸运的事情。

原文

本论以前人信经太过（《经》谓热病者，伤寒之类也；又以《伤寒论》为方法之祖，故前人遂于伤寒法中求温热，中行且犯此病），混六气于一《伤寒论》中，治法悉用辛温，其明者亦自觉不合，而未能自立模范。瑭哀道之不明，人之不得其死，不自揣度而作是书，非与人争名，亦毫无求胜前贤之私心也。至其序论采录处，粗陈大略，未能细详，如暑证中之大顺散、冷香饮子、浆水散之类，俱未收录。一以前人已有，不必屋上架屋，一以卷帙纷繁。作者既苦日力无多，观者反畏繁而不览，是以本论不过粗具三焦六淫之大概规模而已。惟望后之贤者，进而求之，引而伸之，斯愚者之大幸耳。

寒疫论

人们经常所说的寒疫，详细考察它的症状即明显的恶寒、身发高热，头痛、骨节烦疼，虽然发热而口渴不严重，流行期间患病的人都病证相似。就好像受人役使一样，不像温病，头痛、骨节疼痛不严重而口渴严重，因此称为寒疫，六气寒水司天或寒水在泉，或者五运寒水太过的年份，或者六气中加临的客气为寒水，这种证候可以出现于任何季节，如果尚未化热仅恶寒的时候，则用辛温解肌的方法治疗；已经化热以后，如是风温证的表现，则用辛凉清热的方法，这与伤寒、温病的治疗相似。

原文

世多言寒疫者，究其病状，则憎寒壮热，头痛骨节烦疼，虽发热而不甚渴，时行则里巷之中，病俱相类。若役使者然；非若温病之不甚头痛骨痛而渴甚，故名曰寒疫耳。盖六气寒水司天在泉，或五运寒水太过之岁，或六气中加临之客气为寒水，不论四时，或有是证，其未化热而恶寒之时，则用辛温解肌；既化热之后，如风温证者，则用辛凉清热，无二理也。

伪病名论

任何疾病都有一定的名称，但近来出现一些古代没有而现在有的假名，这都是因为庸俗医生不知道疾病的名称而凭空捏造的，并因为乱加治疗，以致伤害了患者的生命，如滞下、肠澼、便下脓血是古代已有的病名，而现在反称为痢疾。利是滑利的意思，古时所说的自利都是泄泻、通利太过等病证。滞是淤涩不通，两者含义正相反，不过在治疗方法上还没有大的错误。至于妇人的阴挺、阴蚀、阴痒、阴菌等疾病，古时已经有了很明确的文字记载，大都因为肝经郁结，湿热下注，浸淫而形成，近来北方人称为“癗”，查寻古代的文献，并没有这个字，不知道这个病名从何而来！而治疗方法是由一些凶狠、顽劣的妇人，用针来刺或用细钩来勾拉，用锋利的刀来割治，往往十割九死，实在是让人痛心啊！偶然有的人因为割了一二刀，伤势不严重，失血不多，病证较轻微的，得以痊愈，却又任意索取昂贵的报酬。试想前阴是肾脏所主的部位，是肝经气血聚集的地方，冲脉、督脉及任脉都是因此而分别走行于身体前后的，怎么是可以肆意刀割，钩拉的地方呢？甚至把肝郁胁痛、月经闭阻而发寒热的病证，也称为“癗”。没有可以割的外部征象，就用大针来针刺，在妇人还可以借口说是妇人的隐疾，所以让妇人来治疗。甚至几岁的男孩，痔疮、疝、瘕、痞疾，以及外感的余邪，一概称为“癗”，而用针刺、刀割就更可恶了。那些庸俗之人被此愚弄而使用也

原文

病有一定之名，近有，古无今有之伪名，盖因俗人不识本病之名而伪造者，因而乱治，以致误人性命。如滞下、肠澼，便下脓血，古有之矣，今则反名曰痢疾。盖利者，滑利之义，古称自利者，皆泄泻通利太过之证也。滞者，淤涩不通之象，二义正相反矣，然治法尚无大疵谬也，至妇人阴挺、阴蚀、阴痒、阴菌等证，古有明文，大抵多因于肝经郁结，湿热下注，浸淫而成，近日北人名之曰癗，历考古文，并无是字，焉有是病！而治法则用一种恶劣妇人，以针刺之，或用细钩勾之，利刀割之，十割九死，哀哉！其或间有一二刀伤不重，去血不多，病本轻微者，得愈，则恣索重谢。试思前阴乃肾之部，肝经蟠结之地，冲任督三脉由此而分走前后，岂可肆用刀钩之所。甚则肝郁胁痛，经闭寒热等证，而亦名之曰癗，无形可割，则以大针针之。在妇人犹可借口曰：妇人隐疾，以妇人治之。甚至数岁之男孩，痔疮、疝、瘕、痞

还说得过去，竟有些饱读诗书明理的人也被蛊惑，难道不奇怪吗？又如暑天感受了秽浊邪气而发生腹痛，表现像霍乱，却不得吐泻，烦闷很严重，是浊阴凝聚，痞塞不通的证候，用苦辛芳香而性热的药物治疗就可以痊愈，那便像霍乱一样发生吐泻，病情也会相对较轻，这在中焦篇的寒湿门中已有论述。可现在相传称为痧证，又有绞肠痧、乌痧等名称，于是在方书中也有这样的条目，一般治疗时用钱币刮关节，使血气一开一合，经多次分合，则阳气运行、血脉流通，通则痞塞开，疼痛减轻而病情痊愈，但痊愈后一天内不能喝水，饮水则阴气凝结，邪气留在脉络，寒冷或恼怒（扰动厥阴）则会诱导其复发，复发时必须用刮痧治疗，所以“痧”的病名虽然是伪造的，而刮痧却是能够宣通阳气的方法；虽然是民间的土方法，却能够起救急作用，所以也是可取的。虽说喝水很容易使邪气内留，但禁止喝水却很难执行。无奈近来有人用刮痧的方法治疗温病，温病是阳热邪气，刮痧则宣通阳气使阳气亢盛，阴液会很快消亡，即使后来治疗方法正确，百人中也没有一人能生存。我曾亲眼见到有痉厥而死的，有瘙痒不能忍耐而死的，庸俗的陋习牢不可破，怎不令人痛心！此外伪造名称，胡乱治疗的例子很多，这里只选取典型的例子。南北方都存在医生随口捏造病名的事情，难以列举。唉！立名如果不正确就会造成治疗的错误，学医的人必须要认识到这一点。

相关知识链接／

辨证论治与辨病论治是中医认识、治疗疾病的基本手段，但是因中医多病一名，一病多名，给治疗带来相当大的困难，吴氏深刻意识到这一点，因此提出统一病名是当务之急。

疾，外感之遗邪，总而名之曰痛，而针之，割之，更属可恶。在庸俗乡愚信而用之，犹可说也，竟有读书明理之文人，而亦为之蛊惑，不亦怪哉！又如暑月中恶腹痛，若霍乱而不得吐泻，烦闷欲死，阴凝之痞证也，治以苦辛芳热则愈，成霍乱则轻，论在中焦寒湿门中，乃今世相传谓之痧证，又有绞肠痧、乌痧之名，遂至方书中亦有此等名目矣。俗治以钱刮关节，使血气一分一合，数分数合而阳气行，行则通，通则痞开痛减而愈。但愈后周十二时不可饮水，饮水得阴气之凝，则留邪在络，遇寒或怒（动厥阴），则不时举发，发则必刮痧也。是则痧固伪名，刮痧乃通阳之法，虽流俗之治，颇能救急，犹可也。但禁水甚难，最易留邪。无奈近日以刮痧之法刮温病，夫温病，阳邪也，刮则通阳太急，阴液立见消亡，虽后来医治得法，百无一生。吾亲见有痉而死者，有痒不可忍而死者，庸俗之习，牢不可破，岂不哀哉！此外伪名妄治颇多，兹特举其尤者耳。若时医随口捏造伪名，南北皆有，不胜指屈矣。呜呼！名不正，必害于事，学者可不察乎！

温病起手太阴论

四时的温病大多与伤寒表现相似，但伤寒是先起于足太阳经，现在所说的温病先起于手太阴经，为什么手太阴经也主外感表证呢？而为什么手太阴证的表现与足太阳经表现相似呢？手足有上下的区别，阴阳有正反的不同，是不可以混淆的！《素问·平人气象论》说：五脏的真气高居于上部的在于肺藏，它能够行营卫而通阴阳。在《伤寒论》中分营卫、讲阴阳，是因为外感初起，必定由卫入营，由阴及阳。足太阳经就如同门户，在外面统领内部，主营卫，主阴阳。手太阴为华盖，是天、地、人三才中的天，由上而统摄于下，也能由外以包内，也可以主营卫、阴阳，所以两者表现大概相同。大的方面虽然相同而细微的方面终究有不同，不同在哪里呢？足太阳为膀胱，司排泄而主出；手太阴肺能够宣发肃降，所以兼主出入。足太阳膀胱开窍于下，手太阴肺开窍于上等，学习的人应当掌握规律，分辨差异，相互参考，那么自然可以领悟其中的道理了。

原文

四时温病，多似伤寒；伤寒起足太阳，今谓温病起手太阴，何以手太阴亦主外感乎？手太阴之见证，何以大略似足太阳乎？手足有上下之分，阴阳有反正之义，庸可混乎！《素问·平人气象论》曰：藏真高于肺，以行营卫阴阳也。《伤寒论》中，分营分卫，言阴言阳，以外感初起，必由卫而营，由阳而阴。足太阳如人家大门，由外以统内，主营卫阴阳；手太阴为华盖，三才之天，由上以统下，亦由外以包内，亦主营卫阴阳，故大略相同也。大虽同而细终异，异者何？如太阳之窍主出，太阴之窍兼主出入；太阳之窍开于下，太阴之窍开于上之类，学者须于同中求异，异中验同，同异互参，真诠自见。

燥气论

前面三焦篇中所讲的燥气说的都是化热伤津的证候，治以辛甘微凉（金能克木，木气受克则其子为母复仇，火气盛以克制金气），没有提到寒化，因为燥气寒化，是燥气的正化，《素问》说“阳明所至为清劲”，说明阳明燥金司天，气候必然清肃劲急。《素问》又讲：“燥极而泽”（因为土为金之母，水为金之子），说明干燥到极点就可以恢复润泽。燥证多被列于寒湿、伏暑门之中，如腹痛、呕吐等表现，即《内经》所讲的燥气偏胜，人们常患呕吐、心胁痛，不能转侧的病证，使用苦温药物治疗，这是《内经》治疗燥证的正治法，前人有“六气之中，只有燥气不会致病”的说法，是因为将燥证包括在寒证中，而燥气与寒气接近，所以凡是见到燥病，就以为是寒证，（吴昆在《素问》的注解里说：“寒统摄燥与湿，暑统摄风与火，”所以说的寒暑包括了六气），可见燥与寒性质相近，因此往往见燥气致病，只知是寒气为病，而不知道其实是燥证。再把六气综合来看，只有燥气主肃杀，其余的均可主生，怎么能不致病呢？这一点仔细研读《素问》就可以明白了。另外前三篇原是为温病而设立的，而对暑温、湿温也作了论述，这在伏暑门、湿温门中已经再三作了说明，因为秋季暑温伏于体内，又外感凉燥之气，燥湿夹杂，最难以区别，治疗稍有不恰当，其后果不堪设想。《内经》讲：

原文

前三焦篇所序之燥气，皆言化热伤津之证，治以辛甘微凉（金必克木，木受克，则子为母复仇，火来胜复矣），未及寒化。盖燥气寒化，乃燥气之正，《素问》谓“阳明所至为清劲”是也。《素问》又谓“燥极而泽”（土为金母，水为金子也），本论多类及于寒湿、伏暑门中，如腹痛呕吐之类，《经》谓“燥淫所胜，民病善呕，心胁痛不能转侧”者是也。治以苦温，《内经》治燥之正法也。前人有六气之中，惟燥不为病之说。盖以燥统于寒（吴氏《素问》注云：寒统燥湿，暑统风火，故云寒暑六入也），而近于寒，凡见燥病，只以为寒，而不知其为燥也。合六气而观之，余俱主生，独燥主杀，岂不为病者乎！细读《素问》自知。再前三篇原为温病而设，而类及于暑温、湿温，其于伏暑、湿温门中，尤必三致意者，盖以秋日暑湿踞于内，新凉燥气加于外，燥湿兼至，最难界限清楚，稍不确当，其败坏不可胜言。

庸医治病，湿证未愈，又出现了燥证，指的就是这种情况（湿邪可以兼寒、兼热，暑邪可以兼风、兼燥，燥有寒化和热化，先区分清楚暑、湿、燥，再把寒热辨别明白，治疗就会有的放矢）。

《经》谓粗工治病，湿证未已，燥证复起，盖谓此也（湿有兼热兼寒，暑有兼风兼燥，燥有寒化热化。先将暑湿燥分开，再将寒热辨明，自有准的）。

外感总数论

六气促进自然界的万物生长繁殖，其中错综复杂的变化及奥妙，一般人是不容易窥测到的；而人体得病也是因为这种变化引起的。现在的人们只知道六气太过则为六淫邪气，《内经》也没有详细说明六气的变化。六气伤人怎么可能界限很清楚，丝毫没有兼气呢？以六乘六是三十六种病，自然界万物变化都是从一开始的，而成于三，如一三为三、三三为九、九九八十一，成为十二律中的黄钟之数。六气致病，也应以此计算，所以六乘六为三十六病，再乘以三十六得一千二百九十六种病，这样外感病的变化就详尽了。但是这其中还没有兼论内伤，如果再加上内伤，就更难以计数了。唉！现在的人们，以柴葛解肌汤为主治疗所有外感疾病，这岂不是错误的吗？

原文

天以六气生万物，其错综变化无形之妙用，愚者未易窥测，而人之受病，即从此而来。近人止知六气太过曰六淫之邪，《内经》亦未穷极其变。夫六气伤人，岂界限清楚毫无兼气也哉！以六乘六，盖三十六病也。夫天地大道之数，无不始于一，而成于三，如一三为三，三三如九，九九八十一，而黄钟始备。六气为病，必再以三十六数，乘三十六，得一千二百九十六条，而外感之数始穷。此中犹不兼内伤，若兼内伤，则靡可纪极矣。呜呼！近人凡见外感，主以一柴葛解肌汤，岂不谬哉！

治病法论

治疗外感跟领兵作战一样（领兵作战，贵在急速，机动灵活，祛邪务必有彻底细致的善后措施，早一日祛除邪气则人们少受一天损害）；治内伤如宰相治国（沉稳而从容不迫，默察全局，似乎无功无德，但以此法治疗内伤，却可使人们保持身体健康）。治疗上焦病要使药物如羽毛一样轻清上浮（不是轻药、轻剂难以上举到达病位）；治疗中焦病证，用药要如秤杆一样平正（不平和则脾胃不安）；治下焦病要使用像秤锤一样的重浊之品（不是重浊的药物难以下沉达于病位）。

原文

治外感如将（兵贵神速，机圆法活，去邪务尽，善后务细，盖早平一日，则人少受一日之害）；治内伤如相（坐镇从容，神机默运，无功可言，无德可见，而人登寿域）。治上焦如羽（非轻不举）；治中焦如衡（非平不安）；治下焦如权（非重不沉）。

吴又可温病禁黄连论

从唐朝、宋朝以来，人们最初都是用辛温发表的方法治疗温热病。见到病证没有被药力所抑制，苦寒药物，大量的用芩、连、知、柏等就愈服愈伤阴液，刘河间也犯了这种弊病。苦味先入心能化燥，燥能化火，反而出现了齿黑，舌短缩而苔焦黑，唇黑而干裂等火极似水的表现，这一点吴又可批驳的很对，但他没有明白苦寒化燥的道理，认为黄连守而不走，大黄走而不守，因此认为黄连不可以轻易使用，但大黄和黄连都是苦寒药物，而且大黄比黄连峻烈百倍，怎么可以轻易使用呢？我用普济消毒饮治疗温病初起时，一定去黄芩、黄连，恐怕它们引邪入里而侵犯中下焦，在需要用黄芩、黄连的方剂内，一定用大量的甘寒药物辅助，以监制其苦燥之性，使它们在发挥清热作用的同时，化生阴液，而不会化燥。但对于阳气上亢，不能睡眠，火腑不通等证，或长期饮酒的人大便溏而次数多的，则可以重用苦寒药物。治疗湿温病不但不忌黄芩和黄连，反而依赖它的苦能化燥的特性，俗话说：药物应用适当则有良效，医生用药的好恶只能以病情为标准来决定药物的取舍。

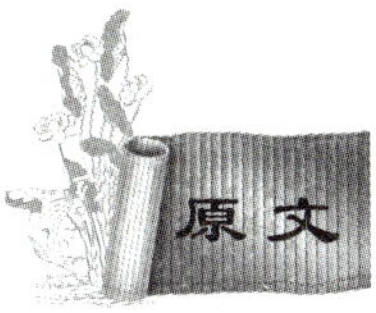

唐宋以来，治温热病者，初用辛温发表，见病不为药衰，则恣用苦寒，大队芩、连、知、柏，愈服愈燥，河间且犯此弊。盖苦先入心，其化以燥，燥气化火，反见齿板黑，舌短黑，唇裂黑之象，火极而似水也。吴又可非之诚是，但又不识苦寒化燥之理，以为黄连守而不走，大黄走而不守。夫黄连不可轻用，大黄与黄连同一苦寒药，迅利于黄连百倍，反可轻用哉？余用普济消毒饮于温病初起，必去芩、连，畏其入里而犯中下焦也。于应用芩、连方内，必大队甘寒以监之，但令清热化阴，不令化燥。如阳亢不寐，火腑不通等证，于酒客便溏频数者，则重用之。湿温门则不惟不忌芩、连，仍重赖之，盖欲其化燥也。语云："药用当而通神"，医者之于药，何好何恶，惟当之是求。

风温、温热气复论

张仲景说：从腰以上肿胀的应当发汗，从腰以下肿胀的应当利小便。这是指素有湿邪的人患了风水、皮水等所致的水肿而言。张仲景又说：汗法可以用于治疗没有水气的虚肿，这指的是阳气闭结而阴不虚的病证。如果温热严重损伤阴气后，再由此而进一步损伤了阳气，治疗后阳气骤然恢复而阴液极为亏损，怎么可以发汗或利小便呢？吴又可在气复条下说：血是阳气依附的物质，病后阴血的恢复要晚于阳气，这时阳气无所依附，故出现浮肿，只要安静地调养，节制饮食就可以痊愈。我看到许多人每遇到浮肿患者就给予淡渗、利小便的方法，难道不怕津液消亡而成为消渴证，以及重伤津液而成为肺痈、肺痿与阴虚咳嗽、身热的劳损证候吗？我治疗这种肿胀都用复脉汤，重用甘草，以补充不足的阴液，以匹配复原的阳气，则自然可以消除肿胀。许多患者都很见效，没有一点副作用，所以才敢告知今后治疗温热气复而发生肿胀的医生。但暑温、湿温所导致的肿胀，不可使用这种方法。

原文

仲景谓腰以上肿当发汗，腰以下肿当利小便，盖指湿家风水、皮水之肿而言。又谓无水虚肿，当发其汗，盖指阳气闭结而阴不虚者言也。若温热大伤阴气之后，由阴精损及阳气，愈后阳气暴复，阴尚亏歉之至，岂可发汗利小便哉！吴又可于气复条下，谓血乃气之依归，气先血而生，无所依归，故暂浮肿，但静养节饮食自愈。余见世人每遇浮肿，便与淡渗利小便方法，岂不畏津液消亡而成三消证，快利津液为肺痈、肺痿证，与阴虚、咳嗽身热之劳损证哉！余治是证，悉用复脉汤，重加甘草，只补其未足之阴，以配其已复之阳，而肿自消。千治千得，无少差谬，敢以告后之治温热气复者，暑温、湿温不在此例。

治血论

人体的血液就如同天地之间的水，在卦象上表现为坎（坎也代表血的卦象），如果治水的人不寻求水之所以能够流通的机理，而只知见水治水，我没有见过这样会有效的。善于治水的人，不治水而治气。坎的上下是两个阴爻，代表水；中间为阳爻代表阳气；它是由乾卦的中阳分派出来的，乾卦的上下两个阳爻，代表臣与民；乾的中阳在上代表君，在下代表师；天下有君、师天下各行其道，则纲常伦理有次第，天下有了规矩，那么水还能治不好吗？这就是《尚书·洪范》所指出的万物变化的原理，是由太极表现出的阴阳所转化，它与《禹贡》所记载的山川分布规律相呼应。所以善于治血的人不治有形之血而治无形之气，因为阳能统阴，而阴血不能统摄阳气；气能生血，血不能生气。如果机体气机不畅如同家庭中丈夫不能持家却把责任归结于女人，不觉得可笑吗？治疗的方法是：上焦的血应求治于肺气与心气；中焦的血求治于胃气和脾气；下焦的血求治于肝气与肾气以及奇经八脉之气。也有医家用通法治疗水和血，就是开支河的方法；有用塞法的，如同巩固堤防，以防止水泄。但这些方法都是得病之后暂时治标的权宜之法，而不是在未病之前专治其本的方法。

原文

人之血，即天地之水也，在卦为坎（坎为血卦）。治水者不求之水之所以治，而但曰治水，吾未见其能治也。盖善治水者，不治水而治气。坎之上下两阴爻，水也；坎之中阳，气也；其原分自乾之中阳。乾之上下两阳，臣与民也；乾之中阳，在上为君，在下为师；天下有君师各行其道于天下，而彝伦不叙者乎？天下有彝伦攸叙，而水不治者乎？此《洪范》所以归本皇极，而与《禹贡》相为表里者也。故善治血者，不求之有形之血，而求之无形之气。盖阳能统阴，阴不能统阳；气能生血，血不能生气。倘气有未和，如男子不能正家而责之无知之妇人，不亦拙乎？至于治之之法，上焦之血，责之肺气，或心气；中焦之血，责之胃气，或脾气；下焦之血，责之肝气、肾气、八脉之气。治水与血之法，间亦有用通者，开支河也；有用塞者，崇提防也。然皆已病之后，不得不与治其末；而非未病之先，专治其本之道也。

九窍论

人身有九个孔窍，上窍七个，下窍两个；上窍为阳，下窍为阴，这是人们都知道的。但是《内经》没有提及阴阳奇偶相互生成的奥妙，现在特别加以补充论述。阳窍成数反是偶数，阴窍成数反为奇数。上窍都属阳，耳目司视听，接触的是清气；鼻掌管嗅觉，口掌管饮食，都是浊气，属阴。所以就上窍言，耳听无形之声为阳中之至阳，其形状为竖直而中间空虚，两耳相距最远。目视有形的颜色，故为阳中之阴，其形状为外表横列而中间充实，两目相距较近。鼻嗅无形之气，为阴中之阳，其外形垂直而中空，虽然是两个鼻孔，但外形是一致的。口食有形的五味，为阴中之阴，其外形横列而中间既空虚又充实，既能饮食，又能吐出体内浊气，其形态是横于鼻下，但因为口为脾之窍，而舌为心之窍，所以外在虽然是一窍，但实际是两窍。总的来看上窍，阳窍分布两旁，而阴窍居于正中，阳窍垂直，阴窍横列，纵的走气分，横的走血分，血属阴而气属阳。虽然外形是七窍，实际是八窍。所以阳窍外形为七个，属阳为奇数，而实际为八窍，属阴为偶数，这是因为阳生于七而成于八，

相关知识链接/

每称人体有五官九窍。其实，口、鼻外观虽为三窍，其内则只两窍，即鼻通于喉，口通于咽，故又可称喉窍、咽窍。前阴在女子实有二窍即溺窍和经窍，前者通膀胱，后者通胞宫；男子外观确只有一窍，在内则也有溺窍、精窍之分。

原文

人身九窍，上窍七，下窍二，上窍为阳，下窍为阴，尽人而知之也。其中阴阳奇偶生成之妙谛，《内经》未言，兹特补而论之。阳窍反用偶，阴窍反用奇。上窍统为阳，耳目视听，其气清为阳；鼻嗅口食，其气浊则阴也。耳听无形之声，为上窍阳中之至阳，中虚而形纵，两开相离甚远。目视有形之色，为上窍阳中之阴，中实而横，两开相离较近。鼻嗅无形之气，为上窍阴中之阳，虚而形纵，虽亦两窍，外则仍统于一。口食有形之五味，为上窍阴中之阴，中又虚又实，有出有纳，而形横，外虽一窍，而中仍二。合上窍观之，阳者偏，阴者正，土居中位也；阳者纵，阴者横，纵走气，而横走血，血阴而气阳也。虽曰七窍，实则八也。阳窍外阳（七数）而内阴（八数），外奇而内偶，阳生于七，成于八也。生数，阳也；成数，

总的来说七与八都是成数。再看下窍，前阴具有生化作用，所以为阴中之阳，外形虽然是一个窍，而实际分成精、尿两窍，所以为下窍中的阳窍用偶数，后阴只主分泌秽湿为阴中之至阴，从内到外只有一窍，为奇数。总的来说下窍虽说是两窍，实际是三窍，所以阴窍外形为两，是偶数，实际是三窍为奇数，合上下窍来看，称为九窍，实际为十一窍，十一去十为一，一为少数，九为老数，万物生于少而成于老，九为阳数的结束，一为阳数的开始，从始至终，从上到下，都在于阳气的循环，人体孔窍都是为了运行阳气，其中的奥妙是阴阳相成，但阴阳相互夹杂最难识别，我曾经慨叹说修身的人难在明辨是非，研究事物规律的人，难在掌握事物间的相互关系。

阴也。阳窍用成数，七、八成数也。下窍能生化之前阴，阴中之阳也；外虽一窍而内实二，阳窍用偶也。后阴但主出浊，为阴中之至阴，内外皆一而已，阴窍用奇也。合下窍观之，虽曰二窍，暗则三也。阴窍外阴（二数）而内阳（三数），外偶而内奇；阴窍用生数，二、三生数也。上窍明七，阳也；暗八，阴也。下窍明二，阴也；暗三，阳也。合上下窍而论之，明九，暗十一，十一者，一也；九为老，一为少，老成而少生也。九为阳数之终，一为阳数之始，始终上下，一阳气之循环也。开窍者，运阳气也。妙谛无穷，一互字而已。但互中之互，最为难识，余尝叹曰：修身者，是字难；格致者，互字难。

形体论

《内经》中对于人体的头部、足部、腹部、背部以及经络脏腑之类论述的很详细，但是对于形体方面的纲领却没有涉及，不怕读者见笑说说自己的观点以补充这个空白。

人体立于天地之间，挺直而长，立于中间没有偏倚，与木的征象一致。天地伊始，在五常之道为仁义。因此上天将仁义道德交付于人体，使人体端直挺立，而不将这种品性赋予麟凤龟龙之类的生物。孔子曾说：“一个人的生存是由于正直，而不正直的人也能生存，那只是他侥幸地避免了灾祸。那些阿谀奉承之人就是与正直相对的人群。”程子说人刚出生是正直的，这是因为自然界以正直为根本，人体具有端正直立之外形，行为作风自然应当公正正直。人的外形没有外壳羽毛，又称为倮虫。倮就是土，命中土多的人比较诚信，性格厚重。人体秉受自然界的仁义之德和土地的诚信厚重，具备健全调理五常之德，而具有精、神、魂、魄、心，意念、意志、思想、智慧、思虑，遵循孝顺父母、兄弟有爱、对朋友言而有信、忠于国家，期望不要辜负天地托付的重任，这是与别的有灵性的动物有区别的地方。所以孟子说：“世上的万物我都具备了。”但是又说“只有圣明的人才可以实践并且履行。”

《孝经》说：“天地之间的万物生灵，都得到天地之气成形，禀天地之道成性，但其中以人最为尊贵。人可以不熟悉自己形体结构而生活，但是医生却不能不熟悉人体的结构而治病。”

原文

《内经》之论形体，头足腹背、经络脏腑，详矣，而独未总论夫形体之大纲，不揣鄙陋补之。

人之形体，顶天立地，端直以长，不偏不倚，木之象也。在天为元，在五常为仁。是天以仁付之人也，故使其体直，而麟凤龟龙之属莫与焉。孔子曰：“人之生也直，罔之生也幸而免，蘧筱戚施直之对也。”程子谓：“生理本直，味本字之义。”盖言天以本直之理，生此端直之形，人自当行公直之行也，人之形体，无鳞介毛羽，谓之倮虫。倮者，土也。土主信，是地以信付之人也。人受天之仁，受地之信，备健顺五常之德而有精、神、魂、魄、心、意、志、思、智、虑，以行孝、悌、忠、信，以期不负天地付畀之重，自别麟凤龟龙之属。故孟子曰：“万物皆备于我矣。”又曰：“惟圣人然后可以践形。”

《孝经》曰：天地之道，人为贵。人可不识人之形体以为生哉！医可不识人之形体以为治哉！

卷五

解产难

解产难题词

人在自然界所化的万物之中地位最高，而世界上有哪个人不是母亲生育的呢？但是母亲的生产过程，禀受天地、四季、日月运行以及水火等自然界的气化，也存在危难吗？回答是：这些都是人为造成的。产后偶尔患有疾病，不能不依靠医生，可是有的医生对病因和治疗都不了解，只能沿袭陈旧的方法，伪造病名；有现成的方法可用却不会用，没有成法可依的，却又胡乱发表议论；有的死守前人的偏颇论述，而不知随证加以变通；各种后遗症，真是难以列举。如果以不对症的药物来治疗病机不清的疾病，还有不死的道理吗？即使死了，死者与家属都不知道死亡原因，甚至连医生也不明白死因，这真是死得冤枉啊！我亲眼见到这些，心中感到非常悲伤，因此写了《解产难》。

原文

天地化生万物，人为至贵，四海之大，林林总总，孰非母产。然则母之产子也，得天地、四时、日月、水火自然之气化，而亦有难云乎哉？曰：人为之也。产后偶有疾病，不能不有赖于医。无如医者不识病，亦不识药；而又相沿故习，伪立病名；或有成法可守者而不守，或无成法可守者，而妄生议论；或固执古人一偏之论，而不知所变通；种种遗患，不可以更仆数。夫以不识之药，处于不识之病，有不死之理乎？其死也，病家不知其所以然，死者更不知其所以然，而医者亦复不知其所以然，呜呼冤哉！瑭目击神伤，作解产难。

产后总论

妇人产后病的治疗方法，前人论述的很多，不像温病，混杂在伤寒的论述中，丝毫没有标准。无奈前人也存有偏见，而且相关论述也散见于其他书中，现在的人看书，不知加以选择，以至于无所适从。为此我特意为学习的人指明道路，使他们不断地学习、进步，以免误入歧途。但本卷不能详细加以记载，只能补充前人缺少或疏漏的方面，对其中独到之处加以论述，对低劣庸俗混乱的东西加以更正，对治疗有效可以效仿的加以宣扬。

原文

产后治法，前人颇多，非如温病混入伤寒论中，毫无尺度者也。奈前人亦不无间有偏见，且散见于诸书之中，今人读书不能搜求拣择，以致因陋就简，相习成风。兹特指出路头，学者随其所指而进步焉，当不歧于路矣。本论不及备录，古法之阙略者补之，偏胜者论之，流俗之坏乱者正之，治验之可法者表之。

产后三大证论一

产后容易患惊风的说法，由来已久，对此说法方中行先生批驳的最为详尽，所以不再论述。《金匮要略》说：刚刚生产的妇人常患有三种病证，一是痉病，二是郁冒，三是大便难。妇人产后阴血亏虚，汗出较多，容易感受风邪，所以使人筋脉拘挛肢体抽搐而患痉病。失血后汗出较多，所以使人头眩而目瞀。亡失津液后胃肠干燥，所以大便困难。产妇昏冒而脉象微弱，呕吐不能进食，大便坚硬，仅仅头上汗出。究其原因，是由于血虚而阳气上亢，故头眩而目瞀。一定要全身汗出才能治愈郁冒。产妇汗出较多的原因是阴血亏虚而阳气亢盛，因此出汗可以调和阴阳。如果大便坚难，呕吐不能进食的，用小柴胡汤治疗。病证解除后能够进食，七八天后又发热的是胃肠的实证，用大承气汤治疗。这段论述是产后病证的大概，却为汗出受风的病证设立了方剂。所以沈目南先生说张仲景的本意是想阐明产后虽然气血亏虚，但如果有实证就应当治疗邪气，不能顾虑产妇的体质亏虚，那样反而加重病情。

原文

产后惊风之说，由来已久，方中行先生驳之最详，兹不复议。《金匮》谓新产妇人有三病：一者病痉，二者病郁冒，三者大便难。新产血虚，多汗出，喜中风，故令人病痉；亡血复汗，故令郁冒；亡津液胃燥，故大便难。产妇郁冒，其脉微弱，呕不能食，大便反坚，但头汗出，所以然者，血虚而厥，厥而必冒，冒家欲解，必大汗出，以血虚下厥，孤阳上出，故头汗出。所以产妇喜汗出者，亡阴血虚，阳气独盛，故当汗出，阴阳乃复。大便坚，呕不能食，小柴胡汤主之。病解能食，七八日复发热者，此为胃实，大承气汤主之。按此论乃产后大势之全体也，而方则为汗出中风一偏之证而设；故沈目南谓仲景本意，发明产后气血虽虚，然有实证，即当治实，不可顾虑其虚，反致病剧也。

产后三大证论二

产后也有不因为感受风邪，而是由于本身脏腑失常而导致痉厥、郁冒、大便难等三种病证的。这是因为血虚则阳厥，孤阳上亢则昏冒，津液亏虚则大便困难。郁冒汗出的脉象多洪大而芤；痉证和厥证的脉象多为弦数，叶天士辨证为肝风内动，我常用三甲复脉汤、大小定风珠以及专翕大生膏治疗而痊愈（方剂、立法、注释都记载在下焦篇中），病情轻重和用药的顺序，临证时要仔细斟酌。

原文

按产后亦有不因中风，而本脏自病郁冒、痉厥、大便难三大证者。盖血虚则厥，阳孤则冒，液短则大便难。冒者汗者，脉多洪大而芤；痉者厥者，脉则弦数，叶氏谓之肝风内动，余每用三甲复脉，大小定风珠及专翕大生膏而愈（方法注论悉载下焦篇），浅深次第，临时斟酌。

产后三大证论三

《金匮心典》讲：阴血亏虚，汗液外出，筋脉失于濡养，如果风邪内入会加重其筋脉拘挛，这是筋脉的病变。阴液亡失，血脉空虚，阳气厥而上逆，又被寒邪闭郁，所以头眩而目瞀，这是心神失常的病变。胃腑贮藏津液而濡润肠胃，如果津液亡失，胃中干燥，大肠失于濡养滋润，则大便困难，这是津液的病变。三者症状均不同，但亡血、伤津液的病机却是相同的，所以都是产后常见的疾病。由此类推，对于产后血虚的各种病证的治法，就可以心领神会了。以上三大证，都可以用一甲、二甲、三甲复脉汤，大小定风珠以及专翕膏治疗。这六首方剂均可以濡润筋脉，守护神明，滋阴增液，但有病情轻重、使用次序的不同。如果产后没有其他疾病，只表现为大便难，可以给予增液汤（方药及注释都在中焦篇温热门中）。以上七个方剂对于产后血虚津亏，或者兼有轻微外感，无论邪气强弱都可以选用，不必等外感证候全部解除后再用。另外产后误用祛风药物或者辛温刚燥的药物，以致津液受伤，都可以斟酌选用这七首方剂。我创立这七张方剂，实际上是从《金匮要略》的原文中体会出来的，用来治疗产后疾病都非常有效，所以敢于告知后世学医的人。

原文

《心典》云："血虚汗出，筋脉失养，风入而益其劲，此筋病也；亡阴血虚，阳气遂厥，而寒复郁之，则头眩而目瞀，此神病也；胃藏津液而灌溉诸阳，亡津液胃燥，则大肠失其润而大便难，此液病也。三者不同，其为亡血伤津则一，故皆为产后所有之病"。即此推之，凡产后血虚诸证，可心领而神会矣。按以上三大证，皆可用三甲复脉、大小定风珠、专翕膏主之。盖此六方，皆能润筋，皆能守神，皆能增液故也，但有浅深次第之不同耳。产后无他病，但大便难者，可与增液汤（方注并见中焦篇温热门）。以上七方，产后血虚液短，虽微有外感，或外感已去大半，邪少虚多者，便可选用，不必俟外感尽净而后用之也。再产后误用风药，误用辛温刚燥，致令津液受伤者，并可以前七方斟酌救之。余制此七方，实从《金匮》原文体会而来，用之无不应手而效，故敢以告来者。

产后瘀血论

张石顽说：产后元气亏损，瘀血恶露乘虚向上攻冲，症见头晕目眩，或胸闷憋气，神志昏迷，口噤不开，或痰涎壅盛，可急用热童便治疗。有的下血过多而头晕，神昏烦乱，用芎归汤加人参、泽兰、童便，补益气血而兼化瘀血（这一条极需要斟酌，下血量多而头晕，可知是阴血亏虚引起的，怎么能再用川芎、当归、泽兰等辛香走窜，行散血中之气的药物以加重虚损呢？方中全凭人参固守元气，然而目前人参价格昂贵而且不容易得到。我认为既然立方不妥，人参又不易得，不如用三甲复脉汤、大小定风珠这类疗效确凿的方剂，高明的人可以体会）。瘀血上冲有三种表现，有的歌舞谈笑或怒骂坐卧，甚至翻墙上房，是瘀血冲心的表现，很多是死证，用花蕊石散或琥珀黑龙丹治疗。如果虽然昏乱而尚未癫狂，用失笑散加郁金治疗。如果胃中饱闷，呕恶，腹满胀痛，是败血冲胃的表现，用五积散或平胃散加干姜、肉桂治疗，如不见效则送服来复丹。如果呕恶腹胀，血液化为水，用《金匮》中下瘀血汤治疗。如果面色红赤，呕恶极重，或喘促，为瘀血冲肺的表现，用人参、苏木，甚则加芒硝荡涤瘀血。大概瘀血冲心病证，救活几率不到十分之一；败血冲胃半死半生，败血冲肺十个能治愈一二个。另外产

原文

张石顽云："产后元气亏损，恶露乘虚上攻，眼花头眩，或心下满闷，神昏口噤，或痰涎壅盛者，急用热童便主之。或血下多而晕，或神昏烦乱，芎归汤加人参、泽兰、童便，兼补而散之（此条极须斟酌，血下多而晕，血虚可知，岂有再用芎、归、泽兰辛窜走血中气分之品，以益其虚哉！其方全赖人参固之，然人参在今日，值重难办。方既不善，人参又不易得，莫若用三甲复脉、大小定风珠之为愈也，明者悟之）。又败血上冲有三：或歌舞谈笑，或怒骂坐卧，甚则逾墙上屋，此败血冲心多死，用花蕊石散，或琥珀黑龙丹，如虽闷乱，不至癫狂者，失笑散加郁金；若饱闷呕恶腹满胀痛者，此败血冲胃，五积散或平胃加姜、桂，不应，送来复丹，呕逆腹胀，血化为水者，《金匮》下瘀血汤；若面赤呕逆欲死，或喘急者，此败血冲肺，人参、苏木，甚则加芒硝荡涤之。大抵冲心者，十难救一，冲胃者五死五生，冲肺者十全一二。又产后口鼻起黑色而鼻

后口鼻出现黑色伴有鼻衄，是胃气衰败且血脉瘀滞的表现，应当急用人参、苏木治疗，稍晚则难以救治。我认为产后本就有瘀血上冲的症候，张石顽论述的已经很详细了，产后瘀血的实证，一定有腹痛拒按的表现，如果痛处拒按，轻的用生化汤，重的用回生丹最好。回生丹用醋大黄，直入病所而不损伤他脏，方中有许多飞行走窜的虫类药物攻逐瘀血，又有人参固护正气，有什么样的瘀血不能破除，又怎能损伤正气呢？近来见到有的产妇腹痛，医生不问腹痛拒按还是喜按，一概用生化汤治疗，甚至患者也不请医生诊视，常自行于产后服用生化汤数十剂，而演变成为阴虚的虚劳症，实在是痛心啊！我看古本《达生篇》中，生化汤的方下注释说：专门治疗产后瘀血所致的腹痛、儿枕痛，能够化瘀血而生新血，方药与病证相对应，确实有所依据，但近来的刻本直接讲本方治疗各种产后病，甚至有的注明只要是产后就服用本方，实在是于理不通，可恶、可恨。另外《达生篇》一书的宗旨是教人临产时镇静，等待自然的造化，非常可取，却不可全信其所列方药。例如达生汤下讲，怀孕九月以后服用，尤其多服有好处，这岂不是天下本无事，庸人自扰之！哪有不问孕妇的身体状况、脉象而一律投以此方的道理呢？假如沉涩的脉象，服达生汤则可以，如果是流利洪滑的脉象，血中之气原本旺盛，血气温暖流畅，怎么可以再用辛香药物以行气？这样必然导致产后下血过多，而成痉厥。像这样没有道理的话，根本不值得辨析，实是令人叹息。

衄者，是胃气虚败而血滞也，急用人参、苏木，稍迟不救”。愚按产后原有瘀血上冲等证，张氏论之详矣。产后瘀血实证，必有腹痛拒按情形，如果痛处拒按，轻者用生化汤，重者用回生丹最妙。盖回生丹以醋煮大黄，直入病所而不伤他脏，内多飞走有情食血之虫，又有人参护正，何瘀不破，何正能伤。近见产妇腹痛，医者并不问拒按喜按，一概以生化汤从事，甚至病家亦不延医，每至产后，必服生化汤十数贴，成阴虚劳病，可胜悼哉！余见古本《达生篇》中，生化汤方下注云：专治产后瘀血腹痛、儿枕痛，能化瘀生新也。方与病对，确有所据。近日刻本，直云：“治产后诸病”，甚至有注“产下即服者”，不通已极，可恶可恨。再《达生篇》一书，大要教人静镇，待造化之自然，妙不可言，而所用方药，则未可尽信。如达生汤下，“怀孕九月后服，多服尤妙”，所谓天下本无事，庸人自扰之矣。岂有不问孕妇之身体脉象，一概投药之理乎？假如沉涩之脉，服达生汤则可，若流利洪滑之脉，血中之气本旺，血分温暖，何可再用辛走气乎？必致产后下血过多而成痉厥矣。如此等不通之语，辨之不胜其辨，可为长太息也！

产后宜补宜泻论

朱丹溪说：大补气血是产后当务之急，即使有杂病，也放到后面治疗。产后一切病证都是血虚为本，都不可以用发表的方法治疗。张景岳说：产后有表邪，不得不用解表方法，有火邪不得不用清法，有内伤停滞不得不用开通消导的方法，不可以偏执。如果产后外感风寒，头痛、身热、大便闭结、腹满、脉紧数洪大有力，是表邪外束的实证；又如火热亢盛的病证，表现为口渴、烦躁或大便秘结、腹胀、口鼻舌焦黑、喜冷饮、眼眵多、尿道疼痛、小便黄赤、脉洪滑是内热实证。又有产后进食过多，以致食积不化，这属于内伤饮食引起的实证。还有因郁怒伤肝，导致胸肋胀痛，大便不爽、脉弦滑，这是气逆的实证表现。又有恶露未尽瘀血上冲，心腹胀满，疼痛拒按、大便困难、小便通利，是血逆的实证表现。遇到这样的实证，若用大补，就如同养虎为患，是错误的。我认为这两位先生的看法，都有可取之处，但也不可以偏听。例如朱丹溪说产后不可以发表，而张仲景原有亡血禁汗的条文，因为亡血后再发汗，容易造成痉厥。产后确实气血虚损，的确得补，然而却不能将杂证一概置之不理。张景岳批驳的很对，但治疗产后的实证另有妙法，妙法是什么呢？即“手挥目送”，手下治疗的是实证，但

原文

朱丹溪云：“产后当大补气血，即有杂病，从末治之；一切病多是血虚，皆不可发表”。张景岳云：“产后既有表邪，不得不解；既有火邪，不得不清；既有内伤停滞，不得不开通消导；不可偏执。如产后外感风寒，头痛身热，便实中满，脉紧数洪大有力，此表邪实病也。又火盛者，必热渴躁烦，或便结腹胀，口鼻舌焦黑，酷喜冷饮，眼眵尿痛，溺赤，脉洪滑，此内热实病也。又或因产过食，致停蓄不散，此内伤实病也。又或郁怒动肝，胸胁胀痛，大便不利，脉弦滑，此气逆实病也。又或恶露未尽，瘀血上冲，心腹胀满，疼痛拒按，大便难，小便利，此血逆实证也。遇此等实证，若用大补，是养虎为患，误矣”。愚按二子之说，各有见地，不可偏废，亦不可偏听。如丹溪谓产后不可发表，仲景先师原有亡血禁汗之条，盖汗之则痉也。产后气血诚虚，不可不补，然杂证一概置之不问，则亦不可；张氏驳之，诚是。但治产后之实证，自

心中要明白这是产后的实证，只需辨证准确，稍一攻击邪气就可以了。治上焦不伤中焦，治中焦不伤下焦，心中明白，切脉准确，用药谨慎，那么产后病的治疗就完备了。例如外感是从上焦而来，治上焦不可以侵犯中焦，用药量不可太轻，而且需要用少量频服的方法，病愈则停用，外感愈后，还应该治疗其虚损，就如同缺乏军粮的军队作战时贵在迅速。如果惧怕产后体虚，用药太轻，使病情延误到三四天后，病情反而不能控制。我治疗产后温暑常用这种方法，如果腹痛拒按则活血化瘀，喜按时温补络脉，效果显著。总之，医生平时要用功学习，参悟古书的经验教训，临证时不可以存有丝毫的成见。

有妙法，妙法为何？手挥目送是也。手下所治系实证，目中、心中、意中注定是产后。识证真，对病确，一击而罢。治上不犯中，治中不犯下，目中清楚，指下清楚，笔下再清楚，治产后之能事毕矣。如外感自上焦而来，固云治上不犯中，然药反不可过轻，须用多备少服法，中病即已，外感已即复其虚，所谓无粮之兵，贵在速战；若畏产后虚怯，用药过轻，延至三四日后，反不能胜药矣。余治产后温暑，每用此法。如腹痛拒按则化瘀，喜按即补络，快如转丸，总要医者平日用功参悟古书，临证不可有丝毫成见而已。

产后六气为病论

产后感受六气所患的病证，除了伤寒遵循仲景的治法外（治疗孕妇的伤寒病，后人有六合汤法），其余的根据病情轻重在本书的三焦篇中寻求治疗方法。针对具体情况细心斟酌，或者迅速驱除邪气，如同没有粮食的军队，作战贵在迅速；或者兼顾患者的体虚，扶助正气和驱除邪气兼顾。一般初感外邪，以迅速清除邪气为主，重证也必须用攻邪的方法。我曾治疗温热病患者黄氏，当时怀孕七月，胎气欲动，表现为大实大热的症候，双目突出，口舌糜烂，是前面的医生过于瞻前顾后所造成的，我给予大承气汤一服，热即退而胎安，至今儿子已经二十一岁了。如果医者掌握六气及痉厥、抽搐的病因，那么世俗所传的产后惊风的说法也就可以停息了。

原文

产后六气为病，除伤寒遵仲景师外（孕妇伤寒，后人有六合汤法），当于前三焦篇中求之。斟酌轻重，或速去其邪，所谓无粮之师，贵在速战者是也。或兼护其虚，一面扶正，一面驱邪。大抵初起以速清为要，重证亦必用攻。余治黄氏温热，妊娠七月，胎已欲动，大实大热，目突舌烂，乃前医过于瞻顾所致，用大承气一服，热退胎安，今所生子二十一岁矣。如果六气与痉瘛之因，皦然心目，俗传产后惊风之说可息矣。

产后不可用白芍辨

朱丹溪说：白芍不可用于产后诸病，担心白芍克伐人体的生气，这种观点是错误的，必须要看是虚寒证还是虚热证，如果是虚寒证，即使不是产后也不可以用白芍，例如张仲景有桂枝汤去芍药的方法，小青龙汤去芍药的方法。如果是虚热证，则一定要用白芍来收敛阴气。后世不善于读书的人，不学习古人好的方法，而对于这类偏谬的论点，却牢记在心里，耽误了许多患者，实在是让人叹息。白芍在春末夏初时开花，因此秉承厥阴风木之气，也得到少阴君火的气化。火性炎上，其味为苦，所以白芍气味苦平（《本经》记载芍药性味中并无“酸”字，只说味苦，性平而无毒，“酸”字是后人妄自加上的）。主治多种邪气导致的腹痛，可以除血痹，破坚积，疗寒热疝气，腹中瘕块，止疼痛，利小便，益气，这怎么可能是克伐生生之气的药物呢？假如克伐生气，仲景的小建中汤，可以补各种虚劳不足，为什么要用芍药为君药呢？这一点在张隐庵的《本草崇原》中，论述的很详细。

原文

朱丹溪谓产后不可用白芍，恐伐生生之气，则大谬不然，但视其为虚寒虚热耳。若系虚寒，虽非产后，亦不可用；如仲景有桂枝汤去芍药法，小青龙去芍药法。若系虚热，必宜用之收阴。后世不善读书者，古人良法不知守，此等偏谬处，偏牢记在心，误尽大事，可发一叹。按白芍花开春末夏初，禀厥阴风木之全体，得少阴君火之气化，炎上作苦，故气味苦平（《本经》芍药并无酸字，但云苦平无毒，酸字后世妄加者也）。主治邪气腹痛，除血痹，破坚积，寒热疝瘕，止痛，利小便，益气，岂伐生生之气者乎？使伐生气，仲景小建中汤，补诸虚不足而以之为君乎？张隐庵《本草崇原》中论之最详。

产后误用归芎亦能致瘛论

当归、川芎是治疗产后疾病的重要药物，但是只适合用于血寒而有瘀滞的疾病，绝对不可以用于血虚有热的病证。因为当归秋季才开花，因此禀受了燥金的辛烈之气，其芳香走窜之性，胜过麻黄、细辛，但麻黄、细辛没有汁而且味薄，当归多汁而味厚，因此当归运用适当，则见效很快，反之，害处也很多。例如亡血阴亏，阳气上亢等证，如果指望当归能补血，不是太愚昧了吗？因为当归只能活血损阴益阳，辛香走窜，其性善走窜而不能静守，错误的应用会导致筋脉拘挛，甚则肝风内炼而阴液亡脱。川芎的外形上有车轮状的纹理，药性比当归还急。一般来说，药物的本性偏于通行的，一定不善于静守。人们不敢用白芍，而恣意用当归、川芎治疗产后疾病，其认识是多么的荒谬啊！

原文

当归、川芎，为产后要药，然惟血寒而滞者为宜，若血虚而热者断不可用。盖当归秋分始开花，得燥金辛烈之气，香窜异常，甚于麻、辛，不过麻、辛无汁而味薄，当归多汁而味厚耳。用之得当，功力最速，用之不当，为害亦不浅。如亡血液亏，孤阳上冒等证，而欲望其补血，不亦愚哉！盖当归止能运血，裒多益寡，急走善窜，不能静守，误服致瘛，瘛甚则脱。川芎有车轮纹，其性更急于当归，盖物性之偏长于通者，必不长于守也。世人不敢用白芍，而恣用当归、川芎，何其颠倒哉！

产后当究奇经论

孙真人首先提出产后奇经八脉空虚的观点，后来经叶天士补充发展，这是妇科医生应当首先就知道的。因为八脉都附属于肝肾，就如同树木有根一样，阴阴交错，胎前、产后发生、发展、变化，全都依赖奇经八脉。古语讲“医学的道理与仙道相通”，奇经八脉就是入门的途径。

原文

产后虚在八脉，孙真人创论于前，叶天士畅明于后，妇科所当首识者也。盖八脉丽于肝肾，如树木之有本也；阴阳交构，胎前产后，生生化化，全赖乎此。古语云：医道通乎仙道者，此其大门也。

下死胎不可拘执论

如果死胎不下，不能拘泥于一般的成方全都采用通下的方法，而应当寻找死胎不下的原因，参合临证时所出现的证候，补偏救弊，则死胎自然可以下来。我曾治疗一位死胎两天仍不下的孕妇，诊查她的脉象是洪大而芤，询问她的症状是大汗不止，精神恍惚，将要虚脱。我说这是心气太虚，不能固胎，不管胎儿是否死亡，先要固护心气，用救逆汤加人参煮三杯药液，服一杯后汗止，服第三杯后，神志清楚，呼吸平稳，还未服第三杯死胎就下来了。死胎下来后，补肝肾之阴，联合补心阳而痊愈。如果固执采用成方，以平胃散加朴硝治疗，还有生存的道理吗？

原文

死胎不下，不可拘执成方而悉用通法，当求其不下之故，参之临时所现之证若何。补偏救弊，而胎自下也。余治一妇，死胎不下二日矣。诊其脉则洪大而芤，问其证则大汗不止，精神恍惚欲脱。余曰：此心气太虚，不能固胎，不问胎死与否，先固心气，用救逆汤加人参，煮三杯，服一杯而汗敛，服二杯而神清气宁，三杯未服而死胎下矣。下后补肝肾之阴，以配心阳之用而愈。若执成方而用平胃、朴硝，有生理乎？

催生不可拘执论

催生也不可以拘泥于一种治法。如阳虚的应该补阳，阴虚的应该滋阴，血瘀的则应通经活血。我曾治疗一位妇女，平时脉迟而腹中有癥瘕，寒气积聚，腹痛肢冷，我用通补八脉的大剂药物做丸药，服用半年则怀胎，超过预产期五天仍未娩下胎儿，当天晚上才来请我治疗。我看她面色发青，诊其脉一息二至，用安边桂五钱，再加入温经补气的药物，煮成三杯药汁，服第二杯后婴儿生下来了，没有服第三杯。第二天诊察，脉涩，腹痛剧烈，拒按，仍让她服下第三杯药，接着又减小原方的剂量，用一剂而下一癥块，长七八寸，宽二三寸，此人腹中癥块原有两枚，现在其中一枚已下，不敢再用通滞的方法，继续采用温通八脉的方法调理而逐渐痊愈。其他治验还很多，这里只能列举一二，以说明治疗的方法。

原文

催生亦不可拘执一辙，阳虚者补阳，阴损者翕阴，血滞者通血。余治一妇素日脉迟，而有癥瘕寒积厥痛，余用通补八脉大剂丸料，服半载而成胎，产时五日不下，是夕方延余诊视。余视其面青，诊其脉再至，用安边桂五钱，加入温经补气之品，作三杯，服二杯而生矣，亦未曾服第三杯也。次日诊其脉涩，腹痛甚拒按，仍令其服第三杯，又减其制，用一帖，下癥块长七八寸，宽二三寸，其人腹中癥块本有二枚，兹下其一，不敢再通矣。仍用温通八脉由渐而愈。其他治验甚多，略举一二，以见门径耳。

产后当补心气论

产后最严重的证候莫过于心气虚损，因为小儿是禀受父亲的肾气和母亲的心气而生成的，而且子宫的经脉上系于心包。产后十人中有九人心气虚，因此补心气在产后是很关键的。另外水火各自为体，相互为用，产后肾阴亏虚，则心体也虚，补肾阴同补心阳相配，这是“取坎填离”的方法。我经常以加味大定风珠治疗产后惊悸、脉芤的人，获效的很多（方见温热类下焦篇中，即大定风珠内加人参、龙骨、浮小麦、茯神）。产后一切外感病证，应当在本书的三焦篇中寻求治法，再仔细参考叶天士的医案就全面了。

原文

产后心虚一证，最为吃紧。盖小儿禀父之肾气、母之心气而成，胞宫之脉，上系心包，产后心气十有九虚，故产后补心气亦大扼要。再水火各自为用，互相为体，产后肾液虚，则心体亦虚，补肾阴以配心阳，取坎填离法也。余每于产后惊悸脉芤者，用加味大定风珠，获效多矣（方见温热下焦篇，即大定风珠，加人参、龙骨、浮小麦、茯神者）。产后一切外感，当于本论三焦篇中求之，再细参叶案则备矣。

产后虚寒虚热分别论治论

产后虚热证，可用前面的一甲复脉、二甲复脉、三甲复脉三方，大小定风珠两方，专翕膏，增液汤治疗，三甲复脉、增液汤等方剂原是为温病的善后而设定的，定风珠、专翕膏则是为产后虚损、无法服用人参的患者而设的。古人讲：产后不怕虚寒，只怕虚热，是因为温经的药物多能补虚，而能补虚的药物很少有清热作用，所以本书详细确立了补阴的七种方法，同时补充了朱丹溪的不足之处。又为下焦虚寒证创立了通补奇经丸。又创立天根月窟膏，是为劳伤下焦，阴阳两虚证而设立的，即从阴补阳，从阳补阴，阴阳两补的方法，所谓“天根月窟间来往，三十六宫都是春”就是这个意思。

原文

产后虚热，前则有三甲复脉三方，大小定风珠二方，专翕膏一方，增液汤一方。三甲、增液，原为温病善后而设；定风珠、专翕膏，则为产后虚损，无力服人参而设者也。古人谓产后不怕虚寒，单怕虚热。盖温经之药，多能补虚，而补虚之品，难以清热也。故本论详立补阴七法，所以补丹溪之未备。又立通补奇经丸，为下焦虚寒而设。又立天根月窟膏，为产后及劳伤下焦阴阳两伤而设也，乃从阳补阴，从阴补阳互法，所谓天根月窟间来往，三十六宫都是春也。

保胎论一

经常怀孕五六个月而流产，归因于中焦气虚，不能固护胎元的，应在平时常服小建中汤；归因于下焦不足的用天根月窟膏，它可以蒸动命门的真火，上能温运脾阳，下能固摄八脉，使真精充足，自然能够稳固胎元。

原文

每殒胎五六月者。责之中焦不能荫胎，宜平日常服小建中汤；下焦不足者，天根月窟膏，蒸动命门真火，上蒸脾阳，下固八脉，真精充足，自能固胎矣。

保胎论二

常在怀孕三个月时流产的病证是由于肝虚内热，古人用桑寄生汤治疗。用桑寄生汤来临时保胎，不但疗效可能达不到，而且方中重用人参和天冬，价值昂贵，怎么能是所有的人都可以用的呢？不如平时就长期服用二十四味专翕膏（方见下焦篇秋燥门），轻的用一料就可以见效，重的服两料后（曾滑胎三四次的），就再也不会堕胎了。每一料得干丸药二十斤，每日早、中、晚服用三次，每次三钱，约服一年，但必须戒房事，也不要很快就怀胎，因为肝经有热的妇女怀孕很容易，而肝虚不能保护胎元，这样受孕快，怀孕快，流产也快。曾见过一年内流产二三次的，仍不肯罢休，但未见生育一个孩子。专翕膏性纯静，敛摄阳气躁动太过（肝经虚热的人容易怀孕，容易堕胎，难道不是阳热过于变动引起的吗），选用血肉有情的药物，占方中药物的半数，以填补下焦精血的亏损，用西洋参数斤代替人参，制炼九次，以去除苦寒之性，熬炼九日使药性纯一，相当于三四钱人参的价格就可以办到了。我创制二十一味专翕膏，原是为治疗产后失血过多，虚损不能复原，痉厥、心悸等症而设的，后来加入鹿茸、桑寄生、天冬三味药，治疗怀孕三个月而流产三四次的人，多人获效，所以才敢向学习者介绍。

原文

每殒胎必三月者，肝虚而热，古人主以桑寄生汤。夫寄生临时保胎，多有鞭长莫及之患，且方中重用人参合天冬，岂尽人而能用者哉！莫若平时长服二十四味专翕膏（方见下焦篇秋燥门），轻者一料，即能大生，重者两料（滑过三四次者），永不堕胎。每一料得干丸药二十斤，每日早中晚服三次，每次三钱，约服一年。必须戒房事。毋令速速成胎方妙。盖肝热者成胎甚易，虚者又不能保，速成速堕，速堕速成，尝见一年内二三次堕者，不死不休，仍未曾育一子也。专翕纯静，翕摄阳动之太过（肝虚热易成易堕，岂非动之太过乎），药用有情者半，以补下焦精血之损，以洋参数斤代人参，九制以去其苦寒之性，炼九日以合其纯一之体，约费不过三、四钱人参之价可办矣。愚制二十一味专翕膏，原为产后亡血过多，虚不肯复，痉厥心悸等证而设，后加鹿茸、桑寄生、天冬三味，保三月殒胎三、四次者，获效多矣，故敢以告来者。

通补奇经丸方（甘咸微辛法）

鹿茸八两（得不到的用嫩毛角代替） 紫石英二两（生研极细） 龟板四两（炙） 枸杞子四两 当归四两（炒黑） 肉苁蓉六两 小茴香四两（炒黑） 鹿角胶六两 沙苑蒺藜二两 补骨脂四两 人参（财力不足的以九制西洋参代替，人参用二两，西洋参用四两） 杜仲二两

上药研成极细的粉末，炼蜜为丸，如梧桐子大，每次服两钱，逐渐加到三钱。大便稀溏的加莲子、芡实、牡蛎各四两，以蒺藜、西洋参熬膏做成丸药。淋漓带下的加桑螵蛸、菟丝子各四两。癥瘕积聚日久，伴有少腹疼痛的去补骨脂、蒺藜、杜仲，加肉桂、丁香各二两。

天根月窟膏方（酸甘咸微辛法，阴阳两补，通守兼施复法）

鹿茸一斤 乌骨鸡一对 鲍鱼二斤 鹿角胶一斤 鸡子黄十六枚 海参二斤 龟板二斤 羊腰子十六枚 桑螵蛸一斤 乌贼骨一斤 茯苓二斤 牡蛎二斤 西洋参三斤 菟丝子一斤 龙骨二斤 莲子三斤 龙眼肉一斤 熟地黄四斤 沙苑蒺藜二斤 白芍二斤 芡实二斤 归身一斤 小茴香一斤 补骨脂二斤 枸杞子二斤 肉苁蓉二斤 山萸肉一斤 紫石英一斤 生杜仲一斤 牛膝一斤 萆薢一斤 白蜜三斤

通补奇经丸方（甘咸微辛法）

鹿茸八两（力不能者以嫩毛角代之） 紫石英（生研极细）二两 龟板（炙）四两 枸杞子四两 当归（炒黑）四两 肉苁蓉六两 小茴香（炒黑）四两 鹿角胶六两 沙苑蒺藜二两 补骨脂四两 人参（力绵者以九制洋参代之，人参用二两，洋参用四两） 杜仲二两

上为极细末，炼蜜为丸，小梧子大，每服二钱，渐加至三钱。大便溏者加莲子、芡实、牡蛎各四两，以蒺藜、洋参膏法丸。淋带者加桑螵蛸、菟丝子各四两。癥瘕久聚少腹痛者，去补骨、蒺藜、杜仲，加肉桂、丁香各二两。

天根月窟膏方（酸甘咸微辛法，阴阳两补、通守兼施复法也）

鹿茸一斤 乌骨鸡一对 鲍鱼二斤 鹿角胶一斤 鸡子黄十六枚 海参二斤 龟板二斤 羊腰子十六枚 桑螵蛸一斤 乌贼骨一斤 茯苓二斤 牡蛎二斤 洋参三斤 菟丝子一斤 龙骨二斤 莲子三斤 桂元肉一斤 熟地四斤 沙苑蒺藜二斤 白芍二斤 芡实二斤 归身一斤 小茴香一斤 补骨脂二斤 枸杞子

以上三十二味药物，熬制如专翕膏的方法。用铜锅四口，将血肉有情的药物分别放在两口锅中，将草木无情的药物放在另两口锅中，分别用文火煎炼取汁后，都集中放入另一口干净的锅中，细炼九昼夜，成膏状，然后加入胶、蜜，把方中有粉无汁的茯苓、莲子、芡实、牡蛎、龙骨、鹿茸、白芍、乌贼骨等八味药研成细末，和前面做成的药膏制成梧桐子大的丸药。每次服三钱，每日三次。

此方可用于下焦阴阳两伤，八脉虚损，不能迅速复原，胃气尚健运（胃气弱的不能服用，恐不能运化重浊的药），没有湿热的证候；男子遗精、滑泄，精寒无子，腰膝酸痛等属于肾虚者（以上有湿热的都不可以服用）；年老体瘦，中风头晕耳鸣，左侧肢体麻木，活动不利，属于下焦阴阳两虚者（以上症状单纯为下焦阴虚的，用专翕膏而不宜于本方）；再如妇人产后下元亏虚，淋漓带下，癥瘕，胞宫虚寒无子，反复堕胎，或者年轻时生育过多，年老腰膝胯骨疼痛等症。

二斤　肉苁蓉二斤　萸肉一斤　紫石英一斤　生杜仲一斤　牛膝一斤　萆薢一斤　白蜜三斤

上三十二味，熬如专翕膏法。用铜锅四口，以有情归有情者二，无情归无情者二，文火次第煎炼取汁，另入一净锅内，细炼九昼夜成膏；后下胶、蜜，以方中有粉无汁之茯苓、莲子、芡实、牡蛎、龙骨、鹿茸、白芍、乌贼骨八味为极细末，和前膏为丸梧子大。每服三钱，日三服。

此方治下焦阴阳两伤，八脉告损，急不能复，胃气尚健（胃弱者不可与，恐不能传化重浊之药也），无湿热证者；男子遗精滑泄，精寒无子，腰膝痠痛之属肾虚者（以上数条，有湿热皆不可服也）；老年体瘦痱中，头晕耳鸣，左肢麻痹，缓纵不收，属下焦阴阳两虚者（以上诸证有单属下焦阴虚者，宜专翕膏，不宜此方）；妇人产后下亏，淋带癥瘕，胞宫虚寒无子，数数殒胎，或少年生育过多，年老腰膝尻、胯痠痛者。

卷六

解儿难

解儿难题词

小儿为什么有疾病危难呢？这是由自然界的气候以及人为因素造成的。天气原因有一种，人为的原因有两种。自然界有生生之德，为什么会对小儿构成危难呢？自然界以阴阳、五行的变化生养万物；而五行的运化，不可能没有偏胜，这在自然界就构成了相互制约，小儿如能承受这些则不患病，不能承受则患病，这是自然界的气候因素。人为因素又是什么呢？一方面是来自小儿的父母不科学的养育方式，一方面是由于庸医误治。世上的孩子都是父母所生，哪个父母不愿孩子健康呢？那么为什么父母会给孩子招致疾患呢？就是因为父母想让孩子能够健康的初衷反而造成了疾患。父母们认为人生于温暖，死于寒冷，所以惟恐他们的孩子受寒。父母们认为，人以食为天，饥饿则死亡，所以惟恐他们的孩子饥饿。世上的孩子有的因此而保全了生命和健康，有的也由此而患病、丧生。俗语说："小儿无冻饿之患，有饱暖之灾"。使小儿吃饱、穿暖是人之常情，却达不到预期的目的。只知道以慈爱的做法为慈爱，而不知道看来不慈爱的做法，却是真正的慈爱，这就是父母给小儿带来的疾病灾难。世上的医生，掌握治病救人的技术，没有不希望孩子健康成长的，每位医生都希望挽

原文

儿曷为乎有难？曰：天时人事为之也，难于天者一，难于人者二。天之大德曰生，曷为乎难儿也？曰：天不能不以阴阳五行化生万物；五行之运，不能不少有所偏，在天原所以相制，在儿任其气则生，不任其气则难，虽天亦莫可如何也，此儿之难于天者也。其难于人者奈何？曰：一难于儿之父母，一难于庸陋之医。天下之儿皆天下父母所生，天下父母有不欲其儿之生者乎？曷为乎难于父母耶？曰：即难于父母欲其儿之生也。父母曰：人生于温，死于寒。故父母惟恐其儿之寒也。父母曰：人以食为天，饥则死。故父母惟恐其儿之饥也。天下之儿，得全其生者，此也；天下之儿，或受其难者，亦此也。谚有之曰：小儿无冻饿之患，有饱暖之灾。此发乎情，不能止乎义礼，止知以慈为慈，不知以不慈为慈，此儿之难于父母者也。天下之医，操生人之术，未有不欲天下之儿之生，未有不利天下之儿之生，天下之儿之难未有不赖天下之医之有以生

救小儿的健康，而且孩子的疾病，都依赖天下的医生来拯救。既然医生能补气候与父母的疏漏之处，那为什么说天下小儿的疾病是由医生造成的呢？假如没有医生，则小儿的疾病灾难还会少一点，而且自然气候因素以及父母的原因所造成的疾病灾难也不会有所怨恨。人既然受生于天地、父母，由此而引起的疾病、灾难，又有什么可怨恨的呢？世上的医生越多，世上孩子所受灾难也越多，受生于天地、父母，而取祸于医生，能不怨恨吗？为什么医生越多，灾难越多呢？我认为医生应该顺应自然气候的变化，测知六气的偏胜，明察患者的体质，体察事物的规律，对释名、物理、象学、术数，可以做到无所不通，又谦虚好学，然后才称得上医生。更必须能与自然界相通，又与小儿息息相通，保持真心诚意，才能做医生。无奈，有的医生以救人治病为名，来做利于自己的事情，不研究运气，不管气候因素，以汗、吐、下三法，施治于四季所发生的所有疾病，知识贫乏，见闻不广，甚至不知道闻声、察色是什么，疾病早晨轻、夜晚重，或时轻、时重是什么原因，甚至在一张处方中，外治太阳经，内治厥阴经，既有发表药物，又有攻里药物；而且拘执于小儿纯阳的说法，不论什么病因引起的疾病，都用寒凉药物治疗；不论什么邪气引起的疾病都先以攻伐药物治疗；杜撰惊风的说法，欺骗百姓；伪造治疗疳疾的丸药，危害儿童的健康；世上小儿的灾祸，还有穷尽的时候吗？前代名医，多次对此提出批驳，可惜没有以文字的形式保存下来。我虽然没有什么才能，但愿意解除儿童的灾难。

之也。然则医也者，所以补天与父母之不逮以生儿者也，曷为乎天下之儿，难于天下之医也？曰：天下若无医，则天下之儿难犹少，且难于天与父母无怨也。人受生于天与父母，即难于天与父母，又何怨乎？自天下之医愈多，斯天下之儿难愈广，以受生于天于父母之儿，而难于天下之医，能无怨乎？曷为乎医愈多，而儿之难愈广也？曰：医也者，顺天之时，测气之偏，适人之情，体物之理，名也，物也，象也，数也，无所不通，而受之以谦，而后可以言医，尤必上与天地呼吸相通，下与小儿呼吸相通，而守之以诚，而后可以为医。奈何挟生人之名，为利己之术，不求岁气，不畏天和，统举四时，率投三法，毫无知识，囿于见闻，并不知察色之谓何，闻声之谓何，朝微夕甚之谓何，或轻或重之谓何，甚至一方之中，外自太阳，内至厥阴，既与发表，又与攻里；且坚执小儿纯阳之说，无论何气使然，一以寒凉为准，无论何邪为病，一以攻伐为先；谬造惊风之说，惑世诬民；妄为疳疾之丸，戕生伐性；天下之儿之难，宁有终穷乎？前代贤医，历有辨难，而未成书；瑭虽不才，愿解儿难。

相关知识链接/

此条中吴氏提出“宁饥勿饱，宁寒勿暖”的观点，从小儿生理上来说，小儿处在不断生长发育的过程中，虽然对于水谷精微的需求比成人更为迫切，但是其脾胃功能还尚薄弱，饮食不知饥饱，故脾胃自伤，对于现今小儿的养育更有意义，许多家长不了解小儿的生长发育，其实是许多因素协同作用的结果，只是一味地追求高营养、分量多，往往会造成小儿伤食、疳积。更有很多家长不顾气候变化，一味的令其厚衣着身，忽视小儿的纯阳之体，使得热自内生，汗出当风则易感外邪，如若入里化热生风，更可能引起高热、抽风等病症。这些都是太过于溺爱孩子的缘故。

儿科总论

古人说：儿科疾病最难诊疗，因为小儿科又被称为“哑科”。患儿不能表达自己的痛苦；而且小儿脏腑薄弱，腠理疏松，所以疾病传变迅速；另外小儿肌肤稚嫩，神气怯弱，容易感受邪气。治疗用药时稍有呆钝，则积滞内停；药力稍重则损伤正气；稍不对证病情就会变化，如果治疗时捕风捉影又会越来越重，治疗用药与病情越离越远。但是相比成人，小儿不存在七情六欲所伤，外因不过是六淫，内伤不过是饮食、胎毒而已。然而不精通内科、妇科，不明白成长变化规律的人，还是绝对不能做儿科医生。

相关知识链接/

因为小儿不善表达，对自己的病痛更不能准确的定位，因此给医者带来较大的困难。吴氏对于儿科医生的职业道德做了明确的要求，他认为，要做好儿科大夫必须要有扎实的基本功，要谦虚好学，同时还需要精通内、外、妇诸科的知识，方有资格担当起儿科医生的重担。这一点至今仍有指导意义。

原文

古称难治者，莫如小儿，名之曰哑科。以其疾痛烦苦，不能自达；且其脏腑薄，藩篱疏，易于传变；肌肤嫩，神气怯，易于感触；其用药也，稍呆则滞，稍重则伤，稍不对证，则莫知其乡，捉风捕影，转救转剧，转去转远；惟较之成人，无七情六欲之伤，外不过六淫，内不过饮食胎毒而已。然不精于方脉妇科，透彻生化之源者，断不能作儿科也。

俗传儿科为纯阳辨

古人称小儿为纯阳之体，这是道家的说法，只是指小儿是童贞之体，并不是指阳气旺盛。其实小儿的阴阳都不充实，男子生数为七，成数为八，所以八个月时开始长乳牙，而对外界事物才稍有感知、认识；八岁时更换恒牙，逐渐开启智慧；十六岁则精气充可以生育；二十四岁生长智齿（俗称尽牙根），而精气充足，筋骨强壮，可以做任何事情，这时阴气旺盛而阳气也充足了。女子生数为八，成数为七，故七月时长乳牙，知道让人抱起或搀扶等动作；七岁时换生恒牙，可以识人、感知事物，被禁止与男子同处；十四岁则月经来潮；二十一岁智齿生长，阴气充足，阴气充足则阳气也充实，可以谈婚论嫁。这样看来，小儿怎么能说阳气偏盛呢？一般认为女子感知、认识早于男子，因为女子以七为纪，男子以八为纪，七为阳，八为阴，阳进阴退的缘故。

原文

古称小儿纯阳，此丹灶家言，谓其未曾破身耳，非盛阳之谓。小儿稚阳未充，稚阴未长者也。男子生于七，成于八；故八月生乳牙，少有知识；八岁换食牙，渐开智慧；十六而精通，可以有子；三八二十四岁真牙生（俗谓尽根牙）而精足，筋骨坚强，可以任事，盖阴气长而阳亦充矣。女子生于八，成于七，故七月生乳牙，知提携；七岁换食牙，知识开，不令与男子同席；二七十四而天癸至；三七二十一岁而真牙生，阴始足，阴足而阳充也，命之嫁。小儿岂盛阳者哉！俗谓女子知识恒早于男子者，阳进阴退故也。

儿科用药论

人们都把小儿看成是纯阳之体，所以重用苦寒药，而苦寒药其实是儿科用药的一大禁忌，朱丹溪说产妇用白芍能克伐生气，却不知道儿科用苦寒药，最能克伐生气。小儿取象就如春，位于东方而具有木德，取味酸甘。属酸味人们或许知道，却很少有人知道属甘味的原因，因为弦脉是肝木的脉象。《内经》讲，弦脉没有胃气就会死亡，甘味是胃气所合，木离开土就会死亡。再拿树木的果实来说明就更清楚了，树木的果实只有春天的梅果，酸多而甘味少，其他都是酸味少而甘味多，因此调治小儿的药味也应该甘多酸少，钱仲阳的六味丸就是代表。苦味药物之所以不能轻易使用是因为火性炎上则为苦味，而万物见火后都会焚化，苦味药能够渗湿。人类是没有体毛鳞甲的动物，身体属于湿土，湿邪固然是人体的有害物质，但人体没有湿则会死亡，因此湿多的人身体肥胖，湿少的人身体瘦弱。但是小儿体内的水湿，怎么可以全都渗利呢？有的医生认为苦能泻火，却不知道越泻火则身体越瘦，越化湿越燥。苦味药先入心，心属火，所以苦味易从火化而燥，而且严重地伤害胃液，一直到引起痉厥而死亡的也不少见。小儿体内只有过盛的实火才可以用苦寒药来消退，而赖以生长发育的少火，怎么可以任意用

原文

世人以小儿为纯阳也，故重用苦寒。夫苦寒药，儿科之大禁也。丹溪谓产妇用白芍，伐生生之气，不知儿科用苦寒，最伐生生之气也。小儿，春令也，东方也，木德也，其味酸甘，酸味人或知之，甘则人多不识。盖弦脉者，木脉也，《经》谓弦无胃气者死。胃气者，甘味也，木离土则死，再验之木实，则更知其所以然矣，木实惟初春之梅子，酸多甘少，其他皆甘多酸少者也。故调小儿之味，宜甘多酸少，如钱仲阳之六味丸是也。苦寒之所以不可轻用者何？炎上作苦，万物见火而化，苦能渗湿。人，倮虫也，体属湿土，湿淫固为人害，人无湿则死。故湿重者肥，湿少者瘦；小儿之湿，可尽渗哉！在用药者以为泻火，不知愈泻愈瘦，愈化愈燥。苦先入心，其化以燥也，而且重伐胃汁，直致痉厥而死者有之。小儿之火，惟壮火可减；若少火则所赖以生者，何可恣用苦寒以清之哉！故存阴退热为第一妙

苦寒的药物来消除呢！因此存阴退热是最好的方法，而存阴退热的方法中以六味丸最好，酸甘化阴只是在治疗湿温类疾病时，应该与辛淡药物合用，却不可以这样治疗燥火为病。我在前面的温热论述中说过，除了嗜酒之人素体湿热较重不禁苦寒，即使是成人也须用大量的甘寒药物来消除苦寒药物的燥性。

相关知识链接／

对于小儿之病总体来说，不外乎就是外感和内伤两端，考虑到小儿生理病理的特殊性，用药需要谨慎，苦寒易伐生发之气，辛热易耗津伤阴，攻伐之品又易伤脾胃。对于外感高热，治疗需要贵在神速，辛凉透邪方中加入和解、清淡之品可倍增疗效，如金银花、葛根、凤尾草、木棉花等寒凉性缓之品；对于内伤饮食证，尤须顾护脾胃，应以甘味药为主，健脾助运缓缓图之；对于脾胃虚寒证，要尽量减少服用辛燥太过的药物，如苍术、砂仁、附子、肉桂等，可选用薏苡仁、扁豆、干姜等。当然，小儿往往拒苦，考虑这一点，苦寒之药也需要少用。

法，存阴退热，莫过六味之酸甘化阴也。惟湿温门中，与辛淡合用，燥火则不可也。余前序温热，虽在大人，凡用苦寒，必多用甘寒监之，惟酒客不禁。

儿科风药禁

近来有些医生一律用羌活、防风、葛根、柴胡等治疗小儿感受风邪者。却不知道张仲景说过，易于感受风邪的人禁用汗法；失血过多的人，禁用汗法；平常易感湿邪的人，禁用汗法；平素患有疮疡的人禁用汗法等四条禁忌证，因为汗出导致阴血亏虚，容易引发痉厥。但小儿的痉病，多半是医者辨识不清六气导致误治引起的。

相关知识链接／

现代认为，风药是一类具有升发、疏散性质的药物，包括吴氏提到的羌活、防风、柴胡、葛根等药物，其具有风性，但不是简单的仅仅局限于发散解表的功效，而是一个比较广泛的功能内涵，还包括升阳、胜湿、疏肝、散火、引经等作用。如李东垣的升阳散火汤中使用防风，一方面能散风除湿，另一方面还能助阳引经。在运脾药物中使用风药，更是体现了方药组成的动静结合之妙，更能鼓舞阳气、升清举陷，阳升更有助于益气。因此，临床上需要结合药物的四气五味、升降浮沉等个性，结合病情，重在辨证，而不是一味的抵制。

原文

近日行方脉者，无论四时所感为何气，一概羌、防、柴、葛。不知仲景先师，有风家禁汗，亡血家禁汗，湿家禁汗，疮家禁汗四条，皆为其血虚致痉也。然则小儿痉病，多半为医所造，皆不识六气之故。

痉因质疑

痉病的病因，《素问》说：“诸痉项强，皆属于湿”，但其中这个“湿”字，很值得怀疑，可能是由“风”字误传的。我年轻时读过方中行先生的《痉书》，平时治病也留心于痉证，感到六气都可以导致痉证。而风为百病之长，六气都是随风邪伤人的，所以痉病出现的症状，都呈现风木强劲的状态，湿性下行而柔润，木性上行而刚劲，所有的痉病很难单用“湿”字概括，而且“湿”字与“项强”等字不能对应。方中行先生的《痉书》十八条中，除了引用《素问》《千金》的两条外，其余十六条内讲脉的有两条，讲症状的十四条都没有“湿”字的证据。例如讲脉象的两条中，一条说：痉病的脉象按上去就像弓弦一样紧，寸关尺相同；第二条说：《脉经》讲痉病患者脉象沉伏，坚硬强直，都是风木之象，与湿的表现相反。其余十四条中，风寒导致痉病的有十条，易患风邪的人禁用下法一条，患疮疡的人禁用汗法一条，新产、失血两条都没有涉及湿。即使《千金》中有条文提及，外受风邪伤人肌表，又感受了寒湿则会变成痉病，但上下文字不能连续，所以也不能作为证据。方中行先生注解说：痉病最早见于《素问》，《伤寒论》的相关条文是王叔和从《金匮要略》节录的，《千金》虽也有这样的论述，

原文

痉病之因，《素问》曰：“诸痉项强，皆属于湿。”此湿字，大有可疑，盖风字误传为湿字也。余少读方中行先生《痉书》，一生治病，留心痉证，觉六气皆能致痉。风为百病之长，六气莫不由风而伤人；所有痉病现证，皆风木刚强屈劲之象。湿性下行而柔，木性上行而刚；单一湿字，似难包得诸痉。且湿字与项强字即不对，中行《痉书》一十八条，除引《素问》《千金》二条，余十六条内，脉二条，证十四条，俱无湿字证据。如脉二条：一曰：夫痉脉按之紧如弦，直上下行；二曰：《脉经》云：痉家，其脉伏坚，直上下。皆风木之象，湿之反面也。余十四条：风寒致痉居其十，风家禁下一条，疮家禁汗一条，新产亡血二条，皆无所谓湿也者。即《千金》一条，曰：太阳中风，重感于寒，湿则变痉也。上下文义不续，亦不可以为据。中行注云：痉，自《素问》以来，其见于《伤寒论》者，乃叔和所

但不够精确详细，可见方中行先生也怀疑到这一点了。而且《千金要方》这部书中还夹有后人的注解，内容显得杂乱无章，所以难以作为证据。《灵枢》《素问》两部书，没有卓越的学识是难以写出来的，然而大多是战国以及汉代的人们记述的，其十之八九可以相信，十之一二不可以相信，如书中有很多后世的地名、官名，难道是黄帝和岐伯能预料到后世的事情而预知的吗？而且年代久远，不免有脱简错误的地方。我的学识尚浅，不敢于信这个“湿”字，但又不敢断定它的不是，因此提出疑问，以待后世学者研究。

述《金匮》之略也；《千金》虽有此言，未见其精悉。可见中行亦疑之。且《千金》一书，杂乱无章，多有后人搀杂，难以为据。《灵枢》《素问》二书，非神圣不能道，然多述于战国汉人之笔，可信者十之八九，其不可信者一二；如其中多有后世官名地名，岂轩岐逆料后世之语，而先言之哉？且代远年湮，不无脱简错误之处。瑭学述浅陋，不敢信此湿字，亦不敢直断其非，阙疑以俟来者。

湿痉或问

有人问：先生怀疑《素问》中痉病的病因是湿邪的看法，却又说六淫邪气都能导致痉证，而且也列了湿痉一条，岂不是自相矛盾吗？我之所以怀疑《素问》错简的原因是文中有“诸”字，“皆”字，似乎单纯一个“湿”字，不能概括所有的痉病，只有风邪可以，这是一个方面；再者，湿性柔顺，不能引起强直，即使是湿痉，初起时必兼风邪。而且痉证俗称为“惊风”，有急惊风、慢惊风两条，急惊风是指感受邪气，即痉厥强直，先有痉而后有其他症状；所谓慢惊风是指得病日久而形成的痉证。感受邪气即为痉证的急惊风，只要辨证准确，用药对症，服一、二剂药即可痊愈，比较容易治疗。得病日久而成痉证的慢惊风，不是脾阳受伤，肝木来克伐，就是肝胃阴伤，风阳鸱张。一个是虚寒证候，一个是虚热证候，都比较难治。我所见到的湿邪导致的痉证，以得病日久而成痉证的多见，例如小儿感受暑湿，剧烈腹泻，一昼夜可达几十次、上百次，泄泻多则阴液损伤，肝木相乘而导致痉病。又如霍乱最容易导致痉证，这些都是先有其他疾病，后又出现痉证的例子。这些应当与杂说中的《风论》相互参考。从猝然而得的痉病来看，风为百病之首，六淫邪气都随风而侵害人体。从久病导致的痉证来看，那些身体强直、角弓反张、手足拘挛抽搐等症状，都符合肝风内动之象，似乎“风”字，可以包括所有的痉证。痉病病位在筋脉，如果明白这一点，那么对于痉病就了解大半了。

原文

或问：子疑《素问》痉因于湿，而又谓六淫之邪皆能致痉，亦复有湿痉一条，岂不自相矛盾乎？曰：吾所疑者诸字、皆字，似湿之一字，不能包括诸痉，惟风可以该括，一也；再者湿性柔，不能致强，初起之湿痉，必兼风而后成也。且俗名痉为惊风，原有急慢二条。所谓急者，一感即痉，先痉而后病；所谓慢者，病久而致痉者也。一感即痉者，只要认证真，用药确，一二贴即愈，易治也。病久而痉者，非伤脾阳，肝木来乘；即伤胃汁肝阴，肝风鸱张，一虚寒，一虚热，为难治也。吾见湿因致痉，先病后痉者多，如夏月小儿暑湿泄泻暴注，一昼夜百数十行，下多亡阴，肝乘致痉之类，霍乱最能致痉，皆先病后痉者也。当合之杂说中《风论》一条参看。以卒得痉病而论，风为百病之长，六淫之邪，皆因风而入。以久病致痉而论，其强直背反瘛疭之状，皆肝风内动为之也。似风之一字，可以包得诸痉。要知痉者筋病也，知痉之为筋病，思过半矣。

痉有寒热虚实四大纲论

感受六淫邪气导致的痉证是实证；产妇失血过多，久病所致的痉证，还有感受风邪的人误用下法，温病误用汗法，尤其是疮疡患者误用汗法引发的痉病，都是虚证。风寒、风湿导致的痉证属于寒证；风温、风热、风暑、燥火所致的痉病属于热痉（其实这些都是瘛病，属于火，但后世将其统称痉病，后面将另有论述）。一般所称为“慢脾风”的，属于虚寒证。本书后面所讲的肝脏本身病变引起的痉证，属于虚热证（也属于瘛病的范畴）。

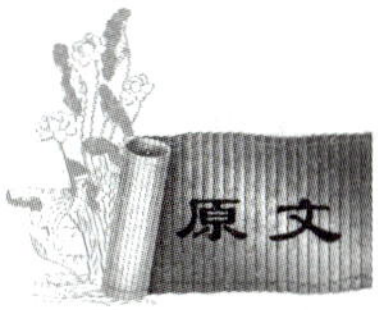

六淫致痉，实证也；产妇亡血，病久致痉，风家误下，温病误汗，疮家发汗者，虚痉也。风寒、风湿致痉者，寒证也；风温、风热、风暑、燥火致痉者，热痉也（按此皆瘛证属火，后世统谓之痉矣，后另有论）。俗称慢脾风者，虚寒痉也；本论后述本脏自病者，虚热痉也（亦系瘛证）。

小儿痉病、瘛病共有九大纲论

寒痉

张仲景治疗寒痉的方法比较完备，但必须在临证时针对病证，仔细寻求对症的方法。例如：太阳证，身体强直，筋脉拘挛，脉沉迟等，如果有汗为柔痉，是风多寒少之象，而用桂枝汤加味法治疗；如果无汗为刚痉，属于寒邪所致的痉证，用葛根汤治疗，方中有麻黄，故不以桂枝为名，而又不用麻黄为名，是因为病邪已经传到阳明经，故称为葛根汤。诸如此类，如果平时熟读古书，加上临证时谨慎，就能准确辨证此类证候。

风寒咳嗽所致的痉证用杏苏散辛温法治疗，也应当附在“寒痉”一类里。

风温痉（这就是瘛病，是少阳之气所作，以下温热、暑温、秋燥都与此相同）

本病发于风气当令、阳气发泄的季节，是少阴君火主气的气候，应该用辛凉法治疗，病轻的用辛凉轻剂，辛凉重剂则用于病情重的情况，如本书上焦篇的银翘散、白虎汤等。津液受伤的加入甘凉药，例如银翘散加生地黄、麦冬以及玉女煎以白虎汤与麦冬、生地黄合用；若神昏谵语则兼用芳香药物，例如用清宫汤、牛黄丸、紫雪丹之类以开膻中。病情好转后，用六味地黄丸、三才汤、复脉类以恢复亡失的津液。

原文

寒痉

仲景先师所述方法具在，但须对证细加寻绎，如所云太阳证体强，几几然，脉沉迟之类，有汗为柔痉，为风多寒少，而用桂枝汤加法；无汗为刚痉，为寒痉，而用葛根汤，汤内有麻黄，乃不以桂枝立名，亦不以麻黄立名者，以其病已至阳明也。诸如此类，须平时熟读其书，临时再加谨慎，手下自有准的矣。

风寒咳嗽致痉者，用杏苏散辛温例，自当附入寒门。

风温痉（按此即瘛证，少阳之气为之也，下温热、暑温、秋燥，皆同此例）

乃风之正令，阳气发泄之候，君火主气之时，宜用辛凉正法。轻者用辛凉轻剂，重者用辛凉重剂，如本论上焦篇银翘散、白虎汤之类；伤津液者加甘凉，如银翘加生地、麦冬，玉女煎以白虎合冬、地之类；神昏谵语，兼用芳香以开膻中，如清宫汤、牛黄丸、紫雪丹之类；愈后用六味、三才、复脉辈，以复其丧失之津液。

风温咳嗽致痉的用桑菊饮（方见上焦篇）、银翘散等辛凉方剂治疗，与风寒咳嗽有明显区别，绝对不可以一概用杏苏散辛温法治疗。

温热痉：（即六淫中的火气消烁真阴导致的痉证。《内经》中所讲的“先夏至日者为病温”即指的这种病证）

与风温痉治法相同，但风温所致痉病少而病证轻，温热导致的痉病多见而且症状较重，因此用药的轻重浅深，要根据病证的轻重浅深灵活掌握。

暑痉（暑邪则兼有湿热两种邪气，后面另列了湿痉一条，暑痉则指热多湿少的病证，与温热病相差不多，《内经》讲的“后夏至日者为病暑”即指的这种病证）

按：一般所说的小儿急惊风多见于暑湿季节，而且兼证最为复杂，只有头脑清楚，目光敏锐，立法严谨的医生才可以辨识。因为小儿肌肤腠理疏松，神气怯弱，经络脏腑尚未发育完全，不能耐受暑、湿、热三气的发泄，邪气的来势如同奔马，同时疾病传变快如闪电，这岂是那些学问粗疏的医生所能治疗的！例如夏季小儿身热、头痛项强、无汗，是暑兼风寒的表现，应该以新加香薷饮治疗；如有汗出则用银翘散重加桑叶治疗；如果咳嗽则用桑菊饮治疗；汗出较多的则用白虎汤治疗；若脉芤而气喘的则用人参白虎汤治疗；汗少身重的用苍术白虎汤治疗；脉芤、面色红赤、多语、喘息气促，将要虚脱的则用生脉饮治疗；神志不清的是邪气内入心营的表现，用清营汤加钩藤、牡丹皮、羚羊角治疗；神志昏迷的则兼用紫雪丹、安宫牛黄等芳香开窍药；如果病情轻微的则用清络饮等轻剂，这些治疗方法都记录在上焦篇中，学习的人应当在前面三焦篇中细心探求。但剂量

风温咳嗽致痉者，用桑菊饮（方见上焦篇），银翘散辛凉例，与风寒咳嗽迥别，断不可一概用杏苏辛温也。

温热痉（即六淫之火气，消铄真阴者也，《内经》谓先夏至为病温者是也）

即同上风温论治。但风温之病痉者轻而少。温热之致痉者多而重也。药之轻重浅深，视病之轻重浅深而已。

暑痉（暑兼湿热，后有湿痉一条，此则偏于热多湿少之病，去温热不远，《经》谓后夏至为病暑者是也）

按俗名小儿急惊风者，惟暑月最多，而兼证最杂，非心如澄潭，目如智珠，笔如分水犀者，未易辨此。盖小儿肤薄神怯，经络脏腑嫩小，不奈三气发泄。邪之来也，势如奔马，其传变也，急如掣电，岂粗疏者所能当此任哉！如夏月小儿身热头痛，项强无汗，此暑兼风寒者也，宜新加香薷饮；有汗则仍用银翘散，重加桑叶；咳嗽则用桑菊饮；汗多则用白虎，脉芤而喘，则用人参白虎；身重汗少，则用苍术白虎；脉芤面赤多言，喘喝欲脱者，即用生脉散；神识不清者，即用清营汤加钩藤、丹皮、羚羊角；神昏者，兼用紫雪丹、牛黄丸等；病势轻微者，用清络饮之类，方法

或用四分之一，或用四分之二，要根据小儿身体的壮弱、年龄大小来加减，因为感受暑邪而患痉病的，只要治疗痉病的病因，则痉病自愈，不必只限于止痉。如果见痉治痉，反而不知道“痉”是什么病证了，痉是病名，头痛也是病名，而善于治疗头痛的人，必是要问导致头痛的原因，因为头痛有伤寒头痛、伤风头痛、暑病头痛、热性头痛、湿性头痛、燥性头痛、痰厥头痛、阳虚头痛、阴虚头痛、跌仆所致的头痛、心火盛欲作痈脓所致的头痛、肝风内动上犯少阳经的偏头痛、早晨发作到傍晚就会死亡的真头痛等多种原因。如果不寻求致病的原因，像一般医生一样见头痛就用羌活、藁本等治疗，头痛怎么能治好呢！更何况像痉病又这样难治呢？

湿痉（本条则瘛病、痉证都存在，那些因为寒湿的痉病兼太阳寒水之气；那些泄泻太过，津液亡失的是受肝木克伐，则为手足抽搐）

感受湿邪即形成痉证的少见，因为湿性柔润而下行，不像风性刚燥而上升。其中有湿邪兼有风邪的痉证，在《名医类案》中有一条讲：治小儿吐乳欲作痫证，五苓散最好。本书湿温病上焦篇有三仁汤法。如果邪气内入心包的，用清宫汤去莲心、麦冬加金银花、赤小豆皮的方法；也有用紫雪丹的方法；也有用银翘马勃散的方法；还有用千金苇茎汤加滑石、杏仁的方法。在寒湿门中有表现似伤

悉载上焦篇，学者当与前三焦篇暑门中细心求之。但分量或用四之一，或用四之二，量儿之壮弱大小加减之。痉因于暑，只治致痉之因，而痉自止，不必沾沾但于痉中求之。若执痉以求痉，吾不知痉为何物。夫痉，病名也，头痛亦病名也。善治头痛者必问致头痛之因，盖头痛有伤寒头痛，伤风头痛，暑头痛，热头痛，湿头痛，燥头痛，痰厥头痛，阳虚头痛，阴虚头痛，跌扑头痛，心火欲作痈脓之头痛，肝风内动上窜少阳胆络之偏头痛，朝发暮死之真头痛，若不问其致病之因，如时人但见头痛，一以羌活，藁本从事、何头痛之能愈哉！况痉病之难治者乎！

湿痉（按此一条，瘛痉兼有，其因于寒湿者，则兼太阳寒水气，其泄泻太甚，下多亡阴者，木气来乘，则瘛矣）

按中湿即痉者少，盖湿性柔而下行，不似风刚而上升也。其间有兼风之痉，《名医类案》中有一条云：“小儿吐岘欲作痫者，五苓散最妙”；本论湿温上焦篇，有三仁汤一法；邪入心包，用清宫汤去莲心、麦冬，加银花赤小豆皮一法；用紫雪丹一法；银翘马勃散一法；千金苇茎汤加滑石、杏

寒，舌苔白，口不渴，经络拘急，用桂枝姜附汤治疗的方法。凡是这些疾病，不一定要出现痉证后才治疗，因为已经感受外邪，病久就会导致痉证。在没有出现痉证症状之前，如果知道感受的是何种邪气，予以辨证治疗，则杜绝了痉病的来源，这样难道不比见痉治痉好吗？如果及早治疗外感疾病，一定会降低小儿痉病的发病率。湿邪郁久导致痉证的多见，因为湿邪是一种秽浊邪气，最容易弥漫三焦，向上可以闭塞清窍，入内可以蒙蔽膻中，这些变证可以在中焦篇及下焦篇中找到治法。由疟疾、痢疾而转化成痉证的，看病邪损害的是阳气还是阴津，予以对症治疗，这些在疟疾门和痢疾门中也可以找到治法。

燥痉

燥气容易化火而消铄津液，也可以导致痉证，治疗的方法类似于风温治法，在本书前面的三焦篇中秋燥门记载了治疗方法。但正当秋季的时候，也有伏暑内发，又外感燥证的。燥证应当用辛凉甘润的方法治疗，而伏暑兼有湿邪，有湿邪则用苦辛淡法或苦辛寒的方法治疗，这些情况应当细加诊察。如果燥气化寒，出现胁痛、呕吐等症状，应当用苦温法佐以甘辛法治疗。

内伤饮食痉（就是一般所说的“慢脾风”）

按：本证必定是由于吐泻，损伤脾胃或伤脾阳或伤胃阳，或伤及肾阳，则参

仁一法；而寒湿例中，有形似伤寒，舌白不渴，经络拘急，桂枝姜附汤一法，凡此非必皆现痉病而后治。盖既感外邪，久则致痉，于其未痉之先，知系感受何邪，以法治之，而痉病之源绝矣，岂不愈于见痉治痉哉！若儿科能于六淫之邪，见几于早，吾知小儿之痉病必少。湿久致痉者多，盖湿为浊邪，最善弥漫三焦，上蔽清窍，内蒙膻中，学者当于前中焦、下焦篇中求之。由疟、痢而致痉者，见其所伤之偏阴、偏阳而补救之，于疟、痢门中求之。

燥痉

燥气化火，消铄津液，亦能致痉，其治略似风温，学者当于本论前三焦篇秋燥门中求之。但正秋之时，有伏暑内发，新凉外加之证，燥者宜辛凉甘润，有伏暑则兼湿矣，兼湿则宜苦辛淡，甚则苦辛寒矣，不可不细加察焉。燥气化寒，胁痛呕吐，法用苦温，佐以甘辛。

内伤饮食痉（俗所谓慢脾风者是也）

按此证必先由于吐泻，有脾胃两伤者，有专伤脾阳者，有专伤胃阳者，有伤及肾阳者，参苓白术散、四

苓白术散、四君子汤、六君子汤、异功散、补中益气汤、理中汤等都可以选用。虚寒严重的用理中汤加丁香、肉桂、肉果、诃子等药，其他误用寒凉药物引起的，与此治法相同。叶天士的医案中有一条为“阴风入脾络”治疗方法，记载在小儿病痉厥门中，在小儿吐泻门中叙述的尤为详细。医案后华岫云很好地驳斥了那些不恰当的论述，学医的人应该细心体察，再参考钱仲阳、薛立斋、李东垣、张景岳的论述，就更加全面了。慢脾风证最为险恶，也最难治疗，而且错误的论述和治疗方法相传已久，甚至这种风气非常普及，虽然方中行先生对此早就予以批驳，后世众多医家对此又作了详细阐发。但直到今天那些错误的风气仍然没有平息，因此希望以后的有志之士，把伪书全都焚毁。仔细阅读叶天士的医案，其精妙之处在于见到吐泻的时候，预防发痉是关键，而不是已经出现痉厥之后再设法治疗。所以我治疗六淫所致的痉证，也采用这种方法，这就是所谓的“上工不治已病治未病，圣人不治已乱治未乱。”

客忤痉（就是一般所说的由于惊吓导致的痉证）

按：小儿神气怯弱，偶然见到灵异古怪的东西，或听到异常的响声，或失足落空、摔倒等都可发生痉证。当然这种病证很少见，占百分之一二，并不是所有的痉病都是因为受到了惊吓。症见发热，或有汗或无汗，面色时而变青，时而变红，梦中说胡话，手足蠕动的，应该用复脉汤去人参、桂枝、生姜、大枣，加丹

君、六君、异功、补中益气、理中等汤，皆可选用。虚寒甚者，理中加丁香、肉桂、肉果、诃子之类，因他病伤寒凉药者，亦同此例。叶案中有阴风入脾络一条，方在小儿痫痉厥门中，其小儿吐泻门中，言此证最为详细。案后华岫云驳俗论最妙，学者不可不静心体察焉！再参之钱仲阳、薛立斋、李东垣、张景岳诸家，可无余蕴矣。再按此证最险，最为难治，世之讹传妄治已久，四海同风，历有年所，方中行驳之于前，诸君子畅论于后，至今日而其伪风不息，是所望于后之强有力者，悉取其伪书而焚耳。细观叶案治法之妙，全在见吐泻时，先防其痉，非于既痉而后设法也。故余前治六淫之痉，亦同此法，所谓上工不治已病治未病，圣人不治已乱未乱也。

客忤痉（俗所谓惊吓是也）

按小儿神怯气弱，或见非常之物，听非常之响，或失足落空，跌扑之类。百证中或有一、二，非小儿所有痉病，皆因于惊吓也。证现发热，或有汗，或无汗，面时青时赤，梦中呓语，手足蠕动，宜复脉汤去参、桂、姜、枣，加丹参、丹皮、犀角，补心之体，以配心之

参、牡丹皮、犀角补心阴，以配心阳。大便闭结的加玄参，大便稀溏的加牡蛎；汗出多而心神不宁，恐惧害怕的加龙骨、整琥珀、整朱砂块（取其气而不用其质，自然无弊病），一定要向患儿家长仔细询问病史，这种方法只能用于有明确惊吓病史的患儿，如果回答不详细，或不能肯定的，应当再仔细诊察。一定要得到确切的证据，然后再用药。

我的儿子三岁时，于六月初九的早晨，靠门时落空，不久就出现发热，继而出现痉厥，神昏不知人事，手脚冰凉，摸不到脉搏，到黄昏时痉厥停止，但周身发热、神昏、无汗。第二天早晨我才给予复脉汤去人参、桂枝、生姜、大枣，每日一剂，服三四杯，仍然不进饮食，到十四日上午，经过战汗而解。如果正当神昏痉厥时，盲目予以治疗，怎能有生存的道理呢？因为痉厥属于阴阳逆乱之证，治疗稍错后果不堪设想，由于患者家属心情急迫，盲目投以药物及针灸治疗而死亡的，难以胜数。如果患儿家属和医生都没有主见，则小儿的生命怎能有保障呢？如果心包热重，唇舌干燥，白睛充血，那么牛黄清心丸以及本书中的安宫牛黄丸、紫雪丹等也可以酌情使用。

本脏自病的痉厥（即瘛病）

按：本证是因为患儿的家属平时恐怕小儿受寒，穿衣盖被过多过厚，或者在冬天房屋中的热炕过暖，以至于小儿经常出汗，汗出过多则阴血受损，机理与产妇失血引起的痉证相同。肝主血，肝脏以阴血为本，血液充足则柔顺，血虚则肝

用。大便结者，加元参，溏者加牡蛎；汗多神不宁有恐惧之象者，加龙骨、整琥珀、整朱砂块（取其气而不用其质，自无流弊），必细询病家确有所见者，方用此例。若语涉支离，猜疑不定者，静心再诊，必得确情，而后用药。

愚儿三岁，六月初九日辰时，倚门落空，少时发热，随热随痉，昏不知人，手足如冰，无脉，至戌时而痉止，身热神昏无汗；次日早，余方与复脉汤去参、桂、姜、枣，每日一贴，服三四杯。不饮不食，至十四日巳时，得战汗而愈。若当痉厥神昏之际，妄动乱治，岂有生理乎！盖痉厥则阴阳逆乱，少不合拍则不可救，病家情急，因乱投药饵，胡针乱灸而死者，不可胜纪。病家中无主宰，医者又无主宰，儿命其何堪哉！如包络热重，唇舌燥，目白睛有赤缕者，牛黄清心丸，本论牛黄安宫丸，紫雪丹辈，亦可酌而用之。

本脏自病痉（此证则瘛病也）

按此证由于平日儿之父母，恐儿之受寒，覆被过多，着衣过厚，或冬日房屋热炕过暖，以致小儿每日出汗，汗多亡血，亦如产妇亡血致痉一理。肝主血，肝以血为自养，血足则

风内动而身体强直，所以称为本脏自病。但是这种痉厥，实际是六淫导致痉厥的根本原因，汗出较多则阴血受损，肝木失养，因而痉厥，是本脏自病。汗出过多，卫外的阳气也受伤，则容易感受六淫邪气，这些全凭高明的医生明白这个道理，在平时就告诫小儿的父母，过度保暖的危害，不要使其出汗多而伤阴血，这样无形中就杜绝了很多疾病的发生，这就是所谓的“治未病”。治疗本脏自病的方法，一方面以育阴柔肝为主，与产后亡血致痉的治法相同，即“血足风自灭”。六味丸、复脉汤、三甲复脉汤，大小定风珠、专翕膏都可以选用。痉厥停止后可每日服专翕膏四五钱，分两次服，以填补阴精作为善后方法。六淫误用汗法导致的痉厥，治疗方法大致与此相同，风温、温热误用汗法后，先用存阴法治疗，不像伤寒错误发汗后，以护阳气为急，这是因为伤寒以伤阳气为主；温病以伤阴液为主。

柔，血虚则强，故曰本脏自病。然此一痉也，又实为六淫致痉之根；盖汗多亡血者，本脏自病，汗多亡卫外之阳，则易感六淫之邪也。全赖明医参透此理，于平日预先告谕小儿之父母，勿令过暖汗多亡血，暗中少却无穷之病矣，所谓治未病也。治本脏自病法，一以育阴柔肝为主，即同产后血亡致痉一例，所谓血足风自灭也。六味丸，复脉汤，三甲复脉三方，大小定风珠二方，专翕膏，皆可选用。专翕膏为痉止后，每日服四、五钱，分二次，为填阴善后计也。六淫误汗致痉者，亦同此例。救风温、温热误汗者，先与存阴，不比伤寒误汗者急与护阳也，盖寒病不足在阳，温病不足在阴也。

小儿易痉总论

小儿容易惊厥的原因，一方面由于小儿肌肤薄弱，脏腑娇嫩，病情传变迅速；另一方面是由于医生不清楚六气伤人的机理，只要见到外感表证，不管是哪种邪气所伤，都用发汗解表的方法治疗。发生痉厥之后，又重用苦寒药物，即使是二三十岁的成年人，因错误发汗导致痉厥而死亡的，也数不胜数，更何况体质薄弱的小儿呢？我在医学方面虽然不敢自信高明，但对于此证已经留心观察近三十年，自认为已经明白了其中的道理。我曾经说过，明白六气致病的道理，就能减少痉病的发病。希望能向贤明之士求教，共同商讨这些救世济人的问题。

原文

按小儿易痉之故，一由于肌肤薄弱，脏腑嫩小，传变最速；一由近世不明六气感人之理，一见外感，无论何邪，即与发表。既痉之后，重用苦寒，虽在壮男壮女，二三十岁，误汗致痉而死者，何可胜数！小儿薄弱，则更多矣。余于医学，不敢自信，然留心此证几三十年，自觉洞彻此理，尝谓六气明而痉必少，敢以质之明贤，共商救世之术也。

痉病、瘛病总论

《素问》讲："太阳所至为痉，少阳所至为瘛"，说明痉病属寒水为患，而瘛病属相火为患。另外又详细论述了寒厥、热厥。后人却没有把痉、瘛、厥分成三种病证，而是笼统称为"惊风痰热""角弓反张""搐搦""抽掣""痫""痉""厥"等。方中行先生的《痉书·或问》也把痉与瘛混为一谈，笼统地加以论述。叶天士的医案中治疗痫、痉、厥最为详尽，但仍统称为痉厥，没有"瘛"的名目，也是把瘛与痉混在一起了。考查其他书籍，更是没有相关的论述。本书前面论述痉病时也沿用了这个名称，是为了让现在的人容易明白罢了。我认为痉是指身体强直，也就是后人所说的"角弓反张"，古人称"痉"。瘛是蠕动、牵引、拘挛，也就是后人所说的"抽掣""搐搦"，古人称"瘛"。其中抽掣抽搦不止的称为"瘛"，而时作时止，停止后几天或几个月又复发，复发时可自行停止的称"痫"。四肢冰冷的是"厥"，四肢像火一样灼热的是"厥"，时冷时热的也是"厥"。大体上讲痉、瘛、痫、厥四证应根据寒热虚实辨别，就不会发生错误了。张仲景刚痉、柔痉的论述是为感受寒邪而设立的，并没有提

原文

《素问》谓太阳所至为痉，少阳所至为瘛。盖痉者，水也；瘛者，火也；又有寒厥、热厥之论最详。后人不分痉、瘛、厥为三病，统言曰惊风痰热，曰角弓反张，曰搐搦，曰抽掣，曰痫、痉、厥。方中行作《痉书》，其或问中所论，亦混瘛而为痉，笼统议论。叶案中治痫、痉、厥最详，而统称痉厥，无瘛之名目，亦混瘛为痉。考之他书，更无分别，前痉病论因之，从时人所易知也。谨按痉者，强直之谓，后人所谓角弓反张，古人所谓痉也。瘛者，蠕动引缩之谓，后人所谓抽掣、搐搦，古人所谓瘛也。抽掣搐搦不止者，瘛也。时作时止，止后或数日，或数月复发，发亦不待治而自止者，痫也。四肢冷如冰者，厥也；四肢热如火者，厥也；有时而冷如冰，有时而热如火者，亦厥也。大抵痉、瘛、痫、厥四门，当以寒热虚实辨之，自无差错。仲景刚痉、柔痉之论，为伤寒而设，未尝议及瘛病，故总在寒水一门，

及瘛病，所以都将瘛病归类于太阳寒水门中，兼风而汗出的称为柔痉，兼寒而表实无汗的称为刚痉，都是寒而邪实的疾病。除寒痉外，其余都属于热而实的瘛证了。但在湿病门中，有寒痉和热瘛两种，也有虚实的不同。温热病日久耗伤阴液，则成为虚热的瘛证，前面所列的小儿本脏自病，即属于虚热证。至于产后惊风的痉证，有仲景所说的寒痉，也有本论所补充的热瘛。总之，应该用刚燥温热的药物治疗痉证，而瘛病的治疗要用柔润甘凉的药物，另外还有痉病兼有瘛病，瘛病兼有痉病，即所谓的“火极似水”“水极似火”。至于痫证也有虚实，有留于脉络的客邪，也有五志过极的脏病，这些在叶氏的医案中辨别的很详细，区别后加以治疗就可以了。因为前代医家混淆痉、瘛，所以我做了以上分析，以供参考。

相关知识链接

此条中，吴氏阐释了痉、痫、厥、瘛四病的不同，对今天的临床治疗仍有指导意义。就现代医学而言，此四者的确是存在差异的，痉病与痫证虽均可见四肢抽搐、项背反张等症，但是痉者，手足冰冷，项背强直，角弓反张，刚痉无汗，柔痉有汗；痫证猝然昏倒，口角流涎，四肢抽搐，即现今所说的“羊癫疯”。厥病乃昏厥，四肢逆冷，与痫证虽均以突然昏倒、不省人事、发作后在短时间内逐渐清醒、醒后如常人、不留后遗症为发病特点，但无痫证之抽搐、痰鸣、口中异声及反复发作等症。瘛病就是俗称的抽筋，多见于温热病后期阶段，因血不养筋，筋脉拘挛，伸缩不能自如。

兼风则有有汗之柔痉，盖寒而实者也；除寒痉外，皆瘛病之实而热者也。湿门则有寒痉，有热瘛，有实有虚。热病久耗其液，则成虚热之瘛矣。前列小儿本脏自病一条，则虚热也。产后惊风之痉，有寒痉，仲景所云是也；有热瘛，本论所补是也。总之，痉病宜用刚而温，瘛病宜用柔而凉。又有痉而兼瘛，瘛而兼痉，所谓水极而似火，火极而似水也。至于痫证，亦有虚有实，有留邪在络之客邪，有五志过极之脏气，叶案中辨之最详，分别治之可也。瑭因前辈混瘛与痉为一证，故分晰而详论之，以备裁采。

六气当汗不当汗论

六气之中，必须发汗的仅有寒气致病。伤于寒邪，脉紧、无汗，用麻黄汤治疗；风寒挟有痰饮，用大小青龙汤治疗。饮是寒水，水气为病无汗，用麻黄甘草汤、附子麻黄汤等治疗。水是寒水，如果汗出就应该用护阳的方法治疗。湿邪为病也可用发汗的方法，如寒湿；湿邪不兼寒邪而自汗出则多用固护阳气的方法；其他如风温禁用汗法、暑病禁用汗法、亡血禁汗、久患疮疡禁汗等，这些禁用汗法的条文很多，前面已经讲过了。感受寒邪后，邪气必然先进入太阳寒水，这是因为寒邪与寒水性质相同，同气相求的缘故。为什么不可不发汗呢？因为太阳经本寒标热，如果寒邪与寒水之气相合，只有寒水的本气，而没有标热的阳气，就根本不能称其为太阳了。属于水来克火，唯一的阳气陷于寒邪与寒水二阴之中，所以应当立即用辛温发汗的方法以升提阳气，要升提阳气怎么能不用辛温呢？如果温暑损伤手太阴经，是火邪克金，太阴本燥而标湿，如再用辛温而助长温暑的火热，加重脏腑的燥热，这样两燥相合，湿土无从行使气化，也就不称其为太阴

原文

六气六门，止有寒水一门，断不可不发汗者。伤寒脉紧无汗，用麻黄汤正条；风寒挟痰饮，用大小青龙一条。饮者，寒水也，水气无汗，用麻黄甘草、附子麻黄等汤，水者，寒水也，有汗者即与护阳。湿门亦有发汗之条，兼寒者也；其不兼寒而汗自出者则多护阳之方。其他风温禁汗，暑门禁汗，亡血禁汗，疮家禁汗，禁汗之条颇多，前已言之矣。盖伤于寒者，必入太阳，寒邪与寒水一家，同类相从也。其不可不发者何？太阳本寒标热，寒邪内合寒水之气，止有寒水之本，而无标热之阳，不成其为太阳矣。水来克火，如一阳陷于二阴之中，故急用辛温发汗，提阳外出。欲提阳者，乌得不用辛温哉！若温暑伤手太阴，火克金也，太阴本燥标湿，若再用辛温，外助温暑之火，内助脏气之燥，两燥相合，而土之气化无从，不成其

了。津液消亡怎能不形成痉病呢？因此开始就用辛凉药物以救肺燥，退暑热，继而用甘润药物，内救脏腑的津液，外清暑热，恢复脏腑的本来气化，不致有大的损害。所以温暑不可以用汗法，即使没有发汗作用的辛甘药物也应当禁用。而且在伤寒门中，兼有风邪而自汗出的也禁用汗法，即“有汗不得用麻黄”。无奈近代的医生，用羌活代替麻黄，而不知道羌活的药性较麻黄更为猛烈，因为麻黄中空而通，色青而能疏泄，去节之后才有发汗作用，如果不去节则能通能留，气味俱薄；而羌活是羌地生长的独活，气味浓烈异常。以麻黄一两煎煮，则室内二三个人不会产生不舒服的感觉，若以羌活一两在室内煎煮，气味很强烈，坐在室内二三个人中体质薄弱的人就不能耐受了。用羌活、防风、柴胡、葛根治温暑病，用当归、川芎、泽兰、炮姜治产后失血都可以导致患者死亡，希望有心治病的人共同来探讨这些问题。

为太阴矣，津液消亡，不痉何待！故初用辛凉以救本脏之燥，而外退温暑之热；继用甘润，内救本脏之湿，外敌温暑之火，而脏象化气，本来面目可不失矣。此温暑之断不可发汗，即不发汗之辛甘亦在所当禁也，且伤寒门中，兼风而自汗者，即禁汗，所谓有汗不得用麻黄。无奈近世以羌活代麻黄，不知羌活之更烈于麻黄也。盖麻黄之发汗，中空而通，色青而疏泄，生于内地，去节方发汗，不去节尚能通能留，其气味亦薄，若羌活乃羌地所生之独活，气味雄烈不可当。试以麻黄一两，煮于一室之内，两三人坐于其侧，无所苦也。以羌活一两，煮于一室内，两三人坐于其侧，则其气味之发泄，弱者即不能受矣。温暑门之用羌、防、柴、葛，产后亡血家之用当归、川芎、泽兰、炮姜，同一杀人利剑，有心者共筹之。

疳疾论

“疳”就是“干”的意思，这是人们都知道的。但人们却不知道，干源于湿，湿是由于土虚而形成的，脾胃虚损是由于饮食不节，饮食不节是由于父母过度溺爱子女，唯恐他们饥渴所造成的。因为小儿脏腑薄弱，若只能消化一合食物，给予一合半就不能消化，只会使脾气受困。再者小儿刚进食物，一见到食物都非常喜欢吃，不分粗精，不知饥饱，及至脾气郁而有不舒服时，父母还认为是饥渴而强迫进食，日复一日，脾气抑郁不能运化水谷，水谷不运则脾气更加郁滞，不能布散精气，水湿因此停聚于内。脾土恶湿，水湿停聚则脾胃会发生病变。中焦脾胃能受纳运化饮食水谷之气，经气化作用变成红色的血液。若中焦不能受纳运化水谷之气，血便难生，从而使血少。另外水谷精微之气可输布于五脏，有濡养脏腑的作用；水谷精微化生的“悍气”，沿太阳经外出，可抵御外邪入侵而成为卫气。如果中焦脾胃受损，不能输布水谷精微，则脏腑就得不到滋养；如果不能化生卫气，则卫气馁弱。卫气方虚卫表不顾则汗出过多，汗液外泄较多则又伤营血，阴血亏虚，所以肢体日渐消瘦，中焦湿邪停滞不化，所以腹满，腹部日渐胀满而肢体越瘦弱，所以说，干生于湿。如果医生确实明

原文

疳者，干也，人所共知。不知干生于湿，湿生于土虚，土虚生于饮食不节，饮食不节，生于儿之父母之爱其子，惟恐其儿饥渴也。盖小儿脏腑薄弱，能化一合者，与一合有半，即不能化，而脾气郁矣。再小儿初能饮食，见食即爱，不择精粗，不知满足，及脾气已郁而不舒，有拘急之象，儿之父母，犹认为饥渴而强与之。日复一日，脾因郁而水谷之气不化，水谷之气不化而脾愈郁，不为胃行津液，湿斯停矣。土恶湿，湿停而脾胃俱病矣。中焦受气，取汁变化而赤，是谓血，中焦不受水谷之气，无以生血而血干矣。再水谷之精气，内入五脏，为五脏之汁；水谷之悍气，循太阳外出，捍卫外侮之邪而为卫气。中焦受伤，无以散精气，则五脏之汁亦干；无以行悍气，而卫气亦馁，卫气馁故多汗，汗多而营血愈虚，血虚故肢体日瘦，中焦湿聚不化而腹满，腹日满而肢愈瘦，故曰干生

相关知识链接/

疳证的预防尤其重要，首先要坚持母乳喂养，辅食的添加要循序渐进，喂养孩子时需要定时、定量、定质，并纠正孩子贪食、偏食、饥饱不均的不良饮食习惯，避免仓促断奶造成消化紊乱、营养不良。

白了“干生于湿”，脾胃虚损则湿生的道理，那么补脾胃都担心效果不佳，怎敢再用苦寒药物大伤胃气，重泻脾气呢？治疗疳积当推李东垣、钱乙、陈文中、薛立斋、叶天士等，他们掌握了仲景治法的真谛。其治疗方法以疏化平补中焦为第一妙法；升降胃气为第二妙法；升举下陷的脾阳是第三妙法；甘淡养胃为第四妙法；调和营卫为第五妙法；振奋鼓动脾阳为第六妙法（这就是古人所说的，饮食时以音乐伴奏于旁的意思。这样可以鼓动脾阳，使其发挥运化的作用）；《难经》所说的“伤其脾胃者，调其饮食”为第七妙法；如果内有虫积则稍用苦寒酸辛药物，例如芦荟、胡黄连、乌梅、使君子、川椒等，这是第八妙法；如果见到疳积就用苦寒药物杀虫是错误的。张洁古、李东垣常用丸药缓缓地运转脾阳，宣通胃气，取丸剂有形作用缓和，不同于汤剂的荡涤，这是第九妙法。

近来京都附近流传着一首治疗疳积的方剂，以全蝎三钱，烘干后研末，每次用精牛肉四两，做成数枚肉团，每个加少量蝎末，蒸熟让小儿每天吃，以蝎末吃完为止，效果显著。我想蝎色青属木，入肝经，善于走窜而疏土，性属阴而能通阴络，因此治疗脾郁日久，病在经络的病证效果最好，但全蝎性情彪悍而有毒。而牛肉甘温，得土之精华，所以善于补土，又性情柔顺而健壮，所以即能补脾的

于湿也。医者诚能识得干生于湿，湿生于土虚，且扶土之不暇，犹敢恣用苦寒，峻伤其胃气，重泄其脾气哉！治法允推东垣、钱氏、陈氏、薛氏、叶氏，诚得仲景之心法者也。疏补中焦，第一妙法；升降胃气，第二妙法；升陷下之脾阳，第三妙法甘淡养胃，第四妙法；调和营卫，第五妙法；食后击鼓，以鼓动脾阳，第六妙法（即古者以乐侑食之义，鼓荡阳气，使之运用也）；《难经》谓伤其脾胃者，调其饮食，第七妙法；如果生有疳虫，再少用苦寒酸辛，如芦荟、胡黄连、乌梅、使君、川椒之类，此第八妙法，若见疳即与苦寒杀虫便误矣；考洁古、东垣，每用丸药缓运脾阳，缓宣胃气，盖有取乎渣质有形，与汤药异岐，亦第九妙法也。

近日都下相传一方，以全蝎三钱，烘干为末，每用精牛肉四两，作肉团数枚，加蝎末少许。蒸熟令儿逐日食之，以全蝎末完为度，治疳疾有殊功。愚思蝎色青，属木，肝经之虫，善窜而疏土，其性阴，兼通阴络，疏脾郁之久病在络者最良，然其性慓悍有毒。牛肉甘温，得坤土之精，最善

实质，而又能推动脾胃的健运，牛肉得全蝎则更善于健运，全蝎得牛肉则可去除彪悍之气，两者一通一补，相互为用。另外一味金鸡散也很巧妙（用鸡内金不论多少，不用水洗，烘干后研成末，加入任何食物中服用，可以杀虫，可以消磨积滞，取鸡的脾恢复脾的本性），小儿疳疾中，有的爱吃生米、黄土、石灰、纸张、布等都是因为小儿刚开始进食时不能区分可吃与不可吃，不管什么东西都吃，以致脾运化功能受损，日久生虫，则更加爱吃那些东西，这全在于喂养小儿的人要注意其饮食卫生。已经患病后，也只能健运脾阳，有虫积的兼用杀虫的方法，禁止再吃那些东西，改变不良的癖好，恢复脾胃的生理功能。

补土，禀牡马之贞，其性健顺，既能补脾之体，又能运脾之用。牛肉得全蝎而愈健，全蝎得牛肉而不悍，一通一补，相需成功，亦可备用。一味金鸡散亦妙（用鸡内金不经水洗者，不拘多少，烘干为末，不拘何食物皆加之，性能杀虫磨积，即鸡之脾，能复脾之本性）。小儿疳疾，有爱食生米、黄土、石灰、纸、布之类者，皆因小儿无知，初饮食时，不拘何物即食之，脾不能运，久而生虫，愈爱食之矣。全在提携之者，有以谨之于先；若既病治法，亦惟有暂运脾阳，有虫者兼与杀虫，断勿令再食，以新推陈，换其脏腑之性，复其本来之真方妙。

痘证总论

《素问》说："治病必求其本。"如果不知道疾病的根本原因治疗只能无效，即使以后有好办法，都没有效果。治疗痘证的名家自古不少于数十位，因此治法比较完善，不像温病毫无规矩可依，尚待我来做浅陋的论述。虽然古人对痘证的治法很多，但病机尚未十分清楚，都是因为不明白六气致病的特点和温病的来源，所以论述痘证的病因时，只说了一半，认为痘证是由于先天胎毒引起的，传变是从肝肾而至脾胃，再到心肺，但都没有提到为什么发于子、午、卯、酉年，而其他几年少见的原因。子午属君火司天，卯酉为君火在泉，在人身司君火的是少阴，少阴有心与肾两脏，先天的胎毒藏于肾藏，肾属坎卦，二阴一阳，而且以太阳寒水为腑，所以藏而不发，待君火司天的年份，与人身少阴君火相搏结，激发伏毒而发痘证，所以北方寒冷地区基本不发作痘证。人体的胎毒就如同火药，司天的君火如同导火线，所以只有君火司天才能引发。由此可见痘证与温病的发生是类似的，试看《素问·六元正纪大论》所记载的，"温厉大行，民病温厉"，都是在君相两火加临的时候患病，而没有在寒水、湿土加临时患温病的，由此可知我的论点并非臆说。

原文

《素问》曰：治病必求其本。盖不知其本，举手便误，后虽有锦绣心思，皆鞭长莫及矣。治痘明家，古来不下数十，可称尽善，不比温病毫无把握，尚俟愚陋之鄙论也。但古人治法良多，而议病究未透彻来路，皆由不明六气为病，与温病之源。故论痘发之源者，只及其半，谓痘证为先天胎毒，由肝肾而脾胃而心肺，是矣。总未议及发于子午卯酉之年，而他年罕发者何故。盖子午者，君火司天；卯酉者，君火在泉；人身之司君火者，少阴也。少阴有两脏，心与肾也。先天之毒，藏于肾脏，肾者，坎也，有二阴以恋一阳，又以太阳寒水为腑，故不发也，必待君火之年，与人身君火之气相搏，激而后发也。故北口外寒水凝结之所，永不发痘。盖人生之胎毒如火药，岁气之君火如火线，非此引之不发。以是知痘证与温病之发同一类也。试观《六元正纪》所载温厉大行，民病温厉之处，皆君相两火加临之候，未有寒水湿土加临而病温者，亦可知愚之非臆说矣。

痘证禁表药论

解表药是为寒邪郁于皮肤经络之中，与人体的寒水之气相搏结，不能自行透达而设立的。痘证是由于君火温热而发生的，使用解表药有什么用呢？以治疗寒水为病的药物治疗君火为病，就如同上树捕鱼一样没有结果，但上树捕鱼尚且没有灾害，而以解表药治痘疮却灾害横生。因为痘疮出于筋骨，透发于肌肉，结痂于皮肤，误用解表药则损伤皮毛肌表，在痘证八九天的时候，痘疮灰白、塌陷，伴有寒战，痘疮不结痂反而溃烂，或痘疮枯萎色黑等症迅速出现，古时确实有许多治痘疮的精妙方剂，唯独解表的方剂我持怀疑的态度。现在有人任意使用羌活、防风、柴胡、葛根、升麻、紫苏等；更有愚蠢的人用解表药透发痘疹的“闷证”。痘疮的发生内由肝肾伏毒，外因血络受邪，闷证又有紫白的区别，色紫而闷的是由于毒邪过盛，应当用清凉败毒的方法，古时用枣变百祥丸从肝肾透邪外出，也可用紫雪丹芳香清凉从心包的阳分透发邪气；色白而闭闷的是正气虚寒、气血不足的表现，重用温补气血的药物，托邪外出，根据医理拟定治法，以尽人力。总之，病邪在里却使用解表药物，不是太愚蠢了吗？

原文

表药者，为寒水之气郁于人之皮肤经络，与人身寒水之气相结，不能自出而设者也。痘证由君火温气而发，要表药何用？以寒水应用之药，而用之君火之证，是犹缘木而求鱼也。缘木求鱼，无后灾；以表药治痘疮，后必有大灾。盖痘以筋骨为根本，以肌肉为战场，以皮肤结痂为成功之地。用表药虚表，先坏其立功之地，故八、九朝灰白塌陷，咬牙寒战，倒靥黑陷之证蜂起矣。古方精妙不可胜数，惟用表药之方，吾不敢信。今人且恣用羌、防、柴、葛、升麻、紫苏矣。更有愚之愚者，用表药以发闷证是也。痘发内由肝肾，外由血络，闷证有紫白之分：紫闷者，枭毒把持太过，法宜清凉败毒，古用枣变百祥丸，从肝肾之阴内透，用紫雪芳凉，从心包之阳外透；白闷则本身虚寒，气血不支之证，峻用温补气血，托之外出，按理立方，以尽人力，病在里而责之表，不亦愚哉！

痘证初起用药论

痘疮初起，用药非常困难，难在哪呢？就在于预先防护。因为痘疮胀起、灌浆、结痂等，都依靠初起皮肤出现疹点时打下基础，所以不是深思远虑的人不能预先防护。而且初起时没有明显的征象，大约需要用辛凉解肌、芳香透络、化浊解毒方法治疗的病证有十之七八，而患者素体气血虚寒，需要温煦保元的病例占十之二三，因此必须审查患儿的体质及阴阳偏胜、脏腑盛衰，然后再看是否见点，所出痘疮为何种类型，参查当时的气候情况，如春夏秋冬季节或天气寒热燥湿及疾病发生的时间等，再确定治疗原则及处方。务必于七天前先清除外邪，这样七天后就只有胎毒，处理时就简单了。

原文

痘证初起，用药甚难，难者何？预护之为难也。盖痘之放肥，灌浆，结痂，总从见点之初立根基，非深思远虑者不能也。且其形势未曾显张，大约辛凉解肌，芳香透络，化浊解毒者，十之七八；本身气血虚寒，用温煦保元者，十之二三。尤必审定儿之壮弱肥瘦，黑白青黄，所偏者何在？所不足者何在？审视体质明白，再看已未见点，所出何苗？参之春夏秋冬，天气寒热燥湿，所病何时？而后定方。务于七日前先清其所感之外邪，七日后只有胎毒，便不夹杂矣。

治痘明家论

治疗痘证的高明医学家有很多，都不可以偏袒。如果贪图省事，盲目遵从寒凉或温热派的一家论述，则灾害横生。治疗痘证的医家中首推钱乙、陈文中两家。钱乙主用寒凉，陈氏主用温热，两位医家各有所长，但后世学医的人却不可偏信一家。两位医家的言论就似乎是水与火，完全不同，彼此矛盾。但世间万物都是在水火相互矛盾运动中生成的，假如四季中只有暑热而没有寒凉，则万物焦枯；有寒而无暑，则万物都会结冰。阴阳变化是事物变化的规律，因此钱氏与陈氏的论述似乎彼此矛盾，其实是相辅相成互为基础的，也为后世确立了痘证的治疗原则，那么怎样遵循这个宗旨呢？即七日以前以外感为主，痘证是由于温热袭人后才发生的，用钱氏寒凉法治疗的病证占有十之八九，适宜用陈氏温热法的病证占十之一二。痘疮发生七日以后，病机以本身的气血病变为主，全赖脏腑的元气炼毒成浆，如果人体的阳气不能鼓动邪毒外出，则必然会导致邪毒内陷，用陈氏温热法治疗的多，适宜用钱氏寒凉法治疗的少。如果从始至终都表现为实热证的，则要从始至终用钱氏的寒凉法；如果始终都是虚寒证，则要从始至终都用陈氏的温热法。痘证的临床表现不同，所以治疗方法也不同。朱丹溪创立解毒、和中、安表的学说，最为简明扼要。痘疮可以用解

原文

治痘之明家甚多，皆不可偏废者也。若专主于寒、热、温、凉一家之论，希图省事，祸斯亟矣。痘科首推钱仲阳、陈文中二家，钱主寒凉，陈主温热，在二家不无偏胜，在后学实不可偏废。盖二家犹水火也，似乎极不同性，宗此则害彼，宗彼则害此。然万物莫不成于水火，使天时有暑而无寒，万物焦矣，有寒而无暑，万物冰矣，一阴一阳之谓道，二家之学，似乎相背，其实相需，实为万世治痘立宗旨。宗之若何？大约七日以前，外感用事，痘发由温气之行，用钱之凉者十之八九，用陈之温者一二。七日以后，本身气血用事，纯赖脏真之火，炼毒成浆，此火不外鼓，必致内陷，用陈之温者多，而用钱之凉者少也。若始终实热者，则始终用钱；始终虚寒者，则始终用陈；痘科无一定之证，故无一定之方也。丹溪立解毒、和中、安表之说，亦最为扼要。痘本有毒可解，但须解之于七日之前，有毒郁而不放肥，不上浆者，乌得不解毒哉！

毒的方法治疗，但必须在七日以前，毒邪郁滞，痘疮不能胀起、上浆之时，这时又怎么能不解毒呢？就如同自然界阳气亢盛，没有降雨，则万物不能生长。痘疮也需要和中，因为脾胃功能正常与否是痘疮外发的关键。安表的论点，更为精妙。肌表不和，虽然接近成功，但仍会失败；前面讲过皮肤结痂，是成功的表现，怎么能不安表呢？安表还来不及，怎么可以随便发汗而伤肌表呢？信奉钱氏而否定陈氏，是错误的。万氏以治脾胃为主，魏氏以保元为主，都确有见地，虽然也都是从钱、陈两家蜕化出来的，但比较偏向于陈氏的论点。费建中的《救偏琐言》是批评人们不明白痘证的发病规律，偏用陈文中的辛热治法，书名为“救偏”，其意思是很明显的，但是如果专用他的方法，都用大黄、石膏治疗痘证，也是有所偏颇的。胡氏则用汗法、下法治疗，下法还有可用的时候，汗法则不可以应用。翁仲仁的《金镜录》确实可称为痘科的宝典，其精妙之处全在于以病情的变化为基础，辨证准确，治疗自然有效。初学者必须先熟读此书，然后再寻求各家论述，才不会耽误病情。此后的翟氏、聂氏，对气血盈亏，解毒化毒等分别进行深入的分析，阐发了钱氏、陈氏的学术思想，并加以发扬光大，因此学术成就高于其他各家，但是区分辨别的条目过多，反使读者迷糊，而抓不住要点。我认为痘证的诊治一定要以翁氏为宗，叶氏对翁氏有所补充，而治法兼用钱氏、陈氏的方法。以翟氏、聂氏的论点作为钱氏、陈氏的注解，再参考其他各家，就比较全面了。近来京都附近比较盛行《痘科正宗》一书，主要是用费氏、胡氏的方法而加以推广，恣意用大下的治法，称为归宗

如天之亢阳不雨，万物不生矣。痘证必须和中，盖脾胃最为吃紧，前所谓以中焦作战场也。安表之论，更为妙谛，表不安，虽至将成犹败也，前所谓以皮肤结痂，为成功之地，而可不安之也哉！安之不暇，而可混发以伤之也哉！至其宗钱而非陈，则其偏也。万氏以脾胃为主，魏氏以保元为主，亦确有见识，虽皆从二家脱化，而稍偏于陈。费建中《救偏琐言》，盖救世人不明痘之全体大用，偏用陈文中辛热者也；书名救偏，其意可知，若专主其法，悉以大黄、石膏从事，则救偏而反偏矣。胡氏辄投汗下，下法犹有用处，汗法则不可也。翁仲仁《金镜录》一书，诚为痘科宝筏，其妙处全在于看，认证真确，治之自效，初学必须先熟读其书，而后历求诸家，方不误事。后此翟氏、聂氏，深以气血盈亏，解毒化毒，分晰阐扬钱氏、陈氏底蕴，超出诸家之上，然分别太多，恐读者目眩。愚谓看法必宗翁氏，叶氏有补翁仲仁不及之条；治法兼用钱、陈，以翟氏、聂氏，为钱、陈之注，参考诸家可也。近日都下盛行《正宗》一书，大抵用费氏、胡氏之法而推广之，恣用大汗大下，名归宗汤，石

汤，石膏、大黄等始终重用，这种方法仅适用于邪毒亢盛的患者，怎么能一概治疗小儿痘疮呢？南方的江西、江南等地，全靠种痘预防，遇到痘疮外出的病证，则束手无策；那些医生将寒凉药物禁用于痘疮，以致有毒火的，轻症可以加重，重症则会死亡。这都是偏从偏废的害处。

相关知识链接/

吴氏认为，痘证也不是一方一法就可以讲得清楚的，痘是由于先天胎毒与自身君火之气相互搏结所致。机体先受外感，内蕴胎毒，前七日以外感为主，治疗需以寒凉解表透邪为主；七日后以气血分病变为主，此时需要以温药托毒外出，以防止邪毒内陷。但是无论是外感还是内毒，都需要以脾胃为本，时刻顾护胃气。在调和脾胃的基础上，辨清寒热温凉，随证治之。如若不求本，概用表药，或是过用寒凉，都可能使邪毒内陷，病必不救。

膏、大黄始终重用，此在枭毒太过者则可，岂可以概治天下之小儿哉！南方江西江南等省，全恃种痘，一遇自出之痘，全无治法；医者无论何痘，概禁寒凉，以致有毒火者，轻者重，重者死，此皆偏之为害也。

痘疮稀少不可恃论

据说有一种痘疮出痘稀少，不过几十粒，至多百余粒，痘形圆而饱满的，称为状元痘，可以不用服药而自愈。我认为此类初起三四天时，也需要服一剂辛凉解毒的药物，但是不必多服；七八天时也最好用一剂甘温托浆的药物，最多不超过两剂，一定要达到浆行饱满。这是为什么呢？我曾见过粒数稀少的痘疮，竟然痘内浆出不饱满，结痂后发生眼疾，邪毒流窜于心经与肝经，数月或半年后，突然烦躁而死，无药可救。

原文

相传痘疮稀少，不过数十粒，或百余粒，根颗圆绽者，以为状元痘，可不服药。愚则以为三四日间，亦须用辛凉解毒药一帖，无庸多服；七、八日间，亦宜用甘温托浆药一帖，多不过二帖，务令浆行满足。所以然者何？愚尝见稀少之痘，竟有浆行不足，结痂后患目，毒流心肝二经，或数月，或半年后，烦躁而死，不可救药者。

痘证限期论

对于痘疮的发病过程，现在的医生认为十二天后，到痘疮结痂，就结束了。但古时认为痘疮发生后一百天内所发生的疾病都与此有关。我有个表侄女，在三、四月间出痘，痘中浆液不饱满，百日内毒邪损害双眼，使目珠外凸，到第二年二月才死。临死时，面部呈现五色，忽然变青，忽然变红，忽然变黄，又忽然变白、变黑，这是因为邪毒遍传于五脏，三昼夜后气绝身亡。至今回忆起来，仍然觉得凄惨。对于痘疮患者，做医生的怎能不谨慎小心呢？虽说十二天是痘疮结痂的正常期限，但实际上结痂期限也是不定的，十二日为期仅限于三岁以上儿童；仅过一岁的，以九日为期，不满一岁的小儿只需七日就可结痂了。

原文

痘证限期，近日时医，以为十二日结痂之后，便云收功。古传百日内，皆痘科事也。愚有表侄女，于三、四月间出痘，浆行不足，百日内患目，目珠高出眼外，延至次年二月方死，死时面现五色，忽而青而赤而黄而白而黑，盖毒气遍历五脏，三昼夜而后气绝。至今思之，犹觉惨甚，医者可不慎哉！十二日者，结痂之限也；况结痂之限，亦无定期。儿生三岁以后者，方以十二日为准；若初周以后，只九日限耳；未周一岁之孩，不过七日限。

行浆务令满足论

现在人们不如古人厚道、纯朴，竞相吹嘘自己，治疗疾病，只是草草了事。当痘疮顶部初显浑浊颜色时，就说浆已灌足，患者不明白其中的道理，只能听从于医生。行浆不足，倘若痘毒能够外发的，尚可以治疗；如果发于关节部位及其他隐秘处，往往因此丧命或成为残废；痘毒侵犯眼睛，烦躁不安的，更没有一个生还的。即使侥幸不死，也会双目失明，这些情况，我见过很多。浆色大概以黄豆色为标准；痘发较多的，腿脚的痘疮浆色稍微清稀也可以进行治疗了。我一生所治的痘疮，病后从没有其他后遗症。我没有别的技巧，只是让痘疮行浆饱满充足。近来医生治痘的方法，大概有三种弊病：第一，在痘疮外发的前七天，过用寒凉药，七日后又不知用托补的方法，对温热药惧怕如虎，甚至专用大黄为主进行治疗，这是用药不对症的缘故。第二，由于不认识行浆的颜色，这是诊断不正确的缘故。第三，由于心地不够善良，欺骗患者，敷衍了事。我不愿为了追求名誉而欺骗患者，心地过于善良，出言爽直，以致与目前的世俗风气不合，但眼见小儿的各种疾苦，却不能救治，实在感到痛心，因此作本书以矫正时弊，这些观点是从数十年的临床经验中得出来的。同时也发现痘后的疾患较痘前的疾患难治，这是因为痘前可以寄希望于病毒从痘浆中托出，痘后则毒邪无从外泄。痘前病毒自内外出，为顺；痘后毒邪自外内陷，为逆。痘毒陷于经络还可以寻找方法

原文

近时人心不古，竞尚粉饰，草草了事。痘顶初浑，便云浆足，病家不知，惟医是听。浆不足者，发痘毒犹可医治；若发于关节隐处，亦致丧命，或成废人；患目烦燥者，百无一生，即不死而双目失明矣。愚经历不少，浆色大约以黄豆色为准，痘多者腿脚稍清犹可。愚一生所治之痘，痘后毫无遗患，无他谬巧，行浆足也。近时之弊，大约有三：一由于七日前过用寒凉，七日后又不知补托，畏温药如虎，甚至一以大黄从事，此用药之不精也；二由于不识浆色，此目力之不精也；三由存心粉饰，心地之不慈也。余存心不敢粉饰，不忍粉饰，口过直而心过慈，以致与世不合，目击儿之颠连疾苦而莫能救，不亦大可哀哉！今作此论，力矫时弊，实从数十年经历中得来。见痘后之证，百难于痘前。盖痘前有浆可上，痘后无浆可行；痘

治疗，如果陷入脏腑，则元气受伤，从古至今，也没有好的办法救治。由于疮毒内陷而死的，医生还可以问心无愧；由于治疗不当而遗患致死的，医生有何面目来面对死去的小儿！希望读过本文的医生，从救治开始就谨慎从事。

前自内而外出，外出者顺，痘后自外而内陷，内陷者逆也。毒陷于络，犹可以法救之；毒陷于脏而脏真伤，考古竟无良法可救。由逆痘而死者，医可以对儿；由治法不精，而遗毒死者，其何以对小儿哉！阅是论者，其思慎之于始乎！

痧论

如果明白六气为病的规律，则痧病治疗就容易了。但发痧的期限比较急迫，只有三天，治疗应以辛凉药物为主，例如世俗常用的防风、陈皮、升麻、柴胡等药物，都应禁用。那些世俗医生一见发痧，就错误用解表的方法。其实应该先用辛凉清解，后用甘凉收功。如果患红痧，误用麻黄、三春柳等辛温发散药物，损伤肺脏，以致喘咳欲厥的，初起用辛凉药物加苦桔梗，旋覆花，开肺降气；严重的可先用白虎汤加旋覆花、杏仁，然后用甘凉药物加旋覆花以救肺。咳嗽明显减轻的，去旋覆花。凡是小儿连续咳嗽数十声，很久才停止，咳后伴发鸡鸣声，用千金苇茎汤合葶苈大枣泻肺汤治疗；近来医生用大黄治疗，祸害不浅。葶苈子入肺经气分，虽然兼入大肠经，但从上而下，又佐以大枣甘缓以缓和其下趋之性。但大黄可入肠胃血分，可以攻下有形的积滞，却并不入肺经，徒然损伤无病的脏腑。如果固执运用“病在脏，泻其腑”的方法，是错误的。

原文

若明六气为病，痧不难治。但痧之限期最迫，只有三日。一以辛凉为主，如俗所用防风、广皮、升麻、柴胡之类，皆在所禁。俗见痧必表，外道也。大约先用辛凉清解，后用甘凉收功。赤痧误用麻黄、三春柳等辛温伤肺，以致喘咳欲厥者，初用辛凉加苦梗、旋覆花，上提下降；甚则用白虎加旋覆、杏仁；继用甘凉加旋覆花以救之；咳大减者去之。凡小儿连咳数十声不能回转，半日方回如鸡声者，千金苇茎汤合葶苈大枣泻肺汤主之；近世用大黄者，杀之也。盖葶苈走肺经气分，虽兼走大肠，然从上下降，而又有大枣以载之缓之，使不急于趋下；大黄则纯走肠胃血分，下有形之滞，并不走肺，徒伤其无过之地故也。若固执“病在脏泻其腑”之法，则误矣。

泻白散不可妄用论

钱乙创制泻白散，用桑白皮、地骨皮、甘草、粳米等治疗肺经伏火，皮肤蒸热，午后加重，喘咳气急，面部浮肿，热郁肺逆等证。历来注解本方的医家，只讲其功用，不提其弊端。例如李时珍将泻白散作为泻肺方剂的准绳；就像王晋三、叶天士这样的高明之士，也随意使用。我认为本方治疗外感热病后，以及小儿痘证之后，外感症状已经消除，真气不能恢复，出现咳嗽上气，身体虚热时效果是很好，但是如果兼有外感症状，就不能用本方。如果外感风寒、风温邪气正盛的时候，用桑白皮、地骨皮，或在其他方中加用桑白皮或地骨皮，则正邪混杂，就如油入面，锢结难分。《金匮要略》的金疮门中有王不留行散，取桑东南根白皮以引生气，并烧灰存性以止血，仲景在方后注释说：创伤小的，可用药粉外敷；创伤大的，可用本散内服；产后也可服。但是如果外感风寒，不要用桑白皮。沈目南注解说：风寒邪气侵犯肌表经络，桑白皮性能下降恐引邪入内，所以不能用。我认为桑白皮虽然色白入肺经，但禀受了箕星的精气，箕喜风，风气通于肝，为肝经的药物。桑叶横行的纹理最多，所以主脉络，蚕

相关知识链接

吴氏认为泻白散只可用于热病之后，外感已尽，真气不能归元，身虚热之时，尤其不能兼夹外感。这在一定程度上就限制了该方的适用范围。

原文

钱氏制泻白散，方用桑白皮、地骨皮、甘草、粳米，治肺火皮肤蒸热，日晡尤甚，喘咳气急，面肿热郁肺逆等证。历来注此方者，只言其功，不知其弊。如李时珍以为泻肺诸方之准绳，虽明如王晋三、叶天士，犹率意用之。愚按此方治热病后与小儿痘后，外感已尽真气不得归元，咳嗽上气，身虚热者，甚良；若兼一毫外感，即不可用。如风寒、风温正盛之时，而用桑皮、地骨，或于别方中加桑皮，或加地骨、如油入面，锢结而不可解矣。考《金匮》金疮门中王不留行散，取用桑东南根白皮以引生气，烧灰存性以止血，仲景方后自注云：小疮即粉之，大疮但服之，产后亦可服，如风寒，桑根勿取之。沈目南注云：风寒表邪在经络，桑根下降，故勿取之。愚按：桑白皮虽色白入肺，然桑得箕星之精，箕好风，风气通于肝，实肝经之本药也。且桑叶横纹最多而主络，故蚕食桑叶而成丝，丝，络象也；桑皮纯丝结成象筋，亦主络；肝主筋，

食桑叶后可以成丝，丝也是络脉的表象。桑白皮完全是丝络结成，是筋的形象，因此也主络脉。肝主筋而藏血，脉络主行血，桑白皮主筋经脉络，因此也入肝经。厥阴肝经，下络阴器，就像树根蟠结于土中，桑根质地坚硬，如《诗经》说："彻彼桑土"，《周易》说："系于苞桑"，都是形容桑根的坚结。另外督脉从肾上贯肝膈，入肺中，循喉咙，挟舌本，其支脉从肺出络心，注胸中。肺与肾为母子关系，金能生水。桑根之性下达而坚结，从肺经下走肝肾，内伤病证可以使用桑白皮，外感用桑白皮则能引邪入肝肾阴分，使咳嗽永久不能痊愈。我的堂妹在八、九岁时患伤风咳嗽，医生用杏苏散加桑白皮治疗，至今已经五十年了，咳嗽非但没有治愈，反而逐年加重。试想，如果此咳嗽不能治愈，应当早就死了；属于可以治愈的咳嗽，为什么至今四十多年仍不好呢？这便是因为用了桑白皮的缘故。我见小儿咳嗽日久不愈的，大多因为服用了桑白皮、地骨皮，使邪气下伏于肝肾，而无法使之外透。至于外感时不能用桑白皮、地骨皮，我也是从仲景的风寒外感禁用桑白皮悟出来的。一般树木的根都生在土中，为何枸杞的根命名为地骨？是因为其根深埋地下，古人又称为"仙人杖"，也是形容其根很深，凡人不知它的终端。木本植物的根入地最深的，没有哪一种能超过地骨，所以它与其他植物的根截然不同，而独有"地骨"的名称。凡是具有特异形状和名称的药物，必定具有特异的功效，也必定具有特异的偏胜之

相关知识链接/

本方的立论本不是阴虚而热，其症见皮肤蒸热，是肺主皮毛，邪在肌腠所致；而日晡尤甚，只是因为金旺于申时，与午后骨蒸潮热之阴虚而热者迥然不同。

主血，络亦主血，象筋与络者，必走肝，同类相从也。肝经下络阴器，如树根之蟠结于土中；桑根最为坚结，《诗》称："彻彼桑土"，《易》言："系于苞桑"是也。再按：肾脉之直者，从肾上贯肝膈，入肺中，循喉咙，挟舌本；其支者，从肺出络心，注胸中。肺与肾为子母，金下生水。桑根之性，下达而坚结，由肺下走肝肾者也。内伤不妨用之，外感则引邪入肝肾之阴，而咳嗽永不愈矣。吾从妹八、九岁时，春日患伤风咳嗽，医用杏苏散加桑白皮，至今将五十岁，咳嗽永无愈期，年重一年，试思如不可治之嗽，当早死矣，如可治之嗽，何以至四十年不愈哉？亦可以知其故矣。愚见小儿久嗽不愈者，多因桑皮、地骨，凡服过桑皮、地骨而嗽不愈者，即不可治，伏陷之邪，无法使之上出也。至于地骨皮之不可用者，余因仲景先师风寒禁桑皮而悟入者也。盖凡树木之根，皆生地中，而独枸杞之根，名地骨者何？盖枸杞之根，深入黄泉，无所终极，古又名之曰仙人杖，盖言凡人莫得而知其所终也。木本之入下最深者，未有如地骨者，故独异众根，而独得地骨之名。凡药有独异之形，独异之

性。地骨入土最深，禀少阴水阴之气，主骨蒸劳热，其药力能至于筋骨，兼有风寒外感者难道能用地骨吗！有人说桑白皮、地骨皮都是药性平和的好药，你为什么如此惧怕呢？我认为人参、甘草难道不是药性平和的良药吗？如果实证用人参、中满用甘草，与外感用桑白皮、地骨皮一样，遗患无穷。

性，得独异之名者，必有独异之功能，亦必有独异之偏胜也。地骨入下最深，禀少阴水阴之气，主骨蒸之劳热，力能至骨，有风寒外感者，而可用之哉！或曰：桑皮、地骨，良药也，子何畏之若是？余曰：人参、甘草，非良药耶？实证用人参，中满用甘草，外感用桑皮、地骨，同一弊也。

万物各有偏胜论

没有药性不偏的药物，因此任一个方剂都不可能统治各种疾病。正如方书中说，某方可以统治四时不正之气，甚至可以兼治内伤、产妇疾患，这都是没有道理的。近来盛行的方书，莫过于汪讱庵的《医方集解》，其中这类方剂就很多。因为这本书文理比较通顺，所以读的人很多，却不知其错误之处。世上有一首方剂可统治四时疾病的吗？适合春天的，就不适于夏季；适于秋天的，就不适于冬季；适于春夏的，就不适于秋冬。我一生对事物本质的体会，只有五谷所做的食品，可以统治四时的饥饿病，其他的还从没有听说过。五谷尚有偏胜，性情最中和的要算饮食了，也存在冬日宜饮汤，夏天宜饮水的区别，更何况药物呢！在自然界中得天地五运六气最全的要数人了，人的本质虽然都一样，但体质仍有偏胜的不同；最具中和之性的是圣人，也存在偏于任、偏于清、偏于和的区别。千古以来，不偏的只有几个人，常人则各有所偏，看《灵枢》有关阴阳五行等的论述，就可以知道了。比人低一等的是禽兽，再降一等的是草木，又降一等的为金石，又怎么能没有偏性呢？用药治病就是用药物的偏性来矫正人体的

> **相关知识链接/**
>
> 中药的偏性是其之所以能够治疗疾病的基础，中药就是依靠偏胜偏衰的药性纠正机体生病时出现的偏离状态，调整阴阳气血，使机体恢复正常的。即使是平性药物也仅是相对而言的，只是因其作用于人体后对寒热变化不明显。

原文

无不偏之药，则无统治之方。如方书内所云：某方统治四时不正之气，甚至有兼治内伤产妇者，皆不通之论也。近日方书盛行者，莫过汪讱庵《医方集解》一书，其中此类甚多，以其书文理颇通，世多读之而不知其非也。天下有一方而可以统治四时者乎？宜春者即不宜夏，宜春夏者更不宜秋冬。余一生体认物情，只有五谷作饤，可以统计四时饿病，其他未之闻也。在五谷中尚有偏胜，最中和者莫过饮食，且有冬日饮汤，夏日饮水之别，况于药乎！得天地五运六气之全者，莫如人，人之本源虽一，而人之气质，其偏胜为何如者？人之中最中和者，莫如圣人，而圣人之中，且有偏于任，偏于清，偏于和之异。千古以来不偏者，数人而已。常人则各有其偏，如《灵枢》所载阴阳五等可知也。降人一等，禽与兽也；降禽兽一

偏胜。因为药物都有偏胜、太过的一面，所以存在用药宜忌，适合病情的就用，不合病情的忌用，不能存在对某种药物的偏喜、偏憎，只能以病情为依据。医生必须做到中正和平，然后根据病情选用药物，自然可以不犯或偏于寒凉，或偏于温热的错误，也不会用一首方剂笼统治病了。

等，木也；降木一等，草也；降草一等，金与石也；用药治病者，用偏以矫其偏。以药之偏胜太过，故有宜用，有宜避者，合病情者用之，不合者避之而已。无好尚，无畏忌，惟病是从。医者性情中正和平，然后可以用药，自不犯偏于寒热温凉一家之固执，而亦无笼统治病之弊矣。

草木各得一太极论

自古以来，著作本草的学者，都会逐次论述药物的气味性情，却从没有总论其形体以及生长化收藏的运化，现在特别加以补充。一般芦头主生，干与枝叶主长，花主化，子主收，根主藏，这是木类的规律；草类中主收与藏的都是子。一般而言，干都主上升，芦头上升之性更胜于干；凡是叶都主散，而花更胜于叶。一般枝都可以入络，而须更胜于枝；凡是根都主降，子更胜于根。由芦头开始上升而后为长、化、收，子又主降，而再上升以化以收。如此阴阳升降，符合太极的变化原理。

> **相关知识链接／**
>
> 吴氏此条中阐释的其实是传统医学中取象比类的一种思维方式，根据中药形质推论药物的基本功效，两者之间有着一定的内在联系。中药的形质本身就属于药物的性能之一。如“凡轻虚者浮而升，重实者沉而降。”

以我的学识，实在是不足以著书，因此本书的目的只是补充前人的疏漏之处。最后附《解儿难》、《解产难》两卷，非常简略，只是摘录关键的内容并对近来的流弊稍作评述。不足之处及冒犯之处希望读者原谅。

原文

古来著本草者，皆逐论其气味性情，未尝总论夫形体之大纲，生长化收藏之运用，兹特补之。盖芦主生，干与枝叶主长，花主化，子主收，根主藏，木也；草则收藏皆在子。凡干皆升，芦胜于干；凡叶皆散，花胜于叶；凡枝皆走络，须胜于枝；凡根皆降，子胜于根；由芦之升而长而化而收，子则复降而升而化而收矣。此草木各得一太极之理也。

愚之学，实不足以著书，是编之作，补苴罅漏而已。末附二卷，解儿难、解产难，简之又简，只摘其吃紧大端，与近时流弊，约略言之耳。览者谅之。

附录
温病条辨方剂索引

六画

七画

八画

九画

十画

十一画

十二画以上